음주의 유혹
금주의 미혹
주당국가들의 음주행태

남 태 우 저

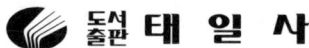
도서출판 태일사

◨ 저자소개 ◨

남 태 우
· 전남대학교 문헌정보학과 교수
· 중앙대학교 문헌정보학과 교수(현)
· 중앙대학교 교무처장(현)
· 한국정보관리학회 회장(현)
· 한국도서관협회 분류위원회위원장(현)
· IFLA 2006 Seoul NOC위원(현)

음주의 유혹
금주의 미혹
주당국가들의 음주행태

2005년 11월 1일 인쇄
2005년 11월 5일 발행
저 자 남 태 우
펴낸이 김 선 태
발행처 도서출판 태일사
주 소
대구광역시 중구 남산1동 893
(우) 700-803

전 화 (053) 255-3602
팩 스 (053) 255-4374
등 록 1991년 10월 10일 제6-37호

값 **15,000** 원

ⓒ 남태우 2005.　ISBN 89-89023-63-7

서문

"음주의 유혹 금주의 미혹"을 출판하면서

술 마실 핑계를 찾아내는 인간의 천재성, 릴케는 인간이 술을 마시는 5가지 천재성을 다음과 같이 밝히고 있다. 우선은 축제일 때문에, 다음에는 그 자리에서 갈증을 해소하기 위해서, 그리고 미래를 거부하기 위해서, 거기에다 맛좋은 술을 찬양하기 위해서이고 마지막으로는 어떤 이유로든지 이다. 마지막 이유가 바로 술 마실 핑계를 찾아내는 인간들의 천재성을 빛나게 한다. 그래서 바다의 신 넵튠(Neptune)에 익사하는 인간의 숫자보다 술의 신 바쿠스(Baccus)에 빠져죽는 주당들이 훨씬 많다라고 하지 않던가.

철학자들은 예로부터 술은 타인이 내 가슴에 영혼을 엿볼 수 있도록 해준다고 하였다. 인간과 공동체에게 술은 신의 선물로 비유된다. 그리스의 비극시인 아이스킬로스는 이렇게 말했다. "청동은 외형을 담는 거울이요, 와인은 마음을 비추는 거울이다." 이는 술로 인한 인간 내면의 세계를 밖으로 나오게 하는 알코올의 속성을 일컬음이다. 즉, 술은 우리가 일상의 벽을 넘어 또 다른 세계로 들어가는 문턱이 되고 매체가 된다는 의미이다. 알코올은 그 자체가 특정한 인간이나 집단의 본질을 나타내는 커뮤니케이션적 매체이고 징표이다. 각 국가의 국민성과 알코올과의 상관성에서도 이와 같다.

좋은 포도주를 마시고 취하면 프랑스인들은 무턱대고 춤을 추고, 맥주를 조끼로 마셔대는 독일인들은 마냥 노래를 불러대고 싶어하고, 영국인은 안주를 밝히고, 이탈리아인들은 무턱대고 자랑을 늘어놓고 싶어하고, 러시아인은 계속 더 마시자고 야단이고, 미국인들은 시키지도 않은 즉흥연설을 하려든다. 그렇다면 한국인의 음주행태는 어떤 유형에 해당될까? 술 많이 마시기 대회 끝에 고성방가로 끝내는 독특한 문화에 속할 것이다.

미국, 영국, 스칸디나비아, 오스트레일리아, 뉴질랜드 등과 같은 국가에서는 알코올과 공격성(aggression)을 불경한 AA로 규정하고 있다. 이들 국가의 음주문화는 '야누스적 양면성'을 지니고 있다. 즉, 금주문화와 음주문화의 양면성을 동시에 아우르는 모순 속에서 알코올을 일상생활과 함께 한다. 이들 국가에서는 실제로 금주법을 시행했던 적이 있던 국가들이다. 반면에 프랑스, 스페인, 이탈리아, 스위스, 포루투갈, 독일, 오스트리아, 벨기에, 네델란드 등의 음주문화는 '통일성', '지중해성', '금주하지 않는', '젖은'이라는 술 마시는데 공통성을 지니고 있다. 서로 전혀 모순을 일으키지 않는 말들이다. 이들 국가에서는 심각한 금주법이나 금주운동을 추진한 적이 없으며 술 마시는데 죄책감을 느끼지 않는 국가들이다. 이처럼 지구상에는 '술을 마시게 하는 나라'와 '술을 못 마시게 하는 나라'로 구분이 가능한데 여기에서는 술을 마시게 하는 술 나라 이야기만 쓰고자 하였다.

오늘날 세계 최고의 주당국가는 어딜까? 러시아? 독일? 스코틀랜드? 아일랜드? 아니면 코리아? 세계보건기구에 의하면 10만 명 중 500명이 술 때문에 사망하고, 40퍼센트의 남성과 17퍼센트의 여성이 알코올중독을 앓고 있는 것으로 보고 되었다. 한편 독일은 술꾼 국가 연맹으로부터 퇴출될 위험에 처해있고, 스코틀랜드인과 아일랜드인은 잉글랜드 사람들보다 술을 덜 마신다. 오스트레일리아, 뉴질랜드, 미국은 알코올 남용 순위의 중간쯤에 있는 국가들이다. 독일, 미국, 아일랜드, 스코틀랜드가 세계 술꾼국가연맹에서 상위에 들지 못하는 까닭은 이들 나라에 절대 금주주의자들이 많기 때문이다. 독일에서는 3명 중 1명이 절대금주주의자인 데 비해 영국에서는 10명 중 한 명만이 그렇다. 위 네 나라에서 음주가 커다란 문화적 무게를 갖는다는 점을 생각하면, 국가의 자존심을 책임진 남은 술꾼들의 어깨가 무겁다 하겠다.

파인즈 모리슨이라는 방랑벽 심한 영국인은 17세기에 독일을 방문하여 '흥청망청이 그들의 거의 유일한 악덕'임을 발견했다. 또 그가 덴마크를 방문하였을 때 '덴마크인들은 과음에 관한 한 이웃 색슨인들을 능가했다.' 폴란드인들은 '독일만큼 질긴 술꾼'이었고, 스위스인들은 '최고 술꾼을 최고 중에서도 제일로 쳤다'. 네델란드인들은 '색슨인보다는 덜 마시고 독일인보다는 많이 마셨다'. 토머스 플라터라는 스위스 작가는 동시대에 런던을 방문하여 그렇게 많은 선술집과 술꾼들을 보기는 난생 처음이라고 엄살을 부렸다. 그보다 1세기 전에 프랑스 작가 라블레는 '영국인처럼 술 취하는 것'에 글을 쓴 적도 있었다. 그 보다 2세기 후에 또 다른 프랑스인 베를렌은 영국인이 '오리만큼이나 소란스럽고, 언제나 술에 취해있다'라고 하였다. 이런 점에 대해 적어도 몇몇 영국인들은 자기네 국민을 주정뱅이로 생각했다. '런던의 유일한 병폐는 바보들의 무절제한 음주와 빈번한 화재이다'.

잉글랜드의 캔터베리 대주교 토마스 베켓의 비서였던 윌리엄 피츠 스티븐은 12세기에 이렇게 기술했다. 400년 후의 셰익스피어는 『오셀로』에서 이야고의 입을 빌어 술잔 올렸다 내렸다하는 것을 즐기는 영국인들의 팔운동 취미에 대해 이렇게 말했다. "이건 영국에서 배웠습니다만, 거기야말로 술 마시는데 일가견이 있죠. 당신네 덴마크인이나 독일인, 배불뚝이 네델란드인도 영국에 비하면 아무것도 아니랍니다." 이를 메타포하면 영국인들은 덴마크인이 기진맥진할 때까지는 쉽게 마시고, 독일인을 자빠뜨리는 데는 땀도 안 흘린다. 그리고 다음 잔을 채우기도 전에 네델란드인이 배우 빌리 코널리의 말을 빌리면 밤새 총천연색 구토물을 쏟아내게 만든다.

 오랜 세월동안 거의 모든 나라의 모든 남자들이 똑같이 품어온 모순된 관점, 즉 남들은 술에 취해도, 나는 안취한다는 것이다. 심지어는 때때로 취한 것처럼 보일지라도, 그것은 술 취한게 아니라는 것을 억지로 보여줄지라도 말이다. 이 모순은 술 마시는 게임의 명분이요, 사나이다움의 증표이다. 대부분 남미지역에서, 쿠바에서, 서인도제도에서, 동남아시아의 라오스 공화국에서, 남자들은 으레 과음을 해도 멀쩡하게 걷고 말하고 실수 없이 처신할 것으로 기대한다. 나이지리아에서는 남자들이 술을 많이 마시고도 멀쩡하게 보일수록 존경을 받는 나라이다. 러시아인들은 한 술 더 떠서 보드카 병을 따고 다 마시지 못하는 사람, '원샷'을 하지 못하는 사람을 나약한 인간으로 취급하고 파라과이에서는 술을 전혀 못하는 사람을 나약할 뿐 아니라 겁쟁이에 덜 떨어진 멍청이로 낙인찍힌다. 미국과 영국에서도 술을 못 마시면 그렇게 취급받지 않으리라는 보장은 없다.

 이 책은 각 국가의 국민성과 알코올과의 상관성을 엿보려고 시도한 책이다. 학문적으로는 아직까지는 미비하고 그 현상만을 기술한 것에 불과하다. 각 국가가 지니고 있는 음주행태와 주법을 아는 것만큼 주당 반열에 오를 수 있지 않을까 하는 생각에서, 그리고 젊은이들에게 술에도 엄격한 주법과 에티켓이 있다는 것을 알리려는 목적에서 쓴 책일 뿐이다. 세상에 자기의 전공 말고 일상사와 가장 가까운 부 주제 하나쯤을 가진다면 세상은 덜 삭막하지 않을까.

 끝으로 이 졸저를 출판해 주신 태일사의 김선태 사장님과 편집진에게 심심한 사의를 표합니다. 그 동안 수고하셨고 그저 감사할 따름입니다. 또한 본 책의 표지 디자인을 흔쾌히 맡아 주신 중앙대학교 산업디자인학과 김준교 교수님께도 감사드립니다.

명수대와 한강이 내려다보이는 연구실에서
2005년 초가을에 **남 태 우**가 적다

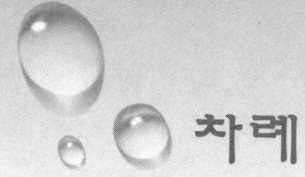

차례

제1부 : 신화속의 주신과 문헌상의 알코올의 유래

1. 신화속의 주신이야기 ………………………………………………… 9
    - 1.1 주신 디오니소스의 탄생과 그 의미 / 9
        - 1) 디오니소스의 탄생비화 / 10
        - 2) 디오니소스의 신앙 / 13
        - 3) 미남자인 디오니소스의 광란의 춤 / 14
        - 4) 디오니소스의 포도 재배법 / 15
        - 5) 새처럼 재잘대고, 사자처럼 난폭해지며, 당나귀처럼 우매해 진다 / 18
        - 6) 디오니소스 小祭 / 20
        - 7) 홍수전설과 포도나무 / 20
        - 8) 술의 신 디오니소스와 부드러운 광명의 신 아폴론 / 22
        - 9) 알코올과 예술의 상보성 / 23
        - 10) 디오니소스를 위해 한잔 더! / 26
    - 1.2 로마 신화속의 바쿠스 주신제 / 29
    - 1.3 길가메쉬 전설속의 알코올 / 31
    - 1.4 청동비둘기의 알코올 제조설 / 39
    - 1.5 동양문화에서의 술의 기원 / 39
    - 1.6 중국의 '원주' 전설 / 48
    - 1.7 일본 신화 속의 알코올 / 49
    - 1.8 인도 신화 속의 소마 / 53
    - 1.9 한국 신화 속의 알코올 / 56
    - 1.10 기타의 속설 / 61

2. 함무라비 법전에서의 음주법 ………………………………………… 63
    - 2.1 함무라비 법전에서의 금주법 / 64
    - 2.2 여성용 스위트 비어 / 67
    - 2.3 혼인 예약서와 맥주 / 69
    - 2.4 고대 여성들의 음주처벌법 / 71
    - 2.5 맥주의 여신과 성인 / 72
    - 2.6 상아를 녹이는 맥주 / 76

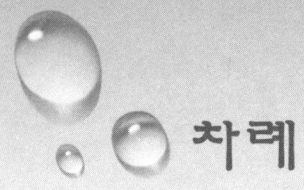

차례

    2.7 핀란드 영웅서사시 카레바라 / 78
        2.7.1 여객선 달링크를 찾는 핀란드의 술꾼 / 80

제 2부 : 술집과 음주의식

  3. 서양의 술집 형성사 ··· 87
    3.1 카운터의 발전 / 89
    3.2 선술집의 등장 / 91
    3.3 선술집으로서의 칵테일의 유래 / 94
    3.4 술집 간판의 등장 / 101
    3.5 한 쪽 귀의 술과 양쪽 귀의 술 / 102

  4. 동·서양에서의 알코올의 어원과 정신 ······················ 105
    4.1 알코올의 어원과 유래 / 107
    4.2 술의 본래 말은 수블 / 109
    4.3 동양에서의 술의 정신 / 113
        4.3.1 주의 근본정신은 취와 조 / 113
        4.3.2 酒 '精' 과 '精 神과의 관계 / 114
    4.4 와인의 야누스적 성격 / 116
        4.4.1 와인의 미혹과 유혹 / 118
        4.4.2 과음의 폐단 / 124
        4.4.3 병사들의 전쟁용 와인 / 126

  5. 각국의 음주연령 ··· 129
    5.1 MDA와 MPA의 존재이유 / 129
    5.2 알코올 중독의 탄생 / 133

  6. 건배의 기원과 의미 ·· 143

제 3부 : 세계의 음주문화

- 7. 금주법을 탄생시킨 미국의 음주문화 ················ 153
  - 7.1 주 알코올 통제국 / 155
  - 7.2 미국의 알코올 소비추세 / 156
  - 7.3 예방과 치료 / 158
  - 7.4 어머니들이 직접 나선 음주운전 감시단 / 158
  - 7.5 미국역사 속에서 음주와 금주 / 160
  - 7.6 미국 금주법의 시도와 좌절 / 162
    - 7.6.1 금주운동의 진전 / 164
    - 7.6.2 볼스테드법의 금주조항 / 169
    - 7.6.3 '고귀한 실험'의 실상 / 176
    - 7.6.4 금주법과 아메리칸 마피아의 등장 / 181
    - 7.6.5 금주법과 알 카포네 갱단의 세계 / 187
    - 7.6.6 암흑가의 두 얼굴, 알 카포네 / 192
    - 7.6.7 알 카포네를 모델로 한 갱 영화 / 193
    - 7.6.8 갱단의 자금 세탁법 / 198
    - 7.6.9 고귀한 실험에서 허무맹랑한 발상으로 / 200
    - 7.6.10 금주운동과 미국사회 / 203
    - 7.6.11 금주령은 어기기 위해 존재하였는가? / 206
    - 7.6.12 럼 독에 빠진 식민지 시대 미국인들 / 207
    - 7.6.13 술의 사회사-아메리칸 인디언 / 209
    - 7.6.14 미국의 보수주의와 금주시대의 반 금주법 운동 / 210
    - 7.6.15 광고속의 금주법 / 222
    - 7.6.16 아메리칸 위스키와 개척민 / 225
  - 7.7 뉴 올리언즈의 재즈카페 버본 메이슨 / 227

- 8. 음주가 가장 큰 취미인 영국의 음주문화 ················ 229
  - 8.1 선원들의 '생명수' 맥주 / 231
  - 8.2 영국인의 음주량과 음주에 대한 태도 / 232
  - 8.3 음주에 대한 학습과 청소년 음주 문제 / 233

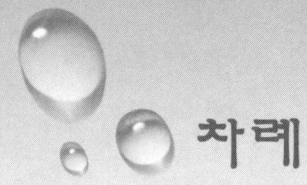

차례

　　8.4 음주문제에 대한 대책 / 234
　　8.5 서민문화의 원류인 선술집으로서의 펍 / 236

9. 위스키의 종주국 스코틀랜드의 음주문화 ·················· 239
　　9.1 생명수의 어원을 가진 위스키를 개발한 국가 / 240
　　　　9.1.1 위스키의 역사 / 240
　　　　9.1.2 스카치 위스키 전승관 / 247
　　　　9.1.3 조니 워커 / 248
　　　　9.1.4 로얄 살루트 / 251
　　　　9.1.5 발렌타인 / 253
　　9.2 스카치 위스키와 보니프린스 찰리의 나라 / 254
　　9.3 위스키와 골프 18홀과의 상관관계 / 257
　　9.4 스코틀랜드의 "토마스 파 옹" / 259

10. 음주규칙이 무려 5,800가지인 캐나다의 음주문화 ············ 261
　　10.1 캐나다인의 음주에 대한 태도 / 262
　　10.2 캐나다 최근의 음주동향 / 262
　　10.3 캐나다인의 음주문제 / 263
　　10.4 알코올 문제에 대한 캐나다의 정책 / 264
　　10.5 예방과 치료 / 266
　　10.6 '덜 취하게 하기'와 '가짜 술 못 마시게 하기' / 267
　　10.7 술 관련 규칙 무려 5,800가지 / 268

11. 와인혁명의 국가 프랑스의 음주문화 ················· 271
　　11.1 18세기 프랑스의 음주문화 / 274
　　11.2 제버의 증류법과 빌뇌브의 생명수 / 277
　　11.3 프랑스 혁명과 와인 / 278
　　11.4 프랑스 청소년의 알코올 소비추세 / 280
　　11.5 프랑스, 알코올중독 예방 캠페인 / 281
　　11.6 프렌치 패러독스 / 282
　　11.7 국제 바 연맹(IBF) 14조 헌장 / 286

11.8 전쟁, 나폴레옹 그리고 샴페인 / 288
    11.8.1 나폴레옹과「모에」가(家) / 288
    11.8.2 나폴레옹과 샤베르땡 와인 / 290
11.9 천국의 맛, 와인의 은밀한 기쁨 / 292
    11.9.1 리델의 와인잔 / 293
    11.9.2 와인잔은 와인의 눈물을 볼 수 있어야 한다 / 295
11.10 팔꿈치의 위치는 와인 때문 / 296
11.11 와인전쟁 / 298
    11.11.1 과연 어떤 일이 일어났을까 / 302
    11.11.2 와인을 숨겨라! 1939년 9월 / 302
    11.11.3 와인 총통 / 303
    11.11.4 레지스탕스, 해방 / 303
    11.11.5 독, 이에 '총통와인' 판매 항의 / 304
    11.11.6 잔다르크와 포도주 / 305
11.12 문학적으로 취하기 / 307

12. 맥주순수법의 나라 독일의 음주문화 ···················· 311
12.1 독일 음주문화의 특징 / 312
12.2 독일인에게서 배워야 할 음주 문화 / 313
12.3 독일의 맥주 순수법 / 315
12.4 맥주의 기원 / 321
12.5 맥주의 분류 / 322
12.6 뮌헨의 옥토버 페스트라 / 325
12.7 독일식 포도의 늦따기 / 326
12.8 독일의 금주법 / 328

13. 오사케의 나라 일본의 음주문화 ······················· 331
13.1 신과 인간의 커뮤니케이션을 위한 미디어-오사케 / 332
    13.1.1 '청주는 사케'이다 / 335
    13.1.2 사케의 종류 / 336
13.2 일본의 음주 문화 / 338

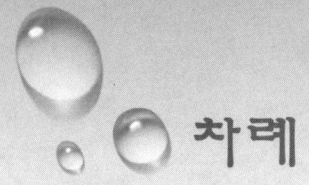

차례

- 13.3 일본의 음주법 / 344
  - 13.3.1 한 손으로 따르고 계속 첨잔 / 345
  - 13.3.2 잔을 돌리는 법이 없다 / 345
  - 13.3.3 남녀가 함께 마실 때 / 346
  - 13.3.4 술을 억지로 권하지 않는다 / 346
  - 13.3.5 밤늦게까지 마셨을 경우 / 346
  - 13.3.6 꽃놀이 연회 / 347
- 13.4 일본 토속주의 종류 / 347
- 13.5 규제의 완화와 강화 / 349
- 13.6 일본의 금주법 / 349

14. 주종의 천국 중국의 음주문화 ··················· 351
- 14.1 중국인들의 알코올관 / 352
  - 14.1.1 하늘이 내린 아름다운 선물 술 / 352
  - 14.1.2 백주, 황주 그리고 약미주 계열 / 353
  - 14.1.3 중국 최초의 음주자며 금주자였던 禹임금 / 355
  - 14.1.4 공자가 술을 즐기셨거늘, 금주가 어인 말씀이요! / 357
  - 14.1.5 술과 문학의 완벽한 조화 / 358
- 14.2 중국 고대주의 유형 / 360
- 14.3 청대의 10대 명주 / 361
  - 14.3.1 수원식단에서의 10명주 / 362
- 14.4 중국의 8대 명주 / 364
- 14.5 술이 없으면 자리를 마련했다고 할 수 없다 / 372
- 14.6 중국의 음주문화 / 375
- 14.7 음주법 / 378
- 14.8 지역별 음주문화 / 380
- 14.9 음주 습관 / 381
- 14.10 홀수 술잔의 철학 / 382
- 14.11 임어당의『생활인의 발견』에서의 주도 / 383
- 14.12 중국 酒史를 빛낸 주당들 / 387

15. 보드카가 국민정신인 러시아의 음주문화 ·················· 391
    15.1 보드카라는 명칭의 유래 / 394
    15.2 보드카를 사랑하는 나라 러시아 / 395
    15.3 러시아인의 삶 보드카 / 400
    15.4 보드카의 품질을 결정짓는 요소 / 403
    15.5 보드카, 그 이름 영혼까지 '카~' / 405
    15.6 알코올 도수가 '표심 바로미터' / 406

16. 카니발의 나라 브라질의 음주문화 ·················· 409
    16.1 노예와 맞바꾼 브라질의 술 삥가 / 411

17. 선술집의 정신이 깃든 체코의 음주문화 ·················· 415

18. 음주허가증이 필요한 인도의 음주문화 ·················· 419

19. 루마니아의 음주문화 ·················· 421

20. 데낄라 전설과 멕시코의 음주문화 ·················· 427
    20.1 칵테일로 즐기는 음주방법 / 429
    20.2 데낄라의 유래 및 특징 / 432
    20.3 풀께의 신화 / 436
    20.4 마시는 법이 특이한 데낄라 / 438
    20.5 안데스 산속 인디오들의 술집 '쿠코스' / 439

21. 해적의 술 럼주로 유명한 쿠바 ·················· 443
    21.1 해적의 술, 태양의 술 럼 / 444
    21.2 넬슨의 피 럼의 역사 / 445
    21.3 태양과 정열의 술 럼 / 447

22. 칠레의 와인문화 ·················· 449
    22.1 칠레 와인의 역사 / 449
    22.2 칠레의 와인맛과 피노체트 논쟁 / 450

23. 거리의 중독자들-헬싱키 ·················· 453

제1부
신화속의 주신과 문헌상의 알코올의 유래

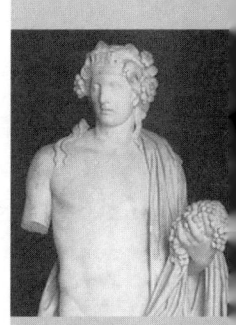

제1부
신화속의 주신과 문헌상의 알코올의 유래

 인간이 지구에 살기 훨씬 전부터 발효액을 만들어내는 식물이 있었다. 제3기(70만년 전)부터 인간은 포도 및 다른 과일과 곡식을 접했을 것이다. 그래서 신석기시대와 청동기시대부터 발효주를 마셨을 것이라는 추측이 가능하다. 그 시대 도자기 유물 중에는 술을 마시는데 사용된 듯한 것들이 출토되고 있다. 이런 유물들을 통해 우리는 매우 신빙성 있는 추측을 할 수 있다.
 사실 인간이 인위적으로 발효주를 만들 수 있는 여러 환경을 만들어낸 것은 아니었다. 우연히 땅에 떨어진 열매나 낟알 몇 톨이 시들어 껍질이 벗겨지면서 즙이 흘렀고, 그 즙이 공기와 접촉하면서 발효되었을 것이다. 이런 우연의 일치로 술이 만들어졌고, 이런 현상은 세계 어디서나 가능했을 것이다.
 아처 텅(A. Tongue)은 그의 『Five thousand years of drinking in drinking』(1978)에서 석기시대에 이미 술이 있었으며, 인간이 처음으로 만든 발효주는 꿀로 빚은 하이드로멜(hydromel), 즉 벌꿀주였을 것이라고 기록하고 있다. 당시의 술은 은밀하고도 복잡한 과정을 거쳐 빚어졌으며 보관하기도 쉽지 않았다. 기원전 4천년에야 사기그릇이 등장해 어렵게 만든 발효주를 적은 양이나마 담아둘 수 있게 되었다. 이렇듯 술은 인류 역사와 함께 탄생했다. 어떤 이는 신화속의 신의 탄생과 함께 보는 이도 있다. 술의 역사성을 이야기하는 것이다.

일반적으로 인류가 목축과 농경을 시작하기 이전인 수렵, 채취시대에는 과실주가 있었을 것으로 추정한 것은 상기에서 기술한바와 같다. 과실이나 벌꿀과 같은 당분을 함유하는 액체에 공기 중의 효모가 들어가면 자연적으로 발효하여 알코올을 함유하는 액체가 된다. 원시시대의 술은 어느 나라를 막론하고 모두 그러한 형태의 술이었을 것이다.

술의 원료는 그 나라의 주식과 밀접한 관계가 있다. 그러므로 술로 만들 수 없는 어패류나 해수(海獸)를 주식으로 하는 에스키모족들은 초기에는 술이 없었다고 한다. 또한 원료가 있다고 하더라도 종교상 금주를 하는 나라의 양조술은 매우 뒤떨어져 있다. 가장 최초로 술을 빚은 생명체는 사람이 아닌 원숭이로 알려져 있다. 원숭이가 나뭇가지의 갈라진 틈이나 바위의 움푹 패인 곳에 저장해 둔 과실이 우연히 발효된 것을 인간이 먹어보고 맛이 좋아 계속 만들어 먹었을 것으로 추정한다. 그래서 이 술을 일명 '원주(猿酒)'라고 한다.

시대별로 주종의 변천을 살펴보면, 수렵, 채취시대의 술은 과실주였고, 유목시대에는 가축의 젖이 발효된 젖술(乳酒)인데 젖술의 대표적인 것은 몽골인들의 마유주(馬乳酒)이다. 몽골에선 손님은 풍요를 가져다준다고 해 손님을 극진히 대접하는 관습이 전해지고 있다. 손님이 오면 으레 먼저 내놓는 것이 바로 마유주다. 알코올이 5도 전후이며, 그 색은 우리나라 막걸리와 같이 뿌연 색을 띠고 있다.

말 젖을 발효시킨 이 술은 심한 젖비린내가 나기 때문에 비위가 약한 사람은 토하기 쉽상이다. 몽고에서는 성인병 치료에 탁월한 효과가 있다며 마유주를 외국에까지 판매할 계획을 세우고 있다. 일부 지역에서는 마유주 대신 소·낙타·양젖을 발효시킨 술을 마시기도 한다. 이 술은 투명하고 향이 진하며 맛이 부드러운 점이 특징이다. 중

 4 음주의 유혹 금주의 미혹

국 영토에 속하는 내 몽골인과는 달리 외 몽골에선 곡식을 먹지 않는다. 야채·과일·물고기도 잘 먹지 않는다. 오직 양고기와 쇠고기·마유주를 즐겨 마신다. 치즈처럼 만든 야로움도 즐겨 먹는 음식이다.

늦가을에 한국에서 김장을 하듯 몽골에서도 소와 양을 한두 마리씩 잡아 고기를 얇게 썰어 바람에 말린 후 겨울양식으로 준비한다. 이는 겨울철에는 가축의 젖을 얻기 어렵기 때문이다. 음식은 조리법이 발달되지 않아 날것을 먹는 경우가 많다. 이로 인해 몽골을 방문한 한국인은 음식 때문에 큰 고생을 한다.

곡물을 원료로 하는 곡주는 농경시대에 들어와서야 탄생했다. 청주나 맥주와 같은 곡류 양조주는 정착농경이 시작되어 녹말을 당화시키는 기법이 개발된 후에야 가능했다. 농경시대에 들어와 곡물로 만든 술이 탄생하면서 동서양에서 술은 농경신과 깊은 관계를 가지게 된다. 술의 원료가 되는 곡물은 그 땅의 주식이며 농경에 의해서 얻어지기 때문이다. 소주나 위스키와 같은 증류주는 가장 후대에 와서 제조된 술이다. 이렇듯 술을 제조하는 원료는 고래로 과일과 곡물의 두 유형이 지배적이었다.

음주의 관습도 종교와 밀접한 관련을 보인다. 일반적으로 종교에서는 술을 빚어 마시는 것이 의식의 중심이 되는 경우가 많기 때문이다. 인도의 베다 시대에는 '소마(soma)' 주를 빚어 신에게 바치는 의식이 있었고, 가톨릭에서는 포도주가 예수 피의 상징이라 하여 세례에 쓰이고 주교가 미사 중에 마신다. 원시인들은 발효를 증식의 상징으로 받아들여 풍요와 연결시켰고, 여성의 생식작용을 의미한다고 보았다. 중동지역의 원시종교는 술에다 물을 섞어 신에게 바치는 것을 의식의 중심으로 거행했다. 여기에서 물을 남성으로 상징하여 음양화합의 뜻을 나타낸 것이다.

한편 그리스 신화에서 디오니소스라고 불리는 로마 신화의 주신 바커스는 제우스와 세멜레 사이에서 태어났으며 그 신앙은 트라키아 지방에서 그리스로 들어온 것으로 보인다. 바커스는 대지의 풍작을 관장하는 신으로 아시아에 이르는 넓은 지역을 여행하며 각지에 포도재배와 양조법을 전파했다. 이집트 신화의 오시리스는 누이인 이시스와 결혼을 하고 이집트를 통치한 왕이었으나 동생에게 살해되어 사자 나라의 왕이 된다. 이 신은 농경의례와 결부되어 신앙의 대상이 되고 있는데 보리로 술을 빚는 법을 가르쳤다고 한다.

『구약성서』의 '노아의 방주'에 관한 이야기에서는 하느님이 노아에게 포도의 재배방법과 포도주의 제조방법을 전수했다고 한다. 포도나무와 관련된 일화가 다음과 같이 전하여지고 있다. 이 세상 최초의 인간이 포도나무를 키우고 있었다. 그때 악마가 찾아와 '무엇을 하고 있느냐'고 물었다. 인간이 대답하기를 '지금 근사한 식물을 키우고 있다'고 말하자 악마는 '이런 식물은 처음 보는 것이군' 하면서 놀라워했다. 그래서 인간은 악마에게 다음과 같이 설명해 주었다. '이 식물에는 아주 달콤하고 맛있는 열매가 열리는데, 익은 다음 그 즙을 내어 마시면 아주 행복해진다네.'

중국에서는 하(夏)나라의 시조 우왕 때 의적(儀狄)이 처음 곡류로 술을 빚어 왕에게 헌상했다는 전설이 있다. 그 후 의적은 주신으로 숭배되고 그의 이름은 술의 다른 명칭이 되었다. 또한 진(晉)나라의 강통(江統)은 『주고 酒誥』라는 책에서 "술이 만들어지기 시작한 시기는 상황(上皇: 천지 개벽과 함께 태어난 사람) 때부터이고 제녀(帝女) 때 성숙되었다"라고 적어 인류가 탄생하면서부터 술이 만들어졌음을 시사했다.

그러나 구체적으로 중국에서 처음 술을 빚기 시작한 시기는 지금으로부터 8,000년 전인 황하문명 때부터인 것으로 추정된다. 특히 이 시기의 유적지에서 발굴된 주기가 당시 필요한 용기의 26%나 되었을 정도로 술은 이 시기에 일상생활에서 큰 비중을 차지하고 있었다. 이처럼 술의 기원에 대해서는 여러 가지 설과 추측이 난무하다.

문헌상의 유래를 살펴보면 BC. 5000년경 메소포타미아에서 발굴된 판비문자(板碑文字)에 종교의식의 하나로서 맥주의 주조를 알 수 있는 기록을 볼 수 있다. 그리고 BC. 1700년경 『함무라비법전』과 중세 8세기경 아랍에서도 그의 기록을 찾아볼 수 있다. 술에 관한 가장 오래된 문자 기록은 그리스의 기원전 묘지에서 발굴된 술병 마개이다. 그 위에는 아주 확실하게 람세스 3세 왕가의 술도가의 도장이 찍혀있다.

술에 관한 비교적 이른 시기의 문자 기록으로 또 다른 것들이 있다. 예를 들어 중국어의 '농(醴)'은 일종의 달콤한 술이며, 외국 문자 'Bojah'는 고대 인도의 언어로 일종의 곡물의 즙으로 만든 술을 말한다. 'Bosa'는 에티오피아 부족의 언어로 밀로 빚은 술을 말한다. 고대 프랑스어 'Cervisia', 독일어 고어 'Pior', 스칸디나비아 고어 'Eolo', 앵글로색슨족의 고어 'Bere' 등은 모두 이 민족들이 고대에 맥주를 가리키던 말이다.

우유 술을 몽골 초원의 고대 유목 민족들은 '쿠미스'라고 불렀고, 메소포타미아 인들은 '마준'이라고 불렀다. 그리고 몰래 빚은 밀주를 고대 그리스인들은 '마클리카튼'이라고 불렀고, 고대 로마인들은 '아쿠아 무슬라'라 불렀고, 스파르타인들은 '추첸'이라고 불렀다. 고대 스칸디나비아 인들은 늘 밀주로 결혼을 축하했다. '밀월(Honeymoon)'이라는 단어는 여기서 사용됐는데 지금까지 사용되고 있으며 세계 모든 나라에서 유행되고 있다.

술은 놀라운 힘을 가진 물질로 여겼으므로 초기에는 종교의식을 행하는 제사장들의 전유물이었다. 그러다가 나중에 '풍습의 보편화', 즉 제사의식이 민중의 생활 속에까지 확산되면서 술은 부족·친족간의 행사나 성인식에 널리 이용되었다. 당시 제사를 지내던 사람들은 처음에는 사람을 제물로 바쳤지만 나중에는 동물로 대신하였다. 이때 피는 언제나 신비스러운 의미를 가졌는데(혈의 동맹, 삼국지의 유비, 관우, 장비의 도원혈맹의식), 나중에는 피의 제사도 술의 제사로 바뀌었다(성경에 나오는 포도주의 상징성). 술이 피의 역할을 대신하면서 신성함을 상징하게 되었다.

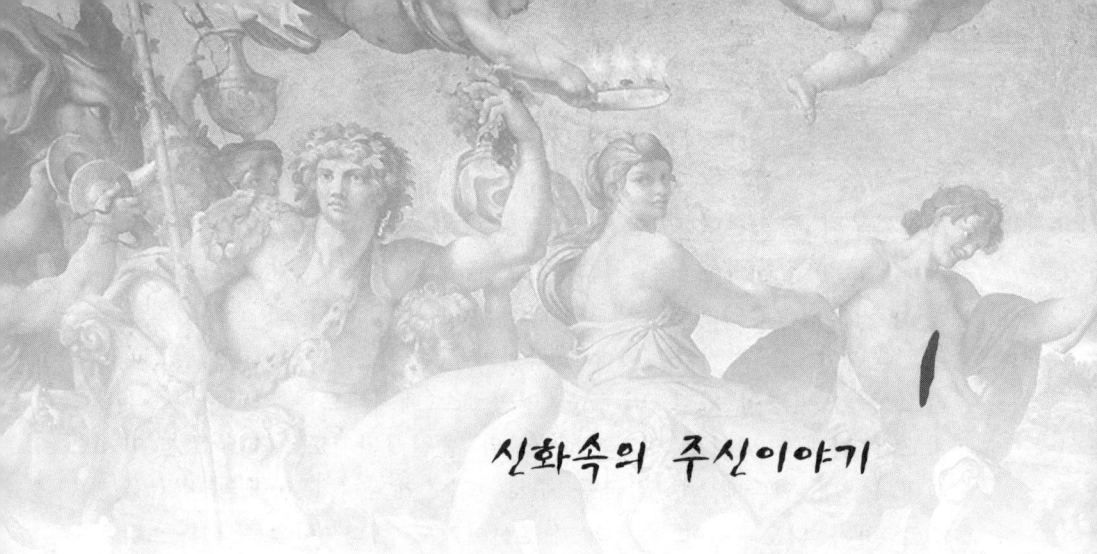

신화속의 주신이야기

1.1 주신 디오니소스의 탄생과 그 의미

주신(酒神)의 세계에서는 디오니소스(Dionysos)에 대한 신앙과 제사가 구제를 약속하는 것으로 되어있다. 또한 그리스의 위대한 신들 중에서도 가장 새롭고, 트라키아 또는 프리기아에서 온 외래 신으로 인식하고 있다. 그는 보통 풍요를 수호하는 산야의 요정인 실레노스들과 사티로스들을 거느리고 있었다. 원래 그는 데메테르와 마찬가지로 공업과 농업 전반의 신이었을 것이다. 심취자들은 산 속에서 격렬한 춤을 춤으로써 자기를 망각했다. 그녀들은 새끼 사슴의 가죽을 몸에 두르고 횃불과 티르소스(포도덩굴을 감은 지팡이에 솔방울을 단 것)를 손에 들고 있었다. 역사시대 초기의 그리스인들은 디오니소스의 정신이 외래의 것임을 알고 있었기 때문에, 마시고 춤추는 그 비 그리스적인 의식이 그리스 각지에서 배척당하였다.

디오니소스에 관한 신화의 대부분은 그가 이 배척 행위를 벌하는 것에서부터 출발한다. 이들 신화는 외래의 도취적인 신앙이 그리스 지배계급의 전통적인 올림포스 신앙 속에 혼입된 경위를 나타내고 있다. 디오니소스에게는 '브로미오스(Brimios)'라거나 포도주 양조통의 '레나이오스'라거나 '해방자' 라이아오스, 또는 '나무들의' 덴드리티스 등의 별명이 있다. 또 그는 이아코스(데메테르나 엘레우시스의 비교와 관계가 있다고 여겨지는 신)와 동일시되기도 한다. 그는 아테네의 2대 연극제, 즉 희극을 주로 하는 레나니아 축제와 비극을 주로 하는 디오니시아 축제의 수호신이기도 했다. 이렇듯 야누스적 형상을 하고 있는 디오니소스에 얽힌 이야기를 알코올과 연계시켜 해석해 보고자 한다.

1) 디오니소스의 탄생비화

디오니소스는 또한 술과 도취·해방의 신이기도 하다. 후기 그리스 세계(헬레니즘)에 있어서 최대의 신이다. 제우스의 아들인 디오니소스(남자이름 Denis의 어원. 로마 이름은 Bacchus이다)의 어머니는 전설에 따라 다양하게 묘사되고 있다. 제우스와 테베의 공주 세멜레 사이에서 태어난 디오니소스는 그리스 신 가운데는 유일하게 신과 인간을 동시에 부모로 두고 있는 신이다. 날 때부터 지닌 '신과 인간의 양면성' 때문에 디오니소스는 와인을 통해 하늘과 땅을 연결하는 운명을 떠맡게 되었다.

디오니소스의 탄생비화는 디오니소스가 봄의 여신인 페르세포네의 아들이라는 전설에서부터 올림포스의 신이 뱀의 모습으로 그녀와 동침을 했다고도 하는 전설에 이르기까지 다양하다. 또한 사랑이 절정에 이르게 된 순간에 데메테르가 딸의 처녀성을 지키기 위해서 딸의 자리를 대신했다는 전설도 있다. 이 전설에 따르면 머리에 뱀의 왕관을 쓰고 태어난 디오니소스는 데메테르의 아들이다. 어떤 전설에서나 자주 기만당하는 제우스의 부인인 헤라가 아기를 빼앗으려고 했다는 이야기는 동일하다. 디오니소스가 망각의 신인 레테나 떡갈나무의 신인 디오네의 아들이라는 전설도 있다. 그래서 야생 포도나무는 떡갈나무를 타고 올라가는 경우가 많다.

　디오니소스 탄생의 가장 일반적인 이야기는 테베와 관련된 것이다. 제우스는 어느 날 인간의 모습을 하고 테베시의 창설자인 카드모스의 딸 세멜레를 유혹했다. 질투심이 많은 제우스의 아내인 헤라는 세멜레가 임신했다는 것을 알고 세멜레의 늙은 유모 베로에로 변장하여 세멜레한테 그 연인의 이름을 알아낸다. 그러나 헤라는 애인의 이름이 제우스라는 말을 듣자 웃으며, 세멜레가 제우스에게 진짜 모습으로 나타나도록 하지 않는 한 그 말을 믿지 못하겠다고 했다. 이에 세멜레는 제우스에게 부탁이 있다고 하여 그로부터 무슨 소원이건 이루게 해주겠다는 약속을 받아낸 뒤, 그에게 위엄을 갖춘 본래의 모습을 보여 달라고 했다. 제우스는 경솔하게도 천둥으로 무장을 하고 나타났고, 불행하게도 세멜레는 천둥과 함께 나타나 번개를 맞아 타버렸다.

　그러나 제우스는 다행히도 재 속에서 미숙한 아기를 잡아채서 헤르메스의 도움을 받아 아기를 넓적다리 사이에 감출 수 있었다. 달이 찬 후에 헤르메스는 아기를 받았다. 헤르메스는 이 아기를 세멜레의 자매인 이노에게 데리고 갔다. 그래서 디오니소스는 두 번 태어난 셈이다. 그래서 뉘사산으로 데려갔다. 디오니소스는 그래서 '뉘사산에서 자란 제우스'라는 뜻이기도 하다. 또한 디오니소스는 '어머니가 둘인 자'라는 뜻의 '디오메토르'라고도 불린다. 또 '세 번 탄생한 자'라는 뜻의 '트리고노스', '거듭 탄생한 자'라는 뜻의 '폴뤼고노스'라고도 불린다. 술의 신 디오니소스는 왜 이렇게 여러 번 태어나는가? 어째서 술의 신이 부활을 거듭하는가? 술은 창조의 원천이 되는 것인가?

　테베에 전해지고 있는 디오니소스의 어린 시절 이야기에 따르면, 그의 출생에 관한 이야기를 믿지 않는 사람들 때문에 그는 몹시 애를 먹었다고 한다. 처음에는 세멜레의 자매인 이노, 아가베, 아우토노에 등도 디오니소스가 신의 아들이라는 것을 믿으려 하지 않았다.

그러나 이노는 헤르메스가 제우스한테서 데려온 그 아기를 보고, 여자로 변장시켜 준다면 양육시키겠다고 말했다. 제우스가 바람을 피는데 대해 화를 내고 있던 헤라는 디오니소스를 숨겨준 이노와 그 남편인 아타마스에게 벌을 내려 그들을 미치게 만들었다.

한편 디오니소스는 이노에 대한 감사한 마음을 잊지 않고 그녀를 헤라로부터 보호하려고 노력했다. 후에 그가 테베로 돌아왔을 때 이노와 그 자매는 마시고 춤추는 제례에 신도로서 참여했다. 헤라가 이노에게 그녀의 아들 멜리케르테스와 같이 바다에 뛰어 들도록 만들었을 때, 포세이돈은 이노를 갈매기 모습을 한 바다의 여신 레우코테아로 변하게 했다. 디오니소스가 어렸을 때, 제우스는 질투하는 헤라의 분노를 피하기 위해 디오니소스를 산양으로 변신시켜 뉘사산의 요정들에게 맡겨 양육시켰다. 실레노스가 그녀들의 일을 도왔다고 하며, 그래서 디오니소스는 나중에 그녀들을 별로 변하게 하여 하늘에 두었다.

이외에도 디오니소스의 탄생과 기원에 대한 더 오래된 신화도 있다. 이것은 후에 그가 두 번 태어난 것을 가리키기 위해 테베의 이야기에 덧붙여졌다. 그 이야기에 따르면 데메테르와 정을 통해 디오니소스를 낳은 것으로 되어 있다. 그러나 오르페우스 비의와 관련된 전설에는 페르세포네가 제우스와 정을 통해 디오니소스를 낳은 것으로 되어 있다. 이 전설에 따르면 제우스가 뱀으로 변신하여 페르세포네와 관계를 맺었는데, 그들 사이에서 태어난 아들을 자그레우스라 불렀다.

이에 질투를 느낀 헤라는 티탄 신들에게 그 아이를 죽이라고 선동했다. 아이는 새끼 산양으로 변신해 있었으나 붙잡혀서 갈기갈기 찢겨져 먹혔다. 그러나 심장만은 아테나 여신에 의해 구조되었다. 제우스는 그 심장을 세멜레에게 먹게 하여, 그 결과 디오니소스는 다시 태어나게 되었다. 또 다른 설에 의하면, 데메테르 또는 아폴론이 시체의 나머지 부분을 긁어모아 소생시켰다고도 한다. 디오니소스는 어른이 되자 어머니인 세멜레가 올림포스 산에서 의당 영예를 누리도록 하기 위해 그녀를 저승에서 데려왔다. 그는 레르네 호수 또는 트로이젠만에서 잠수하여 하데스의 왕국으로 가서 어머니를 데리고 나와 그녀를 신의 하나로서 티오네라는 이름을 주었다.

　디오니소스는 그를 신으로 인정하려 하지 않았던 사람으로부터 종종 박해를 받았다. 그러나 고생한 보람이 있어서, 결국은 그리스 전토에 자신에 대한 신앙을 퍼뜨렸다. 디오니소스가 아직 뉘사산의 요정들로부터 양육 받고 있을 때, 에드노스인의 왕인 드리아스의 아들 리쿠르고스가 요정들을 쫓아가 채찍으로 때려죽이려 했다. 디오니소스는 깜짝 놀라 바닷속에 있는 테티스의 성역으로 도망했다. 테티스는 신들이 리쿠르고스를 장님으로 만들 때까지 디오니소스를 소중하게 보호했다. 그는 자신의 출생지 테베 시에서 아가베의 아들, 즉 그의 사촌에 해당하는 펜테우스와 대결하지 않으면 안 되었다. 펜테우스는 카드모스의 왕위를 계승했는데 디오니소스가 신이라는 것을 인정하려 하지 않았다.

2) 디오니소스의 신앙

　고대 그리스 말기에 이성을 중시하는 올림포스 신앙은 신봉 계급인 왕과 귀족의 몰락으로 사라져갔는데, 이때 새로운 지식인으로 등장한 소피스트들과 철학자들에게 합리성을 공격당하면서 몰락했다. 이에 반하여 교리보다는 의식을 중시하고, 이성보다는 감성을, 또 합리성보다는 신비주의에 뿌리를 둔 디오니소스 신앙은 올림포스 신앙이 약화될수록 강력해졌다.
　디오니소스 신앙은 영혼의 윤회를 믿었고, 육체는 악하고 영혼은 선한 것으로 신의 속성에 속하는 것으로 보았다. 또 죄를 지으면 지옥에서 고통을 당하고 착한 일을 하면 다음 세계에서 복을 받는다고 믿었던 것이다. 즉 종교의 체계를 어느 정도 갖추었다는 것이다. 그리스의 위대한 신들 중에서도 가장 새롭고(호메로스는 별로 중요하지 않는 신의 하나로 여겼다), 트라키아 또는 프리기아에서 온 외래 신이었다.

포도송이를 익게 만드는 태양과 양분을 주는 비 사이에서 태어난 디오니소스는 잔인함과 선량함의 이중성을 지니고 있다. 때문에 그에 대한 제사는 축제와 자유, 기쁨과 도취뿐만 아니라 비극과 야만성을 동시에 지니고 있었다. 인간들이 가장 숭배해 마지않았던 이 비극의 신은 포도나무와 와인의 운명을 갖고 태어났다. 그래서 와인 또한 양면성을 지니는데 몸에 이롭고 맛 좋은 이 음료는 사람의 마음을 뜨겁게 만들어 용기와 자신감을 불어넣어 주기도 하지만, 취기가 만들어 내는 광기 때문에 인간의 자제력을 빼앗기도 하고 폭군처럼 난폭해지도록 만들기도 한다. 그리스에는 지금도 디오니소스의 신앙을 계승하기 위한 '디오니소스 축제', 또는 '시골제'가 해마다 12월에 열리고 있다.

3) 미남자인 디오니소스의 광란의 춤

디오니소스는 리디아의 마이나스들을 거느리고 미남으로 변신하여 테베에 나타났다. 그는 자신의 매력으로 테베의 여자들을 끌어들여, 흥분하여 춤을 추게 하면서 키타이론 산으로 가도록 했다. 펜테우스는 이 청년을 잡아 투옥했으나, 이상하게도 저절로 사슬이 풀리고 감옥의 문이 열렸다. 그리고 청년은 왕에게 여장을 하고 산에 가면 여자들의 멋진 춤을 구경하게 될 것이라고 왕의 흥미를 자극시켰다. 디오니소스는 왕에게 여장을 시켜 아무도 모르게 산으로 보냈다. 왕은 나무 그늘에서 테베의 마이나스들이 추는 춤을 훔쳐보았다. 여자들은 그를 보았으나 춤에 열광해 있었기 때문에 그를 산에 사는 사자인줄 오인했다. 이리하여 왕의 어머니인 아가베와 그 자매들은 그를 나무 그늘에서 끌어내어 갈기갈기 찢어 죽였다. 나중에 제 정신으로 돌아온 아가베는 통곡하면서 그를 매장했다. 디오니소스는 아가베와 그 부모를 엔켈레이스인들이 사는 일리리아로 추방했다고 한다.

카드모스의 추방은 디오니소스의 탄생에 관한 또 하나의 신화를 반영한 것이다. 전혀 다른 이야기에서 세멜레는 정상적으로 아들을 낳았으나, 세멜레가 그 아이는 제우스의 아들이라고 말하자, 의혹에 사로잡힌 카드모스가 세멜레와 디오니소스를 상자에 넣어 바다에 버렸다는 것이다. 상자는 비라지아이로 떠내려갔다. 이 동안에 세멜레는 죽었으나, 디오니소스는 미쳐서 방랑하다가 마침 그곳에 들른 이모인 이노에게 구출되어 근처에 있는 동굴에서 자랐다고 한다.

디오니소스가 테세우스한테 버림받은 아리아드네를 구출하여 그녀와 결혼한 것은 낙소스 섬에서였다. 그가 신부에게 준 관은 하늘에 올라가 별자리가 되었다. 그리스에는 테베 이외에도 디오니소스를 신으로 받아들이기를 거부한 지방 및 도시가 몇 군데 있었다고 한다. 보이오티아의 오르코메노스 시에서는 마이나스 왕의 딸들이 디오니소스의 광란적인 춤에 가담하기를 거절했다. 이 때문에 디오니소스는 그녀들을 미치게 하고 그녀들의 딸 하나를 찢어 죽였다.

또 그녀들의 일부를 박쥐로 변신시키기도 했다. 아르고스에서도 프로이토스 왕의 딸들은 마이나스들에 가담하기를 거부했다. 이 때문에 그녀들도 발광하여 자신을 암소라 믿고 자기 자식들을 잡아먹으면서 산 속을 헤매었다. 멜람푸스가 그녀들의 광기를 고쳤으나, 이때 그가 요구한 엄청난 보수, 즉 왕국의 3분의 1을 왕이 주려 하지 않자, 아르고스의 다른 모든 여자들을 발광하게 만들었다. 아르고스의 또 다른 전설에 의하면, 페르세우스는 디오니소스와 싸워 그를 따르던 여자들 다수를 죽였다고 한다. 그러나 나중에 그들은 화해하여, 아르고스인들은 디오니소스의 아내 아리아드네를 그들의 도시에 묻게 했다.

4) 디오니소스의 포도 재배법

판디온이 다스리는 아테네에서는 디오니소스가 미천한 태생인 이카리오스와 그의 딸 에리고네에게 포도 재배법을 가르쳤다고 한다. 이카리오스가 이웃들에게 포도주를 나누어주자, 그들은 이것을 마시고 취하여 독이 든 줄 알고 그를 죽였다. 이것을 알지 못한 에리고네는 충직한 개 마이라를 데리고 아버지를 찾아 나섰다. 그러다가 아버지 시체를 발견하게 되자 그녀는 스스로 목을 매어 죽었다. 이에 디오니소스는 은혜도 모르는 아테네인들을 벌하여 미치게 만들었다. 이 때문에 많은 아테네 여자들이 목매어 죽었다. 마침내 그들은 아폴론의 신탁에 의해 그 불행의 원인을 알고 제사를 행했는데, 이 제사 때는 이카리오스와 에리고네를 추모하는 인형을 나뭇가지에 걸었다. 그녀와 그녀가 사랑하던 개는 각각 '처녀자리'와 '개자리'가 되어 하늘로 올라가 별이 되었다.

아이톨리아에서도 디오니소스는 환영받았다. 일설에 의하면 오이네우스 왕이 그에게 자기 아내인 알타이아를 제공하여, 그녀는 디오니소스의 딸이자 나중에 헤라클레스의 아내가 된 데이아네이라를 낳았다고 한다. 디오니소스는 오이네우스의 호의에 보답하기 위해 그에게 포도 재배법을 가르쳤다.

디오니소스는 그리스 이외의 나라를 널리 여행한 것으로 알려져 있다. 헤라가 그를 미치게 했기 때문에 그는 시리아, 이집트 등 동방의 여러 나라를 방랑하고, 마지막으로 프리기아에서 키벨레 또는 레아에 의해서 정상으로 돌아왔다. 그는 프리기아의 옷을 입고 리디아의 마이나스들과 사티로스들, 또는 실레노스들을 거느리고 다녔다. 그를 따르는 여자들은 사슴 가죽을 몸에 두르고 티르소스 지팡이를 가지고 있었다.

또 새끼 사슴에게 젖을 먹이고 야수를 잡아먹었으며, 전하는 바에 따르면 상대를 가리지 않고 성행위를 했다. 실레노스가 길을 잃었을 때 프리기아의 마이다스 왕으로부터 환대를 받자, 디오니소스는 그 보답으로 마이다스 왕이 원하는 것이면 무엇이든 이루게 해주겠다고 했다. 이에 마이다스 왕은 자기 손이 닿는 것을 모두 황금으로 변하게 해달라고 했다. 이 소원은 이루어졌으나 그것은 은혜라기보다는 오히려 저주가 되고 말았다. 왜냐하면 황금은 먹을 수도 마실 수도 없었기 때문이다.

디오니소스는 이집트에 암몬의 신탁소를 세웠다. 어느 날 그가 부하들과 함께 물이 없는 사막을 걷고 있는데 숫양 한 마리가 있었다. 그들이 양의 뒤를 따라 가자 갑자기 양이 사라지고 그곳에서 샘이

 16 음주의 유혹 금주의 미혹

솟았다. 디오니소스는 그 장소에 신탁소를 세우고 숫양을 하늘로 올려보내 별자리로 삼았다.

에우프라테스강에 왔을 때 디오니소스는 담쟁이 덩굴과 포도 넝쿨을 얽어 다리를 만들었다. 드디어 그는 인도의 갠지스 강에 이르러 그곳에서 자신에 대한 신앙을 편 뒤 표범이 끄는 마차를 타고 그리스에 돌아왔다.

올림포스의 신들과 기간테스의 싸움이 일어났을 때 디오니소스는 에우리토스를 티르소스 지팡이로 때려 죽였다. 그리고 디오니소스의 부하인 사티로스들이 탔던 노새의 울음소리는 기간테스에게 공포를 심어주었다. 신들이 티폰에게 쫓겨 이집트로 도망했을 때 디오니소스는 산양으로 변신했다. 나중에 그는 헤라와 화해하게 되었다. 그리하여 헤라가 헤파이스토스가 설치한 덫에 걸렸을 때, 디오니소스는 헤파이스토스를 술에 취하게 만들어 그녀를 도망칠 수 있게 했다. 또 일설에 의하면 디오니소스는 아프로디테와 정을 통해 자신과 같은 풍요와 초목의 신인 프리아포스를 낳았다고 전하여 지고 있다.

그리스 신화에서는 디오니소스가 에리고네를 유혹하기 위해서 포도송이로 변신을 했었다. 디오니소스는 뉘사산에서 숲 속을 뛰어 돌아다니다가 포도를 발견하고 포도주를 처음 만들어 냈는데 그가 뉘사산에서의 수업을 마치고 그리스로 돌아왔을 때 아티카시의 이카리오스(Ikarios)란 사람이 그를 환대하였다. 그래서 디오니소스는 그에게 선물로 포도나무를 주고 포도주 담그는 법을 가르쳐 주었다. 그래서 이카리오스는 기뻐하면서 그 신기한 포도주를 근처의 목동들에게 한 잔씩 권했는데 그 달콤한 맛에 반한 목동들이 포도주를 너무 많이 마셔버린 게 탈이 되고 말았다. 술에 취한 아티카 사람들은 눈앞이 아찔아찔해지게 되자 자신들에게 독약을 타 먹인 줄 알고 당장에 이카리오스를 죽여 버리고 말았던 것이다. 불행한 이야기이지만 이카리오스는 술로 인한 첫 순교자가 된 셈이다. 인간의 피와 포도의 피를 서로 교환하는 식의 주제는 끊임없이 등장하였다. 플라톤이 그러한 폭력을 최초로 비판하였다.

"더욱이 포도주가 우리 인간을 미치도록 만드는 벌이라고 생각하는 사람들도 있다. 그러나 내 생각에는 포도주는 영혼을 겸손하게 만들어주고 육체의 건강과 힘을 주기 위해서 우리에게 주어진 약이다."

5) 새처럼 재잘대고, 사자처럼 난폭해지며, 당나귀처럼 우매해 진다

디오니소스와 와인이 관련된 다음과 같은 설화가 전해진다. 어느 날 디오니소스가 길을 가다가 나뭇가지 하나를 발견하고는 이를 주워 새의 뼈 속에 감춰 두었다. 그리고는 이를 다시 사자의 뼈 속에 옮겨 놓았다가 마지막으로 당나귀의 뼈 속에 감췄다. 이 나뭇가지들이 낙소스 땅에 심어져 최초의 포도나무가 자라났고 이를 가지고 와인을 만들었다. 그래서 와인을 마시면 사람들은 처음에는 새처럼 재잘대고, 다음에는 사자처럼 난폭해지며, 마지막으로는 당나귀처럼 우매해 진다는 것이다.

어느 겨울 디오니소스는 티탄족에게 갈갈이 찢긴 채 끔찍한 죽임을 당했다. 베어지고 헐벗은 채 남아있는 겨울 포도밭의 풍경은 이 비극적인 신의 모습을 연상케 한다. 그러나 봄이 되면 디오니소스는 다시 살아나 끈질긴 생명을 이어 간다. 그래서 두번, 세번의 탄생을 거듭한 것으로 묘사되고 있다.

바다와 관련된 디오니소스의 또 다른 이야기도 있는데 에트루리아의 해적들이 아름다운 소년의 모습으로 변한 디오니소스가 포도주를 마시고 취해 있는 것을 키오스 또는 이카리아 곶에서 발견했다. 해적들은 그를 유괴하여 몸값을 받기 위해 잡아둘 것인지, 아니면 노예로 팔 것인지를 상의하면서 그의 고향이라는 낙소스에 데려가기로 했다. 키잡이인 아코이테스만이 그것에 반대했으나, 아무도 그의 항의를 받아들이지 않았다. 그가 낙소스를 향해 배를 몰고 있을 때 선원들은 다른 방향으로 가자고 항의했다. 이때 기적이 일어났다. 바람이 멎으면서 포도넝쿨이 배를 덮었다. 노와 돛대에도 포도넝쿨이 감기고 소년의 머리 위에 포도송이가 열렸다. 그리고 야수가 출현하여

 18 음주의 유혹 금주의 미혹

그의 발밑에서 장난을 쳤다. 선원들이 발광하여 바다에 뛰어들자 그들은 돌고래와 물고기로 변했다. 아코이테스도 두려워했으나 디오니소스가 그를 안심시키며 낙소스 섬을 향해 항해하라고 명했다. 후에 그는 디오니소스의 충실한 부하가 되고 또 그 신관이 되었다.

디오니소스가 인도 땅에서 어떤 것을 가르치고 무엇을 배워 왔는지는 분명하지 않으나 디오니소스가 귀향한 뒤부터 신도들은 거리를 누빌 때마다 인도 땅 시바 신을 상징하는 남성의 생식기와 비슷한 남근상 '팔로스'를 앞세우고 다녔다고 한다. 디오니소스는 한 손에는 튀르소스(술의 신을 상징하는 지팡이), 다른 한 손에는 술잔을 들고 사람들에게 가르쳤다고 한다.

"제우스 대신이 곧 광명의 지배자이며 광명이듯이, 나는 곡식과 과일 그리고 이로 빚은 술의 신이자 곧 곡식과 과일 그리고 술이다. 내가 썩어 술이 되거든 너희가 마셔라, 너희가 썩어 술이 되면 내가 마시리라, 마시고 취하고 싶은 자는 취하라, 내 무리가 술의 광기에 취하고 노래의 광기에 취하여 오르페우스를 찢어 죽였다는 말을 너희가 들었느냐? 내가 그 처녀들에게 죄를 주지 않는 이치를 너희들은 아느냐? 취하고 싶은 자는 취하라, 취하거든 산으로 들어가라, 산에는 삼엄한 신전도 사당도 없다, 산에서는 오래 참던 소리를 짐승같이 토해내며 춤을 추어도 좋다, 달리고 싶은 자는 미친 듯이 달려도 좋다, 달리다 힘이 다하거든 울창한 나무 밑을 침실로 삼고 부드러운 목초를 침상으로 삼아도 좋다, 그러나 잘 들으라! 너희들의 목적은 술이 아니다, 광기도 아니다, 술이 깨거든 카오스가 비롯되던 시간, 코스모스(질서)가 비롯되던 시간을 생각하라, 광기에서 놓여나거든 떠날 일을 생각하라, 나는 누구인가? '바쿠스(싹)'다, 씨앗이 대지에 들었다가 제 몸을 썩히고, 싹을 내고, 자라고, 열매를 맺고, 다시 대지에 들어 제 몸을 썩히는 이치를 생각하라, 이 생성과 소멸을 거듭하는 한 알의 곡식과 과일이 있는 이치를 생각하라, 그리고 너희가 그 자리에서 다시 하나의 생명으로 곧게 설 방도를 생각하라, 그것이 목적이다, 내가 너희에게 준 술과 술자리는 쾌락이 아니라 한 자루의 칼이다, 너희는 자루를 잡겠느냐, 날을 잡겠느냐? 내가 너희에게 준 술은 무수한 생명이 뒤섞여 있는 카오스의 웅덩이다, 너희가 빠져 있겠느냐, 헤어 나오겠느냐?"

6) 디오니소스 小祭

지금도 그리스 아티카시에서는 '디오니소스 小祭', 혹은 '시골제'라 하여 12월에 신에게 포도주를 바치는 '포도주제'가 진행되며, 2월말에는 지난해에 담근 술을 처음 맛보는 꽃놀이 축제가 있어 3일간 노래와 춤으로 남녀노소가 즐기는 행사가 계속되고 있다. 또한 3월초에는 '디오니소스 대제'가 있어 5일간 연극공연 등 다채로운 행사가 벌어진다. 그리스 고전극이 발달한 것은 이 행사의 덕분이라고 한다. 그래서 디오니소스는 예수와 마찬가지로 희생과 부활, 그리고 죽음과 새 생명의 상징으로 여겨지기도 한다.

그리스에는 포도주 이전에 하이드로멜이라는 벌꿀주가 있었는데, 이는 오늘날에도 애음되고 있다. 1세기에 이미 플리니우스는 하이드로멜을 물과 꿀로 만든 '술'이라고 했다. 받아 놓은지 5년 지난 빗물로 만든 것이 최고의 하이드로멜로 꼽혔다. 고대 그리스 시대의 조형예술과 문학은 포도주 문화로부터 많은 영향을 받았다. 데모스테네스는 『기사전』에서 술을 찬양하였고 또 고대 의학의 아버지 히포크라테스는 술로 배고픔을 달랠 수 있다고 알코올의 장점들을 논하고 있다.

7) 홍수전설과 포도나무

포도나무와 와인에 대한 비유는 구약성서에서도 여러번 등장하며 기독교의 텍스트에 수없이 인용되고 있다. 예수는 가나의 혼례식에서 물로 와인을 만드는 첫 번째 기적을 행하고는 "내가 참 포도나무요, 내 아버지는 그 농부(요한복음 15장 1절)"라고 말했다. 기독교에서 와인은 주님의 아들이 흘린 피였다. 마침내 주께서 잔에 와인을 따라서 제자들에게 나누어준 뒤 말씀하셨다. "가라사대 이것은 많은 사람을 위하여 흘리는바 나의 피, 곧 언약의 피이니라(마가복음 14장 24절)."

와인의 이미지는 중세 예술품에 자주 표현되는 성 보나방튀르의

『신비로운 포도 압착기』이야기에도 잘 나타나 있다. "주께서 십자가에 짓눌려 마치 압착기에 눌린 포도송이처럼 피와 땀을 쏟아내시니, 그것이 모든 병자들을 치유하는 약이 되었다." 이처럼 포도주는 매우 신성스러운 것으로 묘사되고 있다.

세계 어느 지역에서나 대부분의 전설에는 대홍수의 이야기가 전해진다. 바빌로니아의 길가메쉬 서사시 기록에 의하면 그곳 방주의 지도자는 우트나피슈팀이었고 창세기에 나오는 방주의 주인은 노아였다. 두 인물이 모두 인간세상에서 포도주에 대한 최초의 이야기와 관련이 있다. 우트나피슈팀은 "나는 일꾼들에게 에일과 맥주를 주었고, 기름과 포도주도 강물처럼 넉넉하게 주었다"고 말했다. 이 전설에서는 방주를 지었던 일꾼들이 모두 방주에서 함께 고통을 나누었다. 또한 성서에 포도나무나 포도주에 대한 이야기는 처음 나온 것은 노아의 시대부터였다.

그러나 성서의 노아는 자신과 가까운 가족만을 방주에 태웠다. 다른 인간들이 모두 죽은 후 대홍수가 끝나서 물이 줄어들었을 때 "노아는 포도원을 가꾸는 첫 농군이 되었는데 하루는 포도주를 마시고 취하였다"(창세기 9장 20절)고 전해진다. 대홍수 이전에도 포도나무가 있었겠지만 포도주는 없었던 것일까? 대홍수 전설에 해당되는 실제사건은 기원전 4000년경에 있었다. 두 전설은 글자 그대로 믿는다면 메소포타미아에서 포도주가 발명된 것은 대홍수 이전이었겠지만, 히브리인들의 경우에는 대홍수 이후였던 셈이다.

포도주 발명에 대한 전설들이 대부분 대홍수와 관련되어 있다는 사실은 흥미롭다. 어쩌면 포도주를 만들려면 반드시 물을 섞어야 했기 때문일 수도 있다. 식물의 줄기를 통해서 열매로 올라가는 수액의 삼투현상은 세상에서 가장 순수한 물이라고 여겨졌다. 논쟁을 좋아했던 고대 그리스인들도 포도주에 물을 섞어서 마셔야만 한다는 데에는 만장일치로 의견을 같이 했다.

그리스의 포도주는 너무 독하고, 달고, 진해서 그냥 먹으면 잼을 마시는 것 같았다. 여기에 또 하나의 우연의 일치가 숨어있다. 그리스 전설에서 사람들에게 포도주에 물을 타서 마시는 법을 가르쳐준 것은 암픽티온이었다(그 이전에 아티카에 살던 사람들은 그런 방법을 몰랐다. 독한 포도주를 그대로 마신 사람들은 자신들이 병에 걸렸다고 생각하고 이카리오스를 죽여서 보복하였다). 암픽티온은 그리스의 노아인 데우칼리온의 아들이었다. 아폴론(Apollon)이 이성을 상징한다면 그에 상반되는 광기의 신이 바로 디오니소스이다.

8) 술의 신 디오니소스와 부드러운 광명의 신 아폴론

그리스의 음악은 제전과 오락에 그치지 않고 철학과 윤리성 그리고 이론적인 면에서 음조직, 음향학, 악보법 등 과학적인 연구를 겸하였으며 그리스에는 음악적 신화가 많았다. 신화에 따르면 신들은 그리스 북방 올림포스의 거룩한 산에서 내려왔다고 전해지며 태양의 신, 음악을 지키는 아폴론(Apollon)이 있는데 그를 섬기면서 예술을 보호하는 9인의 여신 뮤즈(Muse)가 있었다. 그런 연고로 음악(Musigue)은 최초의 "뮤즈의 여신들의 예술"이라는 데서 유래되었으며, 파르나수스(Parnassus) 산에서는 신들이 모여 음악의 제전이 열렸다고 전해진다.

당시 반신반인인 오르페우스(Orpheus) 또한 전설적인 음악가였으며, 그리스의 신화에는 "부드러운 광명의 신 아폴론"과 "술의 신 디오니소스"라는 대조적인 두 성격의 신이 등장하는데 디오니소스 음악은 감상적인 열광을 표시하는데 적합하며 표현이 황홀하고 정열적이며 관능적이고 정서적, 주관적, 낭만적이며 아폴론적인 음악의 특징은 객관적이고, 명확하며, 균형감과 명석한 형식에 절대적이며 밝고 깨끗하고 안정적이다. 이같이 대조적인 것이 그리스 음악의 흐름으로 서양 예술에 있어서 예부터 되풀이되어 내려오는 인간 이성과 감성을 대변해 주는 상징성이다.

고대 그리스의 문화개념을 바꾸어 놓은 것이 니체의 『비극의 탄생』이다. 고대 그리스인들은 존재의 본질 속에서 허무를 보았지만,

이것을 벗어나기 위해서 비극 예술을 창조해 냈다는 것이다. 니체는 그리스 비극 속에 아폴로적인 것뿐만 아니라 디오니소스적인 것으로도 상징되는 두 가지 예술적 충동이 존재한다고 하였다. 이 두 가지 경향을 구별 지으면서 그는 아폴로적인 요소는 그리스 조각과 건축에서 발견되는 억제, 조화 등이며 디오니소스적인 요소란 모든 규범을 뛰어넘고자 하는 그리스인들의 동경의 표시인 디오니소스 주신을 위한 축제와 음악의 광란 속에서 그 활로를 발견했다는 것이다.

디오니소스 주신 예배를 위한 음악과 춤에서 유래한 그리스 비극의 탄생은 아폴로적인 형식의 승리라는 것이다. 그리스인들은 삶의 어려움 속에서도 인생은 아름답다는 것을 주장하는 비극적인 예술을 창조해 냈던 것이다. 따라서 비극의 완성된 형식은 아폴로적인 동시에 디오니소스적이라고 할 수 있을 것이다. 아폴로적인 예술 성취는 어떠한 힘들이 이것을 가능하게 만들었는가 하는 것을 이해하기 전에는 올바로 평가할 수 없다는 것이다.

9) 알코올과 예술의 상보성

예술은 술에 얼마나 빚을 지고 있을까. 즉 예술가들은 오랜 벗인 술이 영감을 위한 묘약이면서 동시에 파멸로 이어지는 독약일 수도 있다는 알코올의 야누스적인 두 얼굴을 끊임없이 즐겼다. 음주는 한때 남성들에겐 여성과의 불장난과 같은 급의 멋진 쾌락으로 간주됐다. 그러나 19세기 들어 작가들에게 신체균형과 정신건강을 위협하는 위험물질 쪽으로 성격이 상당부분 바뀌게 된다. 니체가 『비극의 탄생 Die Geburt der Tragodie』에서 생각했던 바와 같은 주신제(酒神祭)의 부흥으로 혼동해서는 안 될 것이다.

사실 니체는 오늘날의 서양인들에게는 너무도 아득한 고대 그리스의 정신을 이해해보려는 야심에서 이 주신제라는 개념을 고안해냈다. 주신제의 영역에서 술은 개개인이 자기 자신으로부터 벗어나도록 돕는 역할을 한다. 그것은 개별화의 원칙을 깨고 영혼을 열어 인간과 자연, 그리고 인간과 인간의 관계를 다시 맺게 해준다.

 술은 신과도 같다. 황홀경을 알게 해주는 초자연적인 힘을 지칭한 것이다. 현대의 알코올 중독자에게는 주신제보다 낯선 것도 없다. 술을 마시면 마실수록 그는 자기 자신의 좁은 틀 속에 갇힌 채 자연과 단절된 느낌만 더할 뿐이다. 점점 더 혼자가 되고, 내면의 심연 속으로 빠져들 뿐이다. 현대로 접어들었음을 드러내주는 두 번째 차이점은 에른스트 융거(Ernst Junger)가 '식물의 자율적 힘'이라 명명한 것에 대한 부인과 망각에 있다.

 예로부터 취기란 포도, 대마, 양귀비 같은 식물을 토대로 만든 것을 흡입할 때 생겨났다. 화학이 개입하여 인간과 식물의 이 각별한 관계를 뒤흔들어 놓은 것은 나중의 일이다. 이 관계는 식물들이 알 수 없는 어떤 힘을 지니고 있음을 암시한다. 실제로 식물에는 생각의 흐름을 바꾸고, 끊고, 부풀리는 능력이 있다. 즉, 환각을 일으키는 힘이 있는 것이다. 그런데 서로 닮은 것들만이 서로에게 영향을 미칠 수 있다. 따라서 식물에 영적인 힘이 깃들여 있음을 인정하거나, 정신이 인간만의 전유물이 아니라 식물과 결합되어 이루어진 것이며 자연 속에서 인간이 아닌 다른 형태로도 존재한다는 걸 인정해야 한다. 고대인들은 이와 같은 식물의 자율적 힘을 잘 알고 있었으며 이를 찬양했다. 그 찬양의식은 고대의 주신제부터 포도주 수확 축제로 이어졌으나, 19세기에 이르러 점차 그 의식적 차원을 잃어버렸다.

 보들레르의 천재성은 식물이 지닌 이 힘을 알아보고 그것을 공격하고 적으로 삼은 데 있다. 그는 작가수첩에 이렇게 적고 있다.

> "결코 나는 신의 영혼이 식물에 깃들여 있다고는 믿지 않겠다, 행여 그것이 식물에 깃들여 있다 할지라도 그 점에 대해 그다지 괘념치 않을 것이며, 신성화된 야채의 영혼보다는 내 영혼을 훨씬 가치 있는 것으로 여길 것이다."

 보들레르가 취기를 자연적 사건이 아니라 전적으로 인공적인 것으로 여기는 것은 식물, 즉 '신성화된 야채'에 대한 증오심에서 비롯된 당연한 결과이다. 게다가 이와 같은 태도는 점차 일파를 형성한다.
 그러나 술은 역시 예술가들의 '인공낙원'이라는 점은 변함이 없다. 시인 보들레르가 시집 『인공낙원』을 펴냈듯이 술은 인공낙원을 건설하는 강력한 도구인 셈이다. 이를테면 20세기 전반에 활동했던 미국 비트 제너레이션의 대표적 작가 잭 케루악은 글을 쓰고 싶은 사람들에게 술에 취해 극도의 흥분 상태에서 책상 앞에 앉을 것을 권고할 만큼 음주 예찬론자였다. 개인의 방황과 술에 바쳐진 각자의 삶에는 하나의 미학적 계획으로의 열림이, 구원의 가능성이 있었다는 것이다.
 음주에 대한 작가들의 태도는 상습 음주, 간헐적 음주, 금주의 세 가지로 나누고 있다. 마약에도 손을 댔지만 포도주를 지나치게 남용해 27세에 사망한 오스트리아의 시인 게오르그 트라클이나 알코올 중독과 방랑으로 점철된 생을 살다 39세에 죽은 웨일즈 출신의 딜런 토머스는 상습 음주의 늪에 빠져 파괴적인 종말을 자초한 경우다. 물론 예술가의 삶과 일반인의 삶이 같진 않을 것이다. 보들레르는 다음과 같이 '취함'에 대한 어록을 남기기도 하였다.

> 끊임없이 취해야 한다.
> …술이건 시건 덕성이건 그대 좋을대로 취할 일이다.

 그러나 오늘날 문학은 술에 절어있고 작가들이 심지어 술을 주제로 글을 쓴다며 책머리에서 손님을 끌었던 저자는 책 말미에서는 작가들이 더 이상 술이라는 테마에 흥미를 느끼지 못하는 최신의 경향을 고백하는 것으로 후퇴한다. 알코올을 대체하는 마약의 유행, 혈중 알코올 농도를 수치로 보여주는 측정기의 도입은 요즘 술 마시는 작가들을 멸종된 종으로 몰아붙치고 있다는 것이다. 세태의 변화로 예술이 잃게 된 것은 영감, 환상의 영역일 것이다.
 헤르만 니취는 자신의 종교적 의식을 '향연-신비극(Orgy-Mystery-Theater)'이라고 규정했다. 여기서 'Orgy'란 표현은 잘 알려져 있다시피, 원래 고대의 '바커스(Baccus) 주신제'를 지칭한다. 그것은 오늘날 주연, 난행, 난교, 난행, 통음, 향연 등의 의미로 쓰이고 있다. 헤르만 니취는 바로 그러한 '향연-신비극'의 형식을 통해 총체적 예술, 즉 'Total art'가 실현된다고 본 것이다. 퍼포먼스 이론가인 로즈 리 골드버그(Rose Lee Goldberg)는 헤르만 니취의 이러한 행위를 기도나 주문의 미학적 표현으로 간주한다.

즉 고대의 디오니소스적, 기독교적 제례의식들이 현대의 문맥 속에서 되살려짐으로써, 아리스토텔레스가 말하는 '공포와 연민을 통한 카타르시스'를 실현하려는 과정이라는 것이다. 헤르만 니취는 이러한 황홀한 의식을 '액션 페인팅'의 연장으로 보았으며, '당신의 그림은 술취한 자가 노래하고 토해내듯이 소리와 소음, 냄새로 가득 찰 수 있어야 한다'는 미래주의자 카라(Carra)의 주장을 그 역시 천명했다. 헤르만 니취의 의식은 보통 귀를 찢는 소음에 가까운 극도로 시끄러운 음악과 함께 시작했다. 그럼으로써 일종의 황홀한 무아경을 이루어 내려하는 것이다. 그 다음 그는 비로소 의식을 시작했다.

10) 디오니소스를 위해 한잔 더!

인류 역사와 함께 해온 포도주는 고대시대부터 성스러운 술로 취급됐는데, 붉은 빛깔의 포도주가 인간의 피를 연상시켰기 때문이다. 디오니소스가 포도 재배법과 포도주 만드는 법을 직접 칼리도니아의 왕 이노스에게 가르쳐주면서 그리스 전역에 포도가 재배되고 포도주가 생산되기 시작했다. 이에 대한 보답으로 고대인들은 매년 축제를 열어 디오니소스에게 첫 열매와 첫 포도주를 바쳤다.

이 풍습은 나중에 기독교에도 영향을 끼쳤다. 처음 기독교가 그리스로 들어오면서 제일 먼저 행한 일이 디오니소스의 영향력을 대중들에게서 제거하는 것이었다. 초기 기독교 시대 포도주의 신 디오니소스에 깊이 빠져 있던 그리스인들은 예수와 디오니소스를 유사한 인물로 간주했다. 어쨌든 지금도 그리스 정교회 건물 기둥에는 디오니소스를 상징하는 포도나무가 걸려 있거나 건물 벽에 조각돼 있다.

디오니소스의 신도들은 노래와 춤으로 많은 사람들 사이에서 폭발적 인기를 누린다. 한번은 테스피스라는 디오니소스파의 제사장이 합창단 속에서 빠져 나와 관중들에게 말도 하고 몸도 움직이는 연기를 펼쳐 보였다. 이것이 비극의 시초인데 그리스가 인류문화에 기여한 가장 소중한 것 중 하나다. 새로운 형식의 공연은 아테네 시민들 사이에서 엄청난 인기를 누리면서 서서히 뿌리내린다.

기원전 6세기경 아테네의 참주정치가 시스트라토스조차 시민들의 요구에 못이겨 아크로폴리스 아래에 극장을 짓고 이를 디오니소스에게 바쳤고, 매년 디오니시아라는 연극축제를 했다. 이때부터 디오니소스는 술의 신만이 아니라 연극의 신이 되어 인간들과 더욱 가까워졌다. 대체로 그리스 신화의 신들은 인간들을 제대로 보살피지 않고 이기적인 모습만을 보인 반면, 디오니소스만은 인간들의 일상생활 속에서 함께 생활하면서 실제적인 이로움을 안겨주는 신으로 사랑받아 왔다.

디오니소스로부터 전해진 술은 지역과 기후, 민족에 따라 다른 문화를 형성했다. 인상적인 점은 북쪽으로 올라갈수록 집단주의적·남성 중심적 술 문화가 두드러지는 것이다. 북방의 추위 속에서도 밤만 되면 농부들은 슬그머니 술집으로 모여든다. 안주도 없이 그냥 물과 독한 보드카를 마셔대는데 몇 사람들은 취해 그대로 눈 위에서 잠드는 일이 다반사로 일어난다. 흰 눈이 하늘을 뒤덮던 밤, 눈길 위에 쓰러져 자는 술에 취한 농부를 순찰차에 태운다.

술은 예로부터 사람들의 찬양과 저주를 동시에 받아왔다. 적당한 술은 사람들의 기를 살리고 겁쟁이들을 용감하게 만든다. 그렇지만 한도를 넘을 경우에는 상상을 초월하는 대가를 치러야 한다. 디오니소스의 경고를 귀에 담지 않은 알렉산더 대왕은 한창 세계정복의 대야망을 이뤄가던 서른 세 살의 젊은 나이에 죽었다. 지금도 그의 죽음에 관한 논쟁이 계속되고 있으나 알려진 원인은 과음이었다. 당대에 그의 주량을 따를 자가 없었다고 전해진다. 그와 동행해 수많은 전투를 치르며 생사고락을 함께 한 절친한 친구들도 모두 과음으로 생을 마감했다. 술에 취한 알렉산더는 페르시아와의 전투에서 자신의 목숨을 구해준 절친한 친구 클리토가 취중에 언성을 높이자 그 자리에서 죽였다. 이 일로 알렉산더 대왕은 몇 차례나 자살을 기도했다. 그와 언제나 대작하던 친구인 이피스티온 마저 과음으로 목숨을 잃자 알렉산더 대왕은 더욱 음주에 빠져들어 결국 죽음을 맞았다.

주신 디오니소스는 술의 힘을 너무나 잘 알고 있었기에 주량을 조절하여 사람들의 몸과 마음이 더욱 강해지기를 원했다. 그는 고대시대부터 내려오는 권주가에서 "첫 잔은 건강을 위하여 둘째 잔은 사랑과 즐거움을 위하여, 셋째 잔은 평안한 잠을 위하여 마신다"면서 세 잔으로 끝낼 것을 권했다. 그러나 "네 번째 잔은 폭력을 부르고 다섯 번째 잔은 소란을 불러일으키고… 열 번째 잔은 기물을 파손한다"며 과음에 대해 경고하고 있다.

이집트나 메소포타미아에 알려져 있는 포도주와 관련된 모든 관습과 신화는 그리스의 포도주 역사의 거대한 물줄기를 맞이하기 위한 여러 갈래의 지류에 불과하다. 그리스 시대에 이르러 포도주는 바야흐로 삶과 죽음, 영원의 상징이 되었고, 디오니소스라는 고유의 신도 가지게 되었다.

고대 그리스 시대의 조형예술과 문학은 포도주 문화로부터 많은 영향을 받았다. 데모스테네스는 『기사전』에서 니키우스에게 다음과 같이 말하고 있다.

"그대는 감히 술이 정신을 흐리게 한다고 비난하려 드는가, 술보다 더 큰 이득을 가져다주는 것이 있다면 내게 말해보라, 똑똑히 보라, 술을 마시는 이는 부자요, 만사에 성공하고 모든 재판에서 이긴다. 그는 행복하며 친구를 돕는 사람이다. 자, 어서 내게 영혼을 듬뿍 적셔줄 술병을 가져오라, 내가 그것으로써 지혜를 구할 수 있도록."

그리스의 대서사시 『일리아드』와 『오디세이아』에도 포도주가 자주 등장한다. 호메로스는 사람들이 어떻게 포도주를 마셨는지를 이렇게 설명하고 있다.

물 한 방울 안 들어간 이 음료는 그야말로 신이 내린 선물이다. 하인도 하녀도, 집안의 그 누구도 숨겨둔 곳을 알지 못했다. 꿀같이 달콤한 적포도주를 마시기 위해서는 물 스무 되에 포도주 한 잔을 섞어야 했다. ······이내 맡으면 숙연해질 정도로 그윽한 향이 퍼져나갔다. 포도주 맛을 모르는 사람은 곧 인생의 멋을 모르는 사람으로 여겨졌다.

1.2 로마 신화속의 바쿠스 주신제

그리스 신화는 로마시대에 들어와 그 시대에 맞게 변형되었다. 즉 전통을 받들고 보전한다는 것을 보여주기 위해 그리스 신화가 로마화 되었다. 그 밖에도 동방의 종교들이 로마제국 여러 지역에 전파되었는데, 주로 노예들과 바빌로니아의 칼데아인들, 군인과 상인에 의해 널리 퍼져나갔다. 이런 종교들은 대부분 매우 장엄하고 극적인 종교행사와 함께 제사 때 광신상태에 이를 만큼 술을 마시는 주신제 같은 예식을 치렀다.

바커스(Bacchus)는 영어식 발음이고 로마 신화에서는 바쿠스(Bacchus), 그리스어로는 바코스(Bakchos)라고 하지만 이것은 모두 별명이고 공식 이름인 디오니소스(Dionysos)의 이명이고 이칭일 뿐이다. 그리고 처음으로 술을 빚었다 하여 바쿠스를 술의 신이라고 한다. 로마에서는 그를 리베르(Liber)라고도 하였는데, 리베르의 의미가 시사하듯이 술을 먹으면 모든 세상의 근심에서 벗어나 자유를 맛볼 수 있기 때문에 그런 이름을 붙였다고 하지만 확실한 얘기는 아닌 것 같다. 소아시아의 대지의 여신 제메라의 자손인 듯하며 올림포스의 신들 가운데서도 새로운 신으로 나타났다. 북방 드라키아 또는 소아시아에서 유래된 것이라고 보는 편이 합리적일 듯하다.

로마 종교는 그리스 종교보다 훨씬 원시적이었다. 따라서 로마가 인접국가의 종교를 수용한 것은 당연한 일이었다. 로마 종교와 그리스 종교의 혼합은 매우 빈번했으며, 로마인들은 때로는 헬레니아 종교의식을 그대로 답습하기도 했다. 디오니소스의 제사의식도 그러한 예 중 하나이다. 바쿠스 신은 그리스로부터 들어와 라틴 땅에서 자란 나무라고 할 수 있다.

그리스인에 의해 전파된 주신제는 로마에 깊숙이 뿌리내렸다. 주신제가 로마 내에 전염병처럼 퍼져나가 급기야 186년 원로원에 이 사건이 회부되었다. 그래서 "국가의 안전을 해치고 사회의 종교와 도덕을 위협하는 바쿠스 주신제를 로마뿐 아니라 이탈리아 전역에서 엄격히 금지한다"는 칙령을 공포하였다. 하지만 로마제국 말기에 루시우스 타르키나우스 수페르부스 황제가 이 법령을 철회해 로마 시민들은 다시 마음대로 술을 마실 수 있도록 하였다.

그 후 로마 공화국 시대에 공표된 12동판법(la loi des Douze Tables. 기원전 450년경 제정된 고대 로마의 최초의 성문법. 후세 법률의 기초가 되었음)은 포도주를 장례의식에 사용되는 것도 허락했는데, 이 때문에 백성들은 자제력을 잃게 되었다. 키케로는 『레지부스 *Legibus*』에서 이에 대해 다음과 같이 말하고 있다.

> 만일 누군가 내게 지상에서 가장 으뜸인 것을
> 말하라고 한다면
> 나는 포도나무라고 말하리라.

그리스인과 마찬가지로 로마인도 무덤을 만들 때 그들은 상상력과 장식 능력을 총동원했다. 또한 주신제의 전통에 따라 석관에 포도주 양조과정의 포도 분쇄작업 장면과 바쿠스 신화 속의 장면을 새겨 함께 부장하였다. 3세기 말 로마인들은 바쿠스의 종교적 상징을 더욱 심화시켰다. 전통적 무덤은 '항아리'와 '손잡이 둘 달린 항아리' 모양으로 변형되었으며 심지어 포도 분쇄용 '양조통' 모습으로까지 발전했다. 가장 아름다웠던 '장례용 양조통'은 오늘날 로마의 파르네세 궁전에 전시되어 있다. 이러한 종교적 상징은 영혼과 육체의 분리를 보여주기 시작한다. 으깨진 포도송이가 포도주를 만들어내듯 썩어가는 육체는 영혼을 해방시킨다. 디오니소스와 바쿠스로 인해 인간은 처음으로 사후 영혼과 육체가 분리됨으로서 영생을 얻는다는 생각을 하게 되었다.

서양에는 무화과나무에 대한 전설이 많다. 금단의 나무 또는 생명의 나무로 전해지고 있으며, 열매를 먹은 아담과 하와가 무화과나무의 잎으로 허리를 감싼 것으로도 전하여지고 있다. 예수께서 베타니아에서 멀리 무화과나무가 있는 것을 보고 열매를 찾았으나, 없기에 실망하여 "이제부터 너는 영원히 열매를 맺지 못하여 아무도 너에게서 열매를 따먹지 못할 것이다"라고 저주하였던 바, 다음날 제자들이 그 나무가 송두리째 죽었음을 발견하였다는 이야기가 성서에 실려 있다. 로마에서는 바쿠스라는 주신이 무화과나무에 열매가 많이 달리는 방법을 가르쳐 주었다고 다산(多産)의 표지로 삼고 있다. 꽃말의 '다산'이란 뜻은 여기에서 유래되었을 것이다.

1.3 길가메쉬 전설속의 알코올

수메르인이 맥주를 빚어 마셨다는 사실은 여러 가지로 증명되었다. 그 중에서 수메르인의 문화와 관계있는 것을 소개하면 다음과 같다. 수메르인의 홍수신화는 구약성서(창세기)에 나오는 '노아의 홍수' 이야기와 비슷하다. 유태인들이 기원전 586년 나라를 잃은 후 바빌론에 끌려가 노예생활을 하면서 그곳에서 들은 수메르인의 홍수전설을 기억하고 있다가 창세기를 편집하면서 자신들의 신화로 만들어 '노아의 홍수' 이야기를 만들어 냈다고 생각하는 학자들이 있다. 세계 어느 지역에서나 대부분의 전설에는 대홍수의 이야기가 존재한다.

길가메쉬 시대의 바빌로니아 기록에 의하면 그곳 방주의 지도자는 우트나피슈팀이었고, 창세기에 나오는 방주의 주인은 노아였다. 두 인물이 모두 포도주에 대한 최초의 이야기와 관련이 있다. 우트나피슈팀은 "나는 일꾼들에게 에일과 맥주를 주었고, 기름과 포도주도 강물처럼 넉넉하게 주었다"고 말했다. 이 전설에서는 방주를 지었던 일꾼들이 모두 방주에서 함께 고통을 나누었다. 그러나 성서상의 노아는 자신과 가까운 가족만을 방주에 태웠다. 다른 인간들이 모두 죽은 후 대홍수가 끝나서 물이 줄어들었을 때 "노아는 포도원을 가꾸는 첫 농군이 되었는데 하루는 포도주를 마시고 취하였다"(창세기 9:20)고 전해진다.

수메르인의 문학작품은 주로 신화를 토대로 한 것이 많았는데 문화사적으로 가장 유명한 것은 기원전 3000년경에 쓰여져 점토판에 기록된 우르크시(市)의 왕이었던 길가메쉬(Gilgamesch)에 관한 이야기인 『길가메쉬 서사시』이다. 먼 옛날 유프라테스강가에 있던 우르크시에는 길가메쉬라는 용맹한 왕이 있었는데 전쟁은 잘하는 반면 백성들을 억압하고 괴롭혔다. 이에 참다못한 백성들은 신에게 길가메쉬 왕을 혼내 달라고 기도를 올렸다. 이 기도를 들은 신들은 회의를 열고 길가메쉬 보다 더 강하고 용감한 인간을 만들어 길가메쉬의 오만한 버릇을 고치도록 하자고 결정짓고 점토로 엔키두(Enkidu)라는 인간을 만들어 야수들이 사는 숲에 보내어 자라게 했다. 엔키두는 야수들과 생활하면서 강하고 용감하게 성장했다.

한편 이러한 소식을 접한 길가메쉬는 한 가지 꾀를 내었다. "엔키두는 야수들과 같이 자랐으니 여자와 잠자리를 같이하며 사랑하는 것이 얼마나 좋은지 모를 것이다. 그놈이 여자에게 빠지면 제가 할 일이 무엇인지 모르고 살테지" 이렇게 생각한 길가메쉬는 한 절세미녀를 엔키두가 살고 있는 숲으로 보냈다. 그녀는 며칠 후 엔키두를 만났다. 짐승이나 다름없던 엔키두는 난생 처음 보는 미녀의 유혹에 넘어가고 말았다. 그리하여 엔키두는 몇 달 동안 그 미녀와 사랑을 나누며 황홀한 시간을 보냈다. 그러자 천상의 신들은 이 사실을 알고 엔키두가 정신을 차리게 했다.

제정신으로 돌아온 엔키두는 미녀를 떨치고 일어나 길가메쉬를 혼내주기 위해 우르크시로 향했다. 엔키두가 우르크시에 도착했을 때 그곳은 축제가 열리고 있었다. 많은 군중이 보는 가운데 길가메쉬는 엔키두의 도전을 받아들여 싸우기 시작했다. 그러나 둘은 막상막하로 승부가 나지 않았으며 싸우는 동안 오히려 서로에게 호감을 갖게 되었다.

 32 음주의 유혹 금주의 미혹

그 후 두 영웅은 서로 힘을 합하여 갖가지 모험을 하면서 동경하게 된다. 그들의 모험은 점점 과감해져 신들의 노여움을 사게 되고 결국 엔키두는 죽음을 당했다. 길가메쉬는 엔키두가 죽은 뒤 인생의 무상함에 회의를 느끼고 영원한 생명의 비밀을 찾아 구도의 길을 떠나게 된다. 이 서사시는 이렇게 길게 이어지지만 『맥주 큰사전 Das grosse Lexikon vom Bier』을 참고로 하면 이 서사시의 중간에 맥주에 관한 이야기가 전개된다.

"엔키두는 사람들이 빵을 어떻게 먹는지 몰랐다. 맥주가 무엇인지도 몰랐다. 그래서 그 처녀는 자신의 입을 벌리고 빵을 먹는 시늉을 해 보이면서 '엔키두야 빵을 먹어, 그래야 살 수 있어, 맥주를 마셔봐, 그것은 살면서 늘상 하는 일이야' 하고 가르쳤다. 엔키두는 배가 부르도록 빵을 먹었고 맥주를 큰 잔으로 7잔을 마셨다. 그의 심장은 박동쳤고 그의 안색은 빛났다. 그는 짐승과 같이 털로 뒤덮인 자신의 몸통을 물로 목욕을 하고 온몸을 기름으로 바른 후에 인간이 되었다."

기원전 4000~1800년 경 사이를 나타내는 『길가메쉬 서사시』의 시대에 살던 사람들은 바빌론의 수메르인이었다. 따라서 양조장이들은 수메르인을 맥주 양조의 조상이라고 믿고 있다. 수메르인은 문화와 과학도 발달시켰는데, 그 중에는 지금도 우리가 사용하고 있는 60진법을 이용한 시간의 단위도 당시의 것이다. 또한 수메르인은 머리가 좋아 자신들이 맥주양조의 조상이라는 사실을 후세의 인간들이 믿게 하기 위해 여러가지 징표를 남겨 두었다.

그들은 설형문자를 만들었고, 이를 이용하여 그들이 그 시대에 했던 일이나 지식을 돌에 새기거나 점토에 자국을 내어 후세에 이어지게 했다. 문서로 남은 기록은 없지만 이러한 사실에 근거하여 맥주는 수메르인에 의해 빚어지기 시작했고 어떻게 맥주를 빚었는지도 알게 되었다. 여기서 『길가메쉬 서사시』의 이야기는 끝을 내지만 이 서사시의 내용으로 보아 당시 수메르인들은 맥주를 늘상 마셨다는 사실을 알 수 있다. 맥주를 마시게 한 여인이 있었던 것으로 보아 지금이나 그 당시나 남성 홀로 맥주를 마시기보다는 여성과 같이 마시는 것이 맥주를 발견한 여성에 대한 남성의 조그만 감사의 표시가 아니었을까하고 생각해 본다.

또한 주(酒)와 색(色)은 따로 따로 존재하는 것이 아니라 항상 공존한다는 것을 알 수 있게 한다. 이와 관련된 얘기들을 풀어보면 다음과 같은 재미나는 사실들을 볼 수 있다.

1) 세상의 끝에 있는 술집

묵은 포도주 햇포도주에
음탕한 바람에 휩쓸려
너희 딸은 바람을 피우고, 너희
며느리는 외간남자와 놀아났다.
사내들이 성소의 창녀들을 찾고
제물을 드리며 으슥한데를 찾는데
너희 딸들이 바람을 피운다고
벌하겠느냐?
너희 며느리가 간음한다고
벌하겠느냐?......이스라엘은
코가 센 암소같기 때문이다

호세아 4:11-16

『길가메쉬 서사시』에 의하면 이승과 저승의 경계인 세상의 끝에 술집이 있다고 한다. 그 술집에서 소녀 시두리는 저승길을 향하는 길가메쉬를 맞아들여 그에게 마지막으로 존재 본연의 목적인 삶의 희열을 충분히 맛보라고 권한다.

술집 아가씨가 길가메쉬에게 말했다.
"길가메쉬님, 어디로 가시나요?
당신이 찾는 삶을 발견하지 못할 거예요!
신들이 인류를 창조했을 때
그 인류에게 죽음을 부여했고

생명을 자신들의 손에 쥐었답니다,
길가메쉬님, 당신의 배가 불렀으니
밤낮 즐기셔도 됩니다!
날마다 기쁨의 잔치를 즐기세요!
밤낮 춤으로 노세요!
당신의 옷은 깨끗합니다,
머리를 감고 물로 깨끗하게 목욕하세요!
당신 손에 있는 어린아이를 보세요,
아내는 당신 품에 안길 것을 기뻐합니다!
인간들의 일은 이런 식입니다!"

이처럼 경계에 있는 술집을 독특하게 소개하는 모티브는 유럽의 민간신앙에서도 발견된다. 죽은 자가 여행하는 최종 목적지는 지옥이다. 지옥에 도착한 자는 사탄의 접대를 받는다. 사탄들은 새로 도착한 자와 카드놀이를 하고 술을 마신다. 이렇듯 술이란 전생에서도 후생에서도 신과 인간사이에서 없어서는 안될 음료인 셈이다.

2) 인안나와 유곽

'깨끗한' 또는 '성스러운' 매춘이나 유곽과 술집에 대한 언급이 꼭 전례 의식적인 연관성에 국한된 것만은 아니다. 오히려 힘이 실린 대상, 인간, 시간, 장소, 행위 등과 연관된 금기를 말하고 있다. 여기서 매춘, 유곽, 술집 등은 여신의 아우라로 둘러싸여 있고, 또 그 때문에 더 강력하며 라틴어 '사케르 sacer'의 의미에서 성스럽게 여겨진다고 본다. 바타이유(G. Bataille, 1897-1962: 프랑스의 작가이자 사상가)는 이 점에 대해 다음과 같이 언급하고 있다.

매춘부는 죄 짓는 삶에 일생을 바쳤다. 매춘부에게 성적인 활동의 신성하거나 금지된 측면이 분명히 있었다. 금기를 어기는데 평생을 바쳤기 때문이다. 종교는 매춘과 적대하기는커녕 다른 죄목들처럼 매춘의 양상을 조절할 수 있었다. 신성한 것들과 접촉하는 매춘부들은 신성한 것에 둘러싸여 있으므로 사제의 신성함에 비할 수 있는 신성함을 지녔다. 우르 제3왕조 시대의 주술 의식에서 유래되는 기록은 깨끗한 유곽에 발을 들여놓는 카리키드 매춘부에 대해 말하고 있다. 특히 싸구려 매춘부와 영락한 창녀들은 여느 시대와 마찬가지로 술집 외에도 길거리, 항구, 시장 등을 구역으로 삼아 활동했다. 그들은 사람 눈에 안 띄는 구석진 곳에서 신속하게 손님을 만족시켜 주었다.

바빌로니아에서는 시내 거리의 으슥한 데나 큰 길에 홍등가를 가리키는 표시가 있었다. 그래서 다말은 아무도 모르게 시아버지 유다의 아이를 임신하기 위해 에나임으로 향하는 길에 앉아 매춘부처럼 얼굴을 가린 채 유다를 기다릴 수 있었다.

술집을 의미하는 바빌로니아어 '아쉬탐무'는 수메르어 '에쉬-담'(여자의 집)에서 차용한 말로, 일차적으로는 유곽의 기능을 하는 집을 가리킨다. 일급 에쉬-담인 '아르벨라'(아슈르와 이쉬타르의 의식을 거행하는 장소)의 함은 이쉬타르의 신전 전체를 가리킨다. 도시 기르수에도 여신의 '에쉬-담'이 있었다. '에쉬-담'은 원래 신전 또는 영역의 이름으로 추정되는데 나중에 유곽의 술집을 두루 일컫는 명칭이 되었다.

한 여사제가 남 메소포타미아 도시 우르의 슐기 왕에게 바치는 수메르어 노래는 술의 달콤함을 술집 여자의 '음부의 달콤함'에 비유하고 있다.

> 나의 신이여! 술집 여자가 따라주는 술은 달콤하오!
> 그녀가 주는 술처럼 그녀의 음부는 달콤하오,
> 그녀가 따라주는 술은 달콤하오,
> 그녀가 건네는 말처럼 그녀의 음부는 달콤하오,
> 그녀가 주는 술은 달콤하오,

이제 유곽의 영업이 술집에 통합됨으로서 술집 여주인과 종업원은 손님들을 성적으로 만족시킬 수 있게 되었다. 유곽의 여자들, 유곽주인, 술집 주인 등은 죄인처럼 여겨지는 시대가 되었지만 그들의 선조가 지닌 자랑스런 역사는 고대 그리스와 로마를 넘어 고대 바빌로니아 시대까지 또 그보다 훨씬 이전 시대까지 닿아 있음이 확실하다. 이 직업이 오래전에 타락했다는 것은 함무라비 법전의 4개 조항에서 확인된다. 여기서는 욕심 많은 술집 주인이 손님들을 어떻게 속이고 어떻게 정체불명의 패거리와 작당하여 파렴치한 사채놀이를 하는지 알려주고 있다.

"술집 여주인이 술값으로 곡식을 받지 않고 커다란 은 덩어리를 받거나 술의 시세를 곡식보다 낮게 매긴다면 사람들은 그 죄를 증명하고 여주인을 물에 던질 수 있다."

"범죄자를 받아들인 술집 여주인이 그 범죄자를 붙잡아 왕궁에 넘기지 않는다면 여주인은 죽임을 당하게 된다."

"술집 여주인이 술 한 통을 외상으로 주었다면 여주인은 추수기에 그 대가로 곡식 5리터를 받을 것이다."

이 법전은 술집 출입이 금지되었음에도 술집에 발을 들여놓는 나디투, 엔투 여인들에 대해서도 언급하고 있다. 중세 앗시리아 법전에 따르면 술집은 사랑을 이루는 장소로 묘사되어 있다. "어떤 시민이 아쉬탐무에서 또는 성벽 밖에서 다른 시민의 아내와 사랑을 했고, 또 그녀가 시민의 아내라는 사실을 알았다면 그는 그 남편이 원하는 대로 처리될 것이다. 만약 그녀가 시민의 아내라는 사실을 알지 못한 상태에서 그녀와 사랑을 하였다면 그는 자유다. 남편은 자기 아내를 고발하고 원하는 대로 처리할 것이다."

이 조항에서는 앗시리아 사회의 여성들, 여기서는 시민인 자유인의 아내가 술집 같은 데서 자유롭게 사랑을 할 수 있어다는 사실이 포함되어 있다. 방탕과 죄악의 구렁텅이라고 악평이 나있는 술집과 범죄자의 연관성은 직업이나 신분을 기록한 목록에서 잘 나타나 있다.

3) 술집 번창을 위한 바빌로니아의 주술의식

어떤 점토판은 평판이 나쁜 술집이 술 판매와 매춘으로 수입을 증대시키기 위해 거행하는 두 가지 의식을 묘사하고 있다. 두 가지 의

1. 신화속의 주신이야기 37

식 모두 술집 주인이 직접 의식을 거행하는데 이쉬타르를 향한 주문과 연관된다. 옆에 구멍 난 폭이 넓은 점토판은 술집에 부적처럼 달려있었던 것으로 추정된다. 첫 번째 의식을 치르려면 술집 주변 지역에서 나오는 먼지나 쓰레기가 필요하다. 이 마법물질(materia magica)은 부분적으로 술집과 주술적인 연관이 있고, 대용물로서 이들 장소를 대신한다. 의식에 통합된 두 가지 주문은 은밀한 익살과 암시로 가득 차 있다. 예컨대 훈제통, 노간주나무는 조어상 술집, 연인과 일치한다.

술집이 번창하려면 예언가나 치료사 또는 마법사가 '이 집은 마법에 걸렸다'라는 주문을 읊어야 한다. 의식에 필요한 것은 신전의 먼지, 신들의 왕좌에 있는 먼지, 시의 성벽에 있는 먼지, 관개용수로의 먼지, 이쉬타르가 빛을 발하는 다리의 먼지, 교차로의 먼지, 먼지폭풍의 먼지, 창녀 집 문의 먼지, 연인 집 문이나 사랑의 장소의 먼지, 매듭 짜는 집의 먼지, 왕궁 성문의 먼지, 맥아 제조 집 문의 먼지, 양조장 문의 먼지, 길거리의 먼지, 정원사 집 문의 먼지, 목수 집 문의 먼지, 나디투 여인 집 먼지다.

이 모든 먼지를 곱게 갈아서 강물과 골고루 섞는다. 거기에 히말리야 삼나무 기름을 붓고 남자 집의 바깥문에 칠한다. 이쉬타르를 위한 작은 제단을 마련하고 빵 12개를 준비하고 꿀과 버터로 만든 케이크를 올려놓는다. 대추야자 열매와 고운 밀가루를 붓고 노간주나무로 만든 훈제통을 그 위에 세운다. 남자나 여자 한 명을 지붕에 올려 보내 그곳에 꿇어 앉게 한다.

그리고는 오른쪽에 청동상을 세운다. 지붕에 꿇어 앉은 사람은 '이쉬타르, 나나여, 가즈바야(또는 가즈바바, 여신 난나의 딸)여, 오셔서 그를 도와주소서!'라고 말한다. 이렇게 말한 후 자기의 말을 계속한다. 그러면 술집은 오래토록 번창하고 모든 일이 잘 풀릴 것이다. 두 번째 의식 또한 손으로 하는 의식 행위로 시작된다. 그 다음에 은유, 비유, 말장난 등이 담긴 글의 낭송이 이어진다. 예컨대 구멍을 통해 밖으로 나온 뱀은 음순과 페니스의 은유라 할 수 있다. 땅과 교미하는 하늘에 대한 비유는 매춘부들이 술집에서 하는 일을 연상시킨다.

1.4 청동비둘기의 알코올 제조설

확인되지 않은 전설에 의하면 청동비둘기가 술을 제조한 것으로도 전해지고 있다. 청동비둘기들이 타마린드(콩과에 속하는 상록교목) 나뭇가지 세 개로 된 왕관 모양의 웅덩이에 쌀 몇 톨을 흘리고 날아갔다. 그 이후 이 샘물에 물을 마시러 왔던 새들이 취한 채 나무 밑에서 꼼짝도 하지 못했다. 목이 말라 이곳에 왔던 원숭이들도 물을 마신 후 새들과 마찬가지로 혼미한 상태에 빠져 있다가 숲 속으로 돌아갔다.

그 근처를 지나가던 술라라는 사냥꾼이 샘가에 잠들어 있는 동물들을 보고 혹 그 샘물을 마셨기 때문이 아닐까 생각했다. 그래서 그 역시 샘물을 마시고 취해서 깊은 잠에 빠져들었다. 이윽고 잠에서 깨어난 그는 샘물을 떠가지고 돌아가 왕에게 바쳤다. 샘물을 마시고 3일간이나 취해 있다가 깨어난 왕은 그 물을 더 구해오라고 명령하였다. 마침내 사람들은 그 샘물에 첨가되어 있는 것이 무엇인지 알아냈다. 그래서 그 음료를 만들 수 있게 되었고 그 후 백성들까지 마시게 되어 큰 혼란이 일어났다. 이런 전설들은 아득한 선사시대에 어떻게 알코올 함유 음료가 생겨났는지 추측할 수 있게 해준다. 과연 이 재미있는 우화가 증거가 될 수 있을까? 우연한 발견이었을까? 아니면 옛 조상들의 기발한 발명이었을까?

1.5 동양문화에서의 술의 기원

동양, 특히 황화문명권에서의 고문헌에 기술되어 있는 술의 기원설은 다섯 가지로 종합할 수 있다.

1. 신화속의 주신이야기 39

1) 의적(儀狄)이 처음 술을 빚었다는 것은 우왕 때의 일이고,
2) 『요주천종 堯酒千鍾』에는 술을 요제 때에 만들었다고 하고,
3) 동한시기의 『신농본초 神農本草』란 책에는 신농씨가 백초를 맛보고 하루는 72가지 독을 만나 차를 얻어 해독했다고 기재했다.

오천여년 전에 가장 일찍 농업, 의약을 발명하여 후세 사람들에게 신농씨라고 불리우는 사람이 있었는데 인간의 질병으로 인한 고통을 없애기 위해 백초를 맛보고 병을 치료할 수 있는 식물을 찾으려고 했다. 하루는 그가 72가지 독초를 먹고 독기가 올라와 온몸이 타는 것 같고 사지가 마비되고 몸을 가눌 수 없어 한 나무 밑에 누워 쉬고 있는데 갑자기 시원한 바람이 불어와 나무 잎 한 잎을 그의 입에 떨어뜨렸는데 향기가 그윽하고 정신이 번쩍 들어 그 나무의 여린 가지와 잎을 뜯어 입에 넣고 씹으니 삽시에 독기가 빠져나가 몸이 가뿐해졌다하여 그는 이런 나무 잎이 병을 치료하는 좋은 약이라고 인정하고 '차'라고 이름 지었다.

술에 대한 대목에서는 『황제내경』은 한의학에서 현존하는 가장 오래된 의학 서적으로, 줄여서 「내경」이라 부르기도 한다. 소문(素問)과 영추(靈樞)가 81편씩 162편으로 되어 있다. 이 책의 저자는 불분명하지만, 그 형식은 전설적 가상 인물인 황제(黃帝)가 6명의 명의들과 의학에 대해 토론한 내용을 싣고 있다. 내용은 음양오행(陰陽五行)을 바탕으로 하여 오장육부(五臟六腑)와 경락(經絡)을 통한 기혈(氣血)의 순행으로 생명 활동을 유지해 나간다는 기본 이론으로부터, 질병에 대한 설명, 진단 방법, 치료 원칙, 양생(養生), 해부·생리·경락·침구(針灸) 치료 등에 이르기까지 다양하다.

특히, 기본 이론에 대한 내용은 당시까지의 의학 이론에 대한 총결산일 뿐만 아니라 지금까지도 한의학 이론의 뿌리가 되므로, 한의학을 하고자 하는 사람들은 반드시 읽어야 할 책 중에서 으뜸으로 꼽히고 있다. 저작 시기는 확실치는 않으나, 전국사이로 추정된다.

고대 중국의 원시적 경험 의술이 체계적 임상의학으로 발전된 것이 춘추전국시대인 약 2200년 전으로 추측되는데, 한의학 최고 원전

인 『황제내경』이 음양오행설에 입각한 철학적 논리를 바탕으로 독특한 의술 체계를 갖춘 것이 이 무렵으로 보고 있다. 황제내경은 지금으로부터 2000년에서 3000년 전 만들어진 한의학 사상 최고의 의서라 할 수 있다. 내경이 술을 다스렸다고 전해지고 있다. 즉 의료용으로 술을 개발하여 사용한 것이다.

4) 다른 책에서는 주성(酒星)이 있으니 술을 빚는 것은 하늘이나 땅이 모두 같다고 하며,

5) 마지막으로 두강(杜康)이 빚었다고 해서 두강주(杜康酒) 란 말이 있다.

특히 두강주에 대한 전설은 다음과 같다. 옛 도시 낙양(洛陽)에서 남쪽으로 수 십리, 이수(伊水)와 합쳐지는 작은 강이 있는데 남쪽에서 북쪽을 향해 흐르는 것을 두강하(杜康河)라 한다. 두강주는 이 두강하 근처에 있는 이천(伊川)에서 생산하는 술이다. 옛날 죽림 칠현중의 유령(劉伶)이 두강이 빚은 술을 마시고서 3년을 취해 있었다는 소위 두강취유령(杜康醉劉伶)의 이야기도 이 두강주와 관련이 있는 것이라 한다. 그런데 기원전의 동주(東周) 시대에 살았다고 하는 두강이 어떻게 해서 기원 후 3세기말의 서진(西晉) 시대에 살았던 유령을 어떻게 해서 취하게 할 수가 있었을까. 그 시간차는 무엇으로 설명할 수 있는가.

2,500여년 전 동주 시대에 두강이라고 하는 양조 기술자가 있었다. 좋은 칼을 벼리는 데는 좋은 철이 필요하고 좋은 술을 빚는 데는 좋은 물이 필요한 법이다. 양조에 뛰어난 재주를 가진 두강은 이러한 원리를 잘 알고 있었으므로 좋은 물을 찾기 위해 여행을 떠났다. 용문(龍門)을 떠나 이수를 거슬러 올라가다가 작은 시냇물을 발견하고 그 시냇물의 상류를 찾아 올라가니 한곳에 샘이 있었다. 손으로 물을 떠서 맛을 보니 달면서 시원한 것이 그로서는 만족이었다. 두강은 지체없이 이곳에 양조장을 차리고 엄선한 재료를 써서 술을 담그었는데 머지않아 이 술은 널리 알려졌고 사람들은 다투어 이 술을 사고자 하였다. 이에 다른 양조업자들도 뒤질새라 이곳으로 몰려들

어 인적도 없던 곳에 마을이 들어서게 되었다.

 소문은 임금의 귀에도 들어가 이 술을 맛본 임금도 매우 흡족하게 생각하고 어용주(御用酒)로 지정하였으며 두강에게는 주선(酒仙)이라는 칭호를 내렸다. 이후 두강의 마을은 두강선장(杜康仙庄)으로 불리었고 물이 나는 샘은 주천(酒泉)으로 부르기 시작하였다. 그의 명성은 하늘에도 알려져 옥황상제도 그를 하늘로 초청하여 술을 빚도록 하였는데 본래 하늘의 며칠은 지상의 수천년에 해당하는지라 하늘에서 며칠 보내는 사이에 그만 중국에서는 몇 개의 왕조가 바뀌면서 천여년이 흘렀다고 한다.

 그러던 어느 날 동자가 서왕모(西王母)의 노여움을 받아 지상으로 쫓겨가는 일이 발생하였다. 이 동자는 서왕모가 연회에 쓰려고 준비한 술을 마시고 더구나 그녀가 아끼는 유리잔을 깨뜨려 버렸던 것이다. 이 동자가 바로 죽림칠현 중의 유령(劉伶)이다. 유령은 지상으로 쫓겨온 뒤로는 매일 술을 마시며 은둔생활을 하였다. 서왕모는 유령의 형기가 끝나기를 기다려 두강을 지상으로 보내 그에게 가르침을 주고 데려 오고자 하였다. 초여름 여행을 떠난 유령은 복우산(伏牛山) 기슭에 자리한 두강산장에 이르렀다. 마을 입구의 주점을 바라보니 문 앞에 대련(對聯)이 써붙어 있는데 하나는

"맹호도 한잔이면 산 속에 취하고(猛虎一杯山中醉)",

다른 하나는

"이무기와 용도 두 잔이면 바다 속에 잠든다(蛟龍兩杯海底眠)"

는 구절이었다. 이것을 본 유령은 피식 웃고서는 주점 안으로 들어가 주인을 불러,

"그대 주점에는 술이 몇 독이나 있소?"

하고 물었다. 주인은 대답하기를

"작은 주점이다 보니 술은 한 독밖에 없습니다."

유령은 기가 차다는 표정으로 말하였다.

"한 독이라고? 그것으로야 한 사람도 만족시킬 수가 있겠나."

그러자 주인은 말하였다.

"손님께서 모르셔서 하는 말씀이지만 우리 집의 술은 천하에 이름 높은 두강주입니다. 보통의 손님이라면 작은 잔 하나로 만족하실 것이고, 웬만한 대장부도 큰 잔 하나면 그만입니다."

유령은 이를 듣고서도 믿을 수가 없었다. 아무래도 돈이 부족한 것으로 짐작하고서 허튼 수작을 부리는게 틀림없다고 생각하고서 주인을 혼내주고 싶어져 고집을 부렸다.

"주인장. 아무튼 취할 때까지 마시고 싶으니 돈 걱정일랑 말고 술독을 내 앞으로 가져오시구료."

주인은 이 말에 손을 내저으며 부인하였다.

"아니올씨다. 저는 돈을 벌려고 이러는게 아니라 손님의 몸 생각 때문에 그러는 것일 뿐입니다."

유령은 주인에게 붓과 종이를 가져오라 하여 여기에

"봄 놀이에 나온 유령이 술집을 지나다 들러 술 한독을 청했다.

1. 신화속의 주신이야기 43

고주망태가 되어도 다른 사람과는 관계가 없노라."

는 내용의 글을 적었다. 이제 누구도 말릴 일이 아니다. 유령은 잔을 들어 한 잔 한 잔 마셨는데 석 잔을 거푸 마시고 나니 더 이상 마실 수가 없음을 느꼈다. 그러나 많은 사람 앞에 큰 소리를 친 것이 부끄러워 쓰러지기 전에 주점을 떠나려 생각하고 자리에서 일어섰지만 몸을 가누지 못해 쓰러지며 술독을 깨뜨리고 말았다. 깨진 독에서 술이 쏟아졌으나 이것을 어찌할 경황도 없이 그는 집으로 돌아왔다. 며칠이고 눈을 뜨지 못하고 잠만 자던 유령은 나흘째 되던 날 마침내 숨을 거두고 말았다. 비탄에 잠겨 있던 유령의 처는 남편의 시체를 관에 담아 매장을 하였다.

그 후 삼년이 지나 유령이 하늘로 돌아갈 날이 되었다. 이날 두강은 유령의 집을 방문하여 유령의 처에게,

"삼년 전 남편되시는 분은 저의 주점에 들러 술을 마시다가 석 잔을 마시고서 술독을 깨뜨리고 그냥 돌아갔습니다. 오늘은 수금을 하러 왔습니다."

이 말을 들은 유령의 처는 분이 치밀지 않을 수가 없다.

"원수를 이제야 만났구나. 관청에 가서 재판을 받아보자. 남편을 죽도록 만들어 놓고 돈을 내놓으라고? 내 남편을 살려내면 외상값을 갚아주마."

그녀는 하인을 불러 두강을 관청으로 데려 가려 하였다. 큰 소란이 일어 사람들이 모여들자 두강은 큰 소리로 말하였다.

"아니 여러분. 이 부인은 남편되는 분이 내 술을 마시고 돈을 내지 않았는데도 불구하고 나를 관청으로 끌고 가 재판을 받자고 합니다. 이런 불합리한 일이 어디 있습니까?"

사람들이 듣고 보니 이치가 분명하다. 부인의 흥분이 가라앉기를 기다려 두강에 대한 3년 전의 일을 자세히 설명해 주고 유령이 썼던 글도 보여 준 다음,

"사실을 말씀드리자면 유령선생은 돌아가신 게 아니라 취해 있을 뿐입니다. 함께 그 분의 묘로 가서 파보면 알게 될 것입니다."
라고 말하였다. 사람들은 모두 호기심을 가지고 그를 따라 묘로 가서 묘를 파 보았다. 목관을 열자 유령은 눈을 비비고 일어나는데 입에서는 아직도 술 냄새가 풍기면서 하는 말이,

"정말로 센 술이군요."

이때 하늘로부터 아름다운 빛이 쏟아지더니 두강은 구름에 올라 유령의 손을 잡아끌었다. 유령의 처가 슬피 어디로 가느냐고 외치는 소리를 멀리하고 그들은 하늘로 멀어져 가는데 두강은 어깨에 걸쳤던 돈주머니를 유령의 처에게 던져 주었다. 이것은 땅으로 떨어지다가 하얀 비단으로 변하였는데 그곳에는

"남편되는 분은 서왕모에게 인사를 드리러 가는 길이오."

라는 글이 적혀 있었다. 두강의 주조설에서 두강이 기록에 처음 나오는 것은 후한(後漢) 때의 『설문해자 說文解字』이다. 이 문헌에는 "소강이 수수로 술을 처음 만들었는데 소강은 두강을 말한다(少康始作穗酒 少康杜康也)"라는 풀이가 나온다. 두강은 삼국시대의 영웅 조조의 글에도 등장한다. 글에도 능했던 그의 『단가행 短歌行』이라는 시에서 보면 "가슴에 근심이 있을 때 이를 풀어주는 것은 단지 두강 뿐이다"라는 귀절이 나온다. 여기서 두강은 술의 대명사로 사용된 것이며 이는 두강이 술을 최초로 빚었다는 설에 근거를 둔 것이다.
이 두강에 대하여는 하(夏)나라의 다섯 번째 임금이었다는 것 외

1. 신화속의 주신이야기   45

에는 별달리 알려진 것이 없으나 지금도 하남(河南)성 여양(汝陽)현에 가면 두강샘(杜康泉), 두강묘, 두강선장(杜康仙庄) 따위가 남아있고, 매년 두강묘에서는 두강을 술의 시조로서 제사지내고 있어 두강이 술을 처음 만들었음을 사실화하고 있다.

그리고 서진(西晉) 때의 『박물지 博物誌』에는 천일주(千日酒)에 대한 이야기가 있는데, 두강주와 유령을 일컫고 있는 듯 하다. "옛날 유현석(劉玄石)이 중산(中山)의 술집에서 술을 샀다. 그에게 천일주를 팔면서 그만 깜박잊고 그 술에 대하여 조절해야 할 도수를 일러 주지 않았다. 집으로 돌아온 현석은 크게 취하여 며칠을 깨어나지 못하고 말았다. 식구들은 그러한 사정을 모른채 그가 죽었다고 여겨 관을 마련하여 염을 하고는 장례까지 치뤄버렸다. 술집 주인은 현석이 술 사간 것을 떠올리고 1천일이 되어오자 그가 취하였다면 마땅히 깨어날 때가 되었으리라 여겼다. 그리하여 그 집을 찾아가 보았더니 그의 식구들이 이렇게 말하는 것이었다. "현석은 죽은 지가 3년이 되었으며 이미 장례까지 치렀소." 이에 관을 열어보았더니 그제야 깨어나는 것이었다. 세상에 이렇게 전해온다. "현석은 술을 마시고 한 번 취하여 1천일이 흘렀다." 여기에서 천일주는 두강주를, 유현석은 유령인 셈이다. 또한 술이라면 지기 싫어하는 도연명(陶淵明)은 "의적이 술을 만들었고 두강은 이를 발전시켰다(儀狄造酒 杜康潤色之)"라 하였다.

이상의 이야기가 두강이 유령을 삼년이나 취하게 만들었다는 이야기이다. 두강주는 1975년에 정식으로 다시 생산되기 시작하였는데 원료는 역시 수수이고 알코올 도수는 60% 정도로 높다. 그러나 유령이 마시고 취한 정도로 독하지는 않으니 우리는 안심하고 마셔도 되겠다.

이처럼 중국에서의 술의 기원설은 큰 땅 덩어리만큼 다양하다. 우왕 때 빚은 술은 황하강의 치산치수를 위한 '노동주'이자 겨울의 혹독한 추위를 견디게 하기 위한 '방한주'의 역할을 한 것이며, 요제황제의 술의 기원설은 건강을 위한 '건강주'와 의료용의 '의료주'로서 기능을 도모한 것이다. 또한 『황제내경』의 술 기원설은 농업에 종사하는 농군들을 위한 '농주'를 의미하며 주성의 주조설은 낭만적인 측면에서 낳은 것으로 '낭만주'라고 할 수 있으며, 두강주는 이 모두를 아우르는 측면에서 빚은 술이라고 할 수 있겠다. 그러나 '주당주' 하고 명명 할 수 있겠다.

전국책(戰國策: 주나라 안왕에서부터 진시황제 때까지 2백40여 년간의 역사를 기록한 책)에는 술에 대한 기록을 다음과 같이 수록하고 있다. 우(禹)의 시대에 획기적인 발명이 이루어졌는데, 수레(車), 우물, 술이 대표적인 것이다. 수레는 해중(奚仲), 우물은 익(益), 술은 의적(儀狄)에 의해 발명되었다.

의적이 술을 발명하게 된 경위는 다음과 같다. 어떤 날 의적은 물에 담근 쌀에서 향긋하고 달콤한 냄새를 맡게 되었는데, 의적은 그 냄새에 이끌려 맛을 보니 그때까지 맛보지 못한 고상한 맛이었다. 그는 여기서 쌀로 술을 담그는 법을 생각해 냈다고 한다. 술을 담가 보니 과연 천하 진미였다. "이렇게 맛있는 것을 나 혼자만 먹을 수가 있겠는가, 천자님께 진상해야지." 그는 우에게 헌상했다. 우는 그 술을 받아 마셨다. 감미로운 향기가 코를 찔렀다. 과연 천하의 진미였다. 한 잔 한 잔 마시는 동안 황홀경에 빠져 마침내 잠이 들었다.

"옛날 황제의 딸 의적이 술을 맛있게 만들어 우왕(하(夏)나라의 왕)에게 올렸더니 우왕이 이를 맛보고는 후세에 반드시 이 술로 나라를 망치는 자가 있을 것이라고 말하고는 술을 끊고 의적을 멀리 하였다. 그리고 의적을 멀리하고 다시는 술을 입에 대지 않았다 한다(昔者帝女令儀狄作酒而美 進之禹禹飮而甘之 逐疏儀狄而絶旨酒 曰後世必有以酒亡其國者)."

이 글에서 보면 중국에는 하나라 때인 기원전 약 2천 년대에 이미 술이 있었다는 것을 말하고 있다. 중국의 문헌에는 우왕 때에 제후를 소집하여 도산회(塗山會)라는 모임을 가졌을 때 특히 단군의 자손을 초청했다는 기록이 있는데, 이는 술을 매개로 정치적인 왕래가 있었음을 시사하는 것이다.

1.6 중국의 '원주' 전설

중국에서도 원숭이가 술을 만든다는 말이 오래전부터 내려왔다. 아주 오래된 책『펑룽예화 蓬櫳夜話』에는 이렇게 기록되어 있다. "후왕(黃山)산에는 원숭이들이 많이 살고 있었다. 그들은 봄과 여름에 꽃과 과실들을 따서 음푹 파인 돌 틈에서 술을 만드는데 백 보 밖에서도 그 향기가 난다"라고 기록되어 있다.

그리고『칭빠이레이차오·오시우지 清稗類鈔·奧西偶記』에서는 이렇게 기술되어 있다. "산중에는 원숭이들이 많은데 그들은 백가지 꽃을 채집해서 술을 만든다. 산으로 올라간 나무꾼이 술을 담가놓은 장소를 발견했는데 술이 몇 섬이나 되었다. 마셔보니 향기가 좋았는데 그들은 그 술을 원숭이 술이라고 불렀다." 원숭이들은 여러 가지 과일을 돌 틈새에 넣고 아무렇게나 술을 만들었는데 하물며 인류의 조상이야 더 말 할 나위도 없다. 원숭이들이 술을 빚었다는 전설은 다른 나라에도 있다.

프랑스에서는 양조업계에 있는 사람들이 보편적으로 알고 있기에는 새들이 여러 가지 과실을 채집해 둥지 속에 넣어 두었는데 종종 다른 일로 인해서 새들은 과실들을 먹지 못했고, 이렇게 오랜 시간이 흐른 후 새의 둥지는 술을 만드는 용기로 변한 것으로 알고 있다. 인류가 술을 만드는 방법을 배운 것은 온갖 짐승들로부터 계시를 받은 결과라고 해야 옳을 것이다.

자연적으로 술이 빚어진 시점과 지구상에 당류를 함유한 식물이 나타난 시점은 기본적으로 일치한다고 보아야 할 것이다. 그러므로 우리는 인류가 있기 전에 이미 지구상에 술 냄새가 풍기고 있었다고 말할 수 있다. 죽음을 두려워하지 않든 혹은 극도로 목이 말랐던 어떤 사람이 돌 틈새나 새 둥지에 고여 있던 신기한 액체의 맛을 보았으며, 이런 액체를 마시고 난 뒤에 술을 만들려는 동기가 생겼을 것이다.

1.7 일본 신화 속의 알코올

일본에서는 큰 구렁이를 퇴치할 때 먼저 구렁이에게 여덟 항아리의 술을 먹여 구렁이를 취하게 한 후 칼로 퇴치했다고 전하여 지고 있는데 그 때의 술이 최초의 술이며, 그것이 과실주였을 것이란 전설이 전해지고 있다. 이는 고대 이집트와 중국의 술의 역사로 비교하면 매우 새로운 사실이다. 하지만, 흥미롭게도 일본의 술은 처음부터 누룩을 사용하여 만들어 진 것이 아니라, 『고사기 古史記』에 의하면 쌀로 술을 만들었으며, 구치주가 일본주의 원형이었다는 설이 유력하다.

그 양조법은 원시적이며, 술을 빚는다는 어원은 한국의 선조가 실제로 원료인 쌀을 입으로 씹어 술을 만든 '깨물다'에서 유래한 것으로 알려진다. 즉, 쌀을 깨물어 쌀의 전분내 수액 속의 소화효소(이 경우는 당화효소)가 작용하여 포도당이 만들어지고 이를 용기 안에 토해내 두면 공기 중에 부유하는 발효력이 있는 효모가 자연스레 이에 침입하여 포도당을 알코올로 바꾸는 원리이다.

이를 마시면 이상하게 유쾌한 기분이 되어 발효를 일종의 신비 현상으로 생각, 또한 그 술은 신에 봉양하는 경우가 많았기에 신성한 것으로 여겨졌다. 그를 위해 많은 경우 이 입으로 씹는 작업을 하는 역할은 순결한 여성으로 처녀가 지명되었던 것은 『위지동이전』에도 전해진다. 그래서 『위서』 '물길국전(勿吉國傳)'의 '곡물을 씹어서 술을 빚는데 능히 취할 수 있다'고 한 것과 『지봉유설』(1613)의 처녀들이 만든다는 미인주(美人酒: 이 술을 만드는데 있어서 대개 건강하고 젊은 여인이 그 소임을 맡았던 것은 생산의 주체였던 여인과 제사의 신비성을 연관시킨 것인 듯하며 건강한 젊은이 일수록 당화효소가 많이 분비된다는 실용성도 있었던 것으로 생각된다. 곡식을 씹어서 술을 빚은 것으로 우리나라, 중국, 일본 등지에서 찾아볼 수 있는데 처녀들이 모여서 이를 닦고, 곡식을 씹어 술을 빚었던 것이다). 오끼나와의 일일주(一日酒)등을 들 수 있다.

이러한 원시적인 입으로 깨무는 주조에 관해서는 『고사기』에 이 술을 빚는 사람은 장구를 치며, 절구로 빻고, 노래를 부르며, 술을 빚는다. 춤추며, 입으로 술을 빚는 이 술은 이루 말할 수 없이 즐겁기만 하다. 어서 빨리라며 그 모습을 기록하고 있다. 이러한 수액효소를 사용한 원시적인 주조는 한동안 계속되었으나 그 후, 누룩효소를 사용한 획기적인 발명이 나라 초기에 실시되어 오늘날 술의 원형이 된 누룩주가 등장하게 된 것이다.

　입으로 깨무는 술은 일본에서는 이 후 볼 수 없으나 대만에서는 지금부터 약 50~60년 전까지 제사시의 술은 5, 6명의 소녀가 평평한 용기를 둘러싸고 부드러운 밥을 씹어 토해내, 일종의 감주식 술을 만들었으며, 또한 오키나와에서도 메이지 시대까지 역시 제사에 쓰이는 술은 사탕수수로 깨끗하게 이를 닦은 소녀들이 밥을 씹어 토해내어 술을 만들었던 것으로 알려진다.

　술이란 당분이 변한 것이다. 그렇기 때문에 모든 술의 원료는 당분을 함유하고 있어야 한다. 포도를 비롯한 과일은 당분을 가지고 있어 쉽게 술이 되지만 쌀, 보리 등 곡류는 주성분인 녹말이 당분으로 변해야 술이 된다. 이렇게 녹말이 당분으로 변하는 과정을 당화라고 하는데 밥을 오래 씹으면 단맛이 나는 것도 바로 '당화과정'을 밟고 있기 때문이다.

　조선시대 유구국(현재의 오키나와)에서는 15세 처녀가 쌀을 씹어서 침으로 당화시켜 술을 빚었다는 기록이나, 남방의 '미인주' 역시 입으로 씹어서 만드는 술이란 점을 미루어 보면 옛 사람들도 당화라는 기본과정을 거쳐야 술이 된다는 기본 지식을 알고 있었던 것 같다. 16세 미만의 미인들이 밥을 씹어서 뱉고 이것을 모아 술을 만들었으니 참으로 귀한 술이었을 것이다. 16세 미만의 미인들이 제조한 그래서 '미인주' 혹은 '씹어 먹는 술'이라고 하였다.

　또한 일본의 천지천황(天地天皇) 때 국부사군(國富士郡)에 사는 竹瘦란 사람이 대를 많이 가꾸고 있었는데, 어느 날 대를 벤 그루터기에서 이상한 향기가 나서 자세히 살펴보니까 새들이 쌀을 물어다

 50 음주의 유혹 금주의 미혹

가 넣어 그것이 발효되어 술이 된 것을 본 것이 술의 최초라고도 한다. 그래서 술이란 글자의 '酒'자는 삼수변에 '酉'(일본 훈독으로 새)라는 뜻글자를 쓴다는 것이다. 그러나 '酒'자에 대하여는 중국에서 '酉'가 술 항아리를 뜻하는 상형문자로 풀이하고 있으므로 그것이 새를 뜻한다는 것은 의미가 불충분하다. 이는 마치 중국의 죽엽청주의 탄생비화와 유사하다.

또 백제시대 때 양조기술자 인번(仁番)이 일본으로 건너가서 쌀로 술을 빚는 방법을 가르쳤다는 설도 있다. 그의 또 다른 이름 수수허리(須須許理)는 본명이 아니고, 별명인 듯한데, 일본어로 그것을 '스스고리'라고 읽는다. 소주의 증류기를 '고리'라고 하는 우리말과 어떤 관련이 있을 듯하다. 이 밖에 일본 술의 기원설은 다음과 같다.

1) 원숭이의 알코올 제조법

일본의 시미즈 세이이찌(淸水精一)라는 인물이 세상일에 회의를 느끼고 입산수도를 했다. 담바라는 산골이었는데 몸에 걸친 한 벌의 옷과 성냥 한 통, 그리고 칼 하나뿐이었다. 나무뿌리와 열매, 솔잎, 백합꽃 뿌리 등을 먹고 3년을 지내는 동안 거처로는 널찍한 바위틈을 이용했고, 여름이나 겨울이나 불씨는 꺼뜨리지 않았다고 한다. 겨울이 되어 날이 추워지자 그 근처에서 추위에 떨던 수십 마리의 원숭이들이 불을 찾아 그의 동굴 속으로 모여들었다. 원숭이의 체온으로 그도 추위에 그다지 고생을 하지 않고 지냈다고 한다. 원숭이와 함께 사는 동안 몇몇 원숭이와는 친해졌다고 한다. 어느 날 친한 원숭이 한 마리가 그의 손을 끌고 안내한 곳에 가보니 바위가 음푹 팬 곳이었다. 원숭이가 큰 풀잎을 젖혀내니 음푹 패인 바위에 불그레한 액체가 담겨 있었고 향기로운 냄새가 나서 맛을 보니, 바로 원숭이가 담근 '머루주'였다는 이야기가 전해진다. 이 술을 일명 '원주(猿酒)'라고 하는데 옛날부터 아주 귀하게 여겨 비싼 값으로 팔렸다지만 진짜인지 아닌지는 구태어 확인할 까닭이 있겠는가.

포도과에 속한 식물들은 열매 껍질에 알코올 발효를 일으키는 이스트가 묻어 있으며 과즙에는 당분이 많이 있어서 살며시 으깨기만 해도 발효가 일어나 알코올이 생길 수 있다. 그러니 원숭이가 머루를 따서 술을 만든다는 이야기는 과학적으로 전혀 근거가 없는 것은 아니다.

어느 날 원숭이의 두목이 원숭이들에게 명령을 내리니 원숭이들은 제각기 도토리를 입에 가득 따서 물고 오는 것이었다. 그것을 모조리 씹더니 바위 독에다 뱉어냈다. 또 다시 두 번째 명령이 떨어지자 원숭이들은 골짜기로 내려가서 물을 한 모금씩 물고 와서 그것을 도토리 위에 부었다. 그 후 두목은 긴 막대기로 하루에 몇 번씩 휘젓는 것이었다. 손발을 넣어서 휘젓지는 않았다. 이같이 해서 도토리 술이 만들어졌고, 머루의 경우에는 입에 넣지 않고 그대로 넣더라는 것이다.

2) 하치시 오헤비(八岐大蛇)

일본의 우주창조와 관련된 신화에는 코시 지방에 살았던 머리가 여덟 개나 달린 사나운 뱀 이야기가 전해지고 있다. 그 뱀의 눈은 앵두처럼 붉은 색이고 소나무와 이끼가 등에서 자란다. 그리고 이마 한 가운데에서는 가문비나무가 자라고 있다. 땅을 기어갈 때는 여덟 개의 골짜기와 언덕이 품에 들어온다. 그래서 그의 배는 언제나 피로 얼룩져 있다. 그는 왕의 딸이었던 일곱 명의 처녀를 7년 동안에 걸쳐 잡아먹었다.

그리고 마지막으로 구시나 수히메(櫛名田姬)라는 이름의 막내를 잡아먹으려고 하였을 때, 스사노 노미코토(素鳴尊)라는 신이 나타나서 그녀를 구해주었다. 그 영웅은 여덟 개의 망루가 있는 거대한 둥근 목책을 만들었다. 그리고 각각의 망루에 청주를 가득 담은 술항아리를 가져다 놓았다. 하치시 오헤비는 술항아리에 달려들어 각각의 항아리에 여덟 개나 되는 머리를 처박고 게걸스럽게 술을 마셔댔다. 술에 취한 하치시 오헤비는 금방 곯아떨어졌다. 그러자 스사노

노미코토가 달려들어 여덟 개나 되는 머리를 잘랐다. 잘려나간 머리에서 피가 강물처럼 흘러나왔다. 그는 뱀 꼬리에서 칼을 한 자루 발견했다. 현재 이 칼은 네쓰덴 신칸(熱田神官)에 보관되어 있다.

이 일은 과거에는 '뱀의 산'이라고 불렸고 지금은 '여덟 가지 구름'이라고 부르는 산에서 일어났다. 일본에서 8이라는 숫자는 성스러운 숫자인 동시에 많다는 것을 의미한다. 일본의 지폐에는 뱀의 죽음을 기리는 그림이 있다. 사족을 달면 페르세우스(제우스와 다나에 사이의 아들이다. 에티오피아의 왕녀인 안드로메다가 바다 괴물의 먹이가 되어 죽게 되었을 때 그녀를 괴물로부터 구출하고 아내로 삼았다)가 안드로메다와 결혼하였듯이 구원자인 영웅은 구원받은 이 여인과 결혼하였다고 한다.

포스트 휠러((1869~1956) 미국의 저널리스트, 외교관, 작가로 『러시아의 불가사의한 이야기』(1910), 『알바니아의 불가사의한 이야기』(1936) 등이 있다)는 『일본인의 성전(聖戰)』(1952)에서, 일본의 우주창조관과 신관에는 히드라, 게르만 신화의 파브니르 프레이즈마르의 아들로서, 안드바리라는 소인국의 재물들을 손에 넣은 아버지와 두 명의 형제를 죽이고 그 재물들의 되었다. 그 재물을 보호하기 위해서 용으로 변신하였지만 영웅 시그루즈에게 죽임을 당하였다. 그리고 인류를 파멸에서 구하기 위해서 어떤 신이 핏빛 맥주로 취하게 만들었다는 이집트의 여신 하토르(사랑과 미의 여신이지만 대부분 다른 여신과 동일시된다. 하토라는 이름은 "호루스(이시스와 오시리스의 자식)의 집"이라는 뜻이다)와 비슷한 존재가 등장한다.

1.8 인도 신화 속의 소마

소마(soma)는 인도의 바쿠스 신과 같은 존재로 소마라는 식물에서 취기와 환각 작용이 있는 음료수를 만들어 내는 신이다. 그에 대해서 인도 신화의 경전(베다)에서는 다음과 같이 묘사하고 있다. "이 소마는 신이다. 그는 인간이 겪는 가장 큰 아픔조차도 쉽게 치료한다. 그는 모든 병을 치료하고 슬픔을 즐거움으로 바꾸며 모든 두려움을 없앤다. 그를 통해 우리는 영원히 성장하며 신들이 알고 있는 모든 빛 속으로 들어간다. 죽음이나 적들도 결코 우리를 해치지 못한다. 그의 자비를 통하여 우리는 하늘높이 날아오른다."

이 소마 주스(술)는 특히 인드라 신이 즐겨 마시는 음료이기도 하다. 이 소마는 또한 후에 달과 별의 신이 되기도 한다. 그리하여 다음과 같은 기도가 그에게 주어진다. "오, 자비로운 소마 신이여, 우리가 달이라고 부르는 신이여, 부디 우리를 자유롭게 하소서." "소마는 달이며 신들의 음식이다." "태양은 아그니의 본질이고 소마는 달의 본성이다."

소마 왕은 인드라의 하늘에서 합창단을 구성하고 있는 간다르바(반신)들 사이에 있었다. 신들은 소마의 덕을 알고 나서 그것을 얻기를 원했다. 그러나 신들 중에서 그것을 얻을 수 있는 정확한 방법을 아는 존재는 아무도 없었다. 궁리 끝에 말(言)의 여신인 바크(Vac)가 다음과 같이 제안했다. "간다르바들은 여자를 무척 좋아한다. 내가 가서 그들을 유혹하여 소마를 얻어 오도록 하겠다." 여신의 도움으로 소마를 손에 넣은 신들 사이에 그것을 차지하기 위한 다툼이 벌어졌다. 그들은 할 수 없이 경주를 통하여 이긴 자가 그것을 차지하기로 결정했다. 출발의 신호가 울리자마자 바람의 신 바유가 바람과 같이 달려서 앞으로 달려 나갔다. 신들 중에서 인드라는 어느 누구보다도 소마를 얻기 위해 열심히 달렸다. 그는 앞서가는 바유를 추월하기 위해 전력을 다하였다. 간신히 그와 어깨를 나란히 한 인드라는 바유에게 다음과 같이 제안했다.

"바유여, 우리가 똑같이 결승점에 도착하자. 그러면 너에게 소마의 2/3를 마실 수 있도록 해주겠다." "그것은 불가능하다. 오직 일등을 한 자만이 그것을 다 마실 자격이 있다. 나는 그것을 혼자 다 마시고 싶을 뿐이다." 자신의 욕심과 달리 바유의 힘은 점점 떨어져 갔다. 그 때 인드라가 다시 제안을 했다. "만일 네가 나와 똑같이 결승점에 도달한다면 너에게 소마의 3/4을 주도록 하겠다." 인드라의 이와 같은 제안에 비로소 바유도 기꺼이 승낙하고 같이 결승점에 도달하였다. 그 둘은 약속대로 소마를 나누어 마실 수 있었다.

　소마는 브라흐마 신의 아들인 아트리(Atri)의 자식이다. 소마는 위대한 왕이 될 수 있는 희생제를 실행하여 신의 은총을 받았다. 그는 자신의 힘만을 믿고 거대한 영토를 침범하여 약탈과 음행을 일삼았다. 그는 자신의 욕심을 채우기 위해 신들의 스승인 브리하스파티의 부인 타라(Tara)마저 빼앗았다. 남편의 애원과 성자들의 항의는 물론 아버지인 브라흐마의 충고마저도 그에겐 아무런 소용이 없었다. 타라를 되찾기 위하여 신들과 소마 사이에 거대한 전쟁이 벌어졌다. 신들은 인드라의 지휘아래 악마들을 이끌고 있는 소마와 용감히 싸워 드디어 타라를 되찾을 수 있게 되었다. 소마는 이에 굴복하지 않고 여전히 그녀를 되찾아 오려고 노력했다. 그녀는 할 수없이 브라흐마 신에게 도움을 요청했다.

　갖은 우여곡절 끝에 드디어 그녀는 남편인 브리하스파티에게로 되돌아 왔다. 그러나 그녀는 그때 이미 소마의 아이를 임신하고 있었다. 이 사실을 알아차린 남편은 불같이 화를 내며 그녀가 그 아이를 낳기 전 까지는 절대로 받아들일 수 없다고 단호하게 거절했다. 그러자 타라의 뱃속에 있던 아이가 즉각 출생했다. 그 아이는 매우 아름다운 용모에 강력한 힘을 소유하고 있었다. 아이를 본 브리하스파티와 소마는 서로 자신의 아이라고 주장했다. 그러나 타라에게는 이에 대해 자세한 까닭을 설명해야 한다는 사실이 너무나 부끄러운 일이었다. 이 광경을 보고 있던 아이가 별안간 불같이 화를 내며 그녀에게 다음과 같은 저주를 내렸다. "당신이 만일 나의 진정한 아버지가 누구인지를 말하지 않는다면 나는 당신에게 모든 여인들이 진실을 말하지 않을 수 없는 그러한 운명의 벌을 내릴 것이다."

　그러나 이때 브라흐마 신이 나타나 자신의 어머니에게 무서운 저주를 내린 아이를 부드럽게 달래었다. 그리고 나서 자신이 직접 그때까지 침묵을 지키고 있던 그녀에게 물어보았다. "애야, 나에게 말해보렴. 이 아이가 브리하스파티의 자식인지 아니면 소마의 아이인지를." 그녀는 고개를 푹 숙인 채 기어 들어가는 목소리로 대답했다. "그 아이는 바로 소마의 자식입니다." 그녀가 대답을 마치자마자 소마는 크게 기뻐하며 그 아이를 부둥켜안았다. "나의 아들아, 진실로 너는 현명하구나." 소마의 이와 같은 외침 때문에 그 아이는 '깨달은이' 또는 '지혜로운 자'라는 뜻의 붓다라고 불리게 되었다.

1.9 한국 신화 속의 알코올

한국의 술 문화는 역사가 매우 깊다. 문헌에 의하면, 우리나라는 삼국시대 이전인 마한(馬韓)시대부터 한 해의 풍성한 수확과 복을 기원하며 맑은 곡주를 빚어 조상께 먼저 바치고 춤과 노래와 술 마시기를 즐겼다고 전해지고 있다. 이러한 사실로 미루어 보아 한국에서는 농사를 시작했을 때부터 술을 빚어 마셨고 모든 행사에는 술이 애용되었음을 알 수 있다.

고구려를 세운 주몽(朱蒙)의 건국 전설에도 술에 대한 이야기가 나온다. 천재의 아들인 해모수가 능신 연못가에서 하백의 세 딸을 취하려 할 때, 미리 술을 마련해 놓고 먹여 취하게 한 다음 수궁으로 들어가지 못하게 하여 세 처녀 중의 큰딸인 유화(柳花)와 인연을 맺어 주몽을 낳았다는 전설이 그것이다. 또한 『위지 魏志』 '고구려전'에 '선장양(善藏釀)'이라는 구절이 있다. 이는 고구려에서 술을 비롯한 발효제품이 많이 만들어졌음을 의미한다.

당나라 풍류객들 사이에는 신라주가 알려졌다고 하는데, 그 발효의 바탕은 누룩이었다. 누룩으로 술을 빚는 방법은 일본에도 전해져 일본 술의 발달에 크게 기여하기도 했다. 삼국시대의 술은 발효원인 주국(酒麴)과 맥아(麥芽)로 빚어지는 주(酒)와 맥아로만 빚어지는 례(醴, 감주)의 두 가지였다.

이 가운데 내외에 널리 알려진 대표적인 술은 '고려주'와 '신라

주'이다. 이 술들은 중국 송나라에 알려져 문인들의 찬사 대상이 되기도 했다. 삼국시대에 나라 이름을 앞세운 술이 있었던 데 비해서, 고려시대에는 황금주(黃金酒), 백자주(栢子酒), 송주(松酒) 등 술의 재료와 특성을 나타내는 술이 나타나기 시작했다. 이러한 술의 이름은 조선시대 말까지 그대로 이어졌다. 더구나 고려시대에는 증류주가 유입됨으로써 오늘날과 같은 한국의 술 문화 형성에 크게 기여했다. 고려시대에는 송나라와 원나라의 양조법이 도입되었고, 전래의 주류 양조법이 발전되어 누룩의 종류나 주류제품이 다양해졌다.

『고려사』에 의하면, 고려 문종 때 왕이 마시는 술은 양온서(釀醞署)를 두어 빚었는데, 청주와 법주의 두 종류로 구분하여 질항아리에 넣고 명주로 봉하여 저장했다고 전해지고 있다.

조선시대는 현재까지 유명주로 꼽히는 술이 정착한 시대이다. 이 시기에 술은 고급화 추세를 보여 제조 원료도 맵쌀에서 찹쌀로 바뀌고 발효기술도 단(單)담금에서 중양법(重釀法)으로 바뀌었다. 이 시기의 명주로 꼽힌 것이 삼해주(三亥酒), 이화주(梨花酒), 부의주(浮蟻酒), 하향주(河香酒), 춘주(春酒), 국화주 등이다. 조선시대 후기에는 지방주가 전성기를 맞았다. 지방마다 비전 되는 술들이 맛과 멋을 내면서 출현하기 시작한 것이다.

한 나라의 문화는 개발된 술의 질을 보아도 짐작할 수 있으며, 술은 기호품으로서 뿐만 아니라, 제사와 향연과 손님 접대에 필수 불가결의 음식물이기도 하다. 최남선이 쓴 『조선상식문답』을 보면 우리나라 술의 명주가 무엇이냐는 물음에 답하여 가장 널리 퍼진 것은 평양의 '감홍로'이니 소주에 단맛 나는 재료를 넣고 홍곡으로써 발그레한 빛을 낸 것이다. 그 다음은 전주의 '이강고'이니 배물과 생강즙과 꿀을 섞어 빚은 소주이다. 그 다음은 전라도의 '죽력고'이니 청대를 숯불 위에 얹어 뽑아낸 즙을 섞어서 고은 소주이다. 이 세 가지가 전날에 전국적으로 유명하던 것이다.

1) 고대사에 나타난 알코올

우리나라에는 술의 기원에 관한 신화는 없지만, 음주에 관한 전설은 고구려의 주몽(晝夢) 신화에서 등장한다.『제왕운기 帝王韻紀』에 의하면 주몽의 아버지 해모수(解慕漱)가 물을 마시게 하니 그녀들은 놀라 달아났으나, 큰딸 유화는 해모수에 잡혀 그날밤 술에 취한 대로 해모수와 잠자리를 같이하였다. 술에 얽힌 하룻밤의 인연으로 유화가 잉태하여 낳은 아이가 바로 주몽이라는 전설이 있다.

또한 유사한 전설에 의하면 하루는 천제의 아들 해모수가 지상에 내려와 놀다가 연못가에서 물의 신인 하백(河伯)의 세 딸을 만난다. 그녀들의 미모에 혹하여 사랑에 빠지게 된 해모수(解慕漱)는 그녀들의 마음을 사로잡기 위하여 술을 권한다. 기꺼이 그 술을 받아 마신 큰딸 유화는 술에 취하여 수궁으로 돌아가기를 거부하였다. 마침내 해모수와 하룻밤의 달콤한 사랑을 나눈 유화는 열 달 후 커다란 알을 낳게 되는데 그 알속에서 나온 것이 주몽(朱蒙)이다. 이 주몽이 바로 후에 고구려를 건국한 동명성왕(東明聖王)이다.

『위지 魏志』동이전(東夷傳)에 의하면 이 땅의 영고(迎鼓), 동맹(東盟), 무천(舞天)등 군집 대회에서는 밤낮으로 식음하였다는 것이다. 여기서 음(飮)이란 물론 술을 가리키는 것이다. 이밖에 동제(洞祭), 산제(山祭), 기제(忌祭), 각종 고사(告祀), 명절 제사 등에서도 같은 뜻으로 술을 음복함으로써 신인공음(神人共飮)의 결과를 가져온다는 믿음 속에서 의식이 행하여졌다.『삼국사기』고구려 본기 대무신왕 11년(28)에 지주(旨酒)란 말이 나온다. 지주는 맛좋은 술이다. 맛좋은 술이 있었으면 맛이 나쁜 술도 있었을 것이다. 발효식품의 나라가 고구려이니 누룩을 써서 만드는 여러 가지 술들이 중국 못지 않게 빚어졌겠지만 현재 아무런 문헌도 남아있지 않다.

그러나 우리 문헌에 술에 관한 기록이 드물지라도 술이 단순히 중국에서 전래되었다고 생각해서는 안 된다. 이미 고조선시기 이전부터 동아시아 대륙에 번성했던 우리 민족은 발효문화를 장기로 하였으므로 술의 역사도 우리 민족의 역사와 함께 시작되었을 것이다. 따라서 술의 기원은 중국으로부터 전래된 것이라기보다 화북과 산동반도 지역의 동이족 술 문화가 중국과 한반도에 동시에 영향을 주었으리라고 보는 것이 정확하다.

2) 삼국 및 통일 신라시대의 술

삼국 형성기에는 이미 전래 곡주가 그 바탕을 이어왔으며 고구려에서는 건국 초기(서기28년)에 지주(旨酒)를 빚어 한나라의 요동태수를 물리쳤다는 기록과, '스스로 즐기며 발효음식의 저장을 즐긴다'라는 고서 기록으로 미루어 볼 때 양조기술이 발달되어 있었다는 것을 알 수 있다. 한배하(韓配夏)가 재상으로 있을 당시는 조정에서는 술을 금하던 때였고, 또한 당쟁이 심하던 때였다. 그러한 시기에 한 재상이 어느 날 아침 조회에 술에 취해 얼굴이 홍당무처럼 되어 참석한 것이다. 그러니 반대파들이 가만히 있을리가 없었다. "상감마마. 만백성의 귀감이 되어야 할 재상이 나라에서 금한 술에 취하여 이 엄숙한 조회에 나오니 이를 그냥 둘 수가 있사옵니까? 마땅히 응분의 조처가 있으시길 바라옵니다" 하고 상소를 올리는 것이었다. 이때 한 재상이, "말씀드리기 황공하오나 소신은 매년 9월 9일이면 전에 부사로 있던 동래로 내려가 술과 음식을 대접받사옵니다. 간밤에도 꿈속에 동래에서 마신 술이 아직 취기가 덜 가신 듯 하옵니다" 하고 아뢰었다.

그 당시 나라에서는 제향에만 술을 사용케 했으므로 반대파들은 제향을 핑계 삼는 비겁자라고 그를 반박했다. 한 재상은 다시 입을 열었다. "그러 하온데 또 하나의 신기한 일이 있었사옵니다. 그것은 어젯밤 제향에 갔었던 일이온데 하필이면 소신 앞에 놓인 음식상에 젓가락이 없었사옵니다. 그래서 소신은 옷에 찼던 첨자를 뽑아 음식을 먹었사옵니다. 허나 그만 돌아오는 길에 그 첨자를 놓고 오고 말았습니다. 하도 신기해서 꿈에서 깬 뒤 보니 기이하게도 소신의 첨자가 없어졌나이다. 동래부사에게 관차를 보내시어 확인하심이 어떠하오리까?"하고 덧붙였다.

일이 이쯤 되니 왕은 동래에 관차(官差)를 내려 보내 사실을 확인토록 했다. 이때 마침 동래에서도 기이한 일이 생겼다. 향사에 차렸던 제물을 치우다 보니 한재상의 자리에 젓가락을 놓지 않았는데 이상하게도 첨자가 있으니 모두가 야단법석일 수밖에. 이 첨자란 당시 양반들이 옷에 차고 다니던 작은 칼집 안에 꽂아두는 조그만 젓가락 모양의 것을 말한다. 동래 관원들이 이 신기한 일을 그대로 둘 수만은 없어 서울의 한 재상에게 이 사실을 알리기로 했다. 그래서 막 통인(通引) 한 사람을 보내려던 참인데 서울에서 내려온 관차가 들어섰다. 관차는 향사 지내던 곡절에서부터 재상의 첨자에 이르기까지 이모저모를 두루 캐물었다. 관원들은 "그렇지 않아도 일이 하도 기이하여 서울로 사람을 올려 보내려는 참이었습니다"하고 대답하며 그 첨자를 내놓았다. 관차는 서울로 올라와서 하나하나 이 사실을 왕에게 아뢰며 첨자를 내놓으니 왕의 얼굴은 회색이 만면해졌다. 원래부터 왕은 한배하 재상을 청렴결백한 사람으로 믿고 있었는지라 이 보고를 듣고 더욱 그를 신임하게 되었다고 한다.

『동해석사 東海釋史』와 『지봉유설』에서는 당대의 시인 옥계생(玉溪生)은 '한잔 신라주(新羅酒)의 기운이 새벽바람에 쉽게 사라질까 두렵구나' 라는 시를 소개해 놓았다. 당대 문인들 사이에 신라주의 인기가 자못 높았음을 알 수 있다. 이 당시 중국의 『제민요술 齊民要術』의 술 빚기가 우리나라에 전파되고 동화되면서 독특한 술까지 빚게 된 것으로 짐작하며 실제로 일본 고사에는 우리에게서 배웠다고 기록되어 있다.

일본의 『고사기』에 보면 응신천황 때(서기 270~312), 백제의 수수거리가 새로운 방법으로 좋은 술을 빚어서 전하여 후세에 그를 주신으로 모셨다고 하며, 우리나라 스님 보리(保利)형제가 새 술의 창시자라고 하는데 이 새 술이란 누룩을 써서 만든 것이 아닌가 생각된다. 따라서 삼국시대의 후기부터 통일 신라 시대에 이르는 기간동안 우리의 술은 상상 이상으로 다채로웠고 중국에서까지 그 명성이 떨쳐졌던 것으로 생각된다.

1.10 기타의 속설

옛날 한 알코올과 관련된 속설에 의하면 죽어 가는 아버지를 위한 처방이 하루에 세 사람의 간을 얻어 누룩에 버물러 두었다가 그 즙, 즉 술을 먹이라는 처방이 내려졌다. 효심이 깊은 이 사람은 활을 메고 산 속의 오솔길에서 숨어 기다렸다. 첫 번째 사람은 글공부하던 선비였고, 두 번째 사람은 소복 입은 청상과부이었으나 세 번째 사람이 영 나타나지 않고 해는 기울자, 저자의 거리로 내려왔다. 처음 만난 것이 원숭이였지만 급한 김에 시위를 당겨 아버지께 약, 즉 술을 해드렸다. 그래서 술을 마시면, 처음에는 삶에 대해 진지해지다가, 좀 지나면, 애교스럽게 변하고, 마지막에는 원숭이같이 행동하게 된다는 것이다.

러시아에서 전해 내려온 한 신화에 의하면 악마는 종종 떠돌이 방랑자의 모습으로 농부에게 나타나고, 농부가 이 방랑자에게 온정을 베풀면 악마는 이에 대한 보답으로 술 만드는 법을 가르쳐 주었다고 한다. 그래서 악마는 자기에게 온정을 베푼 농부와 협력해서 선술집을 열었는데, 이들은 여기서 보드카를 만들어 팔아 부자가 된다는 줄거리이다. 이 신화에서 보듯 러시아인들은 술의 악마적이고 천사적인 두 가지 속성을 알고 있었고, 자신을 위해 보드카를 활용하는 법을 알고 있었다.

또 다른 술의 기원설은 이렇게 전하여지고 있다. 지구상에서 최초의 인간이 포도나무를 심었는데 어떤 악마가 찾아와 물었다. "무얼 하고 있는가?" 인간이 말했다. "아름답고 맛있는 나무를 심고 있지!" "이런 나무는 본 적이 없는데…" "이 나무엔 아주 달콤하고 맛있는 열매가 열리지. 그 즙을 마시면 누구라도 기분이 황홀해질 것이네."

1. 신화속의 주신이야기 61

악마는 그렇다면 자기도 한몫 끼워달라고 하면서 양, 사자, 돼지, 원숭이를 데리고 와서 이들을 죽여서 그 피를 거름으로 뿌렸다. 그래서 포도주가 생겨났다. 그리하여 처음 마시기 시작할 때는 양처럼 순하고, 조금 더 마시면 사자처럼 사납게 되고, 그보다 더 마시면 돼지처럼 더럽게 된다. 너무 지나치게 마시면 원숭이처럼 춤추거나 노래 부르거나 한다. 이것이 악마가 인간에게 준 선물인 것이다.

인도 향지국(香至國)의 왕자 달마(達磨)는 중국 소림굴(小林窟)에서 9년 면벽 후 선조(禪祖)가 된다. 신광(神光)이 찾아와 제자 되길 청하나 거절하자, 밤사이 허리까지 눈이 차도록 움직이지 않으며 그 왼팔을 잘라 바쳤다. 드디어 입실을 허락 받았는데, 이 이가 선종(禪宗)의 2조가 된 혜가(慧可)이다.

그런데 달마가 정진 중 가장 참기 어려운 것은 수마(睡魔)였는데, 잠을 쫓기 위해 눈까풀을 떼어 뜰에 던졌는데 그 곳에서 나무가 자랐다. 자라난 이 나무가 차나무이다.

하느님은 물을 만드셨고 사람은 술을 만들었다고 한다. 차도 마찬가지다. 차와 술은 가장 문화적인 물이며, 물의 정수(精髓)이고, 사람의 물이다. 술에는 청상과부의 애잔한 슬픔도, 사냥꾼의 혈기 방장함도 미친개의 광기도 함께 있다. 차에는 눈까풀을 잘라 낸, 벽을 뚫을 것 같은 달마의 안광이, 팔을 자르는 정진의 아픔이 있다. 술에는 화기애애한 즐거움과 방만함, 시끌덤벙한 소란과 이완, 그리고 흐려지는 눈이 있지만, 차에는 조용함과 정진을 위한 자기 성찰의 긴장이 있고, 오관을 통해 내밀하게 퍼지는 즐거움과 맑아지는 눈이 있다. 차와 술은 인간의 영원한 사랑의 물이면서도 상반성의 물이다. 어떤 중국인은 "대호차당(大好茶黨)은 술에 옴쭉도 못하고 대주호(大酒豪)는 차를 좋아하지 않는다." 하지만 꼭 그런 것만은 아닌 것 같다.

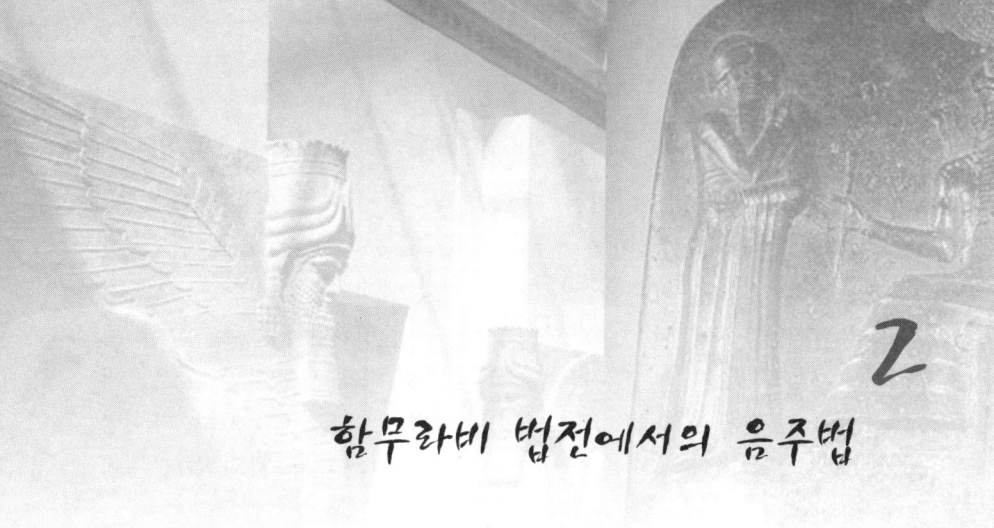

함무라비 법전에서의 음주법

함무라비 법전(Code of Hammurabi)은 고대 바빌로니아 제1왕조 제6대 왕 함무라비(Hammurabi)왕이 제정한 설형문자(楔形文字)로 된 법전이다. 세계에서 가장 오래된 성문법이며 '눈에는 눈, 이에는 이를'이라는 복수주의 법률로 유명하며 세계 3대 법전으로도 알려진 것이다. 1901~1902년 이란의 서쪽 지역인 수사(Susa)라는 곳에서 발견된 석비(石碑)에 새겨진 것으로, 태양과 정의의 신으로부터 왕권의 옥새를 받는 왕이 함께 부조(浮彫)되어 있다.

서문·본문·결문의 3부로 이루어진 이 법전의 구성은 우르 남무(Ur-Nammu) 법전 등 고대의 전통을 이어받았다. 서문은 신들을 공경하는 마음이 두터운 왕의 인격을 강조하고, 본문은 '사람들에게 정의를 주기 위해' 편찬된 282조의 법률로 이루어져 있다. 또한 결문은 이 법률을 지키도록 자손을 깨우치는 것으로 되어 있다.

설형문자 법전 중 가장 잘 정비된 내용을 지녔는데, 먼저 재판의 공정을 기하는 기본선을 정하고, 잘못을 저지르는 법관을 엄격히 꾸짖었다. 그리고 출정 중이거나 포로가 된 병사의 토지경작권, 소작, 빚과 채무, 노예제도, 혼인과 가족, 각종 노동자 고용 등에 관한 예를 상정하여 판정의 기준을 제시하였다. 선택된 테마 자체는 토지소유와 농업이 중심이 된 그 당시의 생활을 반영하는 것으로 특히 토지를 지급받는 대신 부역 의무를 지는 생산자의 생활기반과 그들에게 의존하는 왕권의 존립 기반 유지·강화가 바로 제정자의 의도임을 알 수 있다. 같은 범죄에 대한 처벌은 피해자의 사회적 신분에 따라 달랐다.

그러나 보통 화해로 해결되는 경우가 많았으며, 판결기록 등에 비추어 보면 법전의 법률은 실제로 적용된 것이 아니고 관습법을 바탕으로 '범죄'를 판가름하는 이념을 정리한 것으로 보여진다. 『리피트 이시타르 법전』의 발견으로 이 법전은 세계 최고의 법전은 아닌 것으로 판명되었으나, 그래도 그 규모에 있는 짜임새와 후세에 대한 영향이 컸다는 점에서 설형문자의 법률 중 가장 중요시되고 있다. 이 법전에 음주법에 대한 기록이 전하여지고 있다. 음주법도 문명의 4대 발상지 중의 하나에서 엿볼 수 있다.

2.1 함무라비 법전에서의 금주법

이 법전은 계층의 차이를 법조문으로 명확하게 표현한 것이 특징이며 세계 최초의 성문법전으로서 자리를 차지하고 있는 것이 현실이다. 법조문의 내용은 가혹한 것도 많은데 맥주와 관련된 조문들도 상당히 엄격한 내용으로 이루어져 맥주가 당시의 사회에서 차지했던 음료로서의 중요성을 느낄 수 있다.

수메르 점토판과 함무라비 법전에 의하면 전 세계적으로 폭넓게 대중주로 사랑 받고 있는 맥주는 그 탄생시기가 인류가 농경생활을 시작한 시기와 거의 같을 것이라 추정하고 있다. BC. 7000년경 바빌로니아에서 최초로 맥주가 만들어졌다고도 하는데 역사의 고증을 종합해 보면 BC. 4000년 전 수메르인들이 최초로 맥주를 제조해 마신 것으로 추정되며 맥주에 대한 가장 오랜 기록은 이들이 점토판에 새겨놓은 맥주 제조법에 잘 나타나 있다.

이 기록에 따르면 각 계층의 사람들에게 각각 정해진 일정량의 맥주를 지급하였는데 그 당시에 이미 맥주가 폭넓게 음용되었음을 알려 주고 있다. 또한 『함무라비 법전』은 총 282조 중 맥주에 관련된 법령을 4개 조항이나 포함하고 있다. 그 무렵 맥주에 대한 갖가지 규칙과 법칙은 그 사회의 단면을 재미있게 알려주고 있다. 예를 들면 '양조장이나 맥주 집에서 맥주에 물 타기를 하면 처벌 한다'든가 '맥주 집에서 모반모의를 할 때 주인이 신고하지 않으면 같은 벌을 준다' 등은 이미 그 당시 사회에서 맥주 집이 가장 대중적인 모임장소로 쓰였음을 알려준다.

현세의 삶에 못지않게 내세의 삶을 중시한 이집트에서는 미이라가 환생해서 먹을 음식물을 같이 매장했는데 그 음식물 중에는 네 종류의 맥주도 함께 포함되어 있었다. 미이라가 맥주를 마시는 장면은 생각만 해도 으스스하지만 그만큼 맥주가 이집트인들에게 사랑 받았다는 반증이기도 하다. 맥주와 관련된 법조문 소개하면 다음과 같다.

- 맥주를 팔고 술값을 보리로 받지 않고 은화로 받거나 하급 맥주를 비싸게 판 여주인은 익사시킨다.

- 맥주집을 기웃거리거나 맥주집을 개업하는 여사제는 태워 죽인다.

- 자신의 술집에서 정치적인, 그리고 국가에 해로운 얘기를 하도록 내버려두고 이를 당국에 고발하지 않은 여주인은 사형에 처한다.

- 변조맥주를 팔거나 제조한 자는 그의 술통에 빠뜨려 죽게 하거나, 그가 질식하여 죽을 때 까지 변조맥주를 마시게 한다.

모든 수메르인들은 일정량의 맥주를 매일 지급 받았는데 근로자들은 2주전자 씩, 중간 계층의 구성원은 매일 3주전자 씩, 그리고 지방 행정관이나 수사제는 5주전자의 정상 맥주를 마실 수 있었던 반면, 궁(宮)이나 사원에서 근무하는 여자들의 경우는 단맥주(sweet beer)를 3주전자 씩 지급 받았다. 사원에서 축제가 있으면 1인당 배급되는 맥주량은 증량 되었다. 수메르인의 맥주는 20가지나 되었다.

여성을 위한 맥주는 밀로 만들었는데 거기에 꿀, 계피 그리고 향료를 섞었으며 남성용 맥주는 보리로 만든 쌉쌀한 맥주였다. 밀과 보리를 함께 사용하여 제조한 혼합맥주는 맥즙의 당도에 따라 구분되었는데 색깔이 아주 짙은 정상맥주로부터 원맥즙의 당도도 낮고 색도도 옅은(저 품질맥주) Gelabber까지 있었던 것으로 보아 당시에 벌써 맥주의 등급이 구분되어 있었던 것으로 보인다. 시카루는 맛을 돋우기 위해 쓴맛을 내는 풀을 넣어 끓여 만들었으며, 끓임으로 시카루 자체는 살균이 되었고, 발효가 진행되면 액이 산성화되어 부패가 어렵다는 과학적인 현상까지도 삶의 지혜로 알고 있었다.

함무라비왕은 맥주의 가격을 결정했고 그 가격에 합당한 품질도 규정했다. 맥주를 마시는 스타일도 변하여 초기에는 항아리에 빨대를 넣어 마시다가 점차 오목한 컵 모양의 질그릇 또는 약간 오목한 접시로 떠서 마시면서, 마시는 맥주를 보게 되었고 그 결과 맥주도 점차 맑게 빚기 시작했다.

바깥일을 마치고 비틀거리면서 귀가하는 남정네가 늘기 시작했고, 연회를 마련한 집에서는 손님들이 너무 취하는 것을 예방하고자 숙취예방제를 주기도 했는데 이것 역시 맥주에 섞어 마셨다. 이렇듯 맥주가 애용되다 보니 맥주제조에 종사하는 사람들은 존경받았음은 물론이고 사제와 마찬가지로 전쟁시 병역의 의무에서도 제외되었다고 한다. 수메르인의 20가지 맥주 중 몇 가지를 소개하면 다음과 같다.

- 2번즙 맥주 : 밀맥주를 만든 후의 2번즙과 보리맥주를 만든 후의 2번 즙을 섞어 발효 시킨 맥주로 저급 맥주임.

- 라거맥주 : 밀과 보리를 사용한 맥즙으로 만들었으며 주로 이집트로 수출했음.

- 프리마 맥주 : 원료의 1/3은 밀빵으로, 그리고 나머지 2/3는 밀 맥아를 사용한 맥주로 지금의 프레미엄급 맥주임.

- 붉은 맥주 : 원료의 1/4은 싹이 튼 밀알곡과 나머지 3/4은 밀빵과 보리로 된 맥아를 사용한 맥주.

- 옅은 맥주 : 보리를 사용했으며 물을 많이 첨가한 맥주.

당시에 맥주 양조용으로 구운 빵을 바피르(Bapir)라고 불렀으며 빵으로 빚은 맥주는 카쉬(Kasch) 또는 부파(Bufa)라고 칭했다. 바빌론의 문화가 한창 발달했을 때 맥주용으로 사용한 곡물의 양이 전체 수확량의 50%정도였다고 하니 맥주를 얼마나 사랑했는가는 짐작하고도 남음이 있고 음용수의 사정도 별로 좋지 않았음을 미루어 짐작할 수 있다.

2.2 여성용 스위트 비어

수메르의 모든 토지는 공동의 소유였으며 그곳으로부터의 수확은 국가 소유의 창고에 일괄 보관했고 맥주와 빵을 만들기 위한 원료는 창고에서 맥주 공장과 빵 공장으로 분배되었다. 맥주 양조용으로 원료가 입고되면 현재와 같이 품질 담당자가 품질 확인서를 발행했고 부루마스터(Brew master: 맥주제조 책임자)에게 이 원료로 어떤 종류의 맥주를 생산할 것인지에 대해 보고를 했다.

수메르인은 사회적인 신분에 의해 매일 2주전자에서 5주전자의 맥주를 마실 수 있었다는 사실에 대해서는 앞서 기술한 바와 같다. 한편으로 사람들은 교회를 위한 세금 즉 종교세를 맥주로 지불했다. 초기 사제들은 장례식을 한번 치루는 댓가로 7주전자의 맥주와 420개의 빵을 요구했는데, 이 요구는 대단히 과다했던 까닭에 주민들이 분노하게 되는 계기가 되었다. 왕 우루카기나(Urukagina)는 조정에 나서서 한번의 장례 수고비로 3주전자의 맥주와 80개의 빵으로 낮추었던 일도 있었다.

수메르인들은 우리에게 그 사회를 생생하게 반영하는 그림도 남겼는데 몇개의 점토 파편들은 메소포타미아 상류사회 수메르인들이 어떻게 맥주를 마셨는지도 보여주고 있다. 그들은 화려한 장식의 점토로 된 잔을 사용했으며 맥주를 빵으로 만들고 발효 후에 여과를 하지 않았기 때문에 마실 때에는 긴 빨대를 이용하여 맥주를 빚을 때 사용한 빵 조각이 딸려 나오는 것을 막았다.

자신의 집에 손님이 찾아오는 경우 손님에게 맥주를 대접하면 안주인은 당시 상당히 좋은 평판을 얻었다. 사교적인 모임을 보여주는 벽화도 있는데 그 벽화도 역시 맥주에 관한 내용을 보여주고 있다. 맥주 장사도 화려하게 번창하여 얇게 옷차림을 한 처녀들이 시중을 들기 시작했고 지금과 마찬가지로 여주인이 아름다우면 직책이 높고 돈 많은 고정고객을 많이 확보했다.

지금도 쿠쿠바(Kukuba)의 이야기가 전해오는데 쿠쿠바는 바빌론 외곽에서 맥주를 팔던 수메르의 여인이었다. 그런데 맥주 장사를 아주 잘하고 똑똑하여 새로 형성된 도시 키쉬(Kish)에서 최초로 여자 영주가 되었던 일도 있었다. 또한 수메르인들의 도시국가들 사이에서는 물품의 교역이 발달했다. 그들은 동부의 산맥지대나 이집트로부터 석재, 금속, 그리고 기타 광물을 사들이고 곡식이나 완제품을 팔았다. 이러한 교역의 발달로 상인층도 자리를 잡았을 뿐 아니라 쿠쿠바와 같은 여인도 탄생하게 되었다.

바빌로니아에는 20가지의 서로 다른 맥주가 있었다. 여덟 가지는 보리로, 여덟 가지는 밀을 주원료로 만들었으며 나머지 네 가지는 혼합된 원료를 사용한 맥주였다. 맥주 가격은 밀의 사용비가 많을수록 비쌌다. 곡물 가루와 물 혹은 구운 빵과 물로(원료수용액) Mash 을 만들고 20가지 맥주는 전부 상면 발효방식으로 발효시켰다. 사람들은 맥주에 서로 다른 표시를 하여 구분했을 뿐만 아니라 품질 표시도 다르게 했는데 이는 음용자가 구분하여 마시기 용이하게 하는 목적보다는 맥주의 세금을 효과적으로 관리하기 위한 방편이었다고 생각된다. 당시의 자료에는 호프에 관한 언급은 없었으며 원료수용액(맥즙)에 후추와 같은 양념을 종종 첨가했다. 또한 "남성맥주"라 하여(아마 지금의 코카서스 지방에서 유래된 관습이라고 판단됨) 쓰게(bitter) 빚었으며 이에 상응되는 여성을 위한 맥주는 "단맥주(sweet beer)"라 하여 꿀을 넣어 만들었다.

2.3 혼인 예약서와 맥주

이집트에서도 맥주 양조장은 바빌로니아와 마찬가지로 국가 전매사업이었다. 때문에 맥주 제조 규모도 상당히 커져 품질관리도 필요했을 뿐 아니라 식품에 관한 규정도 무척 엄격했다. 모든 사람들은 매일 일정량의 맥주를 지급 받았다. 병사, 장교, 공무원 그리고 왕비까지도 빵과 맥주를 지급 받았는데 왕비의 경우 하루에 2주전자의 맥주와 10개의 빵을 받았다. 이집트의 왕인 파라오(Pharao)가 결혼을 하려고 하면 왕비가 될 신부와의 결혼계약서에 맥주 2주전자에 관한 사항을 포함시켰을 정도였다. 공주는 10개의 빵과 한 주전자의 맥주, 장교는 10개의 빵과 2주전자의 맥주, 그리고 피라미드 건설작업에 투입되었던 노예에게는 일반 노무자와 마찬가지로 4개의 빵과 2주전자의 맥주가 지급되었다. 당시에도 맥주를 지급 받으면 모두가 즐거워했다고 한다. 그들이 즐거워하는 모습을 어느 그리스인이 표현한 바에 의하면 "그들은 맥주를 지급 받으면 매우 기뻐했으며, 노래를 부르고 춤을 추었다"라고 기술하고 있다.

이집트인들은 상당히 오랜 기간을 공짜로 맥주를 지급 받아 마셨다. 그러다가 이 제도는 클레오파트라가 속했었던 프톨레마이오스 왕가가 이집트를 지배하던 기원전 100년경에 바뀌게 되었다. 그렇다고 해서 맥주를 판 것은 아니었으며 계속해서 무상으로 나누어주었는데, 음주세금을 부과했다고 한다. 세금을 부과한 이유를 들어보면 "세금을 부과하면 일반적으로 마시고자 하는 인간의 욕망이 줄어 든다"라고 생각한 것으로 보아 이집트인들이 얼마나 맥주를 즐겼으며 이렇게 많은 양의 맥주를 독점적으로 공급한 국가의 부담도 이해할 수 있다.

그러나 주세를 징수한 원래의 목적은 당시의 모든 통치자들이 그랬었던 것처럼 보다 많은 피라미드를 보다 빨리 건축하기 위해 돈이 필요했던 것이다. 당시의 제도로서는 아주 세련된 방법이었고 인류 최초의 주세였던 셈이다. 맥주에 관한 많은 기록을 남긴 이집트인들은 사후에도 나일강 저편에서 영원한 삶을 누릴 수 있다고 생각했다. 그래서 누군가가 죽으면 그가 사용하던 맥주잔과 맥주를 함께 무덤에 넣어 주었다. 만약 맥주를 충분히 넣어 주지 않아 망자가 저승 곳곳에 제물로 바쳐진 맥주를 즐기려 한다면 죽은 자와 함께 생활하는 저승신이 마실 맥주가 없음을 걱정했기 때문이다. 따라서 영혼이 충분히 목을 축일 수 있도록 미이라의 무덤에 네 종류의 맥주와 다섯 종류의 포도주를 넣어주었다고 전해지고 있다. 이러한 사실들은 근세에 미이라와 함께 출토된 유품 중 맥주 찌꺼기가 묻은 술주전자가 무더기로 발견되면서 밝혀졌다.

부유한 가정에서는 남자들 뿐 아니라 여성들도 맥주를 많이 마셨다. 술잔은 꽃 모양의 장식으로 호화롭게 꾸며져 있었으며, 술잔은 나체의 여인이 들고 들어와 시중을 들었다하니 지금으로부터 이 삼천년 전이나 지금이나 분수를 못 지키기는 인간들은 어디에서나 두드러졌다는 사실과 그 이후 21세기에 이르는 동안 인류가 계몽되고 발전을 거듭했다고 자만하지만 과학의 발전을 제외하면 우리의 치부를 감추고 정당화시키는 곳으로만 논리를 세우고 합리화하지 않았나 하는 느낌도 든다. 당시의 맥주에는 탁하고 젖은 빵 조각이 있었기 때문에 맥주를 마실 때에는 빨대를 사용하여 마셨거나 마시기 직전에 채로 여과를 했으며 조금 더 영악한 사람들은 체의 윗부분에 빨대를 고정시켜 맥주를 마셨다고 한다.

맥주를 마시다 보면 취하는 사람들도 있게 마련이어서 부유층 사람들은 귀가길을 대비하여 2명의 노예에게 들것을 들고 따라오게 했는데 이러한 행위가 축제시에는 예의에 맞는 일이라고 치부되었다고 한다. 특히 여신에게 제주(祭酒)를 가져와 제사를 올리는 제주(祭主)는 맥주를 3일간 마셨다하니 귀가길을 걱정했으리라는 이해도 해봄직 하다. 희대의 중국의 술꾼인 유영이 이미 서양에서도 존재 하였던 것은 이상하게 생각할 것도 없다. 이집트의 왕 파라오가 결혼을 약속하는 결혼 서약서에 맥주의 안정적인 공급을 기재했다면, 전체의 인구 중 여성의 비율이 작아지는 것과 비례하여 여권이 점차 신장되는 신세대의 신부 후보들은 결혼서약서에 무엇이 적히기를 염원할까?

2.4 고대 여성들의 음주처벌법

남녀노소가 와인을 즐긴 로마에서는 와인을 묵인한 정도가 아니라 긍정적으로 받아들였다. 모두가 물과 섞인 와인을 적당히 마시는 것을 유익하다고 생각했다. 그러나 과음에는 비판적이었고, 여성의 경우 반대하는 분위기가 강했다. 로마의 신화 중에는 에그나티우스 메케니우스라는 영웅이 와인을 입에 댄 아내를 매질하여 죽였더니 로마를 건국한 로물루스가 칭찬했다는 이야기가 전해지고 있다. 그리고 와인 저장실 열쇠가 들어있는 지갑을 열었다가 가족들에게 벌을 받아 죽임을 당한 어떤 여성의 이야기도 있다. 이러한 두 이야기의 사실여부는 알 수 없지만 여성의 음주를 반대했던 로마사회의 분위기만큼은 확실하게 느낄 수 있다. 시인 루크레티우스(Lucretius)는 와인의 노기(怒氣)가 영혼을 어지럽히고 육신을 망치는 싸움을 불러일으킨다고 주장했고, 수사학자 세네카(Senneca)는 와인이 인간의 약점을 드러나게 한다고 했다. 플리니우스는 고급 와인을 격찬하면서도 와인을 마시지 않아야 할 말을 많이 하지 않게 된다고 경고했다.

성 히에로니무스(Hieronymus)는 술에 취한 그리스도교 여성의 행동을 신자답지 못하다고 묘사했고, 마르세유의 사제 살비앙(Salvien)은 몇몇 그리스도교들을 이교도처럼 술을 마신다는 이유로 비난했다. 술에 취해서 구역질을 하거나 고생하는 것으로 묘사되는 쪽은 대부분 여성이다. 그 밖의 이집트 벽화에서는 와인을 사랑이나 섹스와 연결시키기도 하는데 그리스로 건너가면 그 주제가 좀더 노골적으로 자주 등장한다. 이집트 축제를 그린 어느 벽화에서 여성들은 속이 비치는 옷을 입고 연꽃잎과 멘드레이크 열매를 들고 서있는데 이 두 가지는 모두 사랑의 상징이다. 그리고 하녀들은 알몸인 채 술을 따르고 있다.

2.5 맥주의 여신과 성인

맥주를 영어로는 Beer, 독일어로는 Bier인데 이 단어는 어디에서 유래된 것일까? 이 문제에 관해 정확히 알고 있는 사람은 없는 듯 하다. 언어학자들은 고 독일어에 Bior라는 단어가 있었는데 이 단어에서 유사한 개념의 단어들, 예를 들면 빵(bread, Brot), 맥주(beer, Bier), 거품이 일다(brodeln)등의 단어들이 생겨났으며, biere(불어로 맥주), birra(이태리어로 맥주), bere(이태리어로 마시다)로 발전된 것으로 판단하고 있다. 또한 맥주를 뜻하는 라틴어는 cerevisia인데 이 단어에서 Ceres는 경작의 여신인 것으로 보아 인간들은 맥주로 Ceres라는 경작의 여신에게 경의를 표한 것으로 판단된다. 여기에서도 우리는 맥주가 여성과 관계있다는 사실을 다시 한번 확인할 수 있다.

수메르인이 맥주를 빚어 마셨다는 사실을 증명해주는 기록은 Monument Blau(Blau 기념비: 발견자의 이름을 따라 붙여진 이름)에 기록되어 있는데 이것은 지금으로부터 6000년 전의 점토비판으로 현재는 파리의 루부르 박물관에 보관되어 있다. 비판으로부터 당시의 수메르인이 어떻게 곡물 밀의 껍질을 벗겼으며, 벗긴 알곡으로 전병을 만들고 구워 빵을 만드는 방법 그리고 구운 빵으로 맥주를 빚었다는 사실 등을 알 수 있다. 그러면 수메르인은 왜 맥주를 마셨을까? 메소포타미아의 남부에서 발견된 점토비판에는 그들이 맥주라는 의미로 사용한 시카루(Sikaru)의 역할에 대해서도 기록이 되어 있다. 기온이 높은 이 지역은 지하수를 음용한다고 해서 꼭 안전하지는 않고 그래서 '시카루를 마신다'라는 내용이 있는 것으로 보아 음용수의 질과 확보에 문제가 있었음을 알 수 있고, 경험에 의해 맥주가 위생적으로 안전하다는 사실도 알고 있었다고 판단된다.

수메르인들은 여신 Nin-Harra에게 제주(祭酒)로 맥주를 바쳤다고 하는데, 이 여신은 수확과 생산의 신이었으며, 맥주를 발견한 여신으로도 통했다. 한마디로 맥주는 자식을 많이 낳게 해주시고 농산물의 수확을 관할하는 여신에 대한 감사의 헌물이었던 셈이다. 독일 사람들이 지독히 자랑스럽게 여기는 맥주 순수법(1516. 4. 23 제정)에 의하면 맥주는 보리(die Gerste)로 된 맥아, 호프 그리고 물(acqua feminin)로만 제조할 수 있다고 규정하였는데(당시 효모(die Hefe)는 표시되어 있지 않았음)이 원료들을 보면 모두 여성 명사인 것을 알 수 있다.

이 중에서 특히 호프의 경우 수정되지 않은 여성의 꽃만을 맥주 양조용으로 사용하고 있다. 맥주는 어디에서 유래되었을까? 또는 인간은 언제부터 맥주를 마셔왔을까? 이러한 질문에 대해 확실한 대답을 할 수 있는 사람은 아무도 없다. 그러나 한 가지 분명한 것은 맥주를 빚기 이전에 문명이 어느 정도는 발달하여 사냥에 의존하던 유랑생활을 청산하고 한곳에 정착하였다는 사실이다. 인간은 구석기시대 후반에 이르러 경작으로 식량을 생산하는 농경생활을 시작했고 초기에는 맥류가 중심이 되었다.

1953년 메소포타미아 지방에서 발견된 점토판에는 "보리를 가루로 만들어 물로 반죽하여 빵을 만들어 구었으며 빵을 물에 적셔 맥주를 만들었다"는 기록이 있어 이미 기원전 5000년경에 고대 바빌로니아의 수메르인에 의해 맥주가 만들어졌음을 알 수 있다. 그러면 수메르인들은 어떻게 맥주를 발견했을까? 현재 독일 바이에른주의 맥주 양조조합을 이끌고 있는 Dr. Schmucker의 견해는 아주 흥미롭다. 맥주를 발견한 사람이 누구인지는 모르지만 분명한 것은 여성이라는 사실이다. 정착하는 생활을 막 시작한 수메르인에 있어서 어느 정도 가사의 분업은 있었는데 남자는 사냥을 나가고 여자는 자연의 곡물을 주워 사냥에서 돌아오는 배고픈 남편을 위해 식사를 준비하는 일이었다. 식사는 지금의 보리나 밀을 가지고 전병을 만들어 굽는 일이었다.

　어느 날 여느 때와 마찬가지로 전병을 만들어 놓고는 옆집 아주머니와 비가 오는 사실도 모를 정도로 수다를 즐기고 있었는데 그 사이에 빵은 빗물에 젖게 되었고 발효가 자동적으로 진행되었다. 피곤에 지쳐 돌아온 남정네는 전병빵 대신 발효가 진행되고 있는 거품 덮인 전병 반죽을 발견하고 이를 입에 넣었는데 씹히는 것은 고사하고 쭉 들이킬 수 있을 정도였다. 조금 지나니 남정네의 화는 눈 녹듯이 사라지고 처음 느끼는 기분 좋은 상태가 되었는데 그것은 발효에 의해 빵이 맥주로 되었기 때문이었다.

　그는 그저 쥐구멍이라도 찾으려는 부인에게 훌륭한 식사를 제공한 것에 대해 고마움을 표시하였고 까닭을 모르는 안사람에게 앞으로도 이러한 액체 빵을 규칙적으로 만들어 달라고 부탁까지 하였다고 한다. 여성이 맥주를 최초로 발견하였다는 주장과 함께 남편의 규칙적인 요구는 현재 대형 맥주회사와 대리점간에 이루어지고 있는 맥주 공급계약의 효시였다고 억지 섞인 주장을 펴기도 한다. 어쨌든 맥주는 여성의 원료로 여성에 의해 발견된 액체 빵이 그 효시였던 셈이다.

　그러면 그 이후 양조장이나 맥주를 즐기는 이들은 누구를 맥주의 수호성인으로 생각하고 있었을까? 여신 Ceres 다음으로는 그리스의 Dionysos로 로마인들은 박카스(Bacchus)라고 불렀다. 박카스도 원래는 곡물의 신이었고 장소에 따라서는 맥주의 신이라고 부르는 곳도 있다. 그리스도교가 전파된 이후 맥주 수호성인으로는 다음과 같은 인물들이 있다.

• 성 후로리안(St. Florian)

성 후로리안은 오스트리아의 비엔나 근처에서 태어나 로마군의 장교였으나 그리스도를 믿었다. Diokletian 황제 통치시 다시 기독교도들의 박해가 시작되었을 때 체포되어 고문을 당하고 급기야는 목에 돌을 매달아 물에서 순교를 당했다. 따라서 후로리안은 물과 관계가 있기 때문에 화재나 홍수를 막아주는 일을 하며 맥주도 물과 관계가 있기 때문에 맥주성인으로도 불리어 지고 있다. 많은 맥주공장의 문장에서 물통과 함께 그려진 후로리안 성인의 모습을 볼 수 있게 된 것은 바로 이러한 전설 때문이다.

• 성 아우구스티누스(St. Augustinus)

아우구스티누스는 유럽 교회의 교부(敎夫)였다. 아프리카 출신의 로마인으로 대단히 해박한 지식과 이론으로 헬레니즘의 가르침을 기독교에 접목시켰던 인물이다. 아우구스티누스가 맥주성인이 된 이유는 많은 아우구스티너 수도회가 수도원 맥주를 생산하였기 때문이며 아직도 뮌헨에 가면 수많은 아우구스티너 맥주를 마실 수 있다.

• 성 보니파티우스(St. Bonifatius)

성 보니파티우스는 독일인 사도로써 673년 영국에서 태어났다. 723년에는 주교로, 곧 이어 독일지역의 대주교가 되었다. 보니파티우스는 왜 맥주성인이 되었는지는 확실치는 않다. 단지 베네딕트파의 수도회를 많이 세웠으며 이 수도회들도 맥주를 제조하였다는 사실만이 관계가 있다고 할 수 있을 정도로 알려지고 있을 뿐이다.

이 사람들 외에도 물을 포도주로 만들었다는 아일랜드의 여성 성인이신 Brigitta, 이교도의 맥주축제를 한번의 외침으로 맥주통을 부셔버리고 모든 이교도를 개종케 하신 아일랜드의 Columban 성인, 그리고 Arnulf 성인 등이 있다. 성인 Arnulf에 관한 일화는 죽어 주님의 곁으로 보내드리기 위해 땅을 팔때 여름이라 무척 더웠는데 많은 사람이 갈증으로 쓰러질 찰나에 갑자기 한잔의 맥주가 모든 사람이 마실 수 있을 만한 맥주로 되는 기적이 있었다고 전하여지고 있다.

2.6 상아를 녹이는 맥주

이집트는 초기 상 이집트와 하 이집트 두 부분으로 나뉘어져 있다가 메네스라는 전설적인 왕이 나타나 통일을 이루고 왕국의 기틀을 마련하였다. 지리적인 조건이 사막과 바다로 둘러싸여 있다보니 외부의 침입에서 멀어질 수 있었고 그 결과 2천여년 동안 고유의 문화를 간직할 수 있었다고 한다. 티그리스강과 유프라테스강 사이에서 수메르인의 문명이 나타날 즈음에 이집트에서도 문명이 발달하기 시작했다. 물론 여기에서도 강변에서의 농경생활이 이집트 문명의 시작이었는데 이러한 농경생활은 나일강의 물과 강변을 따라 형성되어 널려 있는 비옥한 토지가 있어 가능했다. 나일강은 매년 홍수로 인해 강이 범람했고 이로 인하여 강변에 풍요로운 땅이 마련되어 자연히 인구가 몰려 부락이 형성되었던 것이다.

고대 이집트에는 히에로글리프(Hieroglyph)라는 상형문자가 사용되고 있어서 당시의 대략적인 역사, 문화 그리고 맥주에 관한 적지 않은 지식들을 이해하는데 도움을 주고 있다. 이 상형문자는 기념비, 벽화, 묘비 등의 공식적인 기록에 주로 사용되었던 반면 일상생활에서는 상형문자를 약간 개량한 신성문자(神聖文字), 즉 히에라틱(Hieratic)이 사용되었다. 히에로글리프라는 상형문자를 해석해서 얻은 이집트의 맥주양조를 『맥주 큰사전 Das grosse Lexikon vom Bier』에 의하면 다음과 같이 소개하고 있다.

"맥주를 빚기 위하여 사람들은 보리나 다른 곡물을 사용했다. 그들은 곡물을 물에 침지 시켜 알곡이 물을 흡수하여 발아하게 했다. 발아가 끝나면 빻아 효모를 혼합하여 빵을 만들고 그 빵을 살짝 구워 빵의 껍질은 바삭바삭하게 하는 대신에 빵 내부는 반죽상태로 머물게 한 것으로 보아 당화를 위한 효소와 발효를 위한 효모 두 가지의 활성을 손상시키지 않고 유지하려 했던 것으로 미루어 맥주를 빚는 기술도 상당한 수준에 있었다는 것을 미루어 짐작할 수 있겠다. 조각 낸 빵과 물을 섞어 하루동안 발효시키고 그 이튿날 채로 걸러 맥주를 받았으며 채에 걸러진 빵 조각은 손으로 으깨어 놓습니다. 이렇게 얻은 맥주는 탁했으며 맛은 씁쓸했습니다. 하루만 발효시킨 후 다음날 마실 수밖에 없었던 사정은 미생물의 지식은 없었어도 제조과정에서 필연적으로 혼입 될 수밖에 없었던 공기 중의 미생물에 의해 맥주가 맛이 변하고 쉬거나 시어진다는 과학적인 현상도 알았던 것으로 해석됩니다. 하여튼 이집트인들은 맥주를 쓰게 빚기 위해 무우나 단풍 콩을 넣었다."

중세 유럽에 널리 유행했던 수도원에서 제조된 수도원 맥주, 영국의 에일(Ale), 희망봉을 돌아 인도까지 수출되었던 영국의 수출맥주, 그리고 북부유럽에서 상권을 쥐고 지금의 러시아, 리투니아, 남부 바이에른에 맥주를 수출했던 한자동맹의 여러 도시에서 제조된 수출맥주들에는 맥주로서의 상품력을 유지하고 맥주가 운반 도중에 변질되는 것을 방지하기 위해 맥주에 호프를 다량으로 사용했던 것에 반해 이집트에서 맥주를 쓰게 제조한 이유는 무엇일까? 여러가지 미생물에 의해 맥즙이 쉬거나 시어진 경우 또는 발효과정에서 변질되는 경우 변질된 맛을 마스킹(masking) 하기 위함이었을까. 그렇지 않으면 맥즙이 쓰면 변질과정을 더디게 한다고 믿어서 일까. 그것도 아니라면 이집트인들이 맥주양조를 가르쳐 준 바빌로니아인의 맛을 그대로 따라서 한 것일까.....

이집트인들은 십중팔구 양조기술을 바빌로니아에서 배운 것은 틀림없는데 그 이유는 상당히 오랜 세월에 걸쳐 바빌로니아인들은 맥주를 이집트에 수출했기 때문이다. 이 수출맥주는 도제 항아리에 밀봉되어 이집트까지 운반되어 왔는데 나중에는 이집트인들 자신도 장거리 운송이 가능한 맥주를 생산하게 되었다. 이집트인들은 장거리용 맥주를 황토로 만든 도제 항아리에 담고 마개를 막은 후 봉인까지 했다고 한다. 맥주는 2가지 그룹으로 나뉘어져 8가지 종류가 있었는데, 한 가지 그룹은 찌토스(Zythos)로 지금의 레귤러 타입의 일반 맥주이고 다른 한 가지는 디찌토스(Dizythos)라고 하는 지금의 강한 맥주(Strong beer: 원맥즙의 당도가 높아 알코올 농도가 높은 맥주)타입의 맥주들이었다. 그리스의 역사가 플루타크(Plutarch)는 디찌토스가 강한 것에 놀라 다음과 같이 표현하고 있다.

"맥주가 강해 코끼리의 상아조차도 부드럽게 할 정도였다"고....

2.7 핀란드 영웅서사시 카레바라

고대 게르만인들은 쓰지도 읽지도 못했다. 그들은 로마인들이 사용했던 라틴어에는 흥미를 느끼지 못하고 지내다가 2~3세기경이 되어서야 비로소 선교사들에게 문자를 배웠다고 한다. 그러면 문자가 없었던 고대 게르만의 시대에 믿었던 신들의 이야기와 특히 맥주와 관련된 일화들은 어떻게 전해져 알게 되었을까? 지금 독일인들이 알고 있는 독일 최고의 신(神) 보탄(Wotan), 천둥의 신 토르(Thor), 바다의 신 에기르(Aegir), 그리고 이러한 신들이 얼마나 맥주를 사랑했는가에 관한 이야기는 아이슬랜드의 영웅전설 에다(Edda)를 통해 전해졌다. 게르만이 쓴 가장 오래된 문학 작품은 13세기가 되어서야 생겨났는데 그것은 독일 북부의 게르만인들이 9세기에서 12세기에 걸쳐 구전되어 오던 노래들을 문자로 옮겨 적은 것이다.

핀란드의 영웅 서사시 카레바라(Kalevala)도 비슷한 과정을 거쳐 전해졌다. 카레바라에 나오는 많은 노래들도 바이킹 시대보다 훨씬 이전인 8세기의 것으로 구전을 거듭한 끝에 18세기가 되어서야 정리되게 되는데, 이 서사시 안에는 맥주를 빚는 장면들이 많이 나오고 있다. 결혼식을 앞두고 맥주를 준비해야 하는 부인과 전설의 처녀 오스모타르(Osmotar)가 맥즙을 만들고 발효를 시키기 위해 애쓰는 모습이 상세히 묘사되어 있다. 카레바라의 20, 21장에 나오는 싯귀의 일부를 소개하면 다음과 같다.

"안주인은 안절부절 하면서 마루바닥을 오가면서 생각에 잠긴다. 어찌해야 맥주를 빚을 수 있을까? 무엇이 필요한가? 결혼식의 술자리는 다가오는데..

한 백발노인이 화로 위에 앉아서 중얼거린다(영적인 존재인 듯함). 좋은 맥주는 보리와 오프가 있어야 한다네, 물이 없어서는 물론 안되고, 불의 도움도 필요하다네.

오스모타르는 솥에 여섯 줌의 보리와 일곱 송이의 오프 꽃, 그리고 여덟 국자의 물을 부은 후 화덕 위에 올려놓고는 살포시 끓인 후, 맥즙을 양푼에 붓다. 맥즙은 되었는데 발효가 되지 않는다. 근심에 찬 오스모타르는 중얼거린다. 무엇을 더해야 하나? 어찌해야 발효의 거품이 일어나게 하나? 무엇이 발효를 일으키게 하는가?

벌들아! 너 나의 귀여운 새들아, 너희들은 꽃의 왕이지. 숲으로 가 작은 날개와 주머니에 꿀을 가져 오너라. 너희의 보호자인 나의 손에 가져다 주렴.

벌들은 벌써 꽃으로 날아가, 바삐 꿀샘으로 들어가선 날개에 꿀을 묻혀 처녀 오스모타르에게 가져온다.

오스모타르가 꿀을 맥즙에 넣자마자 맥즙은 발효를 한다. 맥주에선 거품이 일고, 거품은 자작나무 술통을 넘친다. 온 세상을 덮으려는 듯 바닥에 쌓인다.

이것이 카레브 맥주의 탄생이라네. 여자의 입을 즐겁게하고 남정네에겐 좋은 것이 되는 것, 성실한 자에겐 기쁨을 주나, 멍청이에겐 별 볼 일 없는 것..."

전설의 처녀가 빚어 여자에겐 입을 즐겁게 하고, 남정네에겐 좋은 것... 그것은 바로 우리가 만드는 맥주였다.

2.7.1 여객선 달링크를 찾는 핀란드의 술꾼

　북유럽하면 우리는 성 개방의 원조를 떠올리며 밤을 기다린다. 그러나 핀란드는 다른 북구 세 나라 덴마크, 스웨덴, 노르웨이와 달리 여러면에서 엄격하기 그지없다. 자고로 핀란드는 러시아와 길게 국경선을 맞대고 수없이 러시아의 지배를 받았고 동서 냉전시대에도 중립을 표방했지만 소련쪽으로 많이 기울어져 있었다. 소련이 와해되고 나서 러시아는 개방의 물결이 물밀 듯이 밀려왔으나 핀란드는 조금도 흔들림 없이 체통을 지켜오고 있다. 기나긴 겨울밤, 썰렁한 헬싱키 시내를 돌아다녀 보아야 그 흔한 누드쇼 하는 곳 하나 보이지 않고, 지갑걱정 하지 않고 퍼마실 수 있는 선술집 하나 보이지 않는다. 어지간한 식당에서는 아예 술을 팔 수 없고 허름한 바의 맥주 한잔이 5~6천원이다. 체질적으로 술고래들인 핀란드인들이 기나긴 겨울밤 술로 밤을 새울까봐 정부는 술 판매를 제한하고 주류 고가정책을 펴 술 소비를 억제한다. 바람처럼 스쳐지나가는 나그네들이야 미술관이다, 박물관이다 여기저기 돌아다니다 이 나라를 떠나면 그만이지만, 핀란드인들은 동지섣달 기나긴 겨울밤을 무엇하고 살아가는가?
　점심먹고 어물어물 거닐다보면 벌써 어둠이 깔리는 이곳에서 하루 일을 마치고 집으로 돌아가 지겨운 마누라 잔소리나 들으며 다람쥐 쳇바퀴 돌 듯 변함없는 날이 이어지면 사람들은 미쳐버린다. 꽉 막힌 이곳에도 탈출구는 있다. 꽁꽁 얼어붙은 헬싱키 앞바다는 쇄빙선이 얼음을 조각조각 부셔 놓았지만 하루밤 사이에 얼음조각들은 또 다시 달라붙는다.
　북구의 겨울은 일찍 찾아온다. 어둠을 뚫고 머풀러를 두른 채 코트깃을 세우고 흰 입김을 뿜으며 사람들은 선착장으로 몰려든다. 3만톤급 거대한 여객선 탈링크(TALINK)호는 불을 밝히고 승객들을 기다린다. 승객을 가득 태운 탈링크호는 핀란드의 헬싱키를 출발하여 어둠을 뚫고 발트만의 파도를 헤치며 에스토니아의 탈린으로 향한다. 에스토니아는 소련연방이 와해될 때 떨어져 나와 독립한 조그만 나라다. 핀란드 사람들은 꼭두새벽부터 무슨일로 에스토니아로 가는가? 비즈니스? 보따리 장수? 아니다.

그들의 볼일은 에스토니아에 있는 것이 아니라 배 안에 있다. 배속엔 성격이 다른 세 개의 바가 있고 하나의 댄스홀이 있다. 배를 타자마자 목마른 핀란드인들은 벌컥벌컥 술을 마셔댄다. 록 음악이 귀를 찢는 록 까페엔 젊은이들이, 로멘틱한 옛노래가 나오는 바엔 나이 지긋한 사람들이 순식간에 자리를 채워버린다. 발트해 파도를 헤치며 탈링크호가 얼마나 달렸나, 붉은 아침해가 동쪽바다에서 떠올라 어둠을 쫓아내고 세상은 광명천지가 되었건만 술이 돌고 춤이 도는 창 하나없는 탈링크 뱃속은 언제나 한밤중이다. 술값은 헬싱키에 비하면 공짜나 한가지다. 술을 마시고 얼싸안고 춤을 추던 남녀가 열이 오르면 리셉션으로 가서 방을 산다. 키를 가지고 방으로 들어가 딸깍 문을 잠그고 배위에서 배를 타고, 물 위에서 물을 받는 역사를 만든다.

핀란드 속담 중에는 "만약 사우나, 보드카, 파인타르가 당신의 병을 고칠 수 없다면 아무 것도 그 병을 고칠 수 없다"는 말이 있을 정도이다.

제2부
술집과 음주의식

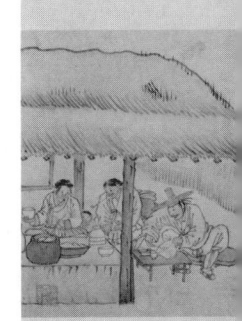

제2부
술집과 음주의식

   알코올을 마신다는 것은 예로부터 공동체를 형성하는 것을 의미한다. 가장 오래된 음주 의식은 음주자들의 결합을 구체적으로 증명해 준다. 손님에게 베푸는 환영 술자리에서 손님은 상징적으로 주인의 가족 공동체로 받아들여진다. 건강을 기원하는 술, 건배, 우애의 술, 순배 등은 여기에 참여하는 사람들 모두를 최소한 술 마시는 동안만이라도 단단하게 묶어 두는 기능을 한다. 이러한 고전적인 의미는 다른 어떤 상황 속에서보다도 술 마시는 공공장소인 술집에서 더 명확하게 나타난다. 여기에서 바깥의 시민적 삶과는 다른 법칙과 규칙들이 지배한다. 미국의 술집을 사회학적으로 분석한 논문에는 다음과 같은 내용이 들어 있다.

   "여기에 있는 모든 사람들은, 그들이 서로를 알고 있든 그렇지 않든 간에 상관 없이, 다른 사람을 담소에 끌어들일 수 있는 권리가 있고 상대편에서도 말을 걸어오면 응답해 주어야 할 의무가 있다. 다른 장소에서는 모르는 사람과의 접촉이 통상적으로 제한되어 있으나, 술집에서는 모든 방면으로 마음을 열어 놓고 누구에게나 말을 걸 수 있다는 것이 기본 규칙이다. 술집의 입구는 상징적인 의미를 지니고 있다. 누구나 문지방을 건너는 사람은 술집에 머무는 동안 모르는 사람과도 대화할 수 있는 준비가 되어 있음을 암묵적으로 승인하고 있다. 손님들은 연령과 성별에 상관없이, 열려 있는 인물로서 술집에 들어오는데, 그것은 다른 사람에게 말을 거는 데 있어서 열려 있고 그리고 스스로가 그러한 접촉을 통하여 친해질 수 있을 정도로 열려 있는 것을 의미한다."

3. 서양의 술집 형성사

 손님들이 모든 방면으로 열려 있다는 점에서 술집은 고대적인 영역이라고 말할 수 있다. 동시에 술집은 단연코 근대적인 것이데, 그것은 여기에서 제공되는 음료의 값을 모두 치러야 하기 때문이다. 손님들은 서로 순배를 돌리고 껴안은 시간 동안 교환의 원칙을 일시적으로 무시할 수도 있다. 그러나 술집 주인에게 있어서 손님들은-위와 같은 일시적인 변칙을 제외하면-그들이 값을 치를 수 있는 한 계속 시중들어야 할 고객들인 것이다.
 교환 원칙이 거의 상징적으로 효력을 잃는 장소로서 그리고 동시에 상업적인 장소로서 술집이 갖는 내면적 불일치성은 오랜 역사적 과정에, 즉 손님 접대의 상업화 과정에 그 연원이 있다. 여관, 호텔, 레스토랑, 술집이 오늘날의 형태를 취하기 전까지는 수많은 중간 형태들이 나타났다가 사라지곤 했다. 중세 초기에 지배적이었던 순수한 손님 접대의 형태는 중세 후기에는 손님 접대와 숙박업을 겸한 하나의 신분적, 조합적 중간 형태로 발전하였다.

큰 장이 서는 상업 중심의 도시에서는 상인들의 숙박소들(Herberg: 영어의 Hostel), 즉 상인의 집들이 여기에 속한다. 또한 - 술집의 이전 형태에 관한 설명을 하기 위해서 언급하는 것이지만 - 도시에서의 '술방들(Trinkstuben)'도 여기에 속한다. 이것들 역시 신분적, 조합적 장소로서, 이후의 클럽이나 협회의 초기 형태였다.

도시의 명문 귀족들과 개별 동업 조합들은 특별한 계기가 예를 들면, 도제를 직인으로 임명하는 의식이나 문상객들의 대접 혹은 결혼식 등이 있게 되면, 그리고 각각의 조합들이나 도시의 정치적 진로에 대한 심의를 할 때면 술방에서 회합을 가졌다. 여기에서의 음주 관습은 학생 결사의 그것과 비견할 만하다.

이 신분적인 결사와 유사한 단체들이 모이는 장소로서의 술집에 비해 전혀 다른 역사적인 발전 과정을 겪은 것이 공공적인 술집이다. 이것은 화폐 경제와 확장하는 원거리 교통의 한 산물인데, 이 두 가지의 동력은 고래의 손님 접대 방식의 기반을 무너뜨리고 접객업으로 대체시켰다. 접객업의 세 가지 서비스의 종류는 숙박, 식사 제공, 주류 판매였다. 예로부터 이것들은 한 지붕 아래 모여 있었다. 여행하는 사람들은 여관에서 보통 잠자리뿐만 아니라 식사와 술도 제공받았다. 오늘날에도 괜찮은 호텔에는 그 안에 레스토랑과 바가 포함되어 있는 것은 여기에서부터 유래된 것이다.

그러나 예로부터 이러한 형태와 나란히 개별적 기능들을 위한 특수한 유형의 접객업들이 발달해 왔다. 음식을 위해서는 레스토랑(이전에는 가르퀴: 간이 음식점)이, 숙박을 위해서는 호텔(이전에는 헤르베르게 Herberge: 숙박소)이, 음주를 위해서는 술집이나 바(이전에는 솅케 Schenke: 목로 주점)나 타베르네(Taverne: 이태리식 술집)가 있었다. 이러한 접객업소들의 공통점은 모두가 원래는 사적인 가게로부터 구별되지 않았다는 점이었다.

실제로 이것들은 개인 가정에서 시작되었다. 처음에는 단지 주인의 식구들이 쓰고 남은 것들은(침실, 음식, 음료) 낯선 사람에게 대가를 받고 이용하게 했던 것이다. 이 상업적인 부분이 아주 점차적으로 객실의 면모를 꾸며 나가기 시작했던 것이다. 처음에는 대부분이 사적인 공간이었던 것이 상업적 술 판매 요구에 맞춰서 어떻게 점차적으로 변형되어 갔는가 하는 것은 술집의 내부 공간이 어떻게 발전되어 왔는지를 살펴보면 알 수 있다. 이 공간의 변형은 술집의 중심인 판매대 또는 카운터를 중심으로 완성되었다.

3.1 카운터의 발전

객실은 원래가 주인집의 부엌이었다. 부엌은 음식을 준비하는 장소일 뿐만 아니라 다목적 공간이었다. 18세기까지만 해도 열린 벽난로를 중심으로- 여기에서 역시 음식이 준비되기도 했지만- 접객업소의 사회적 삶이 전개되었다. 다만 규모가 큰 접객업소에서만, 그리고 지위가 높은 여행객을 위해서만 분리된 체류 공간이 있었다. 주인의 가족, 하인들 그리고 여행자들, 손님들은 이 다목적 공간에 섞여 있었다. 달리 말하자면, 손님은 그가 머무는 동안에 그의 숙박료를 치러야 한다는 유일한 차이점이 있을 뿐 주인의 가족에 속하였다.

접객업소가 영업적으로 운영될수록 객실의 규모는 점점 더 커졌고 원래의 부엌이라는 특징을 잃어버렸다. 객실에 남겨진 유일한 부엌의 흔적은 열린 벽난로와- 이제는 장식 목적으로 축소된- 벽에 붙어 있는 그릇들이다. 1800년 경 객실은 주인의 사적 공간들에서 해방되었다. 그것은 손님들한테 서비스가 제공되는 영업장소가 되었다. 그럼에도 불구하고 객실은, 다른 유형의 영업장소들과 비교해 보면, 오히려 가정적인 인상을 준다. 그것은 세상 사람들에게 개방되어 있는 좋은 방처럼 보인다. 그 이유는 중세 후기이래 이미 소매상에서는 대부분 갖추어져 있던 점포 책상이 숙식 업소에서는 아직 없었기 때문이다. 판매대, 즉 점포 책상은 구매자와 판매자가 그것을 넘어 서로 관계를 맺는 경계의 물질적 표시이다. 상품은 구매자가 먼저 금액을 판매대에 올려놓으면 구매자의 소유로 된다.

객실 안에서의 점포 책상은 19세기 초 영국에서 첫선을 보인다. 그것은 영미권에서는 '바'라고 불리는 판매대로 발전하였다. 객실은 이 새로운 장식구와 함께 마침내 가정적이고 안락한 성격을 잃어버렸다. 점포의 책상과 마찬가지로 판매대는 개인 가정에서는 없었던 물건이었다. 이때부터 객실은 구애의 영역들로 나뉘었는데, 주인이 차지하고 있는 판매대의 배후 공간과 본래의 객실이다. 그럼에도 불구하고 판매대로 변형된 점포 책상은 순전히 상업적인 의미과 함께 빠르게 하나의 새로운 의미를 얻는다. 판매대에 서서 한잔 마시는 것, 이것이야말로 술집에서의 전형적이 음주 상황이다. 그 이유는 주인의 바로 곁에 있다는 것이고, 판매대가 점포의 책상일 뿐만이 아니라 술통에서 술을 뽑아 잔에 채워주는 곳이라는 사실 때문이다.

육체적으로 판매대에 가까이 있다는 것은 명백히 손님을 응접하는 주인으로서 술집 주인의 본래의 역할에 대한 격세 유전적 기억들을 상기시키는데, 이것은 상업적 의미를 갖는 점포 책상으로서의 판매대가 갖는 상업적 의미와는 이상하게도 정반대의 모순인 것이다.

판매대, 즉 바가 19세기 초 영국의 대도시의 술집, 소위 '브랜디 궁전'에서 나타났다는 사실은 그것이 산업 혁명의 진정한 적자라는 것을 말해 준다. 여기에서 바는 브랜디가 갖는 성격과 유사해지는데, 사실 바는 브랜디를 위한 내부 장식의 요구를 따른 것이기도 하다.

브랜디가 그 높은 알코올 도수 때문에 도취의 과정을 신속하게 한다면, 바는 술 마시는 사람이 술집에 머무르는 시간을 신속하게 줄이는 것이다. 브랜디를 마실 때에는 한 모금 한 모금 느리고 길고 느리게 즐기는 것이 아니라, 짧고 바쁘게 꺾어 버리는 것이다. 그 과정은 서서 행해질 정도로 아주 짧은 것이다. 19세기 초 맨체스터와 다른 영국의 공업 도시에서 버섯처럼 솟아오른 브랜디 궁전들은 바로 컨베이어 벨트와 비슷한 음주 공장으로 되었다.

맨체스터에 있는 이러한 술집에서는 한 시간에 400명의 손님을 처리했다. 런던에서 가장 큰 14개의 브랜디 궁전들은 1주일에 27만 명의 손님들 접대했는데, 그 숫자는 한 대도시의 총 인구와 맞먹는 것이었다. 그래서 바를 '오스망의 레뜨왈 광장이나 울워스의 셀프 서비스 점포와 다름이 없는' 교통의 혁신으로 표시하는 것은 과장된 것이 아니다. 바는 술집에서 질적으로 새로운 종류의 교통량을 가능하게 했다. 그것은 마치 철도가 여행을, 그리고 방직기가 섬유 생산을 가속화한 것처럼 술 마시는 것을 가속화시켰다.

그러나 술집이 이와 같은 형태로 아주 철저하게 변형되어 버렸던 곳은 단지 영국과 미국에서 뿐이었다. 19세기 이래로 영국과 미국의 술집이 짤막하게 '바'라고 불렸던 이유는 바와 술집이 동일한 것으로 되어 버렸던 점에서 단순한 설명을 찾을 수 있다.

유럽 대륙에서, 특히 독일에서 바 즉 판매대는 이와 같이 술집에서 모든 것을 지배하는 위치에는 한 번도 도달하지 못했다. 독일의 술집 판매대는 길게 쭉 뻗어 있는 미국의 바와 비교해 하나의 짧은 토막이다(프랑스의 카운터는 그 중간의 길이에 해당한다). 한 문화가 얼마나 상업적으로 침투되어 있는가는 판매대를 보면 알 수 있다. 독일에서는 그것의 본질적인 기능이 술잔을 채우는 것, 잔을 씻는 것 등등이다. 영국과 미국에서는 누구나 보통 판매대에서 마시지만, 독일에서는 이것이 단골 손님에게만 주어지는 특권이다. 오늘날까지도 독일 술집에서는 술을 마시기 위해서 식탁에 자리를 잡는다. 거기서는 '안락함(Gemtlichkeit)'이라는 독일말로 표현되는 분위기가 지배적이다.

3.2 선술집의 등장

선술집(Taberna)이란 언제부터 생겨난 것일까. 『맥주 큰사전 *Das grosse Bier Lexikon*』에 의하면 서기 794년 하토(Hatto) 주교의 칙령에는 모든 교회인들은 여행시 선술집을 피해 다녀야 한다고 규정되어 있다. 그리고 도중에 먹어야 하면 사람을 시켜 먹을 것을 지참하게 하라는 등의 내용이 기술되어 있다. 이 내용으로 보아 당시에 벌써 선술집이 있었다는 사실을 알 수 있다.

선술집은 로마시대의 유물이며 벌써 2천년 전에 로마인들에게는 익숙한 장소였다. 정복을 위해 뚫어 놓은 대륙 횡단로에 일정 간격으로 선술집이 있었으며 로마에 정복된 게르만의 도시에도 비슷한 유형의 선술집이 있었다. 고대 게르만 시대에는 누구나 맥주를 빚을 수 있었으며 필요량 이상으로 맥주를 만들면 이를 팔수도 있었다. 맥주를 팔고자하는 가정에서는 어른 아이 할 것 없이 골목길을 뛰어다니며 우리 집에 팔 맥주가 있다고 소리쳤다. 그리고 얼마 지나지 않아 정육점과 동일한 방법을 사용하면서 골목을 뛰어다니지 않게 되었는데 당시에 정육점은 돼지를 잡아 신선한 고기가 확보되면 깃발을 대문에 걸어두어 주민들에게 알렸으며 맥주의 경우는 둥근 화환을 걸어 두었는데 아마도 이것이 간판의 효시가 아닌가하는 생각이 든다.

금세기 초 영국은 불경기로 인한 계속되는 근로자들의 파업과 실직으로 주점은 술을 병술에서 잔술로 팔게 되었다. 많은 실직자들이 선술집(TARVERN)으로 모여들었고 술집주인은 술을 도둑맞는 것을 방지하기 위해 널판지를 사용하게 되었는데 이것이 널판으로 막은 카운터의 시작이었다. 'BAR'는 불어의 'Barriere'에서 온 말로 손님과 바텐더 사이에 놓인 널판을 의미하던 개념이 오늘날에는 술을 파는 주장(酒場)을 총칭하는 의미로 사용되고 있다. 즉 바텐더(조주사)에 의해 음료를 팔거나 제공하는 장소를 말한다. 한편 우리나라에서의 선술집에 해당되는 발전의 계보는 다음과 같다.

주막: 임진왜란 후 사상(私商)의 활동이 활발해짐에 따라 이들을 위한 주점·주막으로 발전하였다. 도시에서는 객주(客主)·여각(旅閣)이, 시골에서는 주막이 여인숙의 구실을 하였는데, 특히 시장이 열리는 곳이나 역이 있는 곳, 나루터, 광산촌 등에 주로 있었다. 주막에서는 술이나 밥을 사먹으면 보통 음식값 외에는 숙박료를 따로 받지 않았기 때문에 숙객에게 침구를 따로 제공하지 않았으며, 1, 2칸의 온돌방에서 10여 명이 혼숙하였다고 한다. 주막이 점차 자리

잡으면서 접대하는 여자가 따로 있는 주막이 생겨났는데, 시골길로 접어들면 큰 길목에는 반드시 주막이 있을 정도로 많이 생겨났다.

소주가: 소주가는 소주를 만들어 파는 곳의 통칭으로 술과 안주를 파는 주막의 일을 함께 하기도 했다. 소주는 찾는 이들이 많아 서울 곳곳에 대형 소주가들이 많았다.

목로술집: 좁고 어두운 골목에 목판을 놓고 술 한 잔에 고기산적이나 술국 등을 함께 파는 술집으로 목로술집에는 의자가 없었는데 그 후에 생겨난 선술집의 기원이라고 할 수 있다.

내외술집: 겉으로 보기에는 보통의 가정집과 같았으며 과부나 쇄락한 양반가의 안주인이 돈벌이를 위해 술을 팔던 곳이다. 내외술집에서는 손님들에게 안주와 술국을 제공하면서 반드시 세 주전자 이상의 술을 마시도록 하여 이익을 내었다고 한다.

헌주가: 주로 약주를 만들어 도매와 소매를 하였던 주점이다. 한 말의 큰 독을 수 십 개나 갖춘 규모가 큰 양조장이 서울에만 100여 개 정도가 있어 약주와 백주를 연간 20,000석 정도 만들었다고 한다.

색주가: 세종대에 중국에 가는 사신들의 수행원을 위로하기 위해 색주가가 생겼다. 그 후로 여기저기 색주가가 생겨 매주, 매색을 하였다.

병주가: 주막처럼 술과 함께 안주를 팔면서도 소매로 다른 술집들에 술을 팔았던 곳으로 '바침술집'이라고도 불리웠다. 탁주는 직접 빚어 팔았지만 소주, 약주, 백주 등은 다른 주점에서 사다가 팔았다.

모주가: 술지게미에 물을 부어 다시 한번 걸러낸 막걸리, 또는 모주를 만들어 파는 곳을 모주가라 하였다.

3.3 선술집으로서의 칵테일의 유래

칵테일(Cocktail)의 역사는 바로 술의 역사라고 해도 크게 다르지 않을 것이다. 태초의 인간일지라도 원시적으로 만들어진 과실주를 그대로 좋아하지는 않았을 것이며, 물이나 과즙으로 거친 맛을 제거하였을 것으로 짐작되는데, 그 후 지혜로운 인간은 많은 효능이 담겨진 각종 술들을 생산하고 있음에도 불구하고, 사람들은 오히려 항상 새로운 것을 요구하고 있었던 것을 보면 칵테일은 자연 발생적이라 할 수 있다.

문서의 기록에 의하면 호메로스의 『일리아드』에 정확하게 무엇을 혼합했는지는 밝히지 않았지만 믹스를 해서 마셨다는 기록이 있고, 또 640년경 중국의 당나라에서는 포도주에 말 젖을 첨가해 마셨고, 1180년에는 이슬람교인들 사이에 꽃과 식물을 물과 엷은 알코올에 섞어 마시는 것이 고안되었다. 그러나 지금과 같은 형태의 칵테일이 만들어지기 시작한 것은 1870년 독일의 칼르린데에 의해서 암모니아 압축에 의한 인공 냉동기가 발명되고 여러가지 모양의 글래스가 일반화된 이후부터라고 볼 수 있고, 미국을 시초로 해서 칵테일이 계승 발전되어 온 것이라는 것이 통설이다.

혼합된 음료의 기원은 아주 오래된다. 기원전부터 이집트에서는 맥주에 꿀을 섞어서 마셨고, 로마에서는 와인을 생수에 섞어 마시기도 했다. 이런 경우는 중세기까지 이어져 왔다. 1658년 인도주재 영국인은 펀치(Punch)를 고안해 냈다. 이 펀치는 인도어로 다섯을 의미하며 재료로는 술, 설탕, 라임(과일), 스파이스(주스), 물 등 다섯 가지를 사용한다. 이 혼합된 음료를 칵테일이라고 불려진 것은 18세기 중엽쯤으로 1748년 영국에서 발행된 『The Squire Recipes』에서 칵테일이라는 단어가 나온다. 20세기에 이르러 미국에서 발달되어 현대적인 칵테일이 출현 세계적으로 선풍적인 인기를 얻고 있다.

메이플라워호로부터 시작된 영국인들의 아메리카 신대륙 이주는 마지막 범선인 커티샥에 이르기까지 계속 되었는데 이들 이주자들이 지닌 술이라고는 고향을 떠날 때 실은 지금의 스카치위스키(Scotch Whisky) 뿐이었는데 아마도 개척자 정신에 불타있던 사람들에게 고향을 떠나 향수를 잊게 해주는 유일한 벗은 당시의 스카치뿐이었을 것이다. 그 후에도 스카치는 영국에서 미국을 왕복하며 장사하던 무역상인에 의해 부분적으로 들어왔으나 충분한 양이 되지 못하다가 드디어 1789년 미국의 켄터키 주에서 위스키가 탄생하게 만들었다.

 그러나 당시의 위스키는 지금의 위스키에 비해 맛이나 향에서 미흡한 것으로 마시기에 역겨울 정도였다. 그 후 여러가지 방법이 개발되었는데 중서부 지역의 목동들로부터 시작된 방법, 즉, 그들이 손쉽게 얻을 수 있는 소나 양의 젖을 배합하는 방법이 칵테일의 시초인 것으로 알려지고 있다. 초기 미국 서부의 말 상인들은 말 가격이 하락하자 경매일마다 말에게 혼합된 술을 마시게 하여 활기 있게 함으로써 비싸게 팔 수 있었다고도 한다. 토리(Tory)라는 농장을 경영하는 아일랜드 출신의 여주인은 하인들의 불평불만을 진압하기 위하여 혼합주를 대접했더니 눈이 휘둥그래지면서 하인들이 좋아했다는 이야기도 전하여 지고 있다.

 이 무렵 프랑스의 보르도지방에서도 혼합음료를 마셨는데, 그것은 '파페프와'라고 불렸고, 한편 네덜란드의 암스텔담 근처의 바에서는 술꾼들의 행패를 방지하기위해 칵테일의 방법을 시도하여 성공했다는 일화가 전해지기도 한다. 그 후 1800년대 후기와 1900년대 초반에 걸쳐서 칵테일은 서서히 대중화되기 시작했는데, 이러한 양상들은 아녀자들이 부엌에서 벗어나 빈번한 외식을 즐기면서 열기를 더해갔고, 좀 더 본격화 된 것은 미국의 금주법이 시행되고 있는 동안 일반인들 사이에서는 당국의 눈을 피하기 위하여 쥬스류나 크림, 탄산수 등을 혼합하여 마시면서부터 칵테일이 널리 보급된 것이다.

 Whisky Sour, Pink Lady, Tom Collins, Alexander등이 당시의 애주가들이 마셨으며, 콜라나 세븐업의 사용이 대중화 되었다. 금주법이 해제되었을 때 칵테일의 시대는 열렸고, 1940년대 세계대전의 상황에서는 가족을 부양하기 위해 직장생활을 해야 하는 여성들까지도 가세

하여 7 & 7, Rum & Coke, Daiquiri와 Bacardi들이 대중적이었다.

1950년대에는 보드카의 인기가 미국 전역을 휩쓸면서 음주자들에게 새로운 세대의 영역을 맞게 했고, Ginger Beer와 Vodka로 혼합된 Moscow Mule이 Smirnoff회사에 의해 비중 높게 광고 되었으며, Screw Driver, Bloody Mary, Gimlet등이 대유행 하였다. 1970년대 초기에는 열광적인 일이 발생하였는데 그것은 Harvey Wallbanger라는 술 외판원에 의해 Galliano라는 알려지지 않은 주류가 선전되어 이 술을 넣은 칵테일(하베이 웰벵거, 버진 키스 등)은 폭발적인 인기를 얻어 국민들의 마음을 사로잡았다. 타임지의 머리기사에 자리 잡을 만큼 유명하게 되었고 모두들 그것을 구입하려 했다. 이후 더욱 많은 리큐르 (혼합주)가 등장하게 되었으며, 이러한 새로운 술들이 개발될 때마다 항상 새롭고, 훌륭한 칵테일이 창작되어왔으며, 이것은 앞으로도 계속 될 것이다.

칵테일이란 일반적으로 알코올 음료에 또 다른 술을 섞거나 혹은 과즙류나 탄산음료 또는 향료 등의 부재료를 혼합하여 만들며 맛, 향기, 색채의 세 가지 요소의 조화를 살린 예술적 감각의 음료라고 말할 수 있다. 칵테일의 주재료로 쓰이는 술을 베이스(Base Liquor)라고 하고, 베이스의 종류에 따라 진 베이스, 위스키 베이스, 럼 베이스, 보드카 베이스, 브랜드 베이스 등으로 나누어진다. 칵테일의 부재료는 각종 쥬스류나 탄산음료, 혼성주 등이 많이 사용되며 만드는 방법에 따라 사워, 슬링쿨러 등으로 나누고, 부재료로 쓰이는 과일이나 향미에 따라 이름이 붙기도 한다. 칵테일이 갖는 일반적 특징은 다음과 같다.

- 부재료를 통하여 알코올 섭취로 인해 파괴되는 영양보완(비타민, 단백질 등)
- 알코올 도수를 낮추게 하여 위와 간의 부담을 적게 한다.
- 미각적 : 달콤한 맛, 새콤한 맛, 쓴맛, 매운맛, 신맛 등
- 시각적 : 쉐이커가 흔들리는 모양, 글래스에 부어 비치는 빛에 의해 반짝이는 얼음조각 등

• 칼로리 보강 : 다양한 부재료를 통하여 칼로리를 보강.

칵테일(Cocktail)이라는 말에 대한 어원의 유래는 여러 가지가 전해지고 있으나, 언제부터 시작되었는지 정확한 사실여부는 어렵다. 대략 18세기 중엽 즈음 미국으로부터 전해지지 않았나 추측하고 있을 뿐이다. 그 중 대표적인 몇 가지 전래된 유래설을 소개해 보면 다음과 같다.

첫째, 오랜 옛날 멕시코의 유카탄 반도에 있는 캄페체란 항구 도시에 영국배가 기항했을 때 상륙한 선원들이 어떤 바에 들어서니 카운터 안에서 한 소년이 껍질을 벗긴 나뭇가지를 사용하여 혼합주를 만들고 있었다. 당시 영국인들은 술을 스트레이트로만 마셨기 때문에 그 소년에게 그 혼합주에 대해 물었는데, 그 소년은 "Cora De Gallo"라고 대답했다고 한다. "Cora De Gallo"는 스페인어로서 수탉의 꼬리를 의미하며 당시 그 소년은 자기가 들고 있는 나뭇가지의 모양이 수탉꼬리처럼 생겼다고 생각되어 말했으나, 영국 선원들은 이때의 혼합주를 "Tail of Cock"이라 부르며 즐겼고, 이 말이 "Cocktail"로 줄여 불리어지게 되었다고 전하여지고 있다.

둘째, 19세기 중엽 미국의 허드슨강 부근에 윌리엄 클리포드라는 사람이 선술집을 경영하고 있었는데 그에게는 세 가지의 자랑거리가 있었다. 그 하나는 강하고 늠름한 선수권을 갖고 있는 수탉이고, 나머지 하나는 그의 술 창고에 세계의 명주를 가득히 가지고 있다는 것이었다. 그리고 나머지 하나는 마을에서 가장 아름다운 외동딸 에밀리였다.

그 당시 허드슨강을 왕래하는 화물선의 선원이며 에밀리와는 연인 사이였던 '애푸루운'이라는 젊은 사나이가 이 선술집에 매일 밤 드나들었다. 윌리엄은 항상 애푸루운을 보고 "자네가 선장이 되면 에밀리와 결혼시킬 것이니 반드시 훌륭한 선장이 되어 다오"라고 하였고, 몇 년이 흘러 마침내 애푸루운은 선장이 되어 에밀리와 결혼을 하게 되었다. 윌리엄은 너무 기뻐서 가지고 있는 고급술을 여러가지와 혼합하여 수탉의 아름다운 꼬리털로 저어서 "코크테일(수탉의 꼬리) 만세"라고 외쳤던 것이 그 후부터 Cocktail이라고 불리게 되었다고 한다.

셋째, 1795년 서인도 제도의 하나인 하이티(Haiti)섬 동부의 공화국 산토 도밍고(Santo Domingo)에 반란이 일어났을 때, 미국 중남부 루이지애나주의 수도 뉴 올리언즈(New Orleans)에 이주해온 Antoan Amedis Peychaud라는 사람이 로얄가 437번지에 약방을 개업했다. Peychaud가 그 약방에서 만든 계란이 혼합된 음료를 불어를 사용하는 뉴올리언즈 사람들은 "Codquetier"(불어로 범주라는 뜻)라고 불렀다. 그 후 약용으로서의 의미는 잊어버렸고 그 명칭도 Cocktail로 부르게 되어 전해졌다고 한다.

넷째, 1776년 미국 텍사스주의 '요오크 타운'이란 마을의 텍사스 주립군 파티석상에서 술이 얼큰하게 취한 한 장교가 닭고기 요리를 만든 뒤, 그 꼬리를 빈 병에 꽂아둔 것을 보고 "Hey! Madam Cocktail 한잔만 더 ! ..."라고 했던 말이 지금까지 Cocktail이라 전래되었다고 전해지고 있다.

다섯째, 옛날 스페인이 뉴멕시코 지방을 정복했을 때 그 지방에는 아즈텍족이 살고 있었으며, Cocktail은 그들이 사용하는 하나의 언어였다. 그런데 아즈텍족 이전에는 그 지방을 돌대크족이 지배하고 있었으며, 그 귀족의 하나가 진귀한 혼성주를 만들어 어여쁜 자기 딸 "콕톨"과 함께 왕에게 바치자 왕은 크게 만족하여 즉시 그 혼성주를 어여쁜 귀족의 딸 이름을 따서 "콕톨"이라 명명하였으며 그 후부터 Cocktail이라고 불려지기 시작하였다고 한다.

여섯째, 18세기 초 미국 남부의 군대와 아솔로토 8세가 거느리는 멕시코군 사이에 소규모의 충돌이 끊임없이 계속 되었는데 서로간에 손실만 커서 결국 휴전을 맺기로 합의하고 멕시코 왕궁에서 그 조인식을 갖게 되었다. 아솔로토 왕과 미국군을 대표하는 장군의 회견은 온화한 분위기 속에서의 주연으로 이루어졌고 회견이 절정에 이르렀을 때 왕의 외동딸인 공주가 조용히 그 자리에 나타났다. 공주는 자기 솜씨를 발휘하여 혼합한 술을 장군 앞으로 들고 가서 권하자, 한 모금 마신 장군은 너무나 좋은 맛에 놀랐으나, 그 보다도 눈앞에 서 있는 공주의 아름다움에 더 한층 넋을 잃어 자기도 모르게 공주의 이름을 물었다. 공주는 수줍어 하면서 '콕틸(Cocktail)'하고 대답했는데, 장군은 순간적 착상으로 "지금 마시는 이 술은 앞으로 콕틸이라고 부르자"고 사람들에게 큰 소리로 말했다고 한데서부터라고 한다. 그 콕틸이 세월이 흐름에 따라 Cocktail로 변하여 오늘에 이르게 된 것이라고 전한다.

일곱째, 미국 독립전쟁 당시 버지니아 기병대에 '파트릭 후래나간'이라는 한 아일랜드인이 입대하게 되었다. 그러나 그 사람은 입대한지 얼마되지 않아서 전장에서 전사하였다. 따라서 그의 부인이었던 벳치라는 여자는 별안간 과부가 되고 말았다. 그리하여 남편을 잊지 못한 그녀는 죽은 남편의 부대에 종군할 것을 희망하였다. 부대에서는 하는 수 없이 그녀에게 부대 술집의 경영을 담당하게 하였다. 그녀는 특히 브레이사라고 부르는 혼합주를 만드는데 소질이 있어 군인들의 호평을 받았다.

그러던 어느날 그녀는 한 반미 영국인 지주의 닭을 훔쳐다가 장교들을 위로하였는데 그 닭의 꼬리 즉, 콕스 테일을 주방의 브레이사 병에 꽂아서 장식하여 두었다고 한다. 장교들은 닭의 꼬리와 브레이사로 밤을 새워 춤을 추며 즐겼다. 그런데 장교들이 모두 술에 만취되어 있는 가운데, 어느 한 장교가 병에 꽂힌 콕스 테일을 보고 "야! 그 콕스 테일 멋있군!"하고 감탄을 하니 역시 술 취한 다른 한 사람이(자기들이 지금 마신 혼합주의 이름이 콕스 테일인 줄 알고) 그 말을 받아서 말하기를 "응 정말 멋있는 술이야!"하고 응수했다 한다. 그 이후부터 이 혼합주인 브레이사를 Cocktail이라 부르게 되었다는 유래설이다.

여덟째, 카테일이라는 말이 처음으로 쓰여진 시기는 영국의 엘리자베스 여왕시절에 남아메리카 카리브해안을 따라 여러 지역을 탐방한 바 있는 모험가들에 의해 나왔다는 설도 있다. 모험가들은 방문한 지역에서 원시적이로 토속적인 방법으로 증류된 여러가지 술을 혼합해서 새의 깃과 비슷한 나무뿌리로 젓던 것이 발전된 것이라고 하는데, 모험가들이 그들의 고향으로 돌아왔을 때 여행 중에 맛보았던 믹스드 드링크(Mixed Drink)를 소개하였고 이 아이디어는 곧 인기를 끌게 되었다고 한다.

마지막으로 1920년대 미국은 술 때문에 사회적으로 문제가 생기자 금주법을 만들었다. 그 금주법 때문에 사람들이 실직당하였다. 또한 무려 14,000여 개의 산업이 도산 내지는 문을 닫았다. 실직한 근로자들은 Vodka에다 오렌지주스를 타서 스크류드라이버로 저어서 마셨다. 실직한 주제에 술을 마신다고 마누라가 바가지를 긁는 것도 싫고 관원들의 눈도 무섭고 해서 눈속임으로 마셨던 것이다.

술집들은 술에다 주스 등을 타서 섞어 팔면서 주스 및 토닉워터라 했다. 술꾼들도 술이 아니라고 하면서 사서 마셨다. 단속하는 관리가 마셔보니 맛이 좋았다. 관리가 "이건 주스구먼!"하니 주인도 "물론이죠!"라고 맞장구 쳤다. 관리들은 매일 술탄주스를 공짜로 얻어 마셨고 돈까지 얻어갔다. 이렇게 3박자가 맞아서 금주령은 지속 될 수가 없었다. 이러한 술은 인기가 크게 일고 경쟁이 붙었다. 지혜 좋은 바텐더가 수탉 꼬리털을 술 젓는 막대로 꽂아 내면서 인기가 더 했다. 하루는 술꾼이 "이 술 이름이 무언가?"하고 물으니 바텐더가 "알 수 없지! 그냥 그렇게 만들어 파니까" 그때 옆에 있던 술꾼이 "그건 수탉의 꼬리야"하니 좌중은 "맞아 맞아 수탉의 꼬리야 COCKTAIL이여, 수탉 꼬리 만세 칵테일은 뭐니 뭐니 해도 섞은 술이라고.." 술꾼들은 술잔에 수탉 꼬리털을 꽂은 것도 재미있고 익살스러운데 술 이름을 수탉 꼬리라고 하니 너무 재미있어 했다. 칵테일의 전파속도는 빨랐다.

3.4 술집 간판의 등장

술집 간판의 역사를 살펴보면 고대 이집트나 그리스 시대부터 사용된 것으로 추정되며, 로마의 목로주점에서 사용한 송악(아이비)나무 간판은 가지를 묶어 걸어놓고 간판으로 삼은 것인데, 이것은 17세기경까지도 영국의 여관이나 술집에서 사용되었다. 간판이 처음 등장한 것은 옛날 갈로로만의 술집에서 지나가는 로마 병사들을 끌어들이기 위해서였다. 고대 로마에서는 선술집 문간 위에 잎이 달린 나뭇가지를 내걸었다. 그것이 선술집의 간판이다. 이런 풍습은 포도주를 파는 선술집에 상록수 화환을 내거는 오스트리아 빈의 풍습에 남아 있다.

이후 중세에 들어서면서 간판은 술집 주인이 법규에 따라 술을 내놓을 권리를 갖고 있음을 표시하는 허가증의 의미를 갖게 되었다. 전나무 가지로 엮은 다음 사이사이에 나뭇잎을 꽂은 화관이나, 홉의 꽃이 꽂힌 보릿단 다발을 그려놓은 술집 간판은 세월이 흐르면서 허가증의 역할로 돌아가게 되었다. 그리고 마침내 양조업을 상징하는 육각형의 별 모양을 공식적으로 채택하게 되었다.

연금술의 상징인 솔로몬의 인장, 곧 삼각형 두 개를 거꾸로 포갠 육각형의 별은 우주의 기본 요소를 상징하는데, 그 기본 요소인 대지(보리), 물(담그기), 불(맥아 즙 끓이기), 공기(효모)가 맥주 제조에 모두 사용하고 있는 셈이다. 알자스와 노르 지방에서는 육각형의 별 옆에 500ml짜리 맥주잔을 그려놓기도 한다. 오늘날 맥주집 간판은 예술적·역사적·지리적 혹은 사회적 상징이 가미되어 더욱 다양해졌다.

일반적으로 독일의 간판은 아주 크며 잘 벼린 철로 만든 엮음 장식과 양조 기술자의 전통적인 도구들, 곧 나무통이나 맥아를 뜨는 삽 등을 나타낸 경우가 있다. 또 영국의 퍼브의 간판은 거의 직사각형이다. 주로 양조장이 있는 장소나 땅 주인의 이름이 장식된 경우가 많고, 시인이나 역사적 인물, 유명한 사건이나 심지어 퍼브 주인의 이름을 내건 간판도 있다. 혹은 아일랜드의 전통에 따라 조상의 이름이 적힌 것도 있다. 미국과 일본은 네온사인 간판을 내건 최초의 국가이다. 우리나라에 술집 간판이 처음 등장 한 것은 고려시대로 추정된다.

3.5 한 쪽 귀의 술과 양쪽 귀의 술

술에 관한 프랑스의 격언에 이런 것이 있다. '한 쪽 귀의 술'과 '양쪽 귀의 술'이란 것이 그것이다. 얼핏 보아 무슨 뜻인지 알 수 없다. 그런데 전자는 좋은 술을 가리킨 말이요, 후자는 나쁜 술을 가리키는 것으로 되어 있다. 좋은 술을 대하면 고개를 한 쪽 귀쪽으로 기울여 감개무량해 하며, 나쁜 술에 대해서는 고개를 양쪽으로 갸우뚱거린다는 것이다. 즉 술을 대하였을 때의 몸짓으로 그런 말이 생겨난 것이다. 그런데 또 '암놈 산양을 춤추게 하는 술'이란 말이 있는데 이는 어떤 술을 말하는 것일까? 이 말의 유래는 다음과 같다.

현재에는 술을 저장 또는 운반할 때 술통에다 담는 것이 보통이지만, 옛날에는 가죽 주머니, 그 중에서도 특히 암 산양의 가죽 주머니 속에 담았다. 성서에도, '새 술을 오랜 가죽 주머니 속에 담는다.' 라는 말이 있다. 그러나 근래에 와서는 프랑스에서도 술통에다 담게 되어 있다. 가죽 주머니가 너무 사치스럽고 비용이 많이 들기 때문이다.

그러나 12세기의 기사들은 가죽 주머니에 넣은 술을 말로 운반했다. 지금도 기사들의 생활을 이야기한 글 속에 그러한 표현이 남아 있다. 하여튼 술을 담은 이 가죽 주머니는 상류 사회에서 주로 사용되었다. 여러 곳의 술을 명산지에서 들여 온 각종의 술이 가죽 주머니와 함께 손님들의 앞에 등장하였던 것이다. 따라서 좋은 술은 대개가 가죽 주머니에 담겨졌던 것이다. 수많은 고급주를 가죽 주머니에 담으려면 그에 따라 암놈의 산양이 많이 죽어야만 했다. 따라서 '암 산양을 춤추게 하는 술'이란 좋지 않은 술이란 뜻이다. 참고로 술에 대한 격언을 몇 개 더 소개하면 이런 것이 있다.

'좋은 술은 간판이 필요치 않다.' 이는 술집 간판의 경우, 라틴계 민족에서는 '담쟁이 덩굴'이 사용되었던 것 같다. '술을 땄으면 마셔야 한다.' 이는 다시 말해서 잔에 부은 술은 마시지 않으면 안 된다는 의미도 되지만, 한편으로 '독을 마시려거든 접시까지'의 뜻도 있어 어디까지나 철저하게 마시자는 뜻이 되기도 한다. 또한 '술에 물을 탄다.' 이것은 옛날의 술은 무척 독했던 것이다. 그래서 물을 타서 마셨다. 또한 이것은 정신적으로 용솟음치는 그런 마음을 가라앉힌다는 뜻을 가지고 있기도 하다. 그리고 이런 술은 비싼 값을 받으면서도 물을 타서 주는 가짜 술과 다르다.

4. 동·서양에서의 알코올의 어원과 정신

 술은 신의 역사와 함께 탄생한 것으로 보고 있다. 그래서 신의 전용 음료로 보는 시각도 있다. 그러나 일반적으로 인류가 목축과 농경을 영위하기 이전인 수렵, 채취시대에는 과실주가 있었을 것으로 추정된다. 과실이나 벌꿀과 같은 당분을 함유하는 액체에 공기 중의 효모가 들어가면 자연적으로 발효하여 알코올을 함유하는 액체가 된다.
 원시시대의 술은 어느 나라를 막론하고 모두 그러한 형태의 술이었을 것이다. 가끔 아프리카에서는 코끼리나 멧돼지 등이 자연발생적으로 고인 술을 먹고 휘청거리고, 딩구는 것이 발견되는데 이는 분명 술 취한 행동이다. 영리한 원숭이들은 우연히 마신 술맛에 반하게 되었고, 그 맛을 잊지 못하여 직접 술을 만들어 마시기도 하였다는데, 그 방법은 과일을 이용하여 바위틈에 담아 술을 만들었고, 특히 놀라운 것은 도토리를 씹어서 술을 담그는 것을 발견하였다고 전하여 진다.
 언제부터 시작되었는지 확신할 수 없으나, 술은 인류의 형성과 더불어 원시시대부터 자연발생적으로 생겨 음용하여 왔던 것으로 알려져 있다. 인간이 문자를 사용하기 이전의 유적에서 술 빚는 항아리가 발견되었고, 문자로 기록된 고서 중에 술의 유래와 역사에 대해 기록한 전설적, 신화적 내용이 많이 발견된다. 여하튼, 영리한 인류는 술의 발생 비밀을 인간의 것으로 소화하여 신비의 음료를 제조하게 되었고, 이 쓴맛의 액체는 오랜 세월 동안 인간의 행동에 놀라운 영향을 끼쳐오고 있다. 또한 무수한 세월이 흘렀으나 기본적인 양조기술과 사람들이 술을 마시는 까닭은 조금도 바뀌지 않고 있다.

알코올은 신이 내려준 최고의 선물이다. 이는 플라톤의 말이다. 동양적 관점에서 보면 미록에 해당된다. 그래서 자고이래로 각종 전래와 제사에 절대적으로 필요한 것이 술이다.『예기 禮記』에서는 '술로 예를 이룬다(酒以成禮)'라 하였고,『한서 漢書』에서는 '술은 하늘이 내린 아름다운 선물이니(酒者, 天之美祿也)', '온갖 의례모임은 술이 아니면 행하지 못한다(百禮之會, 非酒不行)'라고 엄숙하게 기술되어 있다. 또한 '술은 모든 약의 우두머리(酒, 百藥之長也)'라는 말도 있다. 도연명이 술을 일러 모든 근심을 잃게 해주는 '망우물(忘憂物)'이라 했고, 이백은 술로써 '만고의 수심을 녹여나 보세(銷萬古愁)'라고 하지 않았는가.

이러한 중국의 술 문화를 부추기는 데는 공자의 몫도 크다. 음식에 대해서 공자는 지나칠 정도로 까탈을 부렸다. 신선도, 빛깔, 냄새, 조리법 어느 하나도 어긋나면 먹지 않았고, 심지어는 반듯하게 자르지 않거나 양념이 맞지 않아도 입에 대지 않았다. 그러나 술만은 사양하지 않았다(唯酒無量). 역대 왕조에 걸쳐 종종 금주령이 내려지곤 하였는데, 그 때마다 술꾼들이 단골 변호사로 동원한 분이 바로 공자였다. '우리의 영원한 스승 공자께서 술을 즐기셨거늘 금주가 어인 말씀이요!'

4.1 알코올의 어원과 유래

술의 본래 말은 "수블/수불"이었다. 조선시대 문헌에는 '수울', '수을'로 기록되어 있어, 이 '수블'은 다시 '수블→수울→수을→술'로 변해왔음을 알 수 있다. '수블'의 의미에 대해서는 명확하지는 않지만 술을 빚는 과정에서 비롯된 것이 아닌가 한다. 즉 쌀을 쪄서 익히고 여기에 누룩을 버무려 넣고 일정양의 물을 붓는다. 이어 얼마간의 시간이 지나면 발효가 이루어져 열을 가하지 않더라도 부글부글 물이 끓어오르며 거품이 괴는 현상은 옛사람들에게는 참으로 신기해 보였을 것이다. 이를 마치 물에서 난데없이 불이 붙는다는 뜻으로 '불타는 듯한 화끈한 물'이라는 의미의 '수불(水火)'이라 하지 않았을까 하는 것이 이 분야의 관심있는 연구자들의 공통된 생각이다. 야설에 의하면 … "밥은 바빠서 못 먹겠고, 죽(粥)은 죽어도 못 먹겠고, 술만 술 술 넘어간다 …"라는데서 유래한 것으로 풀이하기도 한다. 즉, 술이란 별칭으로 술술 잘 넘어간다고 해서 이를 '술'이라는 속설인 것이다.

외래어 '알코올(alcohol)'은 아랍어인 'Al khol'에서부터 기원하며, 이 말은 '분말 안티몬'이라는 뜻을 가지고 있다. 'Al'은 관사이며, 'Kohl(숯)'은 원래 눈썹에 칠하는 흑색 안료(顔料)를 가리키는 아라비아어였는데, 이것의 미소분말을 만드는 데 승화법을 사용한 데서 술을 증류하여 가연성 엑스를 만드는 것으로 전화하고, 이것이 다시 증류물을 가리키는 말이 되었다. 서구에 전파되어 그대로 사용되었다.

포도주를 증류할 때 이와 비슷한 과정으로 만들었다고 Al-Kohl이라 부르게 되었고, 오늘날 이것이 Alcohol로 되어 에탄올을 가리키게 되고, 다시 알코올 전반을 가리키게 된 것은 19세기 이후의 일이다.

이상과 같이 'khol'은 원래 여성 화장용 분(粉)을 활용하여 만들기도 했는데 술의 제조과정이 안티몬의 제조과정(증류 및 액화)과 동일하였기에 이를 알코올이라고 부르기 시작하였으며, 술의 성분으로서 예전부터 알려져 있었으나, 술이 취하는 원인이 에탄올에 있다는 것을 안 것은 15세기 이후의 일이다. 주성(酒性)은 처음에 라부아지에나 N.T. 소슈르 등에 의해 측정되고, 게이뤼삭이나 J.B. 뒤마 등에 의해서 확정되었다. 알코올이라는 이름은 오늘날에도 아랍어로 콜(khfol)은 거의 느껴지지 않을 정도로 미세한 황화안티몬 가루라는 의미를 갖고 있다.

오늘날 위스키는 지구상에서 가장 인기 있는 술로서, 고대 게릭어(Gaelic)의 'Uisge-Beahta'에서 나온 것이다. 'Uisge-Beahta'가 'Usquebaugh'로 변화하고 이것이 간략화 되어 'Usky', 다시 변화해서 'Whisky, Whiskey'가 되었다. 어원이 된 'Uisque-Beahta'는 라틴어의 '아쿠아 비떼(Aqua Vitae)'에 해당되며 북유럽의 화주(火酒) 'Aquavit'와 프랑스의 브랜디를 '오우더뷔(Eau de Vie)'라고 하는 것은 같은 의미의 말로서 '생명수 Water of Life'란 뜻이다.

그러던 것이 십자군 전쟁에 참여했던 카톨릭 수사들에 의해 그 비법이 유럽에 전해져 증류주를 만들게 된 것이다. 사실 위스키 뿐 아니라 꼬냑 등 오늘날 모든 고급 증류주들이 다 이 전쟁의 산물인 것이다. 전쟁에서 돌아온 아일랜드의 수사들이 고향에 풍부한 보리와 귀리 등 곡류를 이용하여 증류주를 만들기 시작했고 이를 게일어로 '생명의 물'이란 뜻인 우스게바하(Uisge Beatha, Usquebaugh)라고 불렀다. 이 우스게바하가 스코틀랜드로 전해지며 음 변화가 일어나 18세기말부터는 오늘날과 같은 위스키로 불리게 되었다. 1171년 잉글랜드의 헨리2세가 아일랜드에 침입했을 때 그곳 사람들이 이 우스게바하를 마셨다는 기록이 있으니 아일랜드에서는 적어도 12세기 이전부터 위스키의 원형을 만들어 마셨던 셈이다.

아일랜드의 위스키가 처음으로 스코틀랜드에 전해진 것은 약 15세기경으로 아일랜드 수사들에 의해서였다. 스코틀랜드의 위스키에 대한 최초의 기록은 1494년 스코틀랜드 재무부 문서에 "존 코 수도원에 맥아 여덟 꼬투리를 주어 생명의 물을 만들도록 하였다"는 것이다. 위스키는 스코틀랜드에서 비약적인 발전을 하게 되고, 수많은 역사적 사실들과 우연에 의해 19세기 중엽에 이르러 비로소 오늘날과 같은 모습을 띠게 되었다. 아일랜드에서 탄생하고 스코틀랜드에서 성장한 것이다.

미국 위스키의 역사는 이민의 역사와 그 궤를 같이한다. 1770년대 스코틀랜드와 아일랜드로부터 이주 온 이주민들이 펜실베니아를 경유해 세난도 계곡에 정착하며 호밀(Rye)로 위스키를 양조하기 시작했다. 초기 럼과 치열한 시장 다툼을 하던 위스키는 독립과 함께 미국의 대중주로 자리 잡고 서부 개척기에는 통화로서의 구실도 하며 급속히 발전하였다.

4.2 술의 본래 말은 수블

술의 어원에 대해서 고려시대의 『계림유사 鷄林類事』에는 '유화자(酉禾字)', 『조선관역어 朝鮮館譯語』에는 '수본(數本)'으로 되어 있고, 조선시대 문헌에는 '수울' 또는 '수을'로 기록되어 있는데, 이로 미루어 '수블'이 '수울'을 거쳐서 '술'로 변한 것으로 짐작된다. 실제로 술의 한자적 기원을 보면, 주(酒)자의 옛 글자는 '닭, 서쪽, 익을'을 뜻하는 유(酉)자이다. 유자는 밑이 뾰족한 항아리라는 상형 문자에서 변천 된 것으로 술의 침전물을 모으기 위해서 끝이 뾰족한 항아리에서 발효시켰던 것에서부터 유래했다. 밑이 뾰족한 것은 가강금지(佳江金之)는 침전물을 밑바닥에 모으기 편리하다고 말하였다.

그 후 유자가 다른 뜻으로 쓰이게 되어 삼수변이 붙게 된 것인데, 옛 글자에는 삼수변이 오른쪽에 붙어 있었다. 보통 삼수변의 글자는 자전에서 찾을 때 수지부(水之部)를 보게 되지만, 주(酒)자는 유지부(酉之部)에 들어 있다. '酉'는 '지지 유', '익을 유'로 읽히는데, 원래 술항아리를 상형한 것으로 술을 뜻한다. 그 후 유자는 '닭·별·서쪽·익는다' 등의 뜻으로도 쓰이게 되고, 유(酉)에다 물수(氵)변을 붙인 것이 주목된다. 오늘날에는 술과 관계가 없는 것처럼 보이지만 유자가 들어 있는 글자들 중에는 애초에 술과 관련되었던 글자가 많았다. 그리하여 술을 뜻하는 유(酉)가 변으로 들어간 모든 한자는 대개 술 또는 발효물과 관계가 있는데, 예컨대 취(醉), 작(酌), 례(醴), 순(醇), 작(醋), 초(酢), 장(醬) 등이 그 예이다.

육당 최남선의 설명에 의하면 술의 어원을 다음과 같이 풀이하고 있다. 범어의 수라(Sura:쌀로 빚은 술), 웅가르어의 세르(Ser), 달단어(타타르어)의 스라(Sra)에서 흘러 내려오다가 조선 말기로 껑충 뛰면서 술이 되었다는데, 일본어의 '사케(酒)'보다는 '시루(汁:국물)'와 통하는 것 같다고 했다. 옛날의 일본말에서는 '시루'가 국이 아니라 술이었다. 여진어의 술이라는 말인 '누러'는 술의 모체인 누룩과 비슷하다. 한편 술을 마시는 모양 술술 잘 넘어간다고 할 때를 형용하는 의성음이 '술'의 어원이라는 통속 어원 학설도 있다. 한말의 통속 어원 학자 정교는 『동언공략 東言攻略』에서 순박하고 좋은 술맛 순(醇)에서 비롯되었거나 손님을 대접하는 수(酬)에서 '술'로 되었던 것으로 보고 있다.

육당 최남선은 "술은 터키 말이요, 술에서도 '소주'를 '아가리'라고 하는 것은 역시 아라비아말에서 온 것입니다"고 말하고 있다(육당 최남선 전집9). 우리의 석학이 아무렇게나 지어내어 했던 말은 아니었다고 생각한다. 그래서 람스테트(G. J. Ramstedt)의 『한국말 어원 모음 Paralipomena of Korea Etymologies』에서 '슐(Sjul)'을 찾아보면 다음과 같이 설명되어 있다. 거기에는 몽골말로 즙(汁)을 이르면서 '실뤼(Silu)'라 하고 몽골의 칼카 사투리로는 '술(Swll)', 퉁구스 말로 '실레(Sile)'라 한다고 기록되어 있다. 일본 사람들이 국물이나 과일 따위의 즙을 이르면서 '시루(シル)'라 하는데 그 말 뿌리가 여기 있는 것으로 적어 놓고 있기도 하다.

일본은 그들 기록에 백제 사람 인번(仁番)이 새로운 방법으로 희한한 술을 빚었다고도 했고, 스스코리(須須許理: 소호리-會保利로도 나옴) 형제가 새로운 술을 만들었다고도 기술해 놓고 있다. 여기서 주목되는 것이 '소호리-스스코리'이다. '술'의 우리 옛말은 'ㅅ'이었다(양주동의 '고가연구' 처용가 등). 그것이 중세어에서는 '수을-

술'로 나타난다. 그러므로 일본에서 새 술을 빚었다는 백제 사람 '소호리- 스스코리'와 우리말 'ㅅ-수-수블-수을-수술' 사이에는 어떤 이음 고리가 있는 것 아닐까 생각해 보게도 한다. 이 '술-수불'과 관련하여 생각해 볼 것이 있다. 이를테면 『삼국사기』(권1 지마이사금조)와 관련해서도 그렇다. 사냥 나갔던 파사왕(破娑王)이 술잔치를 벌였을 때의 얘기이다. 왕이 이찬(伊: 벼슬이름)인 허루(許婁)에게 말한다. "공이 성찬과 함께 좋은 술을 대접해 주니 마땅히 '주다(酒多)'의 자리에 있게 하리라"하였다. '주다(酒多)'는 나중에 '각간(角干)'이라 일렀다. 신라 때의 가장 높은 벼슬은 '불한(人)'이니 '주다(酒多)'도 그 토박이말(수불한)을 한자로 쓴 것이요. '각간' 또한 '불한'의 한자 표기임에 유념해야 한다.

김유신 장군에게 붙는 '대각간(大角干)'도 '한불한'. 곧 '가장 높은 불한'임에 다름이 아니다. 오늘날 우리나라 여기저기서 볼 수 있는 한자 땅이름 가운데 '주(酒)'자가 들어간데 대해서도 위의 '불한(수·술)'과 관련지어 생각하면 재미있다. 그런 이름이 생기게 된 유래에 대해서는 '옛날 이곳 우물에서 술이 펑펑 쏟아져 나왔으므로(酒泉)…' '술이 골짜기에서 흘러 내렸으므로(酒流谷)…' 등에서 보인다. 더러는 술과 관계있어서 붙게 된 이름이 아주 없다고 할 수는 없겠다. 하지만 이 때의 땅이름 '술'은 대체로 '삶의 뿌리 말을 이루는 우리 옛말'에서 출발되었으니 예컨대 토박이 땅이름에서 볼 수 있는 '살·사리·사라·서리·서라·솔·소라·소리·수라·수리…' 따위의 4촌, 8촌 사이의 말임을 의미한다.

또한 닭 유(酉)자는 서녘 서(西)와 한 일(一)의 합자로 서양(西) 사람이 제일(一) 많이 즐겨 먹는 음식이 닭(酉)요리라는 뜻이다. 영어로 닭을 치킨이라 한다. 우리나라에도 이미 각종 외국브랜드의 치킨 센타가 들어와 성업중이다.

귀신 귀(鬼)자는 벌써 글자 모양부터 요상하게 생겼다. 흰 백(白)과 뚫을 곤(丨)과 어진 사람 인과 크다는 뜻인 마늘모의 합자다. 귀신은 주로 흰(白)옷을 입고 어둠을 뚫고(丨) 갑자기 나타났다 사라지는데 그 모습이 마치 어진 사람처럼 머리를 길게 늘여 뜨려 보통 사람 보다 크게 보인다. 귀신에도 여러 경우가 있는데 산신령과 돌아가신 조상신 같이 좋은 귀신 외에 사람을 괴롭히는 마귀, 영화 드라큐라에 나오는 공포의 흡혈귀, 몽달귀신, 처녀귀신, 각종 도깨비 등이 있다. 그러나 실재로는 확인할 수 없어 아무도 모른다. 공자님도 괴력난신(怪力亂神)에 대하여는 언급을 피하였다.

닭 유(酉)자는 원래 통닭의 모양을 닮았지만 잘 보면 옛날부터 써 온 술 담는 호리병을 닮았다. 干支 상으로도 酉時는 오후 5-6시경으로 하루 일과를 끝내고 술 한잔 걸치기 좋은 시간이라는 뜻도 있다. 술은 좋은 것이다. 특히 집에서 담은 과일주나 약술은 자연산이므로 건강에도 매우 좋다. 삼복더위를 이기는 데는 삼계탕에 인삼주 한잔이 최고라 하고, 술안주에는 백숙과 닭도리탕이 좋고 각종 치킨구이도 잘 어울린다. 그래서 한자에서 닭 유(酉)자가 붙는 문자는 거의 '술'의 뜻이므로 술로 풀면 술술 잘 풀린다.

이제는 '보기 싫을 추(醜)'를 해석할 차례다. 한마디로 술과 귀신이 만나서 딱 붙어 있다. 술독에 귀신이 빠졌는지, 귀신이 술독체로 들어 마셨는지 알쏭달쏭하다. 문제는 술인 것이다. 무엇이든 과음하면 금방 탈이 난다. 누군가 토해낸 음식물이 골목을 더럽힌다. 사람들은 더러운 것을 보면 본능적으로 '보기 싫다'는 표정을 짓는다.

귀신은 술을 흠향 할 뿐 마시지 못한다. 그렇다면 누가 술을 마시고 추태를 부리는가? 닭인가? 개인가? 아직 닭이나 개가 술을 마시고 추태를 부렸다는 소리를 듣지 못했다. 그러나 가끔 사람이 술 마시고 추태를 부렸다는 소리를 듣는다. 들을 정도가 아니라 사회문제의 절반 이상이 이 술로 인하여 발생하며 술에 중독되어 건강을 잃고 가족을 잃는 사람이 점점 늘어가고 있다. 술은 백약의 우두머리라는 말을 무색하게 하는 현실이다. 술은 때에 따라 조금씩 잘 마시면 혈액순환에 도움이 되고 몸에 좋아서 장수의 비결이 되기도 한다. 그러나 무지한 사람은 옛날 무지막한 영웅호걸의 귀신이 씌운 양 전쟁과 주색에 빠져 가업과 가산을 탕진하거나 신세를 망치는 경우가 많다.

4.3 동양에서의 술의 정신

술은 광약(光藥)과 광약(狂藥), 밝음과 어둠, 즐거움과 슬픔, 선과 악의 야누스적인 성격을 지니고 있다. 두 성격 중 어느 하나를 떼어 내는 것은 불가능에 가깝다. 술의 어두움이 강조되는 것은 아마도 술 때문이라기보다는 사회에 그만큼 그늘이 드리워져 있다고 생각할 수도 있다. 이러한 면에서 술과 인간과의 관계에서 생각해 보면 몇 가지 측면으로 생각해 볼 수 있다. 첫째, 술을 신의 음료로서 보는 시각에서 '신과 인간과의 융합의 접점'으로 보는 매개물로써의 성격, 둘째, 통과의례(성인식과 혼례식, 그리고 출생과 죽음의례)와 인간 결합체로서의 술, 셋째, 인간과 노동과의 일체화의 관계로서 노동의 신성과 일의 효용성 극대화를 도모하는 기능물, 넷째, 세시의례와 자연과의 일체로서의 술, 마지막으로 일상으로 부터의 일탈, 이성과 광란, 질서와 혼돈이 함께 하는 '일상과 일탈의 경계에 선 술'이다. 그래서 한 몽상가는 술을 '불타는 물'이라고 했다. 알코올은 인간의 생명인 피의 흐름을 촉진시키면서 술은 단지 관념으로서가 아니라 끓어오르는 핏줄기에서 스스로 체감하는 매개물이라는 것이다.

4.3.1 주의 근본정신은 취와 조

단옥재의 『설문해자 주』에 의하면 술이라는 '주'(酒)는 나아간다는 뜻의 '취'(就), 그리고 만든다는 뜻의 '조'(造)를 뜻한 것이라 했다. 즉, 술은 인성을 선한 쪽으로 가게도 하고, 악한 쪽으로 가게도 한다는 것으로 즉, 하나는 술이 '吉'을 만들기도 하고, 또 다른 하나는 '凶'을 만들기도 한다는 것이다. 즉 술은 백약지장임과 동시에 백독지약이라는 야누스적인 성질을 띤 음료라고 할 수 있다. '조'는 '만들다', '창조하다'는 의미가 있기에 예술혼을 작용시켜 많은 작품을 남긴 주당들의 '혼'과 같다고 할 수 있을 것이다. 그래서 '예술은 술의 준말이다'라고 하지 않는가.

4.3.2 酒 '精' 과 '精' 神과의 관계

술의 재료인 酒 '精'에서의 '精' 과 '精' 神에서의 '精'의 한자 표기에 모두 동일한 '精'자가 들어 있는 데서도 술의 정신과 역사를 읽을 수 있다. '精'은 '찧을 정'자로써 '쌀미(米)'와 '푸를 청(靑)'으로 이루어졌다. 靑자는 잡티가 섞이지 않은 새싹의 맑고 푸른 색깔이므로 '精'자의 자형적 의미는 '껍질을 다 벗겨내고 남은 흰 쌀알'이 된다. 그렇다면 깨끗함, 청결함, 순수하다는 의미이다. 술의 표기가 동양권에서만 정신과 연결되어 있는 것만은 아니다. 로마 문자권에서는 스피릿(spirit)이 '精神'과 '술'을 함께 뜻한다. 증류주(spirit)라는 단어가 나타내듯이 신의 하사품에는 성스러운 손길이 닿아 있다고 여겼다. 중세부터 100년 전까지 '다량의 알코올을 함유한'이라는 의미인 'spirituous'는 성령의 형용사형인 'spiritual'과 동의어처럼 사용하였고, 식민지 시대 미국인들은 모든 알코올을 '신의 훌륭한 창조물'이라 칭했다. 이 정신은 플라톤이 이미 알코올은 신의 선물이라고 인식한 것과 맥을 같이 한다.

13세기 프랑스 몽펠리 대학의 교수였던 빌뇌브는 술의 주요 성분인 알코올의 정체를 밝혀 내고 '만병통치의 생명수(Aqua-vitae)'라는 이름을 붙였다. 빌뇌브는 알코올에 대해 "이것은 실로 불후 불멸의 좋은 물이기 때문에 생명수라는 이름이 아주 적절하다. 이 물은 생명을 연장시켜주고 모든 불쾌감을 깨끗이 제거하며 마음을 소생시키고 젊음을 지켜준다"고 말했다. 전 유럽에서 생명수가 각광을 받은 것은 당연한 일이었다. 의사들이 솔선해서 환자에게 술을 마시도록 권장하고 '모든 의약의 여왕'이라고까지 극찬했다. 동양권의 한방에서 술을 백약의 으뜸으로 친 것과 맥을 같이 한다. 그래서 술은 동서고금을 막론하고 인간정신과 함께 한 산 증인일 뿐 만 아니라, 의료적인 측면에서도 생명에 대한 고귀한 정신을 갖고 있음은 주지의 사실이다.

술 마시는 유형을 보면 중독자를 빼고는 대개 세 종류로 나눌 수 있는데, 첫째, 어울림이 좋고 자리가 좋아 청탁 가리지 않고 무조건

마셔되는 유형이 있는가 하면, 남모르는 고뇌를 술의 힘을 빌려 잠시나마 해탈해 보려는 가장 위험한 음주습성이 있고, 또 하나는 자기 스스로 재주가 높고 격이 높아 한 시대를 傲視하면서 허전하고 무료함을 술로 채우려는 형이 있다고 하겠는데, 이는 아마 소위 말하는 晉代의 竹林七賢, 陶淵明, 劉伶, 李白 같은 이들이 이 유형에 속한다.

衛武公이 술을 마시고 후회하면서 쓴 시가 『賓之初筵』이라는 篇名으로 『詩經』에 남아 있고, 『書經』에는 주나라 武王이 康叔을 옛날 紂의 고을이었던 妹土라는 곳에 봉하면서 '酒誥'를 써서 임금이 나라를 잃고, 백성들이 덕을 망치는 것이 전부 술 때문이라는 내용으로 경고를 했으며, 『禮記』에서는 "주인과 손님이 술 한 잔을 주고받으면서 절을 1백 번씩이나 하여 온종일을 마셔도 취하지 않아야 한다"하기도 했다. 이러한 내용은 술의 본 정신을 강조한 것으로 생각된다. 그리고 그 밖의 『周易, 春秋, 史記, 周禮』, 기타 傳記에도 술에 관한 것, 술 마시는데 관한 것들이 안 실린 곳이 없을 정도로 옛부터 술에 대한 관심과 경계가 신분의 고하에 관계없이 대단하였음을 알 수 있다.

適量之酒 百藥之長이라 하여 옛 의서에도 알맞은 술은 약이라고도 했거니와 잘만 마시면 좋은 음식임에는 틀림없다. 다만 적당이라는 것이 극히 어렵기 때문에 옛부터 모여 마시는 향음주례(鄕飮酒禮) 같은 데는 이른바 '監'이니 '史'이니 司正의 무리를 두어 실례를 미연에 방지해 왔던 것이다. 덕으로 들고 취하게는 말라(德將無醉)는 酒誥의 말을 늘 되새길 필요가 있다. 대성인 공자도 양은 미리 정하지 않지만 난에는 이르지 않는다(有酒無量不及亂)고 하지 않았던가.

또한 『사기 史記』에 술을 이렇게 노래하고 있다.

하늘제사 사당제사에 술이 아니면 흠향하지 아니하고,
임금과 신하 친구사이도 술이 아니면 멋이 없고,
싸운 뒤 화해하는 데에도 술이 아니면 권할 것이 없다.
그러므로 술은 일을 잘되게 하기도 하고,
잘못되게 하기도 하지만, 그러나 함부로 마실 것은 못된다.

재미있는 일은 활쏘기 시합을 하는 射禮에는 과녁을 명중하지 못한 자가 벌주라는 이름으로 술을 마시게 되어 있는데, 그 술잔의 이름이 '풍(豊)'이다. '豊'은 원래 나라 이름이었는데 그 나라 왕이 술로 나라를 망쳤기 때문에 그 술잔을 그 나라 임금을 상징하는 인형처럼 만들어서 후세를 경계하는 뜻을 거기에 담았다고 한다. 송대에 재상이 었던 范質은 자기 조카에게 보낸 시에 금주할 것을 권하고 있다.

너에게 술 즐기지 말라 이르노니
미치는 약이지 좋은 음식 아니다
조심성 있고 후한 성품이 변하여
흉칙하고도 험한 무리되느니라
예나 지금이나 술 때문에 망친 자들
하나하나 다 찾아보려므나

이상과 같이 술이란 마시기에 따라 선악과 길흉, 성패와 이해로 갈라지는 것이 사실이다. 이른바 털 하나 차이에서 갈라진 것이 서로 1천 리나 멀게 동떨어진 결과를 가져오는 것이라고 하겠다.

4.4 와인의 야누스적 성격

이집트의 무덤에서 발견된 와인 단지에는 '고급 와인', '최고급 와인', 심지어는 '잔치용 와인'이라고 적혀 있으며, '세금용 와인', '봉헌용 와인'이라는 꼬리표를 달고 있는 와인들도 있다. 고대 이집트에서는 와인은 주로 제례의식에 사용했지만 일상생활에서도 상당히 자주 등장하였다. 떠들석한 연회를 묘사한 벽화를 보면 남녀 모두가 상당한 양의 와인을 마시고 있다. 와인이 많이 필요하다 싶으면 발효용 단지를 통째로 들고 오기도 했던 모양인데, 어떤 벽화에는 단지에 관이나 빨대를 꽂고 직접 마시는 모습이 그려져 있기도 하다. 하지만 대부분 하인들이 디캔터(포도주 등을 따르는데 쓰이는 마개 있는 유리그릇)비슷한 소형 용기에 와인을 담아 와서 여과기로 거른 후 따라 주곤 하였다.

　와인은 사발이나 잔에 따라 마셨고 제18 왕조 때는 여기에 유리나 설화 석고로 만든 고블릿(손잡이가 없는 술잔)이 추가되었다. 그런데 여과기로 걸렀다는 것을 보면 와인에 포도 찌꺼기가 그대로 남아있었던 모양이다. 연회 풍경을 담은 벽화의 주인공으로는 웃고 떠들며 와인을 마시는 손님들이 대부분이지만 가끔은 속을 게우거나 정신을 잃은 채 하인들에게 업혀가는 남녀가 등장하기도 한다. 취하기 위해 연회에 참여하는 부류가 있었는지 어떤 여성의 무덤에는 연회풍경을 담은 벽화와 함께 다음과 문구가 적혀있다.

　"와인 열 여덟 잔 줘요……취하고 싶단 말이에요! 난 지금 속이 바싹 타들어 가는 것 같아요!"

　와인은 사교계의 만찬에 없어서는 안 될 필수품이었고 상류층이 연회나 기타 여러 가지 모임에서 한데 모여 와인을 마시는 모습은 여러 문헌에 기록되어 있다. 볼테르(Voltaire)는 페르네의 저택에서 호화로운 만찬을 자주 열었다. 와인이 병째 나오는 것이 다반사였고 볼테르가 주문한 병과 코르크 마개는 수천 개를 헤아렸다. 그가 주로 대접한 와인은 보졸레, 부르고뉴산 와인, 에스파냐산 말라가였다.
　카사노바(Casanova)는 베네치아 주재 프랑스 대사로 활약한 베르니스(Bernis) 대수도원장과 정부(情婦)가 주최한 만찬에 대해 이렇게 기록하고 있다.

　"와인은 부르고뉴산만 마셨고, 기본 전환을 위해 '외유 드 페르디리' 샴페인과 또 다른 발포성 와인을 한 병씩 마셨다."

　하지만 18세기에는 사치품을 곱지 않은 시선으로 바라보는 사람도 있었다. 툴루즈의 왕실 대리인은 와인의 '대량생산'을 개탄하며, "사치품이 모든 가정으로 스며들고 있다"고 비난을 퍼부었다. 툴루즈의 시민들이 묽고 신맛이 강한 와인을 마셨다는 점으로 미루어 볼 때 이는 와인과 같은 사치품은 상류층만 즐겨야 한다는 선입견이 고스란히 반영된 비난이었다. 철학가 루소(Rousseau)도 사치스러운 생활을 비난했다.

"날 우유, 샐러드, 치즈, 흑빵, 평범한 수준의 와인만 있으면 행복하게 살 수 있다."

루소에게는 이 정도가 검소한 생활이었을지 모르지만 18세기 프랑스 사람들이 보기에는 사치스러운 생활이었다. 뿐만 아니라 루소가 '평범한 수준'이라고 표현한 와인은 농부나 노동자들이 마시던 것에 비하면 훨씬 품질이 뛰어났다.

와인 전문가들은 서민들이 와인을 마신다 치더라도 맛을 알고 마실 거라고는 생각하지 않았다. 볼테르는 하인들을 위한 포도밭을 따로 두고

"밭에서 생산되는 저급 와인은- 그렇다고 해서 못 마실 수준은 결코 아니다- 하인들에게 준다."

고 했다. 하지만 볼테르의 하인들 가운데 몇몇은 주인님의 감식안을 흠모했던 모양인지 볼테르는 주문한 말라가 와인 50병을 마부들이 마셔버렸다고 투덜거린 적이 있다.

4.4.1 와인의 미혹과 유혹

예로부터 와인은 부정적인 시각과 긍정적인 시각이 항상 함께 하였다. 사회학자들은 와인이 인간관계를 부드럽게 만드는 반면 사회질서 유지에 악영향을 미칠 수도 있다고 지적한다. 의학자들은 와인의 좋은 면을 칭찬하면서도 폭음은 건강에 해롭고 심지어는 목숨을 앗아갈 수 있다고 경고한다. 적절한 양을 권하고 자제를 강조한다는 면에서 확실히 상반된 주장이라고 볼 수는 없지만 전문가들은 예전

부터 찬성과 반대 어느 한 쪽으로 입장을 밝히지는 않았다. 어느 시대 어느 문화권에서나 그래 왔듯이 이집트에서도 와인에 대한 의견은 다양했다. 부유층 사람들은 일상에서 혹은 축제 때 접하는 와인을 자연스러운 즐거움으로 간주했다. 나크헤트(Nakhet)의 무덤 벽화를 보면 한 소녀가 축제 때 부모님에게 와인을 권하며 이렇게 말한다.

"건강에 좋대요! 신이 주신 이 훌륭한 와인을 마시면서 축제를 즐기세요."

이집트에서 적절한 음주는 좋은 습관으로 간주되었고 술에 취하는 것도 어느 정도 긍정적인 면이 있다고 여겨졌다. 하지만 폭음에는 경고가 뒤따랐다. 이집트의 현자 아니(Ani)는 이런 말을 남겼다.

"술에 취하면 입을 열어도 무의미한 말만 튀어나온다. 넘어져 팔다리가 부러져도 아무도 도와주지 않는다."
또 다른 현자는 이런 충고를 한다. "미치광이가 되지 않으려거든 취하지 마라."

와인은 허브나 향신료와 같은 약초를 섭취하는데 도움이 되는 수단이었고, 와인 자체로도 어느 정도 약효를 가지고 있었다. 이집트에서는 와인이 식욕을 돋우고 몸 속 기생충을 제거하고, 소변을 잘 볼 수 있게 한다고 보았다. 또한 천식을 치료하거나 관장이 필요할 때 와인과 함께 수지, 송진, 허브, 향신료, 당나귀 털, 짐승과 새의 배설물을 섞어서 만든 '키퍼'를 처방하기도 했다. 이는 악령이 몸속으로 들어오면 병에 걸리는데 고약한 음식을 먹으면 도망친다는 발상에서 비롯된 처방이다. 좋은 약은 입에 쓰다는 속설이 이 당시에도 통용되었던 셈이다. 와인은 연고나 종창을 가라앉히는 약으로도 쓰였고, 와인을 붕대에 묻혀 상처를 치료하기도 하였다.

와인은 육신의 고통을 달래는 진정제인 동시에 영혼을 해방시키는 구원자였기 때문에 등장하자마자 종교와 긴밀한 관계를 맺기 시작했다. 와인에 사회적·문화적·경제적 의미가 최초로 부여된 시기는 와인의 시초만큼이나 베일에 가려져 있다. 와인 하면 가장 먼저 떠오르는 것은 죽음과 부활인데 이는 포도나무에서 비롯된 이미지이다. 포도나무는 겨울이 되면 잎이 지고 밑둥이 말라죽은 것처럼 보이다가도 봄이 오면 극적으로 부활한다. 이집트의 매장 풍습을 담은 벽화에서도 포도나무는 부활을 상징하고 있다. 그런데 이와 비슷하게 순환과정을 반복하는 수많은 나무 중에서 왜 포도나무에만 특별한 의미가 부여되었는지 그 이유는 알 수가 없다. 모태였던 덩굴이 죽더라도 열매는 와인이나 건포도의 형태로 남기 때문이 아닐까? 이뿐만 아니라 와인은 남녀 관계를 비롯한 여러 가지 인간관계를 부드럽게 만드는 역할을 하였기 때문에 다산의 상징이기도 했다. 수 천 년 동안 찬사와 비난의 대상이었던 와인과 섹스의 결합도 알고 보면 다산의 상징에서 비롯된 것이다.

와인에 독특한 종교적인 의미가 부여된 이유가 발효과정 때문이라는 주장은 좀더 설득력 있게 들린다. 포도즙은 열을 받으면 기포가 생기면서 놀라운 변신을 한다. 맛은 있었지만 평범했던 과즙이 누구든지 취하게 만드는 액체로 바뀌는 것이다. 이와 같은 변화는 미스터리였고, 사회적·의학적·종교적 연구와 관심을 불러일으킬 만한 기적이었다. 고대의 학자들은 와인이 정신에 미치는 작용을 일종의 '탈속'으로 간주했다. 즉 이성과 자제력이라는 세속적인 고리를 끊고 신과 더 가까워지는 과정으로 여겼던 것이다. 그런데 맥주나 대추 야자주, 기타 술이 정신에 미치는 영향은 왜 와인과 비슷한 대접을 받지 못했을까? 아무래도 와인이 다른 술 보다 독해서 신과 더욱 빨리 가까워지게 만들었기 때문이 아닐까?

와인은 고대의 다양한 종교에 중요한 몫을 담당했다. 특정한 신에게 기도를 드리며 술을 바치는 헌주식(獻酒式)에 와인이 사용된 것이 대표적인 예이다(이와 같은 의식에서는 맥주, 오일, 꿀, 물도 사용되었다). 헌주는 인간과 신이 교감을 나누는 의식이었고 여기에서 와인은 신이 내린 선물에 대한 보답이었다. 와인은 이밖에 제례의식에도 동원되었다. 메소포타미아에서는 와인이 신에게 바치는 제단의 한 귀퉁이를 장식했고, 이집트에서는 5개 지방의 최고급 와인을 망자의 시신과 함께 묻었으며, 포도나무를 심는 것을 종교적인 의무로 여기게 되었다. 람세스 3세는 아몬 라에게 바치는 글에서 자신의 공적을 "저는 남 오아시스에 포도밭 세 개를 만들었고 북 오아시스에도 셀 수 없이 많은 포도밭을 만들었습니다. 남부 지방에 만든 포도밭은 그 수를 이루 헤아릴 수가 없습니다"라고 밝히면서 신에게 바친 와인 단지가 59,588개에 달한다고 하였다.

와인을 발견한 사람이 여성이었다는 주장이 일반적이듯이 초기 종교에서 와인과 결부된 신도 대부분 여신이 많았었다. 수메르에는 와인의 여신 게스틴이 있었고, 시리아에서는 반신반인인 다넬이 딸과 함께 포도를 재배하였다. 나중에 이집트에서는 남신들이 와인과 포도재배를 관할하였지만, 뱀의 여신 레넨우테드가 포도의 수확을 상징했다는 등 모두 여신과 관련된다. 하지만 시간이 지나면서 와인과 결부된 신은 여신에서 남신으로 바뀌었다. 이집트에서 자연의 신이자 죽음과 부활의 신이라 불리는 오시리스는 또한 포도나무의 신이기도 했다. 오시리스는 이집트의 농사를 좌우하는 나일강의 범람을 자축하는 축제를 주관하는 신이었다. 이집트에서 와인을 부활의 상징으로 여겼던 이유는 해마다 범람하는 나일강이 철을 함유한 퇴적층으로 인해 붉은 색을 띠었기 때문이라는 설도 있다. 그러나 일부분이기는 하지만 고대에도 화이트 와인이 만들어졌다는 점에서 이 주장은 설득력이 떨어진다.

이집트의 일부 기록에서는 와인을 태양신 라의 땀방울로 묘사했다. 또 어떤 기록에서는 호루스(호루스는 고대 이집트 신화에 등장하는 위대한 신으로 오시리스 신과 이시스 여신의 자식이다. 호루스 신의 눈만을 따로 떼어 상징으로 쓰는 것은 신화 때문이다. 이집트 신화에 따르면 오시리스 신의 적대자인 세트가 오시리스를 살해했다. 오시리스의 아들인 호루스 신은 성장하여 아버지의 복수를 하게 되고 싸움 중에 왼쪽 눈을 잃어버렸던 것이다. '우자트(Utchat)'라고 불리는 이 눈은 고대 이집트에서는 스카라베우스라는 갑충석과 함께 가장 널리 사용된 수호상징이었다. 눈 밑으로 빠져나오는 선은 매의 깃털을 나타낸다. 호루스 신이 '매의 모습'으로 그려지기 때문에 깃털을 달게 된 것이다. 호루스의 힘을 상징하는 우자트는 역사상 사용된 가장 강력한 수호상징 중 하나다. 고대 이집트에서 호신용 상징으로 사용되었으며, 벽화, 관 등에 새겨져 악귀를 물리치는 역할을 하기도 했다)의 눈이라고 했는데, 레드 와인은 그의 오른쪽 눈, 화이트 와인은 그의 왼쪽 눈이라는 것이다. 와인은 피와 동일시되는 경우도 많았는데 이는 포도즙을 짜는 신 세스무가 도살자로 그려졌기 때문이다. 피는 와인과 하토르 여신간의 연결고리이기도 한데 이집트 신화에 따르면 라 때문에 누비아에서 이집트로 끌려 온 하토르는 축제 때 펼쳐지는 노래와 춤, 와인, 공물을 보고서야 노여움을 풀었다고 한다. 이 경우 와인은 하토르의 적이 흘린 피의 상징이다.

    그리스 문인들은 와인을 이야기할 때 항상 물을 얼마만큼 섞는가 하는 문제에 대한 논의를 빠트리지 않았다. 몸에 해로운지 아닌지가 와인의 농도에 따라 달라졌기 때문이다. 에우에누스(Euenus)는 다음과 같은 말을 남겼다. "바코스는 너무 강하지만, 너무 약하지도 않은 것이 좋다. 고뇌와 광기의 원인이 되기 때문이다. 그는 세 명의 님프와 함께 할 때 신방에 가장 잘 어울린다. 그의 입김이 너무 세면 사랑이 날아가고 죽음과 다름없는 수면 속으로 빠지게 된다." 에우에누스의 이 말은 사랑을 나눌 때 마시는 와인은 물과 3대 1의 비율로 섞는 것이 적당하며, 이보다 진하면 지치게 된다는 의미의 충고이다. 이와 비슷한 맥락에서 어느 문인은 와인 한 크라테르를 비우면 좌담회 참석자들의 건강에 좋고, 두 번째 크라테르를 비우면 사랑을 나누기에 좋고, 세 번째를 비우면 잠이 오고, 네 번째를 비우면 자제력이 약해져서 비도덕적인 행동을 하게 된다고 말했다.

    와인이 건강에 좋으니 나쁜지 하는 오늘날의 논쟁은 고대부터 시작되었지만 사실은 고대 사회에서 와인은 문화의 척도인 동시에 몸에 좋은 약이었다. 또한 와인을 마시는 것은 건전한 생활습관의 일부이자 육체적·정신적 건강에 기여하는 요소이기도 했다. 이를 냉소적으로 표현하자면 와인은 세상 시름을 잊게 하는 마취제였다고 할 수 있을 것이다. 오늘날의 의사들이 우울증과 상실감을 치료하는 수단으로 와인을 처방하지는 않겠지만 에우리피데스는 극중 인물을 통해 디오니소스가 "인간을 위해 와인이라는 선물을 발명한 것"은 축복이라고 말했다.

> 그대 선물에 흠뻑 취하면
> 괴로워하던 사람들이 슬픔을 잊는다네,
> 마시면 잠이 온다네,
> 하루의 고단함이 사라진다네,
> 고통을 달래는 네 그만한 명약은 없다네,
>
> 에우리피데스, 『주신 바코스의 시녀들』

고대인들은 와인이 위장병과 비뇨기 질환에 효험이 있다고 믿었다. 사도 바울은 제자 디모테오에게 이렇게 권했다.

> "이제부터는 물만 마시지 말고 위장과 자주 앓는 병을 치유하기 위해 포도주를 조금씩 마셔라."
>
> (디모테오에게 보낸 편지 5:23.)

카토는 향나무나 도금양의 꽃잎을 와인에 담그면 뱀에 물린 상처, 변비, 통풍, 소화불량, 설사 치료에 좋다고 하면서 이와같은 질병에 효과가 있는 와인 제조법을 소개했다. 즉 그는 크리스마스 로즈를 포도나무 뿌리 근처에 심거나 와인에 섞으면 변비에 좋고, 묵힌 와인과 향나무를 납 그릇에 넣고 끓이면 요실금에 좋으며 '복통, 설사, 촌충, 위충'에는 독한 와인에 시큼한 석류 열매를 섞어 마시면 좋다는 식으로 와인의 효과를 소개하였다. 와인은 병을 진단하는데 쓰이기도 했다.

스파르타에서는 와인이 금지되어 있었지만 간질을 진단하는 약으로는 활용되었다. 갓 태어난 아이를 와인 원액에 담갔을 때 간질이 있는 아이는 발작을 일으킨다고 믿었던 것이다. 와인은 종교적 의미를 내포한 덕분에 문화적으로 특별한 지위를 얻게 되었지만 사람들의 사랑을 받게 된 데에는 마시면 기분이 좋아지고 그래서 떠들썩한

자리에 잘 어울린다는 또 다른 이유도 있었다.

4.4.2 과음의 폐단

공개적인 장소에서 주정을 부리는 것은 유럽 전역에서 범죄로 간주되었다. 이 때문에 범죄자로 몰린 취객이 얼마나 자주 등장했는지 정확하게 알 수는 없지만 와인과 맥주가 일상화된 문화를 감안할 때 이는 상당히 흔한 현상이었을 것이다. 사실 이 당시는 전문 광고꾼이 등장할 정도로 음주 문화가 성행했다. 시 당국이 고용하고 술집 주인들이 비용을 부담했던 광고꾼은 매일 아침마다 술집을 돌며 어떤 와인이 있는지 확인한 뒤 시음용 와인 그릇을 막대기로 치며 거리를 누볐다.

초서는 『캔터베리 이야기』에서 면죄부 판매인을 등장시켜 과음의 폐단을 다음과 같이 경고했다. 면죄부 판매인의 말에 따르면 와인은 모든 악행과 연관이 있다.

> 성경을 보시오, 육욕이 와인과 취기의 산물임을
> 가장 극명하게 보여 주지 않소
> 술에 취한 롯은 제 딸과 살을 섞고도
> 모르지 않소
> 너무 취해 정신이 없었던 거요…….
> 하지만 여러분은 정신 차리고 기도하시오!
> 감히 단언하건데 가장 숭고한 행위는
> 구약에 등장하는 모든 승리는
> 전지전능하신 천주님의 덕분이고
> 금욕 덕분이고, 기도 덕분이오,
> 성경을 보면 알 수 있을 것이오,

생 레미의 사제는 주사(酒肆)가 심하기로 악명이 높았는데 인근 술집에서 주먹다짐을 벌인 적도 있었다. 질메르빌의 사제는 술집에 갔다가 옷을 잃어버리는 경우가 허다했는데 이는 아마도 도박 때문

 124 음주의 유혹 금주의 미혹

이었을 것이다. 피에르퐁의 사제는 술고래였고, 그랑코르의 사제는 두주불사하기로 유명했다. 팡리유의 사제는 술을 마시는 것만으로도 모자라서 교구 신자들에게 술을 팔았다.

 와인을 비롯해 여러 가지 술을 판매한 도시의 주점과 선술집은 취객들로 인한 사고가 잦아서 요주의 대상이었다. 19세기에 금주 운동을 벌인 사람들이 주장한 바에 따르면 이곳은 지나친 음주와 도박과 문란한 성교의 온상지였다. 중세 술집에서 주먹다짐이 자주 오간 것은 사실이지만 멀쩡한 상인과 손님이 흥정을 벌이다 시비가 붙는 저자거리도 이런 점에서는 마찬가지였다. 1350년의 경우 파리의 선술집에서는 노트르담 성당의 종이 통행금지를 알린 이후로 손님을 받으면 안 된다는 칙명이 제대로 지켜지지 않았다.

 가끔은 선술집에서 벌어진 사건이 크게 확대되기도 했다. 1229년 파리의 생 마르소 교회 근처에서 있었던 일이 그런 경우이다. 이곳에서 신학을 공부하던 학생들이 사제가 되기 위한 훈련의 일환으로 거나하게 술을 들이 킨 뒤 술값을 놓고 주인과 승강이가 붙었다. 이윽고 싸움이 벌어졌지만 인근 지역 동업자들의 후원을 입은 주인은 학생들을 물리치는데 성공했다. 그런데 다음날 학생들이 친구들을 데리고 나타나더니 술집을 엉망으로 만들어 버렸다. 당국이 중재에 나서 학생들에게 처분을 내렸지만 이 사건으로 학교와 지역 주민들 간의 갈등은 한동안 계속되었다.

 지나친 음주가 개인과 사회에 미치는 악영향이 누누이 거론되는 와중에서도 의학자들은 건강에 좋다는 것을 계속 강조했다. 그리스, 로마, 아랍에서는 와인을 다양한 질병의 치료제로 사용했다는 것이 논리의 근거였다. 이들은 히포크라테스와 갈레노스(Galenos)의 처방에 따라 상처를 소독하고 열을 없애고, 위장 질환을 치료하는데 와인을 이용했다. 와인은 알코올 성분 때문에 다른 약재와 잘 섞였고, 그래서 수많은 약물치료의 기본 성분으로 안성맞춤이었다. 와인과 섞은 약초는 백내장과 맥립종을 비롯한 여러 가지 눈병의 치료제로 쓰였다. 빛깔 좋은 열매를 넣은 와인은 유방의 통증에 좋은 약이 되었다.

4.4.3 병사들의 전쟁용 와인

병사들이 병에 걸리거나 부상을 입으면 와인을 받아 마셨고 이때 와인은 술이 아니라 약이었다. 병사들은 와인이나 기타 술을 지급하는 것이 관행으로 굳어진 이유는 물보다 와인이 덜 변질되었기 때문이다. 특히 장시간의 포위 공격 때에는 식수가 인간이나 가축의 사체로 오염되기 쉬워 더욱 그러했다.

14세기에 와인은 병사들의 사기를 진작시키고 위험을 잊게 만드는 것이 아니었을까 싶기도 하지만 당시 군대에서는 와인은 빵처럼 주식이었고 병사들의 건강을 지키는 약이기도 했다. 전장의 식수는 오염되기 쉽상이었고 포위 공격이 벌어지는 곳일수록 더 심각했다. 이럴 때 와인은 유해 박테리아를 죽이고 병사들 사이에 퍼진 병균을 없애는 수단이었다. 알려진 바와 같이 장티푸스균은 와인에 약하다. 일상적으로 와인을 마셨던 프랑스의 군대에만 와인이 지급되었던 것은 아니다. 보통 맥주를 마시는 잉글랜드 병사들도 전쟁시에는 와인을 배급받았다.

와인은 환자를 치료하는데 없어서는 안 될 의약품이었기 때문에 1670년 루이 14세는 그 유명한 부상병 수용소 '앵발리드'를 건설하면서 매년 200뮈(약 55,000리터)의 와인에 세금을 면제해 주었다. 부상병들에게 지급되는 와인의 양은 꾸준히 증가하여 1705년에는 세금 면제 혜택을 받은 와인의 양이 3,000뮈, 즉 800,000리터에 달했다. 장교들에게 지급되는 와인은 하루에 1.25리터였는데 0.25리터는 매일 아침마다 방으로 배달되었고, 저녁식사 시간 때에는 0.5리터씩 지급되었다. 직책이 없는 장교와 일반 사병들에게 지급되는 와인은 이 양의 절반 정도였다. 참회 화요일(사순절에 앞서 3일 또는 일주일 동안 즐기는 사육제 마지막 날)과 같은 특정 축일에는 저녁식사시간 때 지급되는 와인이 두 배로 늘었다.

와인은 수용소에 근무하는 사람들에게도 지급되었고, 요리에 쓰이기도 하였다. 수용된 환자가 평균 2,500명이던 1710년 2월 한 달 동안

 126 음주의 유혹 금주의 미혹

앵발리드에서 소비된 와인은 460,000리터였다. 반면에 일반 병원에서는 환자들에게 와인을 지급하지 않았다. 따라서 앵발리드에 머물다 두 달 동안 온천치료를 받으러 가는 부상병들은 와인을 챙겨 떠났다. 앵발리드의 일부 환자들은 술집에서 와인을 마시다 주먹을 휘두르거나 말다툼을 벌이기도 했다. 술에 취해 난동을 부리다 체포된 장교들은 8일 동안 와인 지급이 중단되었다. 병사들은 똑같은 잘못을 여덟 번 저지르면 1년 동안 감옥신세를 졌다. 벽에 외설스러운 낙서를 하거나 쓰레기나 소변을 수용소 창문 밖으로 버리거나 청결 관련 수칙을 어기거나 소등 시간에 불을 켠 경우에도 와인 지급을 중단하는 벌을 내렸다.

군인들에게 와인을 지급하는 것은 오랜 관행이었지만 19세기 들어 알코올의 효과를 놓고 우려가 제기되면서 제동이 걸렸다. 1900년대 초 여러 나라의 군대에서 음주가 작전수행에 영향을 미치는지 알아보기 위해서 여러 차례 실험을 했다. 독일에서는 16일 동안 36,000회 총기를 발사한 병사들을 대상으로 조사한 결과 음주가 명중률에 별다른 영향을 미치지 않았다고 밝혔다. 그것은 아마도 마신 술의 양이 얼마 되지 않은 덕분이었을 것이다. 프랑스군 당국은 좀 더 현실적인 알코올 규제 방식을 택했다. 술을 마신 병사와 마시지 않은 병사를 비교하기 보다는 맥주와 와인을 비교하여 와인 쪽이 그나마 낫다는 결론을 내린 것이다.

프랑스 군대에 지급되는 와인은 소량에 불과했고 병사들은 주둔지의 여건이 허락하는 한도 내에서 와인을 직접 사 마실 수 있었다. 하지만 랑그 도크의 와인 선물을 계기로 전시 내각은 병사들에게 와인을 정기적으로 지급하기 시작했다. 1914년 당시 0.25리터였던 배급량은 1916년이 되자 0.5리터로 늘어났다. 1918년에는 장교의 재량에 따라 휘하부대에 0.25리터 추가 지급이 이루어졌고 병사들은 0.25리터까지 할인된 가격으로 구입할 수 있었다. 따라서 프랑스 병사들은 하루 1리터까지 합법적으로 와인을 마실 수 있었던 셈인데 불법적으로 양을 늘릴 수 있는 방법은 얼마든지 있었다(군 당국은 증류주 밀주를 막기 위해 끊임없는 전쟁을 치렀음).

최전방에 배치된 프랑스군이 1917년 한 해 동안 소비한 와인의 양은 120억 리터였고, 이듬해 전쟁이 끝나지 않았더라면 이 수치는 160억 리터로 늘어났을 것이다. 와인 수급을 위해 동원된 전차병만 하더라도 수천 명에 달했다.

프랑스군에 지급되는 와인은 사실상 전부 레드 와인이었다. 레드 와인이 화이트 와인에 비해 남성적이고 병사들의 피를 끓게 하며 용기를 불어넣어 준다고 생각했기 때문이다. 아이러니컬하게도 값싼 와인을 가리키는 영어 단어 '플롱크(plonk)'를 만들어 낸 것은 오스트레일리아 군이었다. 이는 화이트 와인을 가리키는 '뱬 블랑(van blanc)'이 '뱬 블롱크(van blonk)'로 와전되면서 생겼는데 이것을 보면 오스트레일리아군은 프랑스군과 달리 화이트 와인을 마셨던 듯하다. 전쟁이 막바지로 치달을 무렵 프랑스 군 일간지 『전선의 메아리 The Echo of the Trenches』는 승리의 주역 가운데 하나로 와인을 꼽았다.

"물론 최고의 공신은 뛰어난 장교들과 용감무쌍한 병사들이다. 그러나 이들이 끝까지 포기하지 않은 것은 이들에게 기개와 용기와 불굴의 의지와 담대함을 선물하고 우리가 이긴다는 굳은 확신을 불어넣은 것은 플롱크(와인)였다."

 128 음주의 유혹 금주의 미혹

5 각국의 음주연령

5.1 MDA와 MPA의 존재이유

나라마다 술 문화와 젊은이에 대한 시각이 다르듯 음주연령(MDA: Minimum Drinking Age)과 술을 살 수 있는 연령(MPA: Minimum Purchasing Age)제한도 천차만별이다. 뉴욕에 본부를 둔 국제 주류정책센터(ICAP)는 각국의 음주제한 연령(Drinking Age Limits: DAL)의 차이에 대한 조사결과를 발표한 적이 있다. 이에 따르면 서방 세계에서 음주제한 연령을 가장 높게 법으로 정한 나라는 미국으로 31개주에서 21세 미만이며 술을 마실 수도 살 수도 없도록 법으로 제한시키고 있다. 아시아에서는 한국, 말레시아가 미국처럼 음주제한 연령이 21세로 높고, 일본은 20세이다. 반면 프랑스, 벨기에, 이탈리아, 오스트리아는 음주제한 연령이 16세로 젊은이의 음주에 비교적 관대한 국가들이다.

뉴질랜드는 현재 20세인 음주제한 연령을 18세로 낮추려고 하는 반면, 네델란드는 16세에서 18세로 높이려는 대조적인 태도를 보이고 있다. 영국은 음주 및 구매 제한 연령을 18세로 정하였지만 부모가 동의하면 5살 이상의 어린이도 집에서 알코올 음료를 마실 수 있다. 또 스위스에서는 18세 이하의 경우 술을 못 마시도록 하고 있으나, 맥주와 와인은 지역에 따라 14세 이상이라면 마실 수 있다. 노르웨이도 강한 술은 20세, 맥주와 와인은 18세로 술에 따라 차등을 두고 있다. 독일은 부모의 지도가 있거나 맥주와 와인일 경우 제한 연령보다 두 살 낮은 16세의 젊은이도 음주를 할 수 있고 구매도 가능하다. 반면 중국, 포르투갈, 태국 등은 법적으로 음주제한 연령을 법으로 두지 않아 누구든 술을 마셔도 위법은 아니다. 다만 사회 관습상의 불문율이 간접적인 법의 효과로 작용된다.

우리나라에서는 일반적으로 대학생이 되면 공공연하게 음주가 허용되는 시기에 도달한 것으로 여겨진다. 법적인 음주 제한 연령과는 상관없이 술집 출입이 허용되는 분위기인 것이다. 그러나 대학 신입생의 나이는 실제로 만 18세-19세에 불과하기 때문에 미성년자이다. 따라서 대학생이라 할지라도 만 20세에 달하지 않은 사람의 음주는 현행법에서 금지되어 있다. 즉, 20세 미만의 음주행위는 불법행위인 것이다. 외국의 경우에 대학생이라 할지라도 신분증의 생년월일을 확인하여, 음주가 허용되는 법적인 연령에 도달하지 않으면 철저히 제한하고 있는 것과 우리나라의 허용적인 분위기와는 차이가 있는 것이다.

술이 신체에 미칠 수 있는 폐해는 성인보다 청소년들에게 더 강하다. 청소년의 경우에는 신체 내의 세포를 비롯한 모든 조직들이 아직 성숙되지 못했을 뿐만 아니라 계속적으로 성장하고 있는 단계에 있기 때문에 술(유독 물질)의 침해에 더 약할 수밖에 없다. 식목한지 얼마 되지 않아 아직 여린 나무가 수십 년 된 나무보다 농약에 더 예민하게 반응하는 것과 같은 이치일 것이다. 신체가 거침이 없이 왕성하게 뻗어나가는 나무줄기처럼 자랄 수 있어야 하는데 술과 같은 독한 물질이 몸에 들어오면 신체기능이 저하될 수 있기 때문에 신체적으로 완전히 성숙될 때까지는 술 마시는 것을 미루어야 할 것이다. 한 가지 예로, 위에서 지적한 것처럼 아직 성숙되지 않은 신체에 술을 많이 마셔서 피부의 노화를 앞당길 필요는 없다는 것이다. 청소년들이 술을 마시면 빠른 속도로 뇌신경세포에 알코올이 확산되어 뇌에 마비 현상이 일어나 감각과 운동이 약해지며 판단력이 흐려지고 기억력 감퇴가 생기게 된다. 알코올로 인해 파괴된 뇌신경세포는 다른 조직세포와는 다르게 재생되지 않는다는 점을 명심할 필요가 있다.

기억력이 감퇴된다는 것은 학습능력을 그만큼 저하시키는 셈이다. 이외에도 술은 청소년의 경우에 여러 가지 질병을 가져올 수 있다. 술로 인해 질병에 걸릴 가능성은 성인보다 청소년이 당연히 높다. 무엇보다도 술이 청소년에게 해로운 것은 술이 중독성이 있다는 사실이다. 어린 시절부터 술을 습관적으로 마시게 되면 알코올 중독이 되기 쉽다. 또한 술은 여러 가지 청소년 비행과 관련이 높다는 이유에서 술을 금하고 있다. 술을 마시고 충동적으로 범죄를 저지를 가능성이 많으며 범죄의 대상이 될 가능성도 높다.

술을 자유롭게 마실 수 있는 나라의 국민은 술을 하늘의 미록(美祿)으로서 아주 즐겁게 찬양하고 있지만, 이것이 도를 넘으면 폐해도 당연히 생긴다. 과도한 음주에 의한 알코올 장해가 이것으로, 육체적, 정신적으로 특유의 증상이 나타난다. 만성 중독 환자가 되면, 간장 장해(알코올성 간염, 알코올성 간경화, 지방간 등), 위장 장해(알코올성 위염, 위궤양이나 십이지장 궤양 등), 췌염, 알코올성 심근증, 비만과 당뇨증 등의 내과 증상과, 금단 증상을 예로 든 정신 장해가 나타난다. 이들 음주 장해는 당연히 음주량이 많은 사람에게 일어나므로, 가장 술을 많이 마시는 프랑스인이 세계 1위의 발생률을 차지하고 있다.

예를 들면 알코올성 간경화에 의한 사망률은 프랑스가 제1위, 이어서 포루투칼, 이탈리아, 스페인 순인데, 상술한 국민 1인당 알코올 소비량의 세계 랭크와 일치하고 있다. 또한 알코올 중독에 의한 정신 장해자도 당연히 이 순위와 일치하고 있다. 한마디로 말하면 프랑스에서는 국민 총 인구의 약 10%에 해당하는 450만 명이 과도한 음주자, 즉 알코올 중독 예비군이고, 그 수의 반은 정도에 차이는 있지만 알코올 중독군이라 보여진다.

　그러나, 프랑스의 알코올 중독 환자의 행동은 일본의 일부 환자에게서 보이는 만취, 의식 불명의 인사불성, 가정 폭력, 일가 붕괴와 같은 비참한 예와는 다른 것으로 음습한 것은 아니다. 이것은 어릴 적부터 와인은 식사에 붙는 것으로 술이 생활의 일부가 되어있기 때문에 술에 대한 사고가 근본적으로 일본과 다르다.

　가톨릭 국가들에서는 '빵은 우리 몸, 와인은 우리 피'라는 종교적 정신이 뒷받침되어 있기 때문일 것이다. 거리에서 만취자를 발견하는 일은 적다. 그러므로 프랑스에는 '나는 알코올 중독인가 의심하면 이미 중독자라 생각해라'라는 말도 있다. 이렇게 프랑스나 많은 카톨릭 국가에서는 인사불성을 보이지 않는 알코올 중독자가 태반이라서 일본과는 모양이 꽤 다르다.

　한편, 미국에서는 사교의 기회가 많아 회식이나 파티에서 술은 당연히 필수품이지만, 이러한 장소에서의 만취자나 인사 불성자는 비난 받으며, 설령 새로운 친구이고 사회적으로 지위가 높은 사람이라도 그러한 행위가 중복되면 전혀 대접 받지 못하며, 사회에서 매장되어 버린다. 이 때문에 미국에서도 거리에서 만취자를 보는 일은 드물다. 그러나, 한 번 버려진 사람들은 더욱 그 구제를 알코올에 의존한다는 악순환을 반복하여, 그 결과 가정까지 버린 알코올 중독자와 부랑자가 되어 뒷거리에 진을 치거나, 도로에 쓰러져 자든지 하고 있다.

　최근에는 더욱이 이런 사람들의 수가 늘어 소매치기나 강도, 살인으로 이어지고 있는 케이스도 많아 문제가 되고 있다. 만취자에 대해 엄격한 것은 프랑스나 미국 뿐만은 아니다. 다른 서구 제국이나 북유럽에서도 상당한 것으로 핀란드에서는 1년간 3번 이상 만취가 되면 보호를 받게 되는데, 강제적으로 시설에 수용되어 치료를 받아야 한다. 또한 사회주의 국가에서도 만취자에게는 엄격한 단속이 행해지고 있다. 그 중에는 술 그 자체의 구입량 규제나 만취자 강제 수용이 철저한 나라도 있지만, 그 현상은 거의 공표되어 있지 않기 때문에 상세하게 알 수는 없다.

일본에서는 지금까지 만취자에게는 어느 정도 무관심했었지만, 최근에는 사회적으로 엄격해졌다. 과거엔 업무 중의 음주까지는 관대하게 봐주는 경우가 있었지만, 현재 이와 같은 행위는 용서받지 못하며, 숙취로 회사를 쉬는 사람은 그 나름대로 엄격하게 제재를 받는다. 그래도 아직 미국이나 서구에 비할바가 아닌 것은 일본인의 음주 방법, 예를 들면 연회에 있어서의 좌석 결정 방법(상사는 토코노마를 등진 상좌인 예)나 순서대로 술 받기나 술잔 주고받기에 보이는 음주 풍경, 그리고 2차, 3차라는 소위 사닥다리 술이 일반적인 풍조로 여겨지고 있으며, 다른 나라에서는 그다지 예를 볼 수 없는 특수한 음주 습관이 동료 의식을 강하게 하여 서로 관대하게 보고 있는 것에 기인할 것이다.

  음주 관련 허가증이 있어야 술을 마실 수 있는 나라, 아프리카의 잔지바르에서는 1977년부터 음주허가증(Liquor permit)이 없으면 알코올을 마실 수 없게 되었다. 아울러 허가증의 등급에 따라 음주량을 제한하고 있으며 허가증의 유효기간도 1년으로 정해져 있다. 인도의 경우도 음주허가증이 필요한 국가이다.

  가장 높은 A급은 '종류 분량에 상관없음' 이며
  B급은 '도수가 높은 것은 안됨',
  C급은 '맥주는 괜찮음',
  D급은 '맥주도 조금만'.

5.2 알코올 중독의 탄생

  술의 역사를 이야기하면서 어찌 알코올 중독이라는 음주문화와 수치스러운 면모에 대해 말하지 않을 수 있으랴. 향정신성 의약품의 성질을 가진 물질인 술이 우연히 발견되자 사람들은 처음에는 이것을 종교의식에 사용했다. 그러다가 점차 속세의 애주가들이 생겨나게 되었고 이들로 인해 술주정이라는 음주가 초래할 수 있는 비정상적인 상태가 알려지기 시작했다. 일부러 주정을 부리는 것이 유행처럼 번졌던 때도 있었으나, 시끄러운 난장판이 개인 혹은 사회질서에 위험을 줄 수 있다는 이유로 대부분의 경우 금지와 처벌의 대상이 되었다. 함무라비 법전과 성경, 코란에서 술주정은 금지사항이었다. 그리고 조금 더 지나서는 중세유럽의 성직자 운동을 통해 이런 폐해를 막고 소란의 책임자를 처벌하고자 하는 일련의 엄격한 법안들이 제정되었다.

그러나 지난 수세기 동안 술의 질과 양은 계속 증대되고 있다. 이것은 음주자들이 점점 증가하고 있음을 의미하며 그만큼 술로 빚어지는 사고가 많아지고 있음을 시사한다. 16세기부터 증가한 증류주 소비로 인해 세계 각국에서는 알코올화 현상이 점점 더 깊이 뿌리내리게 되었다. 이렇게 주류 소비량이 발전함에도 불구하고 스프라이트 생산량은 오랫동안 보잘 것 없었고 예측 불가능한 것으로 여겨져 왔다.

술주정은 오래 전부터 있어 왔으나 18세기말과 19세기에 특히 유럽사회를 중심으로 사회의 집단현상으로 확산되기 전까지는 그저 몇 사람의 행위로만 간주되었다. 1849년 스웨덴의 마뉴스 후스가 '알코올 중독'이란 단어를 새로 만들어낸 것은 결코 우연이 아니다. 그것은 과음이 유발하는 매우 다양한 질환(위장, 간, 신경, 정신질환 등)을 총체적으로 일컫는 말이 되었다.

19세기 서구유럽 사회에는 산업혁명으로 인해 새로운 사회, 경제 조건들이 생겨났다. 그리고 프롤레타리아 계급이 등장하면서 술의 생산, 유통, 소비가 급증했다. 그러나 제2차 세계대전 후 사람들의 태도가 변하기 시작했으며, 그때부터 알코올 중독은 치유될 수 있는 병으로 간주되었다. 술을 마시지 않는 사람들은 알코올 중독자, 의사, 그리고 일만 대중에게 금주가 효율성을 증대시킨다는 인식을 심어주었다.

한편 정부가 치료기관을 설립하는 법안을 통과시키기 위해 노력하는 가운데 알코올 중독에 대한 교육과 연구가 조직화되기 시작했다. 프랑스에서는 과음이 세 번째 사망원인으로 꼽히고 있으며, 실제로

 134 음주의 유혹 금주의 미혹

매년 5만 명이 목숨을 잃고 있다. 알코올 중독자는 25만 명에 이르며 그 중 3분의 1이 여성이다. 그 밖에도 과음이 '위험수위'에 이른 사람들, 즉 알코올 중독 상태 직전이거나 많은 합병증을 일으킬 위험에 있는 사람들은 30만 명에 이른다. 알코올 중독에 대한 정의는 매우 많으나 만족할 만한 것은 없다.

1) 리네크의 정의

"한 개인의 음주행위가 그 자신이나 사회, 혹은 양쪽 모두에게 해를 입힐 수 있을 때, 이 사람은 알코올 중독자다."

2) 세계보건기구의 정의

"알코올 중독자란 알코올에 대한 금단현상이 정신질환을 일으킬 수 있을 만큼 심각한 상태에 이르는 과음자를 말한다. 그들의 신체적 건강은 물론 정신건강에 심각한 손상을 입히고, 타인과의 정상적 관계 및 건전한 사회, 경제적 행위를 할 수 없게 만드는 증상이 나타낼 때 그들은 알코올 중독자로 간주되며 특별한 치료를 받아야 한다."

3) 푸케의 정의

"어떤 사람이 술을 끊을 수 있는 자유를 잃어버릴 때, 그는 알코올 중독에 빠졌다고 볼 수 있다."

임상적 측면에서 술이 병인이 되는 질환들은 모두 술에 대해 자유롭지 못하며 술에 금단현상을 보이고 있다. 알코올 중독 환자들은 각각 다른 양상을 띤다. 그러나 그들은 모두 술을 끊을 수 있는 자유로움을 잃었다는 공통점을 가지고 있다. 세계 보건기구는 알코올 중독이라는 너무나 광범위한 의미를 담은 단어 대신 '알코올 금단현상 증후군'이라는 말을 사용하기도 했다. 먼저 알코올 중독이 나타내는 전형적인 임상적 증상을 따져보자. 푸케가 정의한 알코올리트(alcoolite), 알코올로즈(alcoolose), 소말코올로즈(somalcoolose) 상태는 각각 예리네크가 정의한 '델타', '감마', '입실론'에 해당된다고 볼 수 있다.

술이 일으키는 질환들의 합병증은 크게 두 가지로 나뉜다. 즉 간, 소화기 및 내과질환(위염, 식도암, 췌장염, 이상피지분비증, 지방간, 간 경변증 등)과 신경정신과질환, 즉 다발성 신경염, 연수 신경염, 코르사코프 증후군, 뇌질환, 간질, 피부기능 및 소뇌기능 감퇴 등으로 나뉜다. 심장혈관질환이나 고혈압도 술이 일으키는 주요 질환 중 하나다. 알코올 중독은 개인 차원의 질환을 떠나 가정, 즉 배우자나 자녀들의 생활에 영향을 미치고, 결근이나 사퇴, 잦은 업무과실 등 직장생활을 원만하게 해내지 못하는 여러 행동으로 나타날 수 있다. 그리고 나아가 범죄나 교통사고를 부를 수 있으며 국가 예산에도 엄청난 영향을 미칠 수 있다. 알코올 중독으로 인해 발생되는 비용이 1980년에는 850억1천억 프랑에 이르렀다고 한다.

젊은 층들의 알코올 중독으로 인해 1960년대 말부터 이 질환의 새로운 특징이 나타나고 있다. 처음에는 조심스럽게 시작한 음주가 나중에는 폭음으로 변하고 결국에는 마약과 어우러져 끊을 수 없는 금단현상으로 이어진다는 것이다. 여성의 알코올 중독은 은밀하지만 계속적으로 증가하고 있다. 여성의 알코올 중독은 좀더 확연한 신경질환을 동반하면서 남성의 알코올 중독보다 더 심각한 신체 및 정신 질환을 합병증으로 유발한다.

알코올 중독의 중장기적인 증상은 일반적, 획일적 방법으로 묘사될 수 없으며, 치료를 받지 않은 경우 결국 앞에서 말한 심각한 합병증으로 치닫게 된다. 치료 프로그램(입원 혹은 통원 치료 프로그램)은 화학요법(안정제, 신경 진정제, 비타민, 우울증 치료제 등을 사용한다.)과 심리치료를 중심으로 이루어진다. 심리치료는 알코올 중독 치료에 많은 관심을 기울이고 있고 개인 치료 혹은 단체 치료 프로그램을 운영하고 있으며, 대부분의 경우는 금주운동모임에서 주관하고 있다.

알코올 중독 현상은 18세기말에서 19세기 초에 처음 생겨난 듯하나, 그때까지만 해도 그저 술주정 정도에 그칠 뿐이었다. 대부분의 사람들은 흔히 알코올 중독이 술이 발견된 후, 특히 알코올 생성과정이 발견된 후 두드러지게 나타나기 시작한 현상이라고 생각하고 있다(유럽의 경우 10-11세기경). 그렇다면 그전에는 왜 과음하는 사람이 없었을까? 그들이야말로 알코올 중독자이지 않았을까? 지나침이란 어느 문명에나 존재하는 게 아닌가?

알코올 중독이란 말은 현대사회에서 두 의미를 갖는다. 하나는 개인이 앓고 있는 술에 의한 특정질환과 질환의 병인 및 증세를 말하는 것이며, 또 하나는 집단 사회현상을 가리킨다. 예컨대 우리는 '한 건물 내에서의 알코올 중독' 또는 '브르타뉴 지방에서의 알코올 중독'이라고 말하지 않는가? 그러나 이 두 의미 중 하나를 18세기 이전의 발효주나 증류주를 마시던 사람들에게 부여할 수 있는가는 의심할 여지가 있다.

처음에는 신성시되다가 나중에야 일반화된 술은 누구든 아무 데서나 매일 구할 수 있었던 것이 아니었다. 부녀자와 그리스·로마시대의 노예들은 술을 입에 댈 수 없었고, 시골의 민중들은 얼마 후에야 몇몇 지방에서 빚은 술을 겨우 마실 수 있었으며, 이것도 그나마 생산·보관·유통과정에서 재고량이 얼마나 되는지 상부에 보고한 후에 가능했다. 요컨대 술은 6천 년 동안 손쉽게 구할 수 있는 것이 아니었다. 마지막으로 주목해야 할 것은 인간의 수명이 약 150년 전부터 늘기 시작했으나, 그전까지만 해도 매우 짧았다는 것이다. 17세기에 60세 남자는 완전히 노인 대우를 받았으며, 70세까지 사는 사람이 매우 드물었다. 따라서 30년 동안 매일같이 과음하기란 어려웠다. 물론 고대인들이 술 취한 상태(개인적 혹은 집단적 음주상태)에 대해 남겨놓은 기록이 있기는 하다. 그러나 당시 음주는 아주 특별한 시기에 일시적으로 나타나는 행동이었을 뿐이다.

술주정뱅이란 말은 오래 전부터 있었다. 그것은 암묵적으로 어느 정도 만성적인 상태를 의미한다. 즉 남보다 유달리 자주 술에 취하는 사람, 또는 오늘날 이른바 만성적 만취상태라 하는 음주벽을 지닌 사람을 뜻한다. 하지만 옛날에는 그런 사람이 드물었다. 이제 그 이유를 살펴보자. 고대사회의 음주행위에서 알코올 중독의 기원을 찾아보고자 했던 빌라르(1860-1934, 프랑스의 물리학자)는 다음과 같은 멋진 글을 남겼다.

> 고대 판테온 신전의 제대나 로마시대 폼페이의 술집에서 에밀졸라의 『목로주점』에 나오는 쿠포나 제르베르 같은 인물이 있을까하고 찾아봐야 헛수고다. 타소스 섬에서 나온 포도주나 팔레르노산 포도주는 압생트(초록빛이 감도는 독한 리큐어)나 트루아 시스처럼 독하지 않았고, 피레우스의 기와공도 로셰슈아르 거리의 함석지붕을 이는 지붕공처럼 살지 않았다.(P. Villard, Alcoolisme et psychiatre, ouvrage, collectif, Haut Comite d'Etude et d'Information sur l'alcoolisme, mars 1983.)

18세기말부터 유럽과 프랑스에는 인류 역사상 전례 없는 새로운 집단현상이 등장했으며 그 배경조건들이 자리잡기 시작했다. 즉 알코올화 뒤에 숨겨져 있던 알코올 중독이 머리를 내밀기 시작한 것이다. 알코올화의 정의를 내리자면, 음주자에게 어떤 악영향도 주지 않고 사회적으로 용납되는 범위 내에서의 음주행위를 말한다. 프랑스의 성인 음주자의 80퍼센트에서 90퍼센트가 바로 이처럼 건강에 전혀 해를 입히지 않는 정도의 음주를 즐기고 있다. 반대로 알코올 중독이란 알코올화의 특수한 현상으로서 술에 금단증세를 보이는 일종의 병이다.

19세기 초 유럽과 신대륙에서 일어난 산업혁명은 인간의 생활환경에 일대전환을 가져왔다. 70년이란 짧은 세월 동안 성인 한 명당 연간 술 소비량이 15리터에서 35리터로 단숨에 증가했던 것이다. 산업사회로 옮아가면서 가장 먼저 일어난 경제적 변화는 노동의 기계화였다. 도심 주변에 세워진 공장들이 많은 노동력을 흡수했고, 도시들은 이내 폭발적으로 팽창해 주변 농촌까지 공장들이 뻗어나갔다. 점점 더 많은 빈민과 부녀자, 어린이들이 일자리를 구하러 도시로 몰려들었다. 이렇게 해서 신흥계급, 즉 프롤레타리아가 생겨났다. 노동자들의 삶은 매우 열악했다. 1837년, 당시 의사였던 빌레르므(J. L. Villerme, Etat physique et moral des ouvriers, coll. 10-18, Paris, 1971)는 정신과학 및 정치학 아카데미로부터 "모든 노동자계층의 육체적·정신적 상태를 살펴보라"는 지시를 받았다. 그의 보고서에는 노동자들의 처참한 삶이 낱낱이 기록되 있으며, 그 책임의 상당 부분은 술에 있다는 것이었다. 그의 기록에는 또 "가난한 슬픔이 힘겨울수록 그들은 술로 잊으려 한다"는 구절이 있다.

1845년 엥겔스는 『영국 노동자계급의 현황』이란 저서에서 빌레르므와 같은 의견을 주장했다. 유럽 전역에서 에밀 졸라와 플로베르, 아나톨 프랑스, 슐뤼프뤼돔, 로맹 롤랑 등이, 그리고 다른 지역에서 골즈워시, 다윈, 버나드 쇼, 톨스토이, 잭 런던, 타고르 등이 당시 사회의 비참함을 말해주는 책들을 출간했다. 즉, 술 생산의 급증(포도주, 그리고 특히 오드비), 판매 및 유통망의 발전, 그리고 무엇보다 사회·경제·인구 차원에서 일어난 격심한 환경의 변화가 대대로 전통을 이어오던 음주문화를 단 몇 십 년 만에 뒤흔들어 놓았고 이로 인해 알코올 중독이라는 새로운 현상이 나타났으며, 이런 것들이 알코올 중독이 등장할 수 있도록 제반 여건을 마련해준 것으로 분석하였다.

알코올 중독이란 말은 1849년 스웨덴의 의사 마뉴스 후스가 처음 사용했다. 당시 그는 스톡홀름의 세라핀 병원에서 간·심장·신경질환을 앓고 있는 남녀 환자를 진찰하면서 그들이 앓고 있는 여러 질병들이 스웨덴의 아콰비트를 지나치게 마시는 것과 관계가 있음을 알아냈다. 그 후 그는 서로 다른 임상적 증상들을 하나의 병명, 즉 알코올 중독으로 통합해 명명했다. 이 병명은 세계적으로 알려졌으며, 이후 술주정이란 말을 대신하게 되었다.

그러나 그 후에도 대개의 경우 이 새로운 병의 증상은 간과되기 일수였다. 몇몇 민간단체나 의사들의 경고에도 불구하고 정부는 국민들과의 암묵적인 합의하에 사회악임을 뻔히 알면서도 알코올 중독을 수수방관했다. 금주회가 여럿 결성되긴 했으나 그리 성과가 없었다. 이런 상황은 1950년대 말까지 큰 변화 없이 이어졌다.

인간은 술의 진가만큼, 그 해악에도 일찍 눈을 떴다. 그리스의 철학자 피타고라스는 "만취는 자신과 가정과 사업 등 모든 일을 망쳐버린다"고 경고했다. 그러나 술의 해독에 유례 없는 과잉 대응으로 적잖은 부작용을 빚은 사례는 역시 미국의 주류 제조 판매금지 조치였다. BC. 11세기 중국의 어느 황제는 술의 해독을 없애기 위해 포도나무를 모조리 뽑아 버리도록 명령을 내렸는데, 미국의 금주 조치는 비록 그 과정이 완만하고 점진적이었다고는 하나 최종적인 결과는 이 황제의 명령과 조금도 다를 바 없었다.

독립 선언서 서명자인 벤자민 러시 박사가 1784년 '독주가 인체와 정신에 미치는 영향의 연구'를 발표하여 곧 미국 최초의 절주협회가 발족되었고, 다시 100여 년 후인 1893년에는 '술집폐쇄촉진연맹'이 결성되어 절주가 아닌 금주운동을 맹렬하게 전개했다. 1920년 1월 16일, 금주법이 발표되면서 미국은 하루아침에 술이 없는 나라로 바뀌었지만, 이 '고상한 실험'은 백악관의 대통령마저 홈바를 그대로 활용하는 모습에서 이미 그 한계를 드러내고 있었다.

밀주의 제조 판매나 주류 밀수를 둘러싼 막대한 이권 싸움은 알카포네의 악명을 전 세계에 널리 알렸는가 하면 수많은 인명 살상과 연간 10억 달러에 달하는 막대한 조세 수입의 상실을 가져왔다. 결국 이 금주법은 10여 년 만에 폐지되었지만 바로 이런 전통 때문에 아메리칸 위스키와 미국산 보드카, 그리고 캘리포니아 브랜디를 국제 수준으로 한층 빨리 성숙시켰을지도 모른다. 술의 역사는 이와 같이 수많은 곡절을 보이면서 인류의 문명과 생활에 크나큰 영향을 미쳐 왔으며 또 앞으로도 영원히 그럴 것이다.

Easther Lewin and Albert E. Lewin의 『THE THESAURUS OF SLANG』사전에 의하면 'Drunkard'와 유사한 말에 무려 56개를 나열하고 있다. "drinker, heavy drinker, drunk, big drunk, dip, dipso, boozer, booze fighter, boozehound, stew, stewbum, stewie, souse, soak, sponge, sop, shikkew, bum, rummy, rumbum, rum hound, lush hound, lush, lusher, lushie, barfly, wino, brown bagger, juicehead, power drinker, swillbelly, swillpot, swillbowl, bottle nose, grog blossom, longhitter, hooch hound, ginhound, elbow bender, town drunk, pot, rumpot, tippler, stiff, big stiff, crock, alky, barrel house bum, bottle baby, bottle man, bust, busthead, tank, copper nose, jick head, juicer, bingo-boy(gang). 이처럼 술꾼에 해당되는 낱말이 많다는 것은 알코올이 우리들 일상생활과의 연관성이 다방면에 걸쳐 있다는 증거이다.

6. 건배의 기원과 의미

　일반적으로 건배의 기원에는 세 가지 설이 난무하다. 첫째, 덴마크가 영국의 여러 섬들을 점령했을 때 시작되었다는 설이다. 정복된 섬 사람들은 덴마크 군인들의 허락 없이는 술을 마실 수 없었다. 그래서 덴마크인들이 술잔을 높이 들고 '건강을 위하여'하고 건배할 때까지 기다려야 했다는 것이다. 둘째는 영국의 음주풍습에서 나왔다는 설이다. 영어로 건배를 토스트(toast)라고 하는데 엘리자베스 시대의 영국에서 토스트 빵을 벌꿀 술잔에 넣어서 마시는 풍습이 있었다. 그런데 여흥이 익어갈 무렵이면 재미있는 게임이 벌어졌다. 누군가가 '토스트'하고 도전을 하면 술을 마시는 사람은 그 토스트가 미끄러져 따라 내려오도록 잔을 기울려 술을 마셔야 했다는 것이다. 세 번째는 찰스 2세 치하에 영국의 바시스 시에서 시작되었다는 설이다. 어느 미인이 온천 욕탕에 몸을 담그고 있었는데 그 때 한 사람이 욕탕에서 물을 한 잔 떠서 마시며 그 미인의 건강을 빌었다. 옆에 있던 다른 한 사람은 반쯤 술에 취하여 욕탕으로 뛰어들고 싶다고 말하고는

'그 술은 좋아하지 않으나 토스트가 갖고 싶다'고 했다. 토스트란 바로 그 미인을 두고 한 말이다.

원래 건배의 기원은 서양 사람들이 회음(會飮)을 할 때면 서로 상대방이 따라준 술잔에 가볍게 입술을 대고 한 모금씩 마시는 습성에서부터 유래된 것이다. 그 이유는 술에 독성이 있을지도 모른다는 불신에서 형성된 습성이었다. 서양 사회는 유목과 교역이 빈번하여 항상 낯선 사람과 공존해야만 하는 이질 사회이기에 경계와 불신이 선행되어 이 같은 문화가 형성되었다.

자기가 마시는 술이 상대방이 마시는 술과 똑같은 무독성이라는 것을 증명하기 위해, 곧 불신이 기조가 된 것이 건배인 것이다. 이 건배의 문화는 서구 문명과 함께 밀려들어 오면서부터 우리의 주도와 함께 섞여 행해지게 되었다.

원래 건배(乾杯)라는 표현은 옛날 신에게 제사 지낼 때 올리는 신주(神酒)를 의미했으며 나중에는 장례식에서 죽은 사람의 명복을 빌며 올리는 한잔 술을 뜻했다. 그러므로 '건배합시다'라고 한다면 귀신이 되라는 소리인지 죽으라는 소리인지 듣기에 민망한 입장이 될 수 있다. 물론 중국 사람들은 요즘에도 '건빠이'라고 외치면서 잔에 가득 담긴 술을 한숨에 마셔서 잔의 밑바닥이 보이도록 해야 한다고 의미를 부여하고 있지만 약간 격조를 찾는 사람이면 '신짜이 라이러(新菜來了)'라고 하면서 음식 접시가 새로 나올 때마다 술잔을 기울일 구실을 찾으며 호기를 부린다. 일본에서도 마찬가지여서 '간빠이'라고 하지만 어찌 보면 '힘내라'는 의미의 '감바레'와 상통하는 제스츄어이서 무리가 없어 보인다.

미국 사람들은 'For You Health~'라고 말하기도 하지만, 대개 'Cheers!' 'Cheer Up!'이라는 표현을 즐겨 사용한다. 영국 사람들도 'Cheerio!' 하면서 건강을 위해 한잔 들자고 말한다. 여담이지만 '비비안 리'와 '로버트 테일러'가 나오는 왕년의 명화『워털루 브릿지』에서 두 사람이 공습을 피해 퍼브로 들어가서는 술잔을 나누면서 '첫어리오'를 연발하던 것이 기억에 남는다.

 144 음주의 유혹 금주의 미혹

독일이나 오스트리아 사람들은 'Prosit!'라고 말한다. 역시 건강을 위해서라는 뜻이다. 스칸디나비아 사람들은 바이킹 스타일로 'Skoal!'이라고 외친다. 건강을 바란다는 의미로 원래 스콜이란 것은 벌꿀술인 '세드'를 마시는 사발을 말한다. 적장의 목을 베어서 그 두개골로 술잔을 만들었기에 스콜이란 이름이 붙었다는 설도 있다. 프랑스 사람들은 'A Votre Sante!'라고 말한다. 직역하면 '당신의 건강을 위해서'이다. '아 보트르 상태!'라고 말하며 술잔을 치켜들면 '아 라 상태' 또는 '훼리시테'라고 말한다.

간단히 말해서 당신의 건강, 그리고 행운을 위해서라는 뜻이다. 아무튼 대개가 건강을 기원한다는 뜻이 담겨 있어서 제안하기도 편리하고 맞장구치기도 쉽다. 다만 스페인의 경우는 한술 더 뜬다. '살루드, 아모르...이 페세타스... 이 티엠포 파라 곤잘레스'이다. 번역하건대 '건강과 사랑과 돈을 위해서, 그리고 그 모든 것을 누릴 수 있는 시간을 위해서...' 길긴 길지만 어찌 보면 빈틈없이 현실적이며 합리적인 표현이다.

2001년도 현재 세계 1백60여 국가 중에서 국민 1인당 술 소비가 상위 19위인 대한민국, 명예로운 것인지 그렇지 않은 것인지 잘 모르겠지만 기왕에 국내 주류업계의 발전과 국가재정 증진을 위해서 술 소비를 하지 않을 수 없는 입장일 것 같으면 올바른 음주문화부터 정착토록 해야 할 것이다. 그리고 상대방의 건강과 행운을 기원하는 정감 어린 권주사로 이 참에 개발되었으면 한다. 그나저나 현하 한심스런 이 세상에서 도대체 무얼 위해 기원해야 한다는 말인가? 각 국가의 '건배'를 정리하면 다음과 같다.

- 영어: 지어스(Good Health! Cheers)
- 중국어: 간베이(乾杯!)
- 싱가포르어, 말레시아어: 얌센(飮盡!)
- 일본어: 간파이(乾杯!)
- 프랑스어: 아 보트르상태(Sante! / A votre santei)

- 독일어: 프로지트(Prosit)
- 이탈리아어: 알라 투아 실루테(Alla tua salute!)
- 멕시코어, 스페인어: 살룻(Salud!)
- 포루투칼어: 사우데(Saude!)
- 폴란드어: 나 즈드로비(Na zdrowie!)
- 러시아어: 자 바셰 즈드로비예(Za vashe z-dorovye!)
- 헝가리어: 에게체게드레(Egezsegedre!)
- 웨일즈어: 예흐드 다 이 힌브리(Iechyd da I chivri!)
- 이탈리아어: 비바, 만세(Viva)
- 스웨덴어, 노르웨이어, 덴마크어: 스칼(Skaal!)
- 벨기에어: 오프 예 게존하이트(Op je gezonheid!)
- 그리스어: 스틴 이기아소우(Stin ygia sou!)
- 핀란드어: 테르베이데스키(Terveydeksi!)
- 아일랜드어: 슬라인테 이스 사올 아가트(Slainthe is saol agat!)
- 세르비아어: 지벨리(Zivel!)
- 이스라엘어: 르 하임(L'chaim!)
- 리투아니아어: 이 스 베이카라(I sveikata!)
- 탄자니아어, 스와힐리어: 콰 아피아 야쿄(Kwa afya yako!)

제**3**부
세계의 음주문화

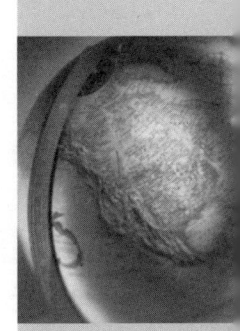

제3부
세계의 음주문화

  흔히 인류가치의 소산이라 하는 문화, 그 중에서도 음주문화는 그 어떤 문화보다도 솔직담백하고 여실하게 각 인류가 가진 특수성과 가치, 그리고 한 나라의 국민성을 드러내준다. 다양한 술의 빛깔과 향취만큼이나 천양각색의 양상을 보이고 있는 각 나라별 음주문화, 이 중 대표적인 주당국가들에 대한 독특한 음주문화를 살펴보고자 하였다.
  제3부에서는 동서양의 주당 국가들의 음주문화를 중심으로 살펴보고자 하였다. 음주행태가 국민성을 좌우한 것인지, 국민정신이 음주문화를 창조하는지의 상관관계도 살펴보는 것도 재미있을 것 같다. 그러나 이러한 상관관계의 연구는 내 몫이 아닌 것 같다. 그래서 차후의 과제로 미루고자 한다.
  이 책에서는 독특한 음주문화에서 생겨난 에피소드를 중심으로 기술하였으며, 종종 그 국가를 대표하는 술의 의미와 제조과정도 아울러 살펴보았다.
  취할 때 마시는 술의 종류도 다르지만 취하였을 때 하는 행동들도 민족마다 다르다. 일반적으로 좋은 포도주를 마시고 취하면 프랑스 사람들은 무턱대고 춤을 추려는 경향이 두드러지고, 맥주를 조끼로 마시는 독일인들은 마냥 노래를 부르고 싶어 한다. 16세기에 독일을 여행한 어떤 사람은 "독일인들은 술집에서 너무나 많은 시간을 보낸다"라고 꼬집고 있으며, 네덜란드의 에라스무스(Erasmus)는 독일인의 음주형태를 다음과 같이 기술했다. "독일인들이 소음과 고성으로 술을 마시는 모습은 가히 놀랄 정도이다. 얼마나 시끄럽고 소란스러운지 누가 무슨 말을 하는지 모르겠고 무슨 얘기를 하는지 들으려고도 하지 않는다. 가끔 발을 구르고 펄쩍펄쩍 뛰어 술집을 무너뜨릴 정도인데 그 속에서 독일 사람들은 이것이 편안한 삶이라고 믿는다."

　영국인은 알코올보다 안주를 밝히는 편이고, 이탈리아인은 무턱대고 자랑을 늘어놓고 싶어 하며, 러시아인은 보드카를 생명처럼 여기는 민족답게 계속 더 마시자고 야단이고, 미국인은 시키지도 않은 즉흥연설을 하려든다. 그런가 하면 한국인은 자기가 술 산다고 서로 계산하려 든다든가, 2, 3차 가자고 한다든가, 옆 테이블과의 문제를 일으키곤하는 고질적인 주벽이 있다.

　각 국가의 철학자들의 명정도 차이가 난다. 『독일의 위령곡』을 작곡한 브람스는 임종의 자리에서 술 한 잔을 청해 조용히 마시고는 "아! 술맛 좋다. 고마우이"라는 마지막 말을 유언으로 남겼다. 임종의 술로서 장식한 대 작곡가의 술 맛은 과연 어떠했을까?

　고대 그리스 철학자로 통나무집에서 살아온 디오게네스는 "최고의 술은 남의 집 술"이라는 말을 남겼다. 그 술맛은 또 어떠했을까? 철학자 쇼펜하우어도 식도락가였을 뿐만 아니라 대단한 애주가로 알려져 있다. 어느 날 쇼펜하우어는 연회장에서 부지런히 음식을 먹은 후 의자에 기대어 앉아 있었다. 그때 마침 웨이터가 술을 들고 앞에 다가오자 그는 작은 디저트 글래스를 내밀었다. 웨이터는 "큰 글래스로 드시도록 하십시오. 그것은 디저트용 포도주 글래스입니다요" 하고 나직히 말하자, 쇼펜하우어는 "괜찮아, 따라라. 큰 글래스는 디저트 포도주가 왔을 때 또 필요하니까!"

 150　음주의 유혹 금주의 미혹

알코올은 성경에도 기록이 남아있을 정도로 굉장히 오랜 역사를 지니고 있다. 또한 술은 많은 불후의 예술작품을 탄생시킨 모태이기도 하다. 이러한 술은 여러 가지 형태로 사람의 생활에 직접 간접적으로 많은 영향을 끼쳤고 인간의 문화와 역사에 많은 변수로 작용을 하였다. 동서양의 음주문화는 인간의 생존과 더불어 탄생하게 된 것이다.

미국이나 유럽 쪽으로 여행을 할 때 영화에서 보듯이 특별히 만취해서 주정을 하는 사람을 본 기억이 거의 없다. 만약 술이 취해 몸을 가누지 못 할 경우가 되면 구석에서 조용히 앉아서 잔다(사실 그들의 음주문화는 취할 때까지 마시지 않는다). 이는 서양의 음주문화가 반주문화이기 때문이다. 즉 음식을 맛있게 먹기 위해 식욕을 돋구는 하나의 음식의 일종으로 생각하기 때문이다. 그래서 영어에는 에피타이저라는 단어 외에 우리의 안주에 해당하는 적합한 단어가 없다.

특히 미국은 1607년부터 1776년까지의 금주법으로 인해 음주문화에 많은 영향을 끼쳤다. 즉 서부개척시대에 술로 인한 폭력 등으로 골치를 앓고 있다가 이를 극복해야 한다는 사회적 요청에 따라 금주법이 제정되기에 이른 것이다. 그러나 이 기간동안 술을 마셔서 처벌을 받은 사람은 단 한 명도 없다. 이는 이러한 금주법이 술을 못 마시게 한 법이 아니라 제조·판매·수출·수입을 금지하는 법이였기 때문인 것이다.

그 후에 법이 그러하듯이 점점 완화가 되어 접대용의 칵테일 정도의 소비가 가능해지고 마침내 1776년에 금주법이 폐지되었다. 그래서 지금도 미국 가정을 방문하면 칵테일 같은 음료를 제공하는 것도 이 금주법에서 연유한 것이다. 미국의 'Bar'나 영국의 'Pub' 같은 선술집은 이들에게는 술을 마시는 장소라기보다는 대화와 토론, 사교의 장소로 이용되고 있다. 미국에서는 이러한 술을 공원 같은 공공장소에서 마시게 되면 마약과 같은 알콜 중독자로 간주, 경찰이 체포까지 하는 것이다. 우리 문화로 생각 할 때 아이러니한 일이다.

그렇다면 동양은 어떠할까? 동양은 반주가 아닌 안주의 문화이다. 즉 식사를 하기 전, 술을 먹기 위해 안주를 먹는 문화이다. 그래서인지 우리는 레스토랑에 가서 맥주 한 병을 시키더라도 종업원이 꼭 묻는다. "안주는 뭘로 드실 건가요?" 만일 안주를 안 시키면 마땅치 않은 눈빛으로 보곤 한다. 이제부터는 그렇다고 기분 나빠 할 필요는 없다. 왜냐하면 안주의 문화이기 때문이려니 하고 이해하면 될 것이다.

중국이나 일본 같은 경우도 특별히 취해서 주정을 하는 사람들을 본 기억이 없다. 재미있는 것은 일본은 본인의 잔이 비었을 경우, 혹은 잔에 술이 남아 있을 경우라도 옆에 사람이 첨잔을 해도 무관하다. 우리의 경우 첨잔은 절대 금기사항이 아닌가?

술잔을 권하는 문화는 우리나라 특유의 문화이다. 이를 수작문화라고 하는데 술보다는 "따뜻한 마음, 사랑하는 마음을 당신에게 준다"라는 표현이 더 어울릴 것이다. 술잔을 권함으로서 우리라는 공동체 속에서 너와 나는 한편이라는 의식을 함양하는 것이리라 생각한다. 부정적인 면에서의 다른 한편으로는 "다른 것은 몰라도 술은 내가 너보다 세"라는 무한 경쟁 속에서 살아가는 우리의 경쟁심리가 아닐까?

우리나라의 술에 대한 예의는 어느 나라보다 엄했다. "술은 어른 앞에서 배워야 한다"는 말은 우리 선조들의 예의 바른 음주 매너에서 연유한 것이다. 그러나 식민지 시대에 들어가면서 한국의 지식층에서는 일제하의 민족적 비극을 술로 달래는 경향이 늘어가기 시작했고, 해방 이후에는 불만을 술로 분출하는 양상으로 바뀌기 시작했다. 여기에 군사문화가 들어서면서 술의 역기능이 기승을 부려 급기야 그 유명한 "폭탄주"가 탄생을 한 것이다. 지금 사회의 여러 요인들이 또 한번 우리로 하여금 술을 마시게 한다. 이러한 때에 우리는 술로 어려운 일을 풀어내기 보다는 따뜻한 마음을 권하고, 사랑과 이해를 마시는 것이 어떠한가. 오늘 저녁 보고픈 친구와 따뜻한 사랑을 마셔야겠다.

알코올과 민족성, 알코올과 인간성, 그리고 알코올과 문화 또는 풍류에 이르는 저술을 하려고 노력하였지만, 미치지 못한 것 같다. 그러나 이번에는 도전에 머물고 싶다.

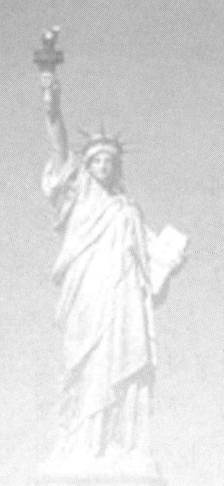

7

금주법을 탄생시킨 미국의 음주문화

　자유의 나라라고 알려져 있는 미국이지만 술에 관한 한 무한정 자유로울 것으로 생각했다간 큰 코 다치기 쉽상이다. 19세기에는 서양 모든 나라에서 음주벽이 심각하여 사회·정치적 문제로 대두됐고 문학(이러한 문학작품의 예는 수없이 많지만 하나만 거론하자면 조지 엘리엇(Geroge Eliot)의 1858년 작품인『성직자 생활의 여러 모습 Scenes of Clerical Life』에 수록된 단편소설『재니트의 회개 Janet's Pepentance』를 들 수 있다. 이 작품에서 작가는 알코올 중독의 여자를 주인공으로 설정하고 있다)에서도 이 문제를 다루었지만, '알코올 공화국'이라는 악명을 누렸던 미국에서만큼 이 문제가 집중적으로 다루어진 곳은 없다.

　19세기초에 시작된 금주운동은 시간이 흐를수록 수많은 반향을 일으켰으며, '미국금주연맹(American Temperance Union)'은 1835년경에 150만의 회원을 확보하기까지 했다. 금주운동가들이 내 세운 요구들은 문자 그대로 형편없이 진부한 졸작이었던 '금주문학'에 그대로 반영되었다. 금주령 시대에 성장한 사람들 사이에서는 음주란 낭만적이라는 전설이 통용되고 있었다.

　미국에서는 기본적으로 옥외에서는 술을 마실 수 없다. 미국에 사는 교민들이 한국식으로 가끔 야유회를 하면서 술을 마시다 경찰에 단속을 당하는 경우가 종종 벌어진다. 운동경기장에 술을 갖고 들어갈 수 없는 것은 물론이다. 옥외에서 술을 마시는데 대한 규제가 엄격하다보니 심지어는 알코올 중독자들도 길거리에서 술을 마실 때는 술병을 종이봉투에 감춘 채 몰래 마실 정도이다. 미국인의 1인당 총 음주량은 순 알코올 기준으로 연간 9.3리터를 기록하고 있어 적지 않은 수준이다.

　저녁 6시 미국 워싱턴주 올림피아시의 한 바에 들어가 보자. 문 앞에는 건장한 사나이가 서 있는데 신분증을 일일이 검사하고 있다. 미성년자의 출입을 허용하지 않는 규칙 때문이다. 들어가 술을 마시려면 바텐더 앞에 줄을 서야한다. 한 잔씩 현금을 주고 각자 마시고 싶은 술을 받아서 빈자리로 찾아간다. 빈자리가 없을 경우에는 서서 마셔야 하므로 빈 공간을 찾아야 한다.

　한 모금 마시고 좌우를 보면 휘황찬란한 불빛 아래에서 흥겹게 제멋대로 춤을 추는 취객도 있다. 잠시 후 문 쪽에서 한 사나이가 나타난다. 그는 문을 들어서자 마자 손님 중에 젊은이들이 있는 곳으로 다가간다. 그리고는 신분증을 요구한다. 다시 홀로 나온 그는 만취한 사람이 있는지를 찾아보려고 좌우를 둘러본다. 주 알코올 통제국(State Liquor Control Board)에서 나온 검사관이다. 미성년자를 출입시켰는지를 감독하고, 만취한 사람이 술집에 있는가를 검사하는 것이다. 총을 소지한 것에는 그렇게 너그러운 미국이지만, 음주에는 그렇게 법 적용이 강력한지 이태백이 이를 알면 얼마나 슬퍼할까. 한국인이라면 술맛 떨어진다고 술 마시기 전에 주정부터 시작하였을 것이다.

　선호하는 술은 맥주와 증류주와 와인 순인데 그 비율은 53%, 31%, 16%이다. 미국처럼 음주문화를 규정하기 어려운 나라도 없다. 미국은 다민족국가로 이 민족간에 각기 자신들의 음주문화를 갖고 있기

　154 음주의 유혹 금주의 미혹

때문이다. 미국의 대표적인 구멍가게 체인인 세븐 일레븐도 빵과 음료수 등의 생필품 외에 술은 팔지 않는다. 술을 판매하려면 우선 주정부나 시 당국으로부터 허가를 받아야 하는데 대부분의 주에서는 신규허가를 내주지 않고 있다. 다만 술 판매권을 반납한 업소가 있을 경우에 한하여 한정적으로 주류 판매허가를 내주고 있어서 주류판매소는 늘지 않고 있다. 미국에서는 허가 없이는 팔 수 없기 때문에 단골 식당이라 해도 술을 마시고 싶을 때에는 손님이 직접 갖고 가서 마셔야 한다. 술 판매허가가 있다고 해도 언제나 팔 수 있는 것은 아니다. 특히 일요일에는 술을 팔지 않는 것이 오래된 관례이다. 일요일에 집에 손님을 초대해 파티를 열 경우라면 토요일에 미리 술을 마련해 놓아야 한다.

미국의 술집을 한마디로 말하자면 '자기가 마시고 싶은 술의 술값을 자신이 잔마다 값을 치르고, 받아서 즐겁게 마시고 신나게 떠들고 춤추며 놀지만 멋대로 취할 수 없는 곳'이라고 할 수 있다. 그렇게 정해진 규칙 속에서 마음껏 마실 수 있도록 하는 술집이 일반적으로 존재하는 곳이 미국의 술집이다. 미국의 음주문화는 함께 어울려 술을 마시더라도 서로 잔을 권하거나 2차를 가는 일이 거의 없고 취해서 비틀거릴 정도로 마시는 사람도 드물다. 술값도 특정인이 사겠다고 선언하지 않는 한 각자 계산한다. 뉴욕 술집에서는 대부분 '해피 아워(happy hour)'라는 걸 설정해 오후 5시 반부터 12시간동안 운영한다. 이 시간에는 술값을 절반으로 깎아주거나 간단한 안주를 무료로 제공한다.

7.1 주 알코올 통제국

미국의 술집에서는 주 알코올 통제국에서 나온 검사관들이 미성년자를 출입시켰는지를 감독하고 만취한 사람이 술집에 있는가를 검사한다. 만일 미성년자를 출입시키거나 만취한 손님이 있는 사실이 발각되면 술집주인은 상당히 큰 벌금을 내야하고 반복되면 일정기간 문을 닫아야 한다. 그러니 미국의 술집에서는 미성년자는 바의 주인이 미리 자발적으로 출입을 통제하게 되고 취객은 만취 전에 집으로 보낼 수밖에 없다. 만일 취객이 계속해서 술을 요구하면 손님은 주인으로부터 "You are eighty-six!"라는 말을 듣게 된다.

　이 말의 의미를 살펴보면 다음과 같다. 서부 개척시대에 가장 알코올 농도가 낮은 술이 86도였었다. 그 당시 이 술은 술이 가장 약한 사람이나 취하여 쫓겨나기 직전의 사람에게 제공되는 술이었다. 요즘엔 "너하고는 그만이야"라는 의미로 쓰이고 있다. 술집주인으로부터 이 말은 듣게 되면 그 술집의 출입을 일정기간동안 제한받게 되는데 이 만취한 손님에게 술집 정학을 내릴 수 있는 권리가 술집 주인에게 있는 것이다.

　미국인 세 사람 중 두 사람은 술을 마신다고 볼 수 있다. 미국인의 술 소비량은 선진국 중간 정도이며, 미국의 알코올 소비량은 최근 몇 년간 미미하지만 감소추세를 나타내고 있다. 다른 한편으로 알코올산업이 전체 경제활동에서 차지하는 비중은 상당히 크지만 미국인들이 술을 바라보는 일반적인 눈은 그리 곱지 않다. 상당수의 교육용 팜플릿은 알코올 남용이 교통사고, 질병, 무질서, 파괴적 행동, 폭력 등을 낳는다고 선전하고 있다. 그러나 미국은 다양성을 추구하는 나라인 만큼 전부가 그런 주장을 하는 것은 아니다. 적당한 음주는 스트레스의 완화, 사회관계의 증진, 심장질환의 감소, 수명연장 등의 효과가 있다는 연구도 나타나고 있다. 이와 같이 미국의 알코올에 대한 신념과 태도는 이중적인 면이 있다.

7.2 미국의 알코올 소비추세

　미국의 경제학자 베블렌(T. Veblen)은 유한계급 과시욕의 한 방편이 '술 마시는 일'이라고 주장하였다. 그러나 생산성과 소득이 중간 사회에서는 술 마시는 일은 일반인도 언제 어디서든 할 수 있는 일이 되었다. 그러나 인구의 노령화, 건강과 생활양식에 대한 관심 증대, 알코올 남용문제에 대한 태도 개선의 노력 등이 미국의 알코올 소비량을 변화시키고 있다. 1967년 이후로 알코올 소비량이 감소세를 나타내고 있지만 반대로 여성음주와 청소년 음주의 증가는 문제가 되고 있다.

미국의 청소년 알코올 소비추세를 보면 고등학교에서부터 대학교 1학년 때에 음주빈도는 급격히 증가하지만, 대부분 나이가 들수록 폭음은 점점 감소하는 경향이 나타나는데 이는 성인이 되면서 책임성이 반영되는 것으로 보인다. 지난 30년 동안 18-25세의 연령층에서 가장 많이 그리고 처음으로 술을 마신 것으로 나타났지만, 알코올을 최초로 마신 비율이 가장 빠르게 진전된 것은 12-17세의 연령층이다. 알코올은 대학 캠퍼스에서도 가장 심각한 병폐 중에 하나인데 75%의 학생이 지난 달 적어도 한번은 술을 마셨으며, 41%의 학생이 2주안에 폭음한 적이 있으며, 4%의 학생이 한 달 동안 매일 술을 마신 것으로 나타났다.

대부분의 대학에서는 신체적인 특성, 체중 등을 감안하더라도 남자가 여자보다 자주 그리고 폭음을 하는 경향이 있으나 시대적으로 약간의 변화는 있으나 장기적으로 볼 때 남자와 여자의 음주 소비량은 점점 격차가 줄어드는 경향을 보이고 있다. 더구나 여성의 성적 역할이나 특성이 남성화되는 경향을 나타내는데 즉 여성의 남성 직장으로 진출, 여성의 고등교육확보 등 사회적 진출이 여성이 술을 접하는 위험요인으로 작용하고 있다.

미국의 청소년 알코올 남용문제는 1970년대 이후로 꾸준히 감소하는 추세에 있다. 청소년에 대한 예방활동은 주로 금주를 목표로 하고 있으나 금주만을 목표로 고집할 경우 효과성이 떨어지는 것으로 나타나 위험요인을 감소시키거나 보호요인을 강화하는 등 다각적인 방법을 동원하여 예방활동을 벌이고 있다. 알코올로 인한 청소년의 문제는 학업실패, 인간관계의 어려움, 기물파손, 호전성 등을 포함한 적응문제와 깊은 관련이 있다. 또한 이 연령층에서 가장 흔히 볼 수 있는 사망의 원인이 알코올로 인한 사고이다. 미국의 대학생은 책을 사는 것보다 많은 돈을 음주에 사용하고 있으며 도서관 운용비보다 많은 비용이 음주에 사용되고 있다. 미국 대학 캠퍼스 내 기물파괴의 80%는 알코올과 연관이 있다고 한다.

7.3 예방과 치료

미국인 음주의 특징은 대부분의 미국인이 가지고 있는 적정음주의 습관이다. 즉 대부분의 미국인은 건전하게 마시고 있지만 국민소득의 2.5%정도를 건강·사고·질병상의 문제로 인해 피해액을 계산하고 있고 중독자수를 약 150만 명으로 추산하고 있다. 미국은 치료와 예방의 천국이다. 알코올 문제의 예방과 치료에 관한 세계의 모든 자료는 미국에서 산출된다고 해도 과언이 아니다. 모든 주마다 수백 개의 치료기관을 가지고 있는 것도 놀랄만한 일이고 금주주의자들과 음주주의자들의 대결도 치열하다. 그로 인해 건전한 음주관리법이 구체적으로 발전하고 있다.

최근에는 국립연구기관에서도 무조건적인 금주는 비현실적인 것을 인정하고 적정 음주관을 토대로 예방대책을 찾는 연구가 진전을 보고 있다. 특히 미국은 알코올 문제를 해결하는 지름길이 교육에 있다는 확신을 가지고 이 분야에 대해 지속적인 투자를 아끼지 않고 있다. 미국의 알코올 교육프로그램은 광범위하고 체계적인 교육전달 체계를 갖추고 있으며 '한 사람을 예방하는 것이 열 사람을 치료하는 것보다 낫다'는 주장을 내세우며 예방과 치료를 위한 다각적인 노력으로 문제를 해결하기 위한 투자와 노력을 아끼지 않고 있다.

7.4 어머니들이 직접 나선 음주운전 감시단

1996년 미국 연방 교통안전국의 조사를 보면 전체 교통사고 사망자 중에 절반가량이 음주운전으로 인한 것이었다. 음주운전과 관련한 사고 사망자가 늘어남에 따라서 미국 내에서는 지난 10여 년 간 취중 운전 근절 캠페인이 그 어느 때보다도 활발하게 진행되어 왔다. 그 중에서도 가장 활발한 활동을 벌이고 있는 단체가 바로 어머니들이 주축이 되어 결성된 MADD(Mothers Against Drunk Driving)인데 음주운전에 반대하는 어머니들의 자발적인 모임단체이다.

어느날 캘리포니아 주에 거주하는 캔디 라이트너 여인이 13살 난 딸과 차를 타고 가다가 술에 만취된 운전대를 잡은 운전자의 차와 충돌해 딸이 현장에서 숨지면서 결성됐다. 사고를 낸 운전자는 과거에도 술을 마시고 사고를 낸 다음 도주한 경험이 있으며 세 번 음주운전으로 적발되어 두 번이나 실형이 선고된 바 있는 중범죄자임에도 불구하고 보석금을 내고 이틀 만에 풀려났다. 이 음주 운전자에게는 법정에서 2년형이 선고됐지만 1년도 채 안 돼 석방됐다. 자식을 잃고 슬픔에 빠진 라이트너 여인은 이 때부터 음주운전 근절을 위한 감시 단체를 조직해 술 취한 운전자들이 사고를 낼 경우 법정 최고 형량을 받도록 하는 법이 제정되도록 하는 운동을 전개했다. 그 동안 미국 전역에서 호응도가 높아 각계각층의 지원을 받고 있다.

지금은 미국 전역에 4백 여 곳의 지부와 1백만 명의 회원을 거느리는 영향력 있는 모임으로 성장했다. 지난 1985년 라이트너 여인이 회장직에서 물러난 이후 이 모임은 거대한 조직으로 발전해 회장은 선거를 통해 선출되며 자녀를 잃은 어머니뿐 아니라 아버지, 가족, 학생 그리고 시민들 모두가 참여하는 모임으로 발전해 이제는 전국 회장을 여자가 아닌 남자가 맡고 있다.

미국 대도시 중 하나인 로스앤젤레스 시의 MADD지부의 회장도 투표로 선출된 마크로 빈슨씨가 맡고 있다. 캘리포니아 주에서는 주정부 산하에 알코올음료 관리국이라는 부서가 있어 술 판매에 관한 모든 사항을 관리하고 있다. 그러나 단속과 처벌에 있어 시 정부도 영향력을 행사할 수 있고, 술을 마시고 사고를 낸 경우에는 시 검찰에 기소되기 때문에 어머니들은 시 검찰과 긴밀한 유대 관계를 가지

7. 금주법을 탄생시킨 미국의 음주문화

고 있다. 모임결성 초기에 음주운전에 반대하는 어머니들은 음주운전 감시활동에 주력을 해왔다. 경찰이 길을 막아 놓고 매주 실시하는 단속에 어머니들이 '술 먹고 운전하지 맙시다!'라고 적힌 피켓을 들고 나와 계몽을 하고 운전자들에게 금주 캠페인 리본을 달아 주는 것에 그쳤다.

요즘도 경찰의 검문소에는 이런 어머니들이 자주 눈에 띈다. 그러나 이 단체가 미국 사회에서 주목을 받게 된 1980년대 말부터는 행동 노선을 단순한 감시활동에서 탈피, 음주운전자들을 중범죄자로 간주하고 이들에 대한 강력한 법 제정에 앞장서기 시작했을때부터이다. 어머니들의 모임은 술과 관련한 모든 법에 간여하고 심지어는 술을 마시고 사고를 낸 운전자가 법정에 섰을 때 법망을 피해 나가지 못하도록 감시단을 파견하는 등 적극적인 활동을 시작하면서 무서운 단체들로 떠올랐다.

전국적으로 MADD의 어머니들이 음주 운전에 적극적으로 반대하고 나선 데는 그 이유가 있다. 미국에서는 전체 교통사고 사망자의 절반 정도가 음주운전으로 인한 것이다. 그리고 매 33초마다 한 명씩 음주운전과 관련 부상자가 발생하고 있다. 이 추세대로라면 향후 10년 내에는 미성년자들의 음주율 증가와 더불어 미국 음주운전 사고 발생률이 걷잡을 수 없을 정도로 늘어나게 될 것으로 우려되고 있다. 따라서 MADD는 2천년까지 음주운전 관련사고 사망률을 현재의 20%까지 줄이는 '술과의 전쟁'을 선포하고 사회 각 분야를 대상으로 로비활동과 계몽활동을 전개하고 있다.

7.5 미국역사 속에서 음주와 금주

미국인의 알코올에 대한 인식과 태도는 시대가 변하면서 바뀌어 왔다. 영국의 식민시기에는 어린아이들까지 부모들과 함께 마셨다고 한다. 그 당시에는 정기적으로 마시는 것이 건강에 좋다는 무조건적인 신념이 있었고 술집이 사회의 중심지였다. 그 당시에는 술이 광범위하게 유포되었지만 만취가 허용되지 않는 사회적 통제가 있었다. 19세기말까지 미국의 술집은 공격적이고 반사회적인 행동이 허용되는 분위기였으나 산업발전, 도시화 등의 사회변화가 발생하고 사회갈등이 심화되면서 알코올 남용이 비난의 대상이 되었다.

알코올에 대한 허용적 입장과 불허적 입장은 이미 사회가 복잡해지면서 증폭되었다. 기층민들 사이에서는 금주운동이 확산되었고 이것이 새로운 이주자들에 대한 통제로 작용하게 되었다. 금주를 찬성하는 집단들의 노력이 미국의 '금주법'을 통과시키는 기초가 되었다. 요즘도 금주자들의 자료에는 음주와 알코올 남용을 구분하지 않았으며 금주자는 덕을 가지고 축복받은 자, 음주자는 죄를 지어 비판하게 되는 자로 설명하고 있다.

1920년에 금주법이 통과된 것은 금주단체들의 다양한 노력이 주효한 결과이다. 그러나 미국의 금주법은 금주운동이나 알코올에 대한 무작정 통제가 현실적으로 맞지 않음을 입증한 좋은 사례가 되었다. 금주주의자들의 낙관적인 이상에도 불구하고 사실상의 음주를 막지 못했고, 밀주가 양산되었으며, 조직범죄, 폭력, 정치적 타락이 극도에 달했다. 금주법이 철폐된 이후 알코올에 대한 통제는 연방정부에서 개별 주(state) 차원의 일이 되었고, 금주는 극히 일부 지역사회, 인디언 보호지역, 21세 미만의 청소년에 해당되는 것이 되었다.

알코올에 대한 새로운 개념이 출현하여 알코올 문제가 일대 전기를 마련하게 되는데 이는 알코올 중독이 '질병'이라는 주장에서부터이다. 1795년 러시(B. Rush)에 의해서 정의된 것으로 알코올 중독은 '도덕적 실패'가 아니라 하나의 '질병'으로 규정하였다. 이는 알코올 중독자 자주치료협회인 AA(Alcoholics Anonymous)가 1935년 출현하자 각광을 받게 되었다. 미국에서 이제 알코올 중독자의 문제는 중독자 자신이 책임을 져야하는 문제가 아니라 사회가 질병에서 사람을 구제해야하는 문제가 되었다.

알코올 중독의 질병관은 미국의 특성답게 관련 산업의 발전을 가져왔다. 알코올 중독 치료사업의 연간수입이 10억 달러를 넘어서고 있으며, 수십만 명이 이 업종에 종사하고 있다.

7.6 미국 금주법의 시도와 좌절

역사적으로 금주를 위한 시조는 멀리 아즈텍 사회나 고대 중국을 비롯하여 아이슬랜드, 스칸디아비아, 러시아, 캐나다, 인도 등지에서 있었지만 전국적으로 시행한 나라는 별로 없었다. 그러나 미국은 1920년대에 전국적으로 금주령을 실시하였는데, 이것은 세계적인 관심을 불러일으킨 흥미있는 사건이었다. 1919년에 통과된 전국 금주법은 모든 술의 상업적 제조와 수출입 등 거래를 중지시켰다. 그 결과 사회적 안전보다는 범죄를 낳는 밀주, 밀수 등 불법 거래가 활개를 치게 되어 금주 기간 중 밀주와 밀수로 거래된 술은 360억불에 이르렀다.

금주 기간 중 가정에서 와인을 담그는 것은 허용되었는데, 이로 인해 오히려 포도 값이 상승하고 와인 소비량이 더 늘어나는 기현상을 빚기도 했다. 그러나 무엇보다 심각한 것은 대규모 밀주를 독점하려는 범죄 단체의 세력 다툼으로 알 카포네 같은 갱단이 출현하여 사회의 한 세력을 형성하게 되었다는 점이다. 양화가 악화를 구축하는 건지, 아니면 악화가 양화를 구축하는 건지 모를 정도가 금주법에서 생겨난 부작용이 많았다.

1920년에 미국 전지역에 금주령이 시작되자, 허가 받은 술장사는 그 날로 끝장나고 말았다. 대신 무허가 비밀 술집들이 생겨나기 시작하였다. 마피아들은 밀주를 만들어 비밀 술집에 내다 팔았고, 이때부터 술 공급을 둘러싼 암흑가의 전쟁이 시작되었다. 포켓용 위스키가 등장한 것도 이때부터이다. 대개 무허가 술집들은 가정집이었다고 한다. 술꾼들은 과부가 사는 집은 술집으로 여기고 초인종을 눌러댔다. 뉴욕에서는 어떤 과부가 술꾼들이 눌러대는 초인종에 견디다 못해 이런 쪽지를 대문에 내 걸었다. "이 곳은 술집이 아님", 그러자 술꾼들은 장난으로 "아님"이라는 말을 자꾸 지워버렸다. 그 과부는 결국 다른 곳으로 이사를 갈 수밖에 없었다. 과부가 이사를 간 뒤 그 집은 진짜 비밀 술집으로 변하였다. 이러한 금주령은 1933년에 폐지되었다. 무허가 술장사들은 이제 떳떳하게 간판을 걸 수가 있었다. 이 때부터 미국의 나이트클럽이 등장하기 시작하였고, 재즈가 부활되어 재주 있는 흑인들은 일거리를 찾을 수가 있었다.

이슬람교 세계처럼 종교적인 계율에 따라서 음주가 금지되는 경우도 있지만, 미국에서는 헌법수정까지 행하여, 법률에 따라 금주를 실행하였다. 분명 법적인 제도에 따라서 금주를 실시하려고 한 것은 근대 역사상 이러한 유례는 전무후무한 일이다. 미국은 일반적으로 개인주의 풍조가 강하고, 특히 사생활에 있어서 자유가 존중되고 있다고 생각되어지고 있기에, 미국에서 금주법이라는 것이 제정되어 실행으로 옮겨졌다고 하는 것은 기이한 느낌이 들지도 모른다. 하지만 실제로는 미국에서의 금주를 요구하는 운동은 상당히 긴 역사를 가지고 있어, 1920년에 갑작스럽게 금주법이 출현한 것은 아니다. 금주는 미국사회에 깊이 존재하고 있었다고 할 수 있다. 예를 들면 이 긴 역사 가운데 전형적인 제3정당이라고도 불리는 금주당(Prohibition Party)이 결성되어, 1872년 이후 제2차 세계대전 후에 이르기까지 항상 대통령 선거전에 후보자를 세워왔듯이, 그 만큼 뿌리 깊은 기반을 가지고 있었다.

현재 미국에는 전국적인 수준에서는 어느 주든 완전한 형태에서는 금주법은 존재하고 있지 않다. 하지만 1959년 최 근대에 이르기까지 오크라호마주와 미시시피주에서는 금주법이 실시되고 있었다. 이 해에 오크라호마주는 금주법을 폐지했지만, 마지막으로 남은 미시시피주에서는 금주법이 폐지된 것은 1966년에 되어서였다. 어쨌든 미국의 일부 주에서는 약 40년 전까지 금주법이 존재하고 있었던 것이다.

이렇게 보면, 금주를 요구하는 운동이 미국에서 얼마나 뿌리 깊었는지, 미국사회의 본질과 얼마나 깊이 관련되어 있는지 알 수 있다.

실제로 금주의 시비를 묻는 논쟁은 긴 시간동안 미국에서 중요한 정치적 쟁점이 되어 왔다. 또 금주라고 하는 말은 통상 미국에서는 'Prohibition'이라고 하지만, 본래 '금지'라고 하는 일반적인 의미의 이 말이 특히 '금주'라고 하는 의미로 사용되고 있는 것을 봐도, 이 문제가 미국 사회에서 얼마나 큰 관심을 집중시켰는지 알 수 있다.

덧붙이면 해롤드 웬트워스와 스튜어트 프레이크스너가 편찬한 미국의 『슬랭어 사전』(1960년)에 의하면 『드렁크 drunk』라고 하는 의미의 슬랭어 수는 무려 331개에 이르며, 이것은 어떠한 행위, 상태, 개념을 나타낸 언어보다도 많다. 술을 즐기는 것이든, 그것을 비판하는 것이든, 얼마나 '드렁크'가 커다란 사회적 관심사가 되고 있는지, 여기에서도 단적으로 나타나고 있다.

여기에서는 이러한 미국사회에서 금주운동이 어떻게 발전해 왔는지, 어떻게 헌법수정까지 해서 금주법을 제정하기에 이르렀는지, 제정된 금주법은 실제로 어떻게 실시되었는지, 혹은 실시되지 않았는지, 또 이 금주법이 1920년대의 미국사회에 어떻게 영향을 끼쳤는지, 결국 왜 그것을 폐지시킬 수밖에 없었는지 하는 점에 대해서 고찰하고자 하였다. 또한 금주법이 갱 집단의 서식과 어떤 관계가 있는지도 살펴보고, 이러한 갱 집단이 은막의 세계에까지 영향을 미쳐 갱영화의 계보까지 살펴보았다. 그리고 마지막으로 하나로 정리해서 금주법의 문제를 통해서 미국사회의 성격에 대해서 고찰해 보고자 한다.

7.6.1 금주운동의 진전

우선 금주운동의 역사를 살펴보면, 그것은 상당히 오래된 19세기 초까지 거슬러 올라간다. 미국의 독립선언이 이루어진 것은 1776년 이지만 일찍이 1826년에 뉴잉글랜드 지방-미국 북동부지역-메사츄세스주의 보스턴에서 금주를 인정하는 금주협회라고도 할 수 있는 조직이 최초로 설립되었다. 이 지방은 특히 청교도의 전통이 강한 지역이라서, 이러한 운동도 청교도의 엄격한 도덕의식, 윤리관 등과 무

 164 음주의 유혹 금주의 미혹

관하지 않는 것으로 생각된다. 즉 음주라고 하는 것이 부도덕적인 행위, 혹은 신의 가르침에 위배되는 행동이라는 식으로 생각되어, 일종의 악으로 인식한데서부터 출발한 것으로 볼 수 있다.

하지만 이러한 음주를 윤리적으로 문제가 있다고 생각하는 정신적인 풍토는 절대로 뉴잉글랜드와 같은 특정의 지역에 한정된 것이 아니라, 많든 적든 미국사회의 각 지방에 확산되었다고 말할 수 있다. 실제로 보스턴의 금주운동은 급속도로 다른 지역에도 파급되어, 5년도 지나지 않아서 금주협회가 1,000개 이상이나 각지에 생겨나기 시작하였다.

1840년대에는 이들 협회의 회원 수는 50만 명 이상이었다. 그리고 마침내 1846년, 즉 19세기 중반에 미국 사상 최초의 금주법이 역시 뉴잉글랜드 지방 변두리에 있는 메인주에서 제정되었다. 이것은 주 규모의 금주법, 주 내에서만 적용되는 금주법이었지만, 금주운동의 추진파에 있어서는 하나의 커다란 승리이며, 현실의 성과라고 할 수 있었다. 실제로 이것이 계기가 되어, 금주법 제정의 움직임은 다른 주에서도 활발하게 전개되어 1856년까지 북부와 서부에서 13개의 주가 같은 조치를 취해, 20세기 초까지 18개의 주에서 조금씩 다른 형태로 금주법 제정이 이루어지게 되었다.

이 사이에 금주운동을 한층 본격적으로 조직화하는 노력도 이루어졌다. 1869년, 미시건주의 메소디스트파의 목사 존 럿셀이 중심이 되어서 '금주대회(Prohibition Convention)'를 개최하도록 제창하고, 실제로 이 해 9월에 시카고에서 제1회 대회가 개최되어, 약 20개 주에서 대표가 참가했다. 참가자 가운데에는 여러 가지 사회개혁의 운동에 관계된 사람들도 섞여 있었고, 이 금주대회는 미국의 정치적인 집회 속에서 여성이 남성과 대등한 자격으로 출석하는 것을 인정받은 최초의 대회가 된 점에서도 중요한 의미가 있다. 이 대회에서는 금주운동의 입장에서 독자적인 정당을 결성할지 말지에 대해서 반드시 참가자 전원의 의견이 일치한 것은 아니었지만, 어쨌든 금주당이 결성되어, 실제로 다음해 중간선거에서 선거운동에 나섬과 동시에

1872년의 선거전에서는 처음으로 대통령후보를 세웠다. 이 때는 약 5,600표 밖에 획득하지 못했지만, 90년대 무렵부터는 금주시대에 들어가기까지 콘스탄트에 20만표 정도 득표하였다.

금주운동에는 부인들도 적극적으로 참가하였으며, 1874년 오하이오주에서 '부인 기독교인 금주동맹'이라고 하는 단체도 결성되었고, 또 대부분의 프로테스탄트계의 교회도 이 운동에 가담했다. 금주운동은 절대로 단순히 독립된 운동이 아닌, 어떤 경우에는 노예제 폐지운동과도 연결되어 있었으며, 부인운동과도 연결되어 있었다. 혹은 여러 가지 개혁운동과의 연대도 도모되어 왔다. 그리고 1893년에는 각지의 금주운동의 활동을 조정하고, 한층 강력하게 하기 위해 '미국 금주연맹(Anti-Saloon League)'이 결성되어, 이후 이 조직이 금주운동의 기둥이 되어, 또 상당한 강력 단체로서 활동하게 되었다.

이렇게 보면, 금주운동은 시대와 함께 발전해 왔다고 보이지만, 타 지방에서는 일찍이 현실적으로 금주의 성과가 오르지 않았으며, 혹은 각각의 형태에서 벽에 부딪히는 현상이 발생하였다. 우선 첫 번째로 금주는 상당히 다수의 사람들의 욕구나 의사, 습관에 위배된다. 따라서 여론의 지지를 충분히 얻을 수 없었다. 실제로 당초부터 엄밀한 실시는 상당히 곤란했다. 예를 들면 같은 주 내에서도 지역에 따라서 금주에 대한 태도가 크게 달랐다. 그래서 여론의 지지 아래에서 금주를 효과적으로 실시하고자 하면, 각각의 지역마다 즉 단순히 주라고 하는 커다란 단위가 아닌 보다 세세하게 나눈 지역마다 금주의 실시여부를 결정하는 편이 낫게 되었다. 일반적으로는 도시와 농촌에서 큰 차이가 있으며, 전자에서는 술을 마시고, 후자에서는 금주적인 분위기가 강하게 나타기 때문에, 금주에 대해서 동일한 보조를 취하기는 어려웠다.

이렇게 실제적으로 주 전체의 일률적인 금주법은 무너져 갔으며, 대부분의 경우 로컬 옵션방식으로 채용되었다. 하지만 이러한 로컬 옵션방식에 따르면 드라이 지역(금주지역)과 웨트 지역(음주허가 지역)이 이웃하는 경우도 많고, 이 경우 술의 유입을 저지하는 것은

 166 음주의 유혹 금주의 미혹

실제문제로서 불가능하였으며, 사실상 금주는 명목상으로만 존재하게 되었다. 게다가 주 단위로 보더라도, 드라이주와 웨트주가 이웃해 있으면, 드라이주에서 완전히 주류를 없애는 것은 역시 불가능하다.

이렇게 금주는 주 단위에서 다양하게 행해져 왔지만, 어떤 경우도 철저하게 이루어지기는 어려웠다. 게다가 이것이 무너져가자 금주자체를 법제화하는 것이 아닌, 보다 부분적인 규제로 바뀌어 갔다. 즉 일요일에 술집을 여는 것을 금지한다든지, 어느 시간이후 주류의 판매를 금지한다든지, 혹은 교육기관이라든가 종교관계의 시설 주변에서는 판매를 금지한다고 하는 식이다. 이들은 이미 엄밀한 의미에서 금주라고는 할 수 없었다. 실제로 1906년까지 금주법을 제정한 18개의 주 가운데 겨우 3개 주를 제외하고, 나머지 주들의 법률은 결국 폐지시켜 버렸다.

20세기 초의 수 십 년간은 미국 역사에 있어서 일반적으로 혁신주의 시대라고 불리고 있어, 사회개혁의 기운이 현저하게 상승한 시기이며, 이 개혁의 기운을 타고 금주운동도 일부 부흥시키고자 하였다. 하지만 이것이 그대로 금주의 성과를 올린 것은 아니다.

이와 같은 상황 가운데, 미국은 제1차 세계대전을 맞이하였지만, 이것은 금주주의자에게 오랜 시간에 걸친 운동의 목표를 실현할 수 있는 두 번 다시 오지 않는 기회가 되었다. 즉 1917년 4월 윌슨 대통령의 "전쟁을 영원히 없애기 위해" 혹은 "세계에 민주주의를 확립하기 위해"라고 하는 숭고한 이념 아래, 미국은 십자군적 의식을 가지고 세계대전에 참가하여, 그와 함께 국민들간에 애국심과 어우러진 일종의 도덕적 의식이 현저하게 고조되어, 그러한 분위기로 편승하는 형태로 금주운동도 이상 현상처럼 상승세를 타게 되었다. 물론 주 단위의 입법조치에서는 충분한 성과를 올릴 수 없는 것은 이미 알고 있다.

따라서 금주주의자는 전국적인 금주법의 제정에 활동 초점을 정하고, 그것을 승리로 이끌기 위해서 이전에 없는 강력한 운동을 전개했다. 그리고 우선 연맹정부에 의한 부분적인 금주조치가 이루어졌다.

예를 들면, 참전 후에 병사나 선원에 대한 주류 판매가 연방법에 의해 금지되고, 또 대통령은 곡물이나 과일 등 술의 원료가 되기 쉬운 것을 주류 제조를 위해 사용하는 것을 금지하는 권한이 주어졌다.

이에 따라 주류 제조나 판매가 중지된 것은 아니지만, 금주 분위기가 고조된 것은 확실했다. 또 이러한 기운을 조장한 배경으로서 일반적으로 미국의 양조업이 독일계 미국인을 중심으로 유지되어, 그들의 지배력이 강했다는 것도 들 수 있다. 국내의 양조업에 타격을 준 것은 독일에 타격을 주는 일이 된다고 선전되었다.

금주주의자의 말을 빌리면, 금주에 한 표를 던지는 것은 카이저 타도에 한 표를 던지는 것과 같다고 하였다. 이렇게 해서 금주와 애국심이 교묘하게 결합되었다. 그리고 미국 금주연맹을 중심으로 금주주의자는 민주, 공화당 여하를 불문하고 정치가에게 강한 압력을 주고, 금주에 찬성하면 선거운동때 응원을 해주고, 역으로 반대하는 경우에는 비애국자 혹은 매국노라 일컫는 등 심한 공격을 행하는 자세를 보이게 되어 대부분의 의원이 사실상 금주에 동조하지 않을 수 없도록 분위기를 만들어 나갔다.

이러한 상황 아래에서 금주를 위해 합중국 헌법 그 자체를 수정하고자 하는 결의안이 연방의회에 제출되어, 1917년 12월에 상하 양 의원 2/3이상 다수의 지지를 얻어 가결되었다. 일반적으로 금주조항이라고 불리는 이 헌법수정 제18조는 비준을 얻기 위해 각 주마다 돌려졌다는 점에서 일단 금주운동은 최대의 난관을 돌파한 결과가 되었다. 하지만 헌법 수정결의안에 찬성표를 던진 의원들 가운데, 얼마만큼의 많은 사람들이 이 문제에 대해서 냉정하고 신중하게 이성을 가지고 고려하고 있었는지는 의문이다. 그들 대부분은 문자 그대로 금주연맹의 압력과 히스테릭한 전쟁분위기 아래에서 어쩔 수 없이 찬성표를 던지게 된 경우로 또 연방의회에서 가결되어도 주의 비준은 얻을 수 없을 것이라고 안이하게 판단하고 있었다.

실제로 윌슨 대통령 자신은 오히려 비판적이었으며, 또 만약 연맹의회에서의 투표가 비밀투표이고 투표내용에 의해 금주연맹 등의 압력단체가 각 의원에 불리한 행동을 일으키는 것이 불가능한 상태에 있었다면, 금주조항은 가결되지 않았지 않았을까 하고 지적하는 사람도 있다.

마지막으로 당시 미국에 있어서 부인 참정권을 인정하는 기운이 점점 뜨거워졌지만, 이것도 금주주의자들에게 유리하게 작용하였고 의원의 태도에 영향을 끼쳤다고 볼 수 있겠다. 금주주의자는 가까운 장래에 가능하게 될 부인표를 자신들에게 유리한 재료로서 활용하고, 의원측도 부인 유권자의 존재를 고려하지 않을 수 없게 되었던 것이다.

이러한 여러 가지 요소가 작용하는 가운데, 각 주에 의한 금주조항의 비준도 이루어지고, 1919년 1월16일까지 성립에 필요한 3/4이상의 주의 비준을 얻어, 마침내 1년 후에 정식으로 발효한다고 하는 상황에까지 이르게 되었다.

마지막까지 이 헌법수정에 반대한 것은 일부 코네티컷주와 로드아일랜드의 두 주 뿐으로 다른 주는 모두 결국 금주에 동조한 결과가 되었다. 이 단계에서도 날카로운 통찰력을 발휘한 판단이라기보다는 금주연맹의 압력, 큰 전쟁 이후의 이상적인 사회적 분위기 혹은 여러 가지 정치적 타산이라고 하는 것이 커다란 영향을 끼쳤다고 할 수 있다. 하지만 어떻든 연맹의회의 금주조항에 기초해서 행동을 하고, 1919년『볼스테드법 Volstead Act』이라고 불리는 전국 금주법을 제정했다. 윌슨 대통령 자신은 이에 거부권을 행사하였지만, 연맹의회는 그것을 극복하고 2/3이상의 절대다수의 지지를 얻어『볼스테드법』을 성립시켰다. 그 결과 마침내 미국은 1920년 1월17일부터 명목상으로는 '금주시대'에 돌입하게 되었다.

7.6.2 볼스테드법의 금주조항

금주조항에 대한『볼스테드법』이 어떠한 내용이며, 어떻게 실시되었는지, 혹은 무시되었는지, 개관해 보고자 한다. 금주조항(수정헌법 제18조)은 "합중국 및 그 관할권에 속하는 모든 영토에 대해서 음용의 목적과 유사한 주정음료를 양조, 판매 혹은 운반하고, 혹은 그 수입 혹은 수출을 행하는 것을 금지한다"고 규정했지만, 보기에는 이 규정은 극히 일반적이며 엄격한 것으로 보여진다. 실제 그렇게 생각해야 하겠지만, 다른 한편으로 여기에는 상당히 커다란 허점이 있다는 사실을 깨닫게 될 것이다. 즉 주류의 제조, 운반, 판매는 금지되었지만, 그 구입 및 음주 그 자체에는 언급되어 있지 않다.

다시 말하면, 술을 만들거나, 팔거나 하면 위법이지만, 사거나 마시거나 하는 것은 위법이 아니며, 또 선량한 시민이 몰래 술집에서 마신 경우, 술집의 경영자는 처벌의 대상이 되지만, 손님은 반듯이 위법행위를 한 것이 아니라는 법논리의 모순을 발견하게 된다. 논리적으로는 판매하는 것이 불가능하면 사는 것도 불가능한 것이지만 어쨌든 금주의 조치가 양조와 판매 면에 한정된 것은 금주조항에 있어서도 주류의 추방이 철저하게 이루어지는 것은 불가능하다는 것을 암시하고 있다.

전국적으로 금주조치의 구체적 내용을 정한 『볼스테드법』은 금주운동의 지도자 웨인 B. 윌러에 의해서 초안이 작성되었지만, 조문은 상당히 복잡하고, 그것을 정확하게 이해할 수 있는 것은 윌러 자신 밖에 없다고 말해질 정도였다. 하지만 그 골자는 0.5%이상의 알코올 성분을 포함하는 모든 음료의 제조, 운반, 판매, 수출입을 금지하고, 위반자는 처벌한다고 하는 것이었다. 이것은 어떤 의미에서 맥주는 물론 소위 술을 마셨다고 하는 의식을 조금이라도 가지게 할 수 있는 음료는 모두 배제하고자 하는 극히 엄격한 규정이었다. 위반자에게는 벌금 외의 형벌이 주어졌으며, 또 술집에는 재판소에 의해 금지명령이 떨어지게 된다. 단지 법률이 발효하기 전에 구입한 개인적인 주류의 소장은 그대로 가질 수 있게끔 인정되었다. 따라서 발효직전에 술을 사기 위해 부자 등 대량의 소장물을 손에 넣은 무리는 '금주시대'의 상당한 기간에 걸쳐 그다지 부자유스럽진 않았다고 생각된다. 어쨌든 사적으로 음주를 즐길 여지는 남겨두었다고 볼 수 있는 것이다.

또 금주주의자는 전국 금주법에 대한 의원의 지지를 얻기 쉽게 만들기 위해 금주법의 실시에 따른 필요경비를 상당히 낮게 측정했다. 금주조치를 담당하는 기관으로서 새로운 '금주국(Prohibition Bureau)'이 설치되게 되었지만, 그 예산으로서 년간 500만 달러 밖에 준비되지 않아 금주관리인도 겨우 1,500명으로 제한되었다. 이것은 소위 1,500명의 관리인의 손으로 1억2천만 명의 미국인의 행동을 감시하고, 500만 달러의 자금으로, 년간 20억 달러 이상인 주류의 거래를 제한하는 것을 의미하였지만, 결국 금주주의자는 이 대사업의 경비를 가능한 싸게 측정하여, 쉽게 실시할 수 있도록 하였다. 하지만 그 결과 관련기관이 상당히 불충분해지거나 혹은 미약해지게 되었던 부분은 부정할 수 없다.

이렇게 전국적인 금주법의 실시에는 처음부터 대부분의 문제점이 포함되어 있었다. 다수의 사람들의 일상 습관을 규제하는 금주라고 하는 조치 그 자체에 문제가 있었다고 하는 것은 말할 것도 없지만, 또 0.5%이상의 알코올 분을 포함하는 음료를 모두 금지한다고 하는 상당히 엄격한 규정이 세워지는 한편, 주류의 구입과 음주는 사실상 인정한다고 하는 철저하지 못한, 혹은 모순된 요소를 가지고, 또 다수의 국민 생활에 직접 관계하는 법적인 규제를 가하면서 그것을 담당하는 기관의 힘은 미약하였다. 따라서 금주조항의 일반적인 규정에도 불구하고 주류의 추방, 혹은 그 효과적인 관리는 처음부터 그다지 기대할 수 없었다고 할 수 있다.

반대로 만약 미국 국민 전체에 대해 금주를 문자 그대로 엄격하게 강제 시행하고자 했다면, 틀림없이 고도의 경찰국가 혹은 전체주의적인 체제를 구축해야만 했을 것이다. 그러한 의미에서는 어떠한 법률을 제정하든 금주조치가 실효성적인 측면에서 불만스러울 것은 당연하다고 할 수 있다. 따라서 전국적인 금주의 성과를 올리기 위해서는 국민의 자발적인 지지와 협력 밖에는 없다고 할 수 있지만, 이러한 점에서도 금주를 뒷받침하는 사회적 기반은 이미 붕괴되기 시작하고 있었다.

즉 제1차 세계대전기와 그 여운이 남아있던 전쟁 후 한 시기의 히스테릭한 사회적 분위기는 소멸되면서 1920년대를 맞이할 무렵에는 오히려 일상생활로의 복귀를 요구하는 기운이 일어나기 시작했다. 그와 함께 전쟁 중에 고양된 십자군의식과 애국심과 관련된 도덕의식 등도 희미해지기 시작하였고, 오히려 베르사유조약에 대한 환멸과 과도한 긴장상태에 대한 반동으로 도덕적 사명감에서 해방되어 자유를 갈망하고자 하는 분위기가 높아지기 시작했다. 말하자면 때마침 국민이 '일상생활'로 돌아서고자 하려 했던 때에, 금주법이 전쟁시 체제의 부산물과도 같은 형태로 제정되어, 그 이후의 미국 사회에 커다란 제약을 가하게 되었던 것이다.

원래 미국에는 전통적으로 자유와 인권, 재산권 등에 관한 강한 의식이 존재하고 있던 국가였다. 따라서 그것을 극복하기 위한 도덕의식과 윤리관이 팽배해진 경우, 금주와 같은 조치가 큰 효과를 볼 수 있다 하더라도 '일상생활'로 돌아온 상태에서 그러한 사회적 제약을 유지하기 위해서는 무리가 따르지 않을 수 없다. 이러한 점에서 금주법이 제정되어, 실행단계로 이어지는 단계에서는 이미 그 정책이념과 사회의 현실 사이에는 상당히 커다란 갭이 존재하게 되었다고 볼 수 있다. 금주법의 제정에 동조한 정치가는, '일상생활'로 복귀한 상태에서 법적 제약에 의한 금주조치가 얼마만큼 현실성을 가질 수 있는지 충분히 고려했다고는 할 수 없을 것이다. 금주법은 그 성립에 이르는 과정에서도 알 수 있듯이 금주연맹 등의 압력단체에 의한 움직임과 전쟁, 그리고 전쟁 이후에 이어지는 시기의 이상현상이라고도 할 수 있는 사회적 분위기의 산물이라고 하는 면이 강했던 것이다. 이상에서 설명되어진 바처럼 금주법 자체가 많은 문제점을 안고 태어났지만, 수정헌법 제18조에 대해 분석해 보고자 한다.

1) 볼스테드법 전문

제 1조: 전쟁 금지 강화에 대한 대비

이 법령에 이용된 "전쟁 금지령"이라는 용어는 현재의 전쟁이 끝날 때까지, 그리고 미대통령이 정하여 공포하는 동원 해제가 끝날 때까지, 주류의 판매 및 제조를 금하는 법 조항을 의미한다. 전쟁 금지령에서의 "맥주, 와인, 혹은 기타 취하게 만드는 맥아주나 포도주"라는 단어들은 양적으로 1.5% 이상의 알코올을 함유하는 음료를 의미하는 것으로 해석되어 질 것이다…

제 2항. 내국세 수입국장, 그의 보좌관 및 감독관은 전쟁 금지령의 위반을 조사하여 여타 미합중국의 범법 사례의 경우와 마찬가지로 기소 책임을 지고 있는 해당 지역의 미합중국 대리인에게 보고해야 한다; 그러면 내국세 수입국장, 그의 보좌관 및 감독관은 영장을 발부 받을 수 있고 미합중국 변호사의 감독에 따라 범법자를 배심원단의 판결에 맡기기 위해 공판에 회부된 재판을 수행할 수 있다…

제 2조: 알코올 음료의 금주

제 3항. 미합중국 헌법의 제 18차 개정이 효력을 발생하는 일자를 기해 이 법령이 정하는 예외 외에는 어느 누구도 주류를 제조하거나 판매, 교환, 운반, 수입, 수출, 소유할 수 없다. 이 법령의 모든 조항은 결국 음료로서 주류를 이용하는 것이 금지되는 것으로 해석되어야 할 것이다. 음용의 목적이 아닌 알코올 음료와 성찬식 목적의 포도주는 양조, 구매, 판매, 교환, 운반, 수입, 수출, 소장되어질 수 있지만 여기서 제시하는 것에 한한다. 신청을 하는 경우에는 다음의 경우에 한해 허용되어 진다: 이 법령의 어느 것도 정부가 보증하는 창고에서 증류된 알코올과 관련한 구매 및 판매는 금하지 않으며 그런 창고 물건의 구매 및 판매 사업에는 아무런 특소세도 붙지 않을 것이다…

제 6항. 어느 누구도 국장의 허가를 득하지 않고서는 주류의 양조, 판매, 구매, 운반, 처방을 할 수 없다. 단 여기서 제시되는 바와 같이

의사에 의해 처방되어지는 의료용의 경우, 그리고 알코올 중독으로 고통받은 사람을 치료하는 데 종사하는 병원이나 요양소 일을 수행하는 사람의 경우에는 국장이 정하는 규칙, 규제 및 조건에 따라 국장의 허가 없이도 알코올 음료를 구매하고 이용할 수 있다.

알코올 음료의 양조, 처방, 판매 혹은 운반에 대한 허가는 매년 행해지며 12월 31을 기해 만료된다.... 알코올 음료 구매에 대한 허가를 위해서는 구매의 양과 종류, 그리고 용도를 명기해야 한다. 신청을 하기 전 1년 이내에 혹은 허가를 받은 지 1년 이내에 본 법령을 포함한 미합중국의 법을, 혹은 알코올 음료 유통을 규제하는 주법을 어긴 사람에게는 허가가 주어지지 않는다. 허가를 득한 지정 약제사를 통해서 이루어지는 판매가 아닌 경우, 그리고 정식으로 의사 면허를 득한 사람에 의해 해당 주법에 따라 조제되는 경우가 아닌 경우, 소매로 알코올 음료를 판매하는 사람에게는 어떤 허가도 주어지지 않을 것이다. 면허를 취득한 의사로서 적극적으로 그런 일을 수행하는 데 종사하는 경우가 아니라면 누구도 알코올 음료를 처방하는 허가를 얻지 못할 것이다... 성례의 목적이나 종교 의식의 경우, 제 6항과 제 10항을 제외하고는, 포도주의 양조, 판매, 운반, 수입, 소유, 배포에 본 장의 어느 것도 적용되지 않는다. 성례의 목적이나 종교 의식과 같은 목적을 위한 포도주의 양조, 운반, 수입, 혹은 판매 허가를 득한 사람은 누구라도 교회로부터 정식인가를 받은 랍비, 성직자, 목사가 아닌 자에게 판매하거나 교역하거나 공급해서는 안 되며, 이 예외에 속하는 자들은 정식으로 신청을 해야 하며, 법적으로 인증됨을 기술해 놓은 신청서는 판매자에 의해 파일로 보존되어야 한다. 관구나 여타 성직 관할권의 장은 해당 목적을 위해 그리고 본 조항에서의 종교 의식을 위해 이용될 포도주의 양조를 감독하는 데 있어 랍비, 성직자, 혹은 목사를 지명할 수 있으며 지명된 자는 감독관의 자유재량에 따라 그런 양조를 감독할 수 있다.

제 7항. 알코올 음료를 처방할 수 있도록 허가를 득한 의사를 제외

한 그 누구도 알코올 음료에 대한 처방전을 발행할 수 없다. 그리고 어떤 의사도 그런 처방전의 이용이 필요하다고 여겨지는 사람에 대한 신중한 고려 없이 알코올 음료를 처방해서는 안 되며, 그런 고려가 여의치 않은 경우에는 구할 수 있는 최선의 정보에 기반하여 그 사람에게 약으로서 그런 알코올 음료를 이용하는 것이 필요하며 병의 고통으로부터 그를 해방시켜 줄 수 있으리라는 참된 믿음을 지니고 있어야 한다. 동일인에게 10일의 기간동안 다량의 알코올을 함유한 알코올 음료가 1파인트 이상 처방되어서는 안 되며 두 번 이상 처방되어서도 안 된다. 처방 약의 약제사는 알코올 음료가 배달되는 일자와 더불어 "취소되었음"이라는 말을 자필로 이서해야 한다. 그리고 나서 여기서 제시하는 바와 같이 동일한 기록을 남겨두어야 한다...

제 18항. 주류의 불법적인 양조에 이용할 목적으로 만들어진 기구, 도구, 기계, 조제품, 혼합물, 정제, 물질, 처방서, 조제법을 광고하거나 제작, 판매, 소유하는 것은 불법이다...

제 21항. 본 장의 내용을 위반하여 주류가 양조, 판매, 저장, 교역되는 차량, 건조물, 혹은 장소, 그리고 동일한 성격의 주류와 자산은 모두 공공 불법으로 간주되어 유죄판결에 따라 $1,000 이하에 달하는 벌금형이 부과되거나 1년 이하에 달하는 징역형, 혹은 이 두 가지 형 모두를 받게 될 것이다.

제 25항. 본 장에 위반되는 이용을 목적으로 양조되었거나 위반으로 이용된 알코올 음료 혹은 자산을 소유하는 것은 불법이며, 그런 알코올 음료 혹은 자산에 대한 소유권은 인정되지 않는다.... 주류의 불법 판매에 이용되는 것이 아니거나, 가게, 상점, 살롱, 식당, 호텔과 같은 상업적 목적에 이용되는 것이 아니라면 개인 거주지를 수색하기 위한 수색영장은 발행되지 않는다....

제 29장. 본 장에 위반되는 알코올 음료를 양조하거나 판매하는 사람은 최초 범법의 경우 $1,000 이하에 달하는 벌금형을 받거나 6개월 이하의 징역형을 받게 되며, 두 번 이상의 범법인 경우에는 $200 이상 $2,000 이하의 벌금형과 1개월 이상 5년 이하의 징역형을 받게 된다. 허가 규정을 위반하는 자, 혹은 위조 기록이나 보고, 선서를 한 자, 본 장에서의 규정을 위반하는 자는 특별한 벌금이 기술되어 있지 않은 경우 최초 범법에 대해서는 $500 이하의 벌금형이 부과된다; 두 번째 범법에 대해서는 $100 이상 $1,000 이하, 혹은 90일 이하의 징역형이 부과된다; 그 이상의 범법에 대해서는 $500 이상의 벌금형과 3개월 이상 2년 이하의 징역형이 부과된다...

제 S3항. 1920년 2월 1일 이후로 본 장에서 법적으로 알코올 음료의 소유를 허가하는 자가 아닌데도 알코올 음료를 소유하는 것은 그런 알코올 음료가 판매, 교역, 교환, 증여하려는 목적으로 보관되었거나 본 장의 금주를 위반하려는 의도였다는 일차적인 증거가 될 것이다... 그러나 알코올 음료가 본인의 거주지 내에서 본인에 의해서만 소유되고 이용되며 그런 알코올 음료에 대한 보고가 필요 없는 경우, 해당 거주지의 본인과 그 가족, 그리고 선의의 손님들의 여흥을 위한 개인적인 소비만을 위해 알코올 음료가 이용된다면 본인의 개인 거주지 내에서 알코올 음료를 소유하는 것은 불법이 아니다.

7.6.3 '고귀한 실험'의 실상

이렇듯 상당한 문제를 안고 금주법이 탄생되긴 하였지만, 미국에서는 1920년 초기에 '금주시대'에 들어섰다. 금주 관리관의 활동을 구체적으로 생생하게 묘사한 것에 이자벨 레이튼 편, 『아스피린 에이지』에 수록되어 있는 하버드 아스베리 『잇지와 모의 훌륭한 공적』이 있다. 이것은 잇지 아인슈타인과 모스미스라고 하는 두 사람의 관리관의 이야기로 두 이름은 1920년대 전후반의 미국 사회에서 인기인 혹은 영웅이 되어, 재기 넘치는 활약으로 연일 신문 사회면을 장식했던 인물들이다. 아스베리에 의하면 잇지와 모는 임기 중에 500만 건, 가격으로는 1,500만 달러의 밀조된 술과, 그 외 수천 갤론의 술을 찾아내고, 몇 백 개나 되는 증류장과 양조장을 검거함과 동시에 엄청난 수의 술집을 적발하고 4,392명의 용의자를 체포했다.

하지만 동시에 중요한 것은 잇지와 모가 오히려 예외적인 존재였다고 하는 것이다. 전체적으로 보면, 금주관리의 활동은 역량 불충분으로 광범위하게 걸쳐 위반행위를 효과적으로 적발하는 것은 어려운 일이었다. 주류의 밀조나 밀매가 너무나도 일반화되어, 1,500명의 관리자로서는 감당하기 어려운 금주법의 실시는 유명무실화되어 버렸다. 그러한 상황 가운데에서 이 두 사람이 눈부신 성과를 올린 덕분에 한 순간에 주목을 받고, 인기의 대상이 되었다. 또 20년대 전반은 미국의 정계가 극도로 부패하고 디포트 돔 사건, 그 외의 많은 오직 사건이 발생했기에 이러한 분위기는 금주의 관리 활동에도 반영되지 않을 수 없었다. 실제로 시카고와 같은 대도시에서는 시의 정책이 소귀에 경 읽기 수준이었고, 금주의 관리는 대부분의 지역에서 게을리 하게 되었다. 법의 존엄을 지키는 입장에 서 있던 사법부도 찾아낸 술을 빼돌리고 있을 정도로 모든 부면이 부패상태였다.

수도 워싱톤의 백악관 근처에서도 술을 마실 수 있었다고 한다. 또 일반적으로 적발활동에만 너무 열성이었던 관리관은 그 지역 주민에게 반발심을 사서, 상사에게 미움을 받아 오히려 고생하는 입장이 되기도 하였다. 순환적 모순 때문에 국민적 영웅이 된 잇지와 모도 마지막에는 비극적인 결과를 맞이하였다. 즉 금주당국은 두 사람의 활동이 눈부시게 신문에서 보도되는 것을 못마땅하게 여겨 1925년 여름에 관리관의 일이 신문에서 다루어지는 것은 이 신성한 직무에 대한 모독이라고 하는 이유를 붙여서 이후 직무와의 관련에서 신문과 잡지에 이름이 나왔을 경우에는 정직 그 외의 징벌을 가하겠다는 성명을 발표하였다. 그래서 잇지에게 경고를 주었고, 마침내 전근을 명하여 이러한 상황에서 두 사람은 사표를 제출했다. 금주 당국에 의하면 잇지와 모는 금주 관리인으로서의 위엄을 잃었다고 하였지만, 원래 금주조치 그 자체에는 그것을 성실하게 실행하고자 하는 자는 불이익을 받게 된다고 하는 요소가 포함되어 있었다고 할 수 있다.

금주를 관리하는 쪽만 문제가 있었다고 하는 것이 아니다. 그 이상으로 일반 민중의 음주에 대한 행동양식 면에서도 금주법의 성립 여부가 달려 있었다고 하는 것은 말할 것도 없다. 오히려 반대로 경제적 번영을 꿈꾸는 가운데, 국민의 대부분은 정신적 해방감과 자유와 환락을 찾고 있었다. 고도의 극기심 내지 금욕을 필요로 하는 금주는 현실사회에 맞지 않았던 것이다. 우선 주류를 개인적으로 대량 비축이 가능했던 무리는 음주에 불편함이 없었다. 대부분의 사람들은 손에 쥐고 있던 술병의 술이 점점 줄기 시작하고, 새롭게 보충할 필요를 느끼고 있었다.

사회적으로는 금주이면서 음주 그것은 허락되고 있기에 그 만큼 욕구불만 현상은 커져 갔음에 틀림없다. 당연히 어떻게든 술을 마시고자 했으며, 술을 손에 넣으려고 했다. 공공연히 음주를 즐길 수 없기에 그 욕구는 한층 더 강하게 되었다고 할 수 있다. 이렇게 커다란 수요가 존재하면 그에 대응하는 움직임도 필연적으로 생기게 마련이다. 실제로 법망을 피해서 몰래 영업하는 술집이 엄청난 숫자로 늘어갔고, 또 주류를 소비자에 손에 몰래 넘겨주기 위해 여러 가지 방법들이 생겨났다. 예를 들면 뉴욕에 금주법 실시 전에는 15,000곳의 술집이 있었지만 '금주시대'에 들어서자 32,000개의 불법 술집이 등장했다. 이처럼 금주법과 함께 술집의 수는 반대로 두 배 이상 증가해버렸던 것이다. 또 20년대 초에 소프트 드링크점이 생겼고 그 수는 증가추세였지만, 이 소프트 드링크 점이 대부분 술의 밀매를 겸하고 있었다. 소다 펍을 사면 내용물이 알코올이거나, 아이스크림에 알코올 성분이 섞여 있거나 하였다.

혹은 토마토 주스 그 외의 캔에 술을 넣어 판매하는 경우도 있었다. 그렇다고 불법 술집이나 위장한 소다 펍 가게, 글로서리 등은 누구에게나 술을 제공한 것은 아니었다. 소위 단골 손님이나 안전하다고 생각되는 손님을 식별해서 물건을 팔고, 술을 마시는 쪽도 안전한 공급원을 확보하기 위해 노력했던 것이다.

잇지와 모가 금주주의자인지 아닌지 상관없이 인기를 올렸던 것은 아스베리의 이야기에서도 알 수 있듯이 그들이 숨겨진 술을 찾기 위해서 기상천외한 기지와 여러 가지 방법을 고안함으로서 거기에는 기발함과 유머가 있었기 때문이다. 금주의 관리는 술을 공급하고자 하는 사람과 그것을 적발하고자 하는 사람과의 일종의 지혜싸움 혹은 게임이라고 할 수 있다.

금주법이 시행되는 가운데 얼마나 술을 마실 수 있었는지는 음주운전의 횟수에서도 나타난다. 즉 이해하기 힘들겠지만 음주운전으로 체포된 사람은 '금주시대'에 들어서면서 오히려 증가했다. 1927년의 데이터를 보면 금주법 실시의 첫 해인 1920년과 비교해서 46.7%, 즉 다섯 배 가깝게 음주운전의 체포자 수가 증가 기록되었다. 20년대는 말할 것도 없이 자전거 시대이며 자전거와 그 관련 사업부문이 미국 경제발전의 추진력이 되어 생산 증가와 함께 자동차 대중화가 급속도로 진전되었다. 그렇다고 해도 금주법시행 아래 이러한 음주운전의 엄청난 증가는 이상 현상이라고 할 수 있다.

또 '금주시대'의 유명무실함을 보다 단적으로 보여주는 데이터로서 이 시대에 미국에서 소비된 술의 양을 보면, 맥주 등의 몰트 릿카는 6억8500만 갤론에 이른다. 와인의 년간 소비량도 1억1800만 갤론을 웃돈다. 어쨌든 이 엄청난 양의 술이 '금주시대'에 매년 소비되었고, 그것은 금주법 이전의 시기와 비교해서 반대로 10%정도 증가하였다고 한다. 표면적으로 나오지 않는 발효 사과주처럼 가볍게 만들어지는 술은 대체 얼마만큼 비밀리에 제조되어 마시고 있었는지, 도저히 상상할 수 없다. 금주라고 하는 부자연스러운 압박감 아래에서 왜곡된 형태로 술에 대한 욕구가 증대되고, 소비량도 오히려 늘었다.

음주가 일반화되면 금주법 위반자가 속출했다고 해도 당연한 이야기일 것이다. 실제 금주국의 관리활동이 아무리 부족하고 미약했더라도 적발된 자의 수는 급증했다. 잇지와 모처럼 열심히 하지 않더라도 금주법 위반자는 가득했다. 위반자가 너무나 많은 숫자에 이르렀기에 재판소에서는 이들의 사건을 하나하나 엄밀하게 심리할 수 없을 정도였다. 법정은 금주법뿐만 아니라 종래의 소위 통상의 범죄 사건을 다루고 있어 그것을 처리하지 않으면 안 된다. 이에 대량의 금주법 위반을 둘러싼 사건이 넘쳐 나서 법정은 문자 그대로 패닉상태에 이르게 되었다. 그래서 재판소는 대책마련으로 '바겐 데이'라고 하는 것을 설치해서 사태의 타결점을 찾고자 했다.

바겐이라고 하는 것은 거래, 특가, 할인이라는 의미이지만, 법정과 위반자와의 사이에서 일종의 거래를 행하는 즉 벌금을 적게 하거나 금고기간을 단축하거나 하는 조건과 조치를 피고에게서 자신이 유죄라고 하는 공술서 등을 받아냄으로서 사건을 처리해 나가는 방식이다. '바겐 데이'에는 이러한 방법으로 금주법 위반자의 문제를 정리했던 것이다. 법정이 이러한 상태에 있었던 것을 보면 관리뿐만 아니라 법의 재판에서도 금주법의 실시가 얼마나 철저하지 못했는지 알 수 있을 것이다. 극단적인 경우에는 법정의 심리 그 자체에도 일종의 부패된 상황이 나오기도 한다. 혹은 재판소나 법률의 존엄을 잃게 되는 경우가 있다. 적어도 이러한 상황에서 금주법을 경시하는 경향이 조장되었다는 것은 부정할 수 없다. 상당히 많은 사람들에게 있어서의 '생활 필수품'이 지하에 숨겨짐에 따라 다른 방면에서도 심각한 병폐가 생겨났다. 주류의 제조나 판매가 합법적으로 행해지지 않았기에 악당 무리의 손에서 공업용 알코올이 사용되었으며 일부 불순물이 혼합된 술이 나오기도 했다. 그 결과 '금주시대'에 매년 약 5,000명의 희생자가 생겼다. 이러한 것은 금주법 이전의 시기에는 있을 수 없었다. 시카고만을 한정해서 보더라도, 알코올 중독에 의한 사망자수가 1927년에는 1920년의 여섯 배로 급증하였으며, 그것은 불순물의 혼입 등 술의 질의 악화와 깊은 관계가 있다고 할 수 있다.

이상과 같이 전국적인 금주법 시행 아래에서 여러 가지 병폐가 표면화되고 불행한 사태가 계속되었지만 금주법이 미국사회에 흘러든

독 가운데 가장 크고 영향력 있었던 것은 영화 등에서 우리들에게도 익숙한 갱단의 세계를 심각하게 발달시켜, 문자 그대로 암흑가의 제국이라고 하는 것을 탄생시켰다. 한편 도덕적인 금주법과 무법의 심볼인 갱단의 세계와는 불가분의 관계에 있었다.

7.6.4 금주법과 아메리칸 마피아의 등장

1900년 전후로부터 1차 세계대전이 발발하기 전까지의 시기를 일반적으로 '대 이민시대'라고 한다. 이때 유럽으로부터 신대륙 미국으로 건너간 사람들은 연간 약 70만 명에 달했다. 미국의 남북전쟁이 끝난 후부터 1차 세계대전이 발발하기 전까지, 대략 1870년경부터 1914년까지의 기간에 유럽에서 미국으로 건너간 이민 인구는 2,600만 명을 상회한다. 특히 남부 이탈리아에서는 1882년과 1906년의 두 차례에 걸쳐서 베수비오 화산이 다시 분화를 시작했고, 그로 인한 흉년과 기아에서 벗어나고자 수많은 사람들이 다른 지역으로 이주하였다. 이는 유럽 역사상 몇 번째 안으로 손꼽는 민족의 대이동이었다. 이들은 북부 이탈리아, 스위스, 북아프리카 그리고 신대륙인 남미와 북미 대륙으로 이주하였다.

시실리인들도 이 열풍에 발맞추어, 그리고 정체된 시실리 사회를 벗어나 성공하고자 미국으로 이민한 사람들이 많았다. 유명한 타이타닉호가 영국의 사우스햄프턴 항구를 출발하여 미국으로 향하던 것도 바로 이 시대인 1912년이다. 시실리인들이 신대륙, 미국에 자리를 잡아 자신들의 거주지역과 구역을 형성하기 시작한 것은 아일랜드인, 유태인 등 타 민족에 이어 한참 늦은 시기였다. 시실리인들은 적은 급여를 받고 열심히 일했으나 1900년, 1929년의 미국의 경제공황은 그들의 생활을 몹시 어렵게 만들었으며, 생존하기 위해서 그들은 일의 종류를 가릴 수가 없었다.

범죄 세계에 있어서도 시실리인들은 특유의 응집력과 생활력으로 먼저 그 세계를 장악하고 있던 아일랜드인, 유태인들의 구역을 급속도로 잠식하며 세력을 키워갔다. 이를테면 보호비 갈취 등 여러 불법사업이었다. 그리하여 19세기에서 20세기로 넘어갈 무렵 미국에서는 이미 뉴욕, 뉴저지, 시카고, 세인트루이스, 디트로이트, 캔자스시티, 뉴올리언즈 등의 대도시에서 시실리안 마피아(Mafia)가 개별적으로 활동을 하기 시작하였다. 이들에게 엄청난 활력을 불어 넣어준 것이 1919년부터 시행되기 시작한 미국의 금주법이다. 금주법이 발효됨과 동시에 밀주사업은 황금알을 낳는 사업이 되었고, 이 사업에 시실리인들이 대거 뛰어든 것은 물론이다. 그 이전에도 범죄 조직이라고 부를 수 있는 것이 존재한 것은 사실이었지만, 이 금주법을 기점으로 하여 바야흐로 미국의 갱들은 한 차원 높은, 조직된 범죄세계로 발전되게 된다. 밀주사업의 이윤은 믿을 수 없을 정도로 엄청났다고 한다.

미국의 경제상황이 매우 좋았던 1920년대에 뉴욕에는 다섯 개 정도의 시실리안 마피아 그룹이 존재하였다. 시실리인이 아닌 다른 인종으로 이루어진 갱단도 물론 존재하고 있었다. 뉴욕의 시실리안 마피아 중, 이 당시 주도권을 쥐고 있던 것은 마세리아 패밀리였다. 보스가 마세리아(Giuseppe Masseria), 그리고 그의 오른팔 역할을 하는 사람이 피터 모렐로(Peter Morello)인 조직이었다.

마피아 패밀리 내에서의 제일 윗사람을 일컫는 공식적인 호칭은 그 당시에는 없었다. 패밀리를 이끌어 가는 사람이므로 집안의 가장을 부를 때와 마찬가지로 'Father'를 쓰던가, 아니면 남성의 존칭인 'Don'을 이름 앞에 붙여서 불렀다. 예컨대, Don Masseria, Don Maranzano 와 같다. 시간이 흐르면서 미국의 마피아 패밀리에서는 'Father'의 호칭 대신에 'Boss'라는 말을 사용하게 된다. 이윤을 추구하는 보통 회사와 똑같은 명칭을 쓰게 되는 것이다.

이들 갱 집단들은 옛날에는 역마차 강도, 무장 강도 등 완전히 불법적인 일을 주로 하던 때도 있었으나, 이 당시의 이들의 주 수입원은 역시 밀주사업이었다. 불법이기는 하나 사회에서 묵시적으로 용인되는 일이었다. 그밖에도 프로파치 패밀리는 이탈리아로부터 올리브 오일을 수입하기도 하였고, 레이나 패밀리는 뉴욕시에서 소모되는 얼음을 독점적으로 취급하기도 하는 등 이들이 하는 일은 매우 다양하였다. 이들 중에서는 마세리아 패밀리가 가장 강력한 힘을 자랑하고 있던 집단이었다. 강력한 힘이라는 것은 가장 높은 수입을 올리고 있었다는 뜻이기도 하고, 타 그룹과의 전쟁이 벌어졌을 때에 인정사정 봐주지 않고 상대를 응징하는 잔인함이 매우 독보적이었다는 뜻이기도 하다. 이러한 뉴욕의 지하세계에 1920년대 말, 살바토레 마란자노(Salvatore Maranzano)라고 하는 시실리인이 개입되면서 깊은 갈등이 일어나게 된다.

마란자노가 미국에 정착한 것은 1927년이다. 1927년 이전에도 마란자노는 미국을 다녀간 적이 있었다. 확실한 것은 알 수 없으나 전해지는 이야기에 의하면, 마란자노가 미국으로 건너오게 된 데에는 시실리 마피아의 보스 중 하나인 돈 비토 카시오 페로(Vito Cascio Ferro)의 안배가 있었다고 한다. 시실리 서부 해안의 작은 마을 카스텔라마레를 고향으로 둔 마란자노는 미국으로 이주한 카스텔라마레 사람들의 리더격이었던 비토 보나벤츄라(Vito Bonaventre)가 마세리아에 의해 피살되자 그의 뒤를 이어 카스텔라마레 사람들의 리더가 된다. 다른 그룹들과 달리 마란자노의 패거리는 마세리아 패밀리에 대하여 고개를 숙이지 않았고, 마세리아는 그러한 마란자노를 용서할 수 없어, 두 그룹은 전쟁 상태에 돌입하게 된다. 이 전쟁은 1930년에서 1931년 사이에 최고조를 기록하였는데 사람들은 이를 '카스텔라마레세 전쟁(Castellammarese War)'이라고 하였다. 카스텔라마레세 전쟁은 1931년 4월 15일, 마세리아가 피살됨으로써 종막을 고했다. 마세리아는 피터 모렐로 사후 자신의 오른팔과 다름이 없었던 부하, 찰스 루치아노(Charles Luciano)에 의하여 살해되었는데, 루치아노의 배반은 마란자노의 사주를 받은 것이었다.

그리고 다시 1931년 9월 10일, 찰스 루치아노는 살바토레 마란자노 마저 제거하고 뉴욕 시실리안 마피아의 보스 중의 보스가 된다. 루치아노의 그룹에는 비토 제노베제(Vito Genovese), 프랭크 코스텔로

(Frank Costello) 등이 있었고, 비이탈리아인으로도 마이어 랜스키(Meyer Lansky), 벤자민 시겔(Benjamin Siegel) 등이 포진하고 있었다.

마란자노 제거 후 루치아노는 시카고의 블랙스톤 앤드 콘그레스 호텔에서 시실리안 마피아의 전국 모임을 주최한다. 1934년에는 뉴욕의 월돌프 아스토리아 호텔에서 시실리안 마피아 뿐 아니라 유태계 갱, 아일랜드 갱, WASP 갱 등 인종을 망라한 갱들의 모임이 열리게 된다. 역시 의장의 역할은 찰스 루치아노였다. 이러한 미팅이 이루어져서 그 후로 이것이 전 미국 범죄 신디케이트로 발전되도록 하는 데에 막후에서 큰 영향을 미친 사람은 시카고에서 온 쟈니 토리오(Johnny Torrio)이다. 루치아노는 전미 범죄 신디케이트를 결성한 업적으로 1998년, 미 타임지가 20세기를 정리하여 발표한 『20세기를 움직인 100인의 인물』의 한 사람으로 선정되기도 하였다. 루치아노의 범죄 신디케이트가 근현대 사회에 엄청난 영향을 미쳤으며, 오늘날까지도 활동을 계속하고 있다는 증명이다.

1930년대 뉴욕의 5대 마피아 패밀리는 『루치아노 패밀리』, 『갈리아노 패밀리』, 『망가노 패밀리』, 『보나노 패밀리』, 『프로파치 패밀리』였다. 루치아노 패밀리는 마세리아 패밀리가 모태이며 루치아노를 보스로, 비토 제노베제를 언더 보스로 하고 있었다. 유태인인 마이어 랜스키가 브레인이었으며, 프랭크 코스텔로는 많은 정치적 영향력을 확보하고 있었다. 가장 강력한 조직이었다. 오늘날 제노베제 패밀리로 통한다.

갈리아노 패밀리는 가에타노 레이나의 조직을 토마스 갈리아노(Thomas Gagliano)가 인수한 것이며, 언더 보스는 토마스 루케제(Thomas Lucchese)이다. 후일 루케제 패밀리로 알려지게 된다. 망가노 패밀리는 알프레드 미네오 패밀리가 모태이며, 미네오 사망후 프랭크 스칼리제(Frank Scalise)가 잠시 보스의 자리에 있다가 루치아노가 보스중의 보스가 되면서 빈센트 망가노(Vincent Mangano)로 보스가 바뀐 조직이었다. 언더 보스는 알버트 아나스타샤(Albert Anastasia)였다. 후일에는 갬비노 패밀리가 된다. 보나노 패밀리는 살바토레 마란자노의 조직을 그대로 죠셉 보나노(Joseph Bonanno)가 물려받은 것이다. 언더 보스는 프랭크 가로팔로(Frank Garofalo)였다. 이 조직은 시실리의 카스텔라마레 사람들로 이루어진 조직이었다.

마지막으로 프로파치 패밀리는 죠셉 프로파치를 보스로, 죠셉 말리오코(Joseph Magliocco)를 언더 보스로 하는 조직이다. 이 조직은 카스텔라마레세 전쟁 등 격변을 거치면서도 큰 변동 없이 조직이 보존되었다. 오늘날에는 콜롬보 패밀리로 통하게 된다.

찰스 루치아노는 뉴욕 카운티의 특별검사 토마스 듀이(Thomas Dewy)의 추적에 의해 1936년 4월에 체포되어 수감되게 되지만 그의 조직, 그리고 전체 마피아 조직은 계속 번성하였다. 뉴욕에서 이러한 일이 벌어지는 동안 시카고, 클리블랜드, 디트로이트 등 다른 도시에서도 밀주사업 등 여러 이권의 이니셔티브를 둘러싼 투쟁이 벌어졌다. 이 투쟁은 각 도시간에 연관 관계가 있었다. 1920년대, 30년대의 사정이었다.

시카고에서는 1920년, 쟈코모 콜로시모(Giacomo Colosimo)를 제거하고 그의 사업을 쟈니 토리오가 인수하였다. 토리오는 미국의 마피아와 범죄조직이 오늘날과 같은 신디케이트를 이루게 만든 장본인으로서 미국 마피아의 아버지와도 같은 사람이다. 토리오는 뉴욕의 제임스 스트리트 갱단의 일원으로 있을 때에도 파이브 포인트 갱단과의 합병을 이루어냈을 만큼 배짱과 협상력을 지닌 사람이었다. 토리오는 외삼촌인 쟈코모 콜로시모의 부름을 받고 시카고로 이주한 다음, 1920년에 그의 사업을 인수한다. 1925년, 아일랜드 갱의 총격을 받아 일체의 사업을 후배인 알 카포네(Alphonse Capone)에게 물려주고 일선에서는 은퇴하였지만 토리오는 그 후 뉴욕으로 가, 찰스 루치아노와 마이어 랜스키를 도와 1934년의 전미 범죄 신디케이트가 결성되도록 큰 영감을 주었다.

알 카포네는 오늘날 미국 갱의 대표적인 인물로 취급되지만 사실 토리오와 알 카포네의 조직은 시실리안 마피아라고는 말할 수 없다. 토리오가 남부 이탈리아의 올사라 출신이고, 알 카포네가 나폴리 출신이기 때문이다. 토리오-카포네 조직은 시실리 사람인 제나 형제 (Angelo & Mike Genna)를 제거하였고, 그 뒤를 이은 카스텔라메레 사람, 죠셉 아이엘로(Joseph Aiello)와 치열한 투쟁을 하였다. 결국 1930년에 아이엘로를 마저 살해함으로써 카포네 그룹이 주도권을 쥐게 된다.

그리고 또 하나 카포네 갱이 명실공히 시카고에서의 주류 조직으로 인정받게 된 사건이 1929년 2월 14일의 '발렌타인 데이의 대학살(St. Valentine Day's Massacre)' 사건이다. 이것은 카포네 갱단이 죠지 모랜(George Moran)의 아일랜드 갱단을 기습하여 상대편 갱 7명을 살해한 유명한 사건이다. 오늘날 시카고 조직은 시카고 마피아라기보다는 시카고 아우트피트라는 호칭으로 불리는데, 이는 토리오와 알 카포네의 출신지 때문이기도 하고, 시카고 조직의 다양한 멤버 구성 때문이기도 하다. 시카고 아우트피트에는 여러 인종의 인물들이 섞여있었다.

시카고 조직은 마피아 특유의 입단식조차도 생략해버렸다고 한다. 이는 토리오, 알 카포네, 그 후의 보스인 폴 리카(Paul Ricca) 등이 모두 비 시실리인이었기 때문이었을 것이다. 아우트피트가 주도권을 잡기까지의 전쟁을 시카고의 맥주 전쟁(Chicago Beer War)으로, 제나 형제 등 시실리인 그룹과의 전쟁을 유니오네 시실리아나 전쟁(Unione Siciliana War)이라고 부른다.

알 카포네는 1931년에 탈세혐의로 수감되고, 시카고 아우트피트의 리더쉽은 시실리 출신인 프랭크 니티(Frank Nitti)에게로 넘어갔다. 다시 자살하는 니티의 뒤를 이어 폴 리카가 아우트피트의 보스가 되었다가, 1944년부터는 안토니 아카르도(Anthony Accardo)가 보스가 된다. 아카르도는 1944년부터 1957년까지 시카고 아우트피트의 보스였으며, 보스의 자리를 샘 잔카너(Samuel Giancana)에게 물려준 다음에도 아우트피트의 고문을 맡아 지속적으로 아우트피트에 영향력을 미쳤다. 시카고 아우트피트는 패밀리들간의 투쟁이 심하던 뉴욕과는 달리, 일찍부터 시카고 암흑가의 주도권을 잡았기에 비교적 이른 시기부터 시카고 바깥으로 눈을 돌릴 수가 있었다. 토리오, 알 카포네의 넓은 시야가 함께 작용했던 것은 물론이다.

7.6.5 금주법과 알 카포네 갱단의 세계

갱단이라고 하면 대부분의 사람은 우선 알 카포네의 이름이 머릿속에 떠오를 것이다. 실제로 카포네는 유례없는 강대한 갱단 조직을 구축하고, 1920년대 후반에 시카고를 중심으로 암흑가의 제왕으로서 군림하였다. 하지만 여기에서 중요한 것은 카포네의 제국이 금주법을 주 토대로 해서, 그런 의미에서 역시 '금주시대'의 소산이었다고 할 수 있다. 술의 양조, 운반, 판매가 법적으로 금지된 한편 음주 그 자체는 널리 행해져서, 술에 대한 수요가 대량으로 계속해서 존재하는 이상, 거기에 커다란 비합법적 활동이 펼쳐지는 것은 당연했다. 그리고 비합법적 활동이기에 그것이 수상쩍은 조직의 독점이 되는 것도 또한 자연스러운 일이었다. 실제로 '금주시대'에 들어서면서 갱단은 여기에 눈을 돌려 술의 밀조나 밀매를 세력 확장을 위한 수단으로서 최대한 활용하게 되었다.

이러한 금주법과 갱단과의 연결은 각지에서 보여졌지만, 가장 대표적인 것은 역시 시카고이다. 그래서 시카고에서는 1920년경까지 이미 짐 콜로시모(Giacomo Colosimo)가 암흑가의 보스로서 강력한 자리를 잡고 있었다. 콜로시모는 년간 50만 달러의 수입이 있었다고 하는데, 다이아몬드 짐이라고 불렸듯이 몸 전체에 다이아몬드를 치장하고 있을 만큼 호화로운 생활을 하고 있었다. 얼마나 화려한 생활을 하고 있었는지는 알려진바는 없다. 하지만 콜로시모의 경우에는 매춘여관이나 도박장, 카페 등의 경영이 갱단 조직의 주요한 재원이 되었으며, 아직 술 거래 그 자체와는 거의 관계가 없었다. 소위 금주법 이전의 갱단의 전형적인 모습이었다고 할 수 있다.

20년대 초에 토리오가 세력전쟁의 거장 콜로시모를 살해하고, 그의 세력을 모두 손에 넣었다. 그리고 토리오의 단계에서 갱단 조직은 일종의 변질이 시작되었다. 즉 토리오는 콜로시모에게서 뺏은 갱단의 기구를 한층 확대, 강화함과 동시에 그것에 필요한 재원으로서 금주법 시행 아래에서 술에 눈을 돌린 것이다. 실제로 토리오는 술의 밀조공장을 지배하에 넣기 위해 열심히 활동하고, 그것을 목표로 해서 술의 밀매조직을 만들어 불법 술집을 그물처럼 만들었다. 이렇게 확보한 풍부한 재원을 활용해서 더더욱 술의 밀조 조직이나 밀매 조직을 확장시켜 나갔다. 여기에 술을 축으로 토대를 확고하게 발전시켜 나간 갱단의 세계가 출현한 것이다. 물론 이러한 것을 행하기 위해서는 경찰이나 금주관리 기관과 손잡을 필요가 있다. 이러한 점에서도 토리오는 수완을 발휘하여, 풍부한 자금을 써서 경찰과 공무원을 매수하고, 시카고 시정책을 움직이게 할 정도가 되었다.

쟈니 로젤리(Johnny Roselli)가 시카고 아우트피트로부터 서부로 파견된 것이 1924년이다. 로젤리는 폐결핵 요양 차 추운 시카고를 떠나 기후조건이 좋은 로스앤젤리스로 가게 되었는데, 아예 그곳에서 그는 시카고 아우트피트의 사업 대리인으로 일하게 되었다. 로젤리는 로스앤젤리스의 마피아 보스 안토니 코르네로(Anthony Cornero)의 밀주사업에 가담하였고, 코르네로가 잠시 캐나다로 피신하게 된 후에는 잭 드라냐(Jack Dragna)의 그룹과 함께 사업하였다. 드라냐는 LA의 알 카포네라 불린 인물이다.

카포네는 처음에 뉴욕에 있었지만 시카고로 나와서 토리오의 보디가드가 된다. 그리고 그의 아래에서 움직이면서 소위 '금주시대'에서 갱단이 살아남는 방법을 충분히 배운다. 이 무렵부터 이미 조직을 만들어 움직이는 카포네의 수완은 높이 평가되어 마침내 1925년 토리오의 후계자로서 그의 세력을 이어받게 되어, 시카고의 갱단 세계에서 대부로서 한 걸음 내딛게 된 것이다.

따라서 카포네는 기본적으로는 토리오에게 의해 열려진 길을 따라 그 사업을 한층 크게 추진시킨 것에 지나지 않는다. 하지만 토리오의 단계에서는 금주법에 편승하면서 내부의 단단한 조직, 혹은 그 정비에 역점을 둔 것에 비해, 카포네에 이르자 문자 그대로 경쟁자를 타도해서 그 세력을 탈취해 감으로서 활약상을 보이게 되어 여기에 상당히 피 비린내 나는 사태가 계속되어, 악명 높은 원인이 되었다. 토리오의 보디가드를 했던 카포네로서, 그는 1925년에 토리오의 후계자가 되고부터는 그의 부정한 재능을 금주법을 이용하는 면에서 유감없이 발휘하게 되어 거대한 갱 조직을 만들어간다.

카포네도 금주법이 시행되기 전에는 단 한번도 살인죄로 기소된 적이 없었지만, 금주법시대에 그는 400명이나 되는 살인에 관계했다고 해서 기소되었다. 갱들끼리의 서로 죽고 죽이는 싸움은 점점 확대되어 그 결과 금주법 전의 시카고의 갱들의 평균수명이 55세였던 것이, 금주법 기간 중에는 불과 38세까지 내려갔다고 하는 경이로운 사실도 있었다. 이와 관련하여 술을 관리하는 연방검찰청(FBI) 금주국의 조사관에는 500명이나 되는 순직자가 발생했고, 또 시민이나 갱들도 수사관과의 충돌로 2천명이나 사망했다. 미국 금주법 시대에 막대한 돈을 거머쥔 것은 갱들뿐만 아니라 주변국가인 캐나다의 일부 양조업자들도 있었다. 금주법에는 거의 미국에 술을 수출하지 않았던 그들은 금주법 시대에 높은 가격으로 상당한 양의 술을 미국 지하시장에 밀매하였던 것이다.

카포네의 최대의 힘의 원천은 말할 것도 없이 술의 밀조나 밀매를 통해서 수중에 들어온 풍부한 자금이지만, 이 이외에도 카포네는 특히 성공의 열쇠라고 할 수 있는 세 가지의 중요한 무기를 가지고 있었다. 하나는 무력의 수단으로서 기관총을 채용했던 것이다. 종래의 갱단은 피스톨 중심이었지만, 카포네는 확실히 강대한 살인력, 파괴력을 가진 기관총을 총동원해서 경쟁자를 압도하였다. 두 번째 무기는 고성능 자동차이다. 카포네는 역시 자동차 시대의 갱단의 선구자이며 그 전형적인 존재였다. 그는 자동차를 기반으로 작전을 세워, 기동력을 최대한 발휘해서 조직의 운영을 도모함과 동시에 이에 어울리는 전술을 짜내었다. 실제로 카포네 갱단의 활동범위는 종래와 비교가 안 될 정도로 넓고, 또 신속한 행동력을 구비했다. 카포네의 권세를 구체적으로 표현한 한 예로서 그가 1928년 당시 탔던 자동차를 보면, 그것은 특제품 캐딜락으로 당시의 돈으로 3만 달러나 했다고 한다. 지금의 가격으로는 어느 정도가 될지 상상할 수 없다. 승용차이면서 7톤 무게나 되었고, 사실상 장갑차라고 하는 편이 나을 정도로 창문은 두께 1인치 반의 방탄유리이며 또 모든 사방에서 사격할 수 있는 여러 가지 장치가 되어 있었다. 이러한 장비를 보면 다른 갱단만이 아닌 경찰까지도 카포네를 함부로 대할 수 없었다는 것을 알 수 있다.

예산이 한정된 경찰에게 있어서 술의 밀조나 밀매에서 풍부한 자금을 입수하고 그것을 다시 장비강화에 투자하는 갱단을 관리하는 것은 쉬운 일이 아니었다. 갱단의 적발이 철저하지 못했던 것도 절대 단순한 부패만의 문제는 아니었다. 통신시설에 있어서도 20년대에 미국 경찰은 라디오를 가지고, 중앙에서의 지령에 따라 패트롤카가 장기의 말처럼 움직이는 형태였지만, 아직 경찰전용의 사이클이 없었다. 그 결과 카포네처럼 우수한 설비와 기동력을 가진 갱단에는 지령도 거의 모두 누설되게 되어 경찰이 그들에게 이용되는 상황이 반복되었다.

세 번째로 카포네는 부하들 사이에 강한 충성심을 심어 주었으며, 보다 절대적인 통솔력을 발휘함과 동시에 전력을 높였다. 카포네를 통해서 갱단 세계는 단순한 이해관계 이상의 강력한 인연에 의해서 조직이 유지되었다. 이렇게 강력한 살인병기, 고도의 기동력, 부동의 충성심의 삼박자가 바로 카포네가 암흑가의 제왕의 자리를 차지할 수 있게끔 도와준 성공의 열쇠가 되었다고 할 수 있다.

이렇게 갱단을 소위 경찰력 이상으로 강력하게 만든 것은 금주법 시행아래의 암거래이며, 그 세력을 사수하고, 혹은 확장하기 위해 카포네를 시작으로 20년대의 갱단은 사투를 벌인 것이다. 카포네는 또 토리오 이상으로 시카고 사회에서 커다란 영향력을 가졌다. 명예와 지위가 있는 사람들까지 카포네와의 연줄을 원하였고, 그것을 자랑으로 삼고 있었다. 퍼스트 네임으로 사람을 부르는 것은 미국에서는 친밀함의 표현이지만, '하이 풀'처럼 말을 걸어오면 상당히 명예로운 일이 되었다. 당시 시카고 시장은 빅 빌이라고 하는 애칭을 가진 톰슨씨였는데 그는 카포네와 아주 친밀한 관계이며 "자신은 대서양의 한 가운데 있는 것과 같이 젖었다. 음주 대 찬성이다"고 말하기를 주저하지 않았다.

판사 중에도 갱단과 인연을 맺은 사람이 많이 있었다. 그러한 반영으로서 1927년부터 31년 사이 시카고에서 갱단의 싸움으로 271명의 사망자가 생겼음에도 불구하고 단 한 명도 감옥에 보내지는 사람은 없었다. 갱단의 세계에서 누구를 죽이든 혹은 누가 살해당하든 당국에 끌려갈 위험성은 극히 드물었다. 여기에는 금주법의 무시 내지 유명무실화와 갱단의 행각 및 그 방임이라고 하는 이중의 무법성이 존재하고 있었다고 할 수 있겠다. 간단하게 말하면 법과 질서와의 자연 욕망과 폭력에 굴복했던 것이다.

일반적으로 갱단은 술의 양조, 운반, 판매의 각 부문 전체를 지배 하에 착수하는 방식을 취하고 있었지만, 그래도 수요를 따르지 못하고 매년 대량의 술이 외국에서 흘러 들어왔다. 즉 술의 밀수이다. 이것도 갱단의 중요한 활동 무대 중 하나가 되고, 그 루트가 그물망처럼 펼쳐졌다. 캐나다와의 국경선이 긴 나라와 인접하는 등 미국은 이러한 점에서도 착수가 어려웠으며, 밀수업자는 비교적 쉽게 그 목적을 달성할 수 있었다. 년간 500만 갤론에서 1,000만 갤론의 술이 캐나다에서 들어왔다고 보여진다. 반대로 말하면 '금주시대'의 미국은 캐나다의 양조업자에게 있어서 좋은 단골손님이었다고도 할 수 있다. 술의 밀수는 바다에서도 행해졌다. 그것이 너무나도 빈번했기에 다시 미국 해군은 밀수 갱단의 착수로 실지 훈련을 반복하고 연습을 소홀히 하지 않았다고 한다.

이 만큼 다양한 금주법 위반행위를 조장하였다. 관리 기관이 약했기에 더욱 그러하였다. 그래도 1920년대 말에 금주국이 연방 검찰청(FBI) 관할 하에 있었기에 갱단 퇴치 면에서도 종래 이상으로 성과를 올리게 되었다. 1932년까지 관리관과의 싸움에서도 약 2,000명의 시민(거의 전체가 갱단 혹은 그 협력자라고 하는 것은 말할 것도 없다)이 사망했다고 한다. 하지만 이것은 관리자에게 있어서도 곤란한 싸움이었다. 그 과정에서 합계 500명의 순직자가 나왔다고 기록되어 있다. 금주법 실시의 성과는 아주 불충분했지만, 다른 면에서는 이러한 커다란 희생도 있었던 것이다.

7.6.6 암흑가의 두 얼굴, 알 카포네

이탈리아 이민자의 아들, 알 카포네(1899. 1. 17-1947. 1. 25). 20세기 초, 미국을 무법지대로 만들고 그 무법지대를 지키기 위해 폭력과 살인을 서슴치 않았던 그의 악명은 21세기가 된 오늘날에도 많은 사람들에게 관심의 대상이 되고 있다. 그 이유는 27세에 시카고 제1의 갱스터 자리에 올랐고 대중들에게는 당시 최고의 사업가로 명성을 얻었던 그의 이중성이 거의 전설적으로 전하여 지고 있기 때문이다.

알 카포네의 일생은 음모와 배신으로 점철된다. 금주령 시대 밀주와 매춘 등으로 엄청난 부를 축적하는가 하면 자신의 라이벌을 잔인하게 제거한다. 그런 와중에도 거리의 실업자들에게 식사를 제공하는 독지가로서의 이름을 알렸고, 많은 사람들에게 명사로 알려지는 이중성을 보여준다.

하지만 1929년, 라이벌을 제거하기 위해 저지른 발렌타인데이 학살극으로 무소불위의 힘을 자랑하던 알 카포네의 명성에 금이 가기 시작한다. 이 사건을 계기로 시카고 검찰이 알 카포네를 사회 제1의 공적으로 규정하고 그를 법정에 세우기 위한 수사를 시작한 것이다. 결국 법정에 서게 된 알 카포네는 11년의 징역형을 선고받는데, 그에게 붙여진 죄목은 단지 탈세뿐이었다. 역사의 아이러니가 아닐 수 없다. 알 카포네는 자신의 옛 명성을 회복하지 못하고 알카트레즈 감옥과 병원을 오가다 사망하고 만다.

1947년 미국 밤의 황제 알 카포네가 세상을 떠났다. 알 카포네는 다른 갱단과의 싸움에서 300명 이상을 죽이기도 하였는데, 그가 갖고 다니던 명함에는 '중고가구 매매업자'라고 새겨져 있었다고 한다. 1천명의 부하를 거느리며 주류 밀수와 도박, 매춘 등으로 연간 1

 192 음주의 유혹 금주의 미혹

억 달러가 넘는 소득을 올린 그는 '개인으로서 한 해에 총수입이 세계 최고인 시민'으로 기네스북에 오르기도 했다. 1932년부터 탈세혐의로 7년을 복역한 뒤에 종종 발작증세를 보였다고 한다. 1947년 1월 25일, 그의 죽음은 『타임즈』지 7면에 작게 보도되었을 뿐이다.

7.6.7 알 카포네를 모델로 한 갱 영화

할리우드 갱 영화는 『지하세계』(1927)로부터 시작된다. 그 전까지 할리우드 영화는 시대극과 낭만적인 작품들이 주류를 이루었다. 그러나 30년대에 들어 심각한 경제적 혼란에 빠져있는 미국의 관객들은 낭만적인 것 이상을 원하게 되었고, 그래서 갱의 개인주의, 대담함, 냉소적 미소에 열광하였다. 이 유형의 영화들은 음향에 의해 확실하게 자리를 잡았다. 감독들은 기관총 소리, 과속으로 달리는 차바퀴 소리, 술집의 음악, 나이트 클럽의 가수가 부르는 감상적 노래 등을 통해 극적 긴장감을 고양시킬 수 있음을 발견하였다.

사운드는 어둡고 침울한 뒷골목이나 값싼 호텔 방에서 악당들이 희생자를 추적하는 '사냥'의 서스펜스를 증가시켰다. 킬러는 늘 침울하며 때로는 변덕스럽고 감정적인가 하면 타인에 대해서는 운명론적인 자세를 취한다. 염세적이고 아이러니컬하며 냉소적이고 야만적이기도 한 그는 자신이 잔인하게 죽임 당할 것이라는 것을 알고 있는 듯이 보인다. 악행에도 불구하고 그는 자신의 어머니, 누이, 동생, 아버지에 대해 강한 애착을 보인다. 대부분의 갱 영화들은 적어도 한 번 이상은 킬러가 그의 가족들을 얼마나 사랑하고 아끼는가를 보여준다.

초기 갱 영화의 대표작은 『작은 시저 little ceasar』(1930), 『공중의 적 public enemy』, 『스카페이스 scarface』등이 있다. 머빈 르로이의 『작은 시저』는 첫 번째 터키 갱 영화로 20세기 초 갱들의 전쟁을 그린 작품이다. W. R. 버니트의 깔끔한 이야기와 거만한 킬러로 분장한 에드워드 G. 로빈슨의 탁월한 연기는 이 작품을 고전으로 만들었다.

이 영화는 죽어가는 갱의 저 유명한 대사 "…이것이 리코의 마지막인가?"로 끝난다. 르로이의 빠른 템포의 커팅과 뛰어난 촬영은 이 작품의 긴장감을 높이는데 크게 기여하였다.

『공중의 적』은 윌리엄 웰먼이 연출한 작품으로, 범죄 행위의 원인을 진지하게 다루고 갱을 환경의 산물로 그린 첫 번째 영화였다. 캐그니가 연기한 사납고 약한 갱은 그의 배경에 의해 운명이 결정된 인물이었다. 이 영화는 그가 킬러로 변해 가는 과정과 어머니의 문간 계단에서 온 몸이 총알로 벌집이 된 채 죽음으로 끝을 맺는 이야기를 다루었다.

3개의 작품 가운데서도 최고작으로 손꼽히는 『스카페이스』는 하워드 혹스가 연출한 것으로, 혹스는 냉혹한 알 카포네와 그의 추종자들이 15세기 이탈리아의 강력한 보르기아가의 교활함, 내통, 폭력을 모방하여 시카고를 조정하고 있음을 보여주고자 하였다. 이 영화는 스튜디오 팀웍의 탁월한 성과이기도 했다. 워너스는 제작자 하워드 휴즈, 각본가 벤 헤히트, 카메라맨 리 감스, 감독 하워드 혹스의 재능을 결합 시켰고, 출연진도 완벽에 가까웠다.

이 작품으로 데뷔한 폴 무니는 어리석고 오만하며 이기적인 킬러의 연기를 훌륭히 해내었다. 극중 인물의 성격을 뚜렷이 하고 서스펜스를 더하기 위해 혹스는 여러 가지 상징- 특히 죽음을 의미하는 십자가와 'X'-을 사용하였다. 예를 들면 지붕의 십자가 모양의 서까래에 초점을 맞춘다던가, 로마자 10을 나타내는 X가 부착된 호텔방, 카를로프가 볼링을 하다가 X를 기록하고 난 뒤 살해되는 장면, 볼링공이 스트라이크를 기록하는 장면, 그리고 무니 얼굴의 X모양의 상처 등이 있다.

혹스는 세트와 조명에 있어 독일의 표현주의적 기법을 사용하였다. 헤히트의 냉소적인 분위기에 각본과 함께 감스의 카메라 워크는 킬러의 흐트러진 생활 모습을 탁월하게 묘사하였다. 그 결과 『스카페이스』는 오늘날 가장 탁월한 갱 영화 중의 하나로 기록되고 있다. 갱 영화의 폭력 장면이 대중을 끌어들인다는 사실이 밝혀진 후, 극장들은 저급한 살인과 폭력장면을 보여주는 영화들로 넘쳐흘렀다. 살인은 모든 시나리오의 한 부분이 되었으며 생명 경시 현상은 이제 스크린에서 보편적인 현상이 되었다.

그러나 이러한 킬러들의 생명은 그다지 길지 못했다. 1933년에 각종 시민 단체와 종교 단체들이 잔인한 갱 영화 제작의 중지를 요구했기 때문이다. 특히 『스카페이스』의 잔인함은 여성단체, 종교단체, 우애조합 등의 가장 격렬한 항의를 받았다. 그러나 갱은 서부극의 총잡이들과 함께 국민적 영웅이 되었다. 1940년대에는 전쟁 때문에 갱스터가 구식이 되어버렸다. 시나리오 작가들은 킬러와 지맨을 사립탐정, 고독한 형사, 그리고 후에는 반 영웅으로 교체하였다. 이후 약 20여 년 동안 『악의 힘』(1948), 『알 카포네』(1958), 『살인 회사』(1960), 『레그즈 다이아몬드의 흥망』(1960), 『성 발렌타인데이의 대학살』(1967) 등을 제외하고는 갱 영화가 거의 무시되었다. 1960년대에 갱 영화에 새로운 해석을 가한 작품은 아서 펜의 『우리에게 내일은 없다』이고, 갱 영화의 전통을 잇는 작품으로 『대부』를 이야기 할 수 있다.

파라마운트는 이탈리아 출신의 마피아 가문을 다룬 마리오 푸조의 고급 취향의 소설 판권을 사들여서 프란시스 포드 코폴라에게 연출을 맡겼는데, 코폴라는 스피디한 액션과, 서스펜스, 서민적인 이탈리아식 조크, 섹스, 선혈이 낭자한 장면으로 가득 찬 작품을 만들어냈다. 즉 그는 1930년대의 상투적인 갱영화에서 벗어나 탁월한 작품을 만들어 낸 것이다.

영웅들이 사회에 홀로 대항하는 『작은 시저』, 『공중의 적』, 『스카페이스』와는 달리 『대부』에서 코폴라는, 킬러들을 일상적인 가족생활의 컨텍스트 내에서 묘사하고 있다. 비토 코를레오네는 때로 질서를 회복하기 위해 살인을 저지르는 사려 깊고 철학적인 지도자로 묘사되고 있다. 그는 초기의 갱 영화에서처럼 비명에 죽는 것이 아니라 따뜻한 가정에서 편안하게 죽는다.

코폴라는 줌 렌즈와 급격한 점프 컷, 어울리지 않는 클로즈업 등을 피하는 대신 시간을 압축하기 위해 신문의 머리기사나 사진을

7. 금주법을 탄생시킨 미국의 음주문화 195

사용하는 몽타쥬 등과 같은 진부한 표현 양식이나 롱 테이크, 그리고 교묘한 페이드 등을 사용하였다. 또한 각 장면들은 긴장감을 고양시키기 위해 주의 깊게 커트 되었다. 80년대의 『원스 어폰 어 타임 인 아메리카』(1984)와 『프리찌가의 영예』(1985)를 넘어서 90년대의 갱스터 영화는 네오 갱스터라는 이름으로 『대부 3』(1990)과 『좋은 친구들』(1990)을 내놓게 되며 코엔 형제의 『블러드 심플』(1983)과 『밀러스 크로싱』(1989)그리고 『배트맨, 팀 버튼』(1989), 『딕 트레이시, 워렌 비티』(1990)등과 홍콩 느와르에 이르러서는 갱스터 영화와 필름 느와르가 현대에까지 변형되고 계승되고 있는 흔적들을 분명히 하고 있다.

몇몇 사회적 개혁을 다룬 작품들을 제외하고 대부분의 갱스터의 테마는 굶주리는 30년대의 경제적, 도덕적 상황을 표현한 것이다. 갱 영화가 최초로 인기를 얻기 시작한 것은 미국 사회의 질서와 법이 문란해지고 실업과 생계 문제가 심각해졌을 때였다. 애초부터 기성 체제에 대한 반감을 가지고 있던 관객들은 총으로 거친 세상의 문제를 해결하는 날렵하고 기지에 넘친 극중 인물에 열광하였다. 또한 직업을 얻지 못한 많은 실업자들이 영화를 보러 가서 킬러에게 박수를 치며 오후를 소일하였는데, 이는 대공황으로 인해 범죄가 법이 아닌, 경제의 비인간적인 힘을 조롱하는 하나의 방식으로 수용되었기 때문이다.

초기 갱 영화의 킬러들은 범죄 조직의 멤버였다. 또한 아이들도 생계를 위해 신디케이트에서 일하였다. 캐그니, 무니, 보가트, 래프트 등은 대부분 이탈리아계의 이민 1세대를 연기하였는데, 그들은 환경의 희생자들이었다. 즉 그들은 출세가도를 달리다가 대부분 죽음으로 종말을 맞이하였다. 관객들은 그들에게 동정을 보내면서 사회에 그 책임을 돌렸다. 그들의 범죄에의 가담은 선택이기보다는 기회의 문제였으며, 종국에는 실패하고 만다.

그러나 이후 점차 갱이나 범죄조직, 불행한 꼬마들은 또 다른 종류의 킬러-정신병적이고 예측 불가능한 -들에 의해 대치되었다. 프리티 보이 플로이드, 보니 파커, 클라이드 바로우, 베이비 페리스 넬슨, 중서부와 남서부의 시골의 와스프, 제 4, 제 5 세대 등이 등장하여 살인과 강도짓을 하였다. 그들의 범죄는 주류 밀매나 갱의 제거가 아니라 새디스트적인 방식으로 사회에 직접적이고도 강력한 반항을 하는 것이었다.

 영화는 소위 장르로 구분된다. 어느 한 장르가 정해지면, 그 장르에 맞추어져 영화의 이야기가 탄생되며 시나리오가 갖춰진다. 영화의 장르는 크게 웨스턴, 갱스터(*Gangster*), 멜로드라마, 뮤지컬, 공포, SF등으로 나누어진다. 이중 가장 긴 역사를 가지고 있거나, 역사적 사건으로 인해 생성된 장르들이 있는데, 그것은 '웨스턴'과 '갱스터'이다. 우선 '웨스턴'은 소위 '웨스턴 무비'라고도 하는데, 여러 장르들 중에 가장 먼저 장르로서의 틀을 갖춘 장르이다. '웨스턴'은 미국의 서부를 지칭하는 지리적 배경과 남북전쟁, 유럽 이민의 대량 이주에 의한 서부의 '개척', 인디언들의 토벌전쟁, 대륙 횡단철도의 부설 등 시대적(역사적)배경을 가지고 있다. 한마디로 '웨스턴 무비'는 미국이 농업국가에서 공업국가로 바뀌어가며 근대국가의 틀을 갖춘 과도기였고, 전환기이며, 다인종사회며, 자본주의 체제라는 미국의 기본성격이 형성된 기간 속에서 벌어지는 사건들 중심으로 제작되고, '선'과 '악'의 이분법이 확실하게 드러나 보이는 이야기를 가진 장르이다.

 '갱스터'란 장르는 소위 웨스턴 무비와 마찬가지로 '갱스터 무비'로 불려진다. '갱스터'는 범죄 영화를 지칭하는 장르이다. '갱스터'란 장르가 생기게 된 것은 시대적 배경이 크게 작용되었다. '갱스터 무비'는 1920년에 발효된 '금주령(Prohibition)'으로 미국 전역에 걸쳐 주류의 제조와 유통이 불법화되었고, 그로 인해 밀주의 생산과 배급망을 조종(?)하는 범죄 집단이 급성장 했는데, 이 범죄 집단이 '갱스터'이다. '갱스터'들로 인해 일반 미국 시민들이 '범죄'를 일상생활의 한 부분으로 자연스럽게 받아들여지면서 당시 사회분위기의 변화가 일어났으며, '갱스터' 집단에 대한 일반인들의 관심, 호기심, 두려움, 친근감이 복합되었기에 이것을 헐리웃에서 놓치지 않고,

'갱스터'들을 주인공으로 한 영화를 제작하게 되었고, 관객들에게 사랑(?)을 받으면서 점차 장르로서의 틀을 갖추면서 '갱스터 무비'란 것이 형성 된 것이다.

'웨스턴'과 '갱스터'는 헐리웃을 대표하는 장르이지만, 아이러니하게도 두 장르는 현재 헐리웃에서 크게 환영받지 못하고 있는 장르이다. '갱스터 무비'가 탄생된 배경이나 '갱스터 무비'에 대해서 제대로 알지 못한다면 영화『로드 투 퍼디션』을 이해하는데 있어서 다소 어려움(?)이 있을지도 모른다. 이유는 헐리웃 영화이고, 시대와 역사를 영화의 소재로 빌려왔을 뿐 현재 미국인들이 느끼는 가족간의 삶과 무관하지 않기에 미국 내에서 찬사와 호평이 나왔지만, 국내에선 역사와 정서의 차이로 인해 그저 담담하게 한낱 허구적인 영화의 이야기로 받아들이면서 지루한 관람을 하게 될지도 모르기 때문이다.

7.6.8 갱단의 자금 세탁법

자금세탁이라는 용어는 1920년대 미국에서 '알 카포네'와 같은 조직범죄자들이 도박이나 불법 주류판매를 통해 수입금을 주로 세탁소를 이용하여 합법적인 소득인 것처럼 가장한데서 유래되었다고 하며, 일반적으로 불법 조성한 자금의 출처를 숨겨 적법한 것처럼 위장하는 과정을 뜻한다. 우리나라는 이러한 자금 세탁행위를 예방하기 위해 자금 세탁방지기구(FATF)등 국제기구가 요청하는 금융기관의 역할 강화 요청에 부응하여 국제 사회에서의 국가 이미지 및 신인도를 제고하는 한편, 외환 자유화조치의 시행에 따라 증가할 것으로 예상되는 국내 재산의 국외 도피, 불법 자금의 유출입 등을 방지하기 위한 대책의 일환으로서 '범죄수익 은닉의 규제 및 처벌 등에 관한 법률'(약칭 범죄 수익규제법)과 '특정금융거래정보의 보고 및 이용 등에 관한 법률'(약칭 특정 금융거래 보고법)을 제정하여 2001. 11. 28일부터 시행하고 있다.

이 법률에서 정하고 있는 자금 세탁방지제도의 주요 내용을 살펴보면, 먼저 자금세탁행위를 일정한 범죄에서 유래된 '불법재산의 취득처분 사실을 가장하거나 그 불법재산을 은닉하는 행위'와 '외국환 거래 등을 이용한 탈세목적으로 재산의 취득처분사실을 가장하거나 그 재산을 은닉하는 행위'로 규정, 그 행위를 범죄로 처벌할 수 있으며, 모든 금융기관 및 환전 영업자는 일정 금액(원화 5천 만 원, 미화 1만 불) 이상의 불법재산의 수수 또는 자금 세탁행위를 하고 있다고 의심되는 합당한 근거가 있는 거래에 대해서는 의무적으로 재정경제부 소속의 금융정보 분석원으로 보고하여야 하고, 상기 금액 미만의 혐의 거래에 대해서도 임의로 보고하며, 자금 세탁행위임을 알았을 때에는 즉시 신고하도록 하는 한편, 이를 위반했을 때에는 처벌할 수 있도록 규정하고 있다. 금융정보 분석원에서는 동 정보를 바탕으로 외환전산망, 신용정보, 외국기관 등의 자료를 통합 분석한 후 수사에 필요한 자금세탁관련 혐의 정보만을 관련법 집행기관에 제공하고, 이를 기초로 관련기관에서 자금세탁행위 해당여부를 조사한 후 혐의가 사실로 확정되면 법에 의해 자금 세탁행위를 처벌하고, 범죄수익 및 관련 재산을 압류 및 몰수하게 된다.

이러한 과정에서 고객의 금융정보가 임의로 유출되거나, 금융정보 분석원이 보유하고 있는 대량의 금융거래 정보가 정치적 목적으로 사용될 가능성이 있다는 우려가 있지만, 금융정보 분석원은 임의로 특정인의 금융정보를 수집할 권한이 없는 한편, 보고 받은 금융거래 정보를 목적외의 용도에 사용하거나 누설한 금융정보 분석원의 공무원 및 수사기관 등의 관계자는 5년 이하의 징역 또는 3천만원 이하의 벌금으로 중한 처벌을 받도록 규정하여 그 가능성을 최소화하고 있다.

또한 금융기관은 불법자금의 수수 또는 자금 세탁혐의가 있는 비정상적인 금융거래에 한해서만 보고를 하도록 되어 있어 대부분의 정상적인 금융거래는 거래금액이나 거래형태에 관계없이 보고 대상에서 제외되므로 일반적인 금융거래나 경제활동이 위축될 필요는 전혀 없을 것으로 보이며, 오히려 이러한 자금세탁방지제도의 적절한 운용 및 조기 정착으로 반사회적인 범죄행위를 예방하는 한편, 건전하고 투명한 금융거래질서가 확립될 수 있도록 힘써야 할 것으로 생각된다.

7.6.9 고귀한 실험에서 허무맹랑한 발상으로

금주법이 미국의 실상에 맞지 않는다고 하는 비판은 '금주시대'의 초기 무렵부터 일부의 사람들에 의해 표명되었지만, 지금까지 보아왔듯이 그 실시가 유명무실화되고 대부분의 폐해를 수반한다는 것이 확실히 됨과 동시에 이것을 폐지하고자 하는 기운도 점점 높아져 갔다.

실제로 1928년 대통령 선거전에서 금주법 존속의 시비가 최대 쟁점 중 하나가 되고 이 문제를 둘러싼 여론분열이 표면적으로 나타났다. 즉 공화당이 상무장관으로서 경제정책에서 지도적인 역할을 수행하고 소위 번영의 심볼이 실업계뿐만이 아니라 프로테스탄트가 지배적인 농촌부를 대표하고, 스미스가 카트릭의 유명한 대도시의 대중을 기본으로 했던 점에서 대조적이었을 뿐 아니라 금주법에 대해서도 각각 금주 지지파와 반대파를 대변하고자 하는 기반이었던 점에서도 그러했다. 금주법에 대해서도 각각 금주 지지파와 반대파를 대변하고자 하는 입장에 서 있었다. 선거 결과 그것은 경제적 번영이 계속되고 있다고 하는 상황 아래에서 공화당에 유리하게 작용하여 후버의 압승으로 끝났지만 어쨌든 금주법에 대한 비판이 대통령선거에서도 행해진 것은 그 사회적 기반이 동요를 일으키고 있다는 것을 반증한 것이다. 금주법은 상당히 철저하지 못하게 실행되었을 뿐만 아니라 그 폐지를 요구하는 움직임이 공공연히 일어났다.

금주법에 결정적이라고 할 수 있는 타격을 가한 것은 1929년 10월에 뉴욕의 주식거래가 대 폭락을 계기로 해서 발효한 대공황이었다. 이러한 심각한 경제위기 아래에서 도덕적 배려보다는 현실의 필요성을 중시하는 풍조가 강해지고 금주법에 대한 비판에도 미국 사회가 직면하고 있는 경제적 어려움이라고 하는 새로운 관점이 부과된 것이다. 경기가 극도로 악화되고 실업자가 대량으로 늘어남에도 왜 양조업이라고 하는 유력한 산업부문을 폐쇄한 채로 두는 것일까? 금주법을 폐지해서 조금이라도 실업자에게 직장을 제공하고, 경기회복으로의 길로 자극을 도모해야만 하는 것이 아닐까? 혹은 실업대책 등으로 정부가 막대한 예산을 필요로 하고 있지만, 왜 술의 양조나 판매를 인정해서 거기에 과세를 부과하지 않는 것일까? 금주조치 등을 철회해서 조금이라도 재정면의 수입의 증가를 도모해야만 하지 않을까?

이러한 여러 가지 각도에서 금주반대파는 금주법 철폐의 필요성 혹은 그 이점을 지적하고, 회복 운동을 전개했다. 이러한 상황 아래에서는 금주주의자의 입장도 역전되었다. 일찍이 급진적인 개혁자로 보여지고 있었던 금주주의자는 지금 당장 필요한 사회개혁에 완고하게 저항하는 보수주의자, 반동파라고 비난을 받게 되었다. 금주법은 사회의 움직임과 동 떨어지는 경향을 한층 강하게 보인 것이다.

후버의 지배 아래에서 FBI가 갱단 적발에 적극적으로 착수하는 등, 금주의 착수가 종래 이상으로 활발하게 행해졌지만, 그것은 이미 금주법 폐지의 역행하는 무모한 시도에 지나지 않았다. 또 후버가 임명한 전 사법부장관 조지 W. 윗커섬이 인솔하는 국가준법조사위원회는 1931년에 보고서를 제출하고, 그 가운데에서 금주조항에 대한 10대 1의 대차에서 철폐에 반대한다고 하는 결론을 표명했지만, 여론의 움직임을 무시한 이 보고를 비난하고 예를 들면 뉴욕『월드』지는 다음과 같은 해학적인 시를 게재했다.

> 금주법은 심한 실패다,
> 하지만 우리들은 그것을 좋아한다,
> 그것은 없애려고 해도 없앨 수 없다,
> 하지만 우리들은 그것을 좋아한다,
> 그것은 부정 이득과 악취의 발자국을 남기고 있다,
> 그것이 금지되는 것은 10센트의 가치도 없다,
> 그것은 우리들의 토지를 악덕과 범죄로 가득 채우고 있다,
> 하지만 그럼에도 불구하고 우리들은 그것에 찬성한다,

1932년의 대통령 선거전은 이러한 혼란한 상황에 마지막 브레이크 역할을 했다. 불황 심볼로 전락한 후버의 패배를 계기로 뉴딜의 대담한 정책구상으로 국민을 매료시키고 금주문제에도 유연한 자세를 취했던 민주당의 프랭클린 D. 루즈벨트가 당선되었다. 실제로 1933년 2월, 즉 후버가 아직 백악관에 있을 때(당시 정권 교체는 3월4일이었다), 연방의회는 금주조항을 철폐하는 헌법수정 제21조를 가결하고, 비준을 얻기 위해 각 주에 돌렸다. 하지만 필요한 수의 주의 비준을 얻기 위해서는 시간이 걸렸다. 국민은 그 때까지 기다릴 수 없었다.

그래서 여론의 동향에 민감한 루즈벨트는 3월4일 정권을 인수하자마자 경기 회복을 목표로 뉴딜 정책에 착수함과 동시에 경제적 필요와 관련지어서 금주정책 완화에 들어갔다. 즉 3월 하순에 재정 수입의 증가를 도모하기 위해 금주 수정 세입법을 제정한 것이다. 물론 아직 금주조항이 효력을 갖고 있으므로 부분적인 금주해지에 지나지 않았지만 어쨌든 이에 의해 알코올 성분 3.2%이하의 맥주나 와인 등의 양조, 운반, 판매가 허가되었다. 비교적 약한 술이라면 공공연히 거래되고 마실 수 있게 된 것이다. 이것만으로도 미국 사회는 활기를 되찾고 뉴딜에 대한 국민의 인기는 높아져만 갔다. 그리고 이 해의 12월 5일 헌법 수정 제21조가 필요한 주의 비준을 얻어 정식으로 성립되고 14년 가깝게 지속되었던 '금주시대'는 여기에서 최종적으로 막을 내리게 되었다.

그 후도 금주주의자가 상당히 유력한 소수 주에서는 주 단위의 금주법이 유지되었다(처음에 다루었듯이 주 단위의 금주법이 완전히 소멸된 것은 1966년이 되어서부터이다.). 하지만 이러한 금주법은 완고한 금주주의자의 자의식에 만족감을 안겨준 것으로 실질적 효과는 극히 일부분에 지나지 않았다. 예를 들면 술을 마시고 싶으면 자동차로 옆 주의 술집에 가면 되고, 혹은 술을 사와서 집에서 마실 수 있다. 또 제2차 세계대전을 맞이하였을 때도 애국심이나 도덕의식이 고조되었다고 해도 다시 전국적인 금주법을 제정하고자 하는 움직임은 전혀 보여지지 않았다.

 202 음주의 유혹 금주의 미혹

전국 금주법의 폐지에 따라 갱단의 세계에도 하나의 변화가 생겨났다. 술의 밀조나 밀매라고 하는 주요한 재원을 잃은 갱단은 매춘 여관이나 도박장의 경영으로 활로를 찾거나, 금주법을 고집하는 주에 흘러 들어가는 사람도 있었지만, 마침내 마약 거래에 본격적으로 착수하게 되었다. 물론 '금주시대'의 술의 거래와 그 이후의 마약 거래는 똑같은 비합법적 활동이더라도 그것이 가지는 사회적인 의미는 전혀 다르다고 할 수 있다. 후자는 인간의 자연 욕망과는 관계없는 것이고, 음용자를 폐인으로 만들어버리는 문자 그대로 사회적인 해악 이외의 아무 것도 아니다.

마약의 거래와 금주법 시행하의 술의 거래는 사회적 배경에서도 범죄성의 개념에서도 다른 성질을 보이고 있다. 미국에서는 이 금주법을 고귀한 실험(Noble Experiment)이라 불렀지만, 나중에 이 용어는 '허무맹랑한 발상'을 빗대는 뜻으로 변해 버렸다. 그렇지만 이 고귀한 실험이 우리에게 주는 교훈은 곰곰이 새겨 봐야 할 것 같다. 우리는 음주를 사회적 관습의 하나로 받아들이고 개인 또한 적절한 음주 기준을 마련하여 이를 긍정적으로 실행해야 한다. 역시 알코올은 절제가 최고의 미덕이다.

7.6.10 금주운동과 미국사회

금주법은 결국 실패로 끝났고, 대부분의 사람들에게 있어서 일상의 자연 행위라고 할 수 있는 음주를 법적인 강제에 의해 억누르려고 하는 시도도 어디까지나 일시적인 것에 지나지 않았다는 것이 판명되었다. 하지만 일시적이든 어쨌든 이러한 것이 미국에서 행해졌다고 하는 사실은 분명하다. 그래서 마지막으로 금주운동을 통해서 미국 사회의 성격 혹은 문제점을 살펴보고자 한다.

우선 역설적인 표현이 되겠지만 금주주의자가 당초 개혁운동의 한 부분을 담당하고 오히려 급진적인 개혁주의자라고 하는 의식을 가지면서 실제로는 반동적인 역할을 담당한 것에 주목해야만 할 것이다.

금주운동에는 그러한 모순된 요소가 포함되어 있다. 게다가 중요한 것은 이것은 반듯이 금주주의자에게 한정된 것이 아니라고 하는 점이다. 예를 들면 19세기말에 독점 비판과 정치의 민주화를 부르짖었던 미국에 개혁의 전통의 선구적인 역할을 담당한 인민당(퍼퓨리스트)도 한편으로 이미 과거의 이야기가 된 자유경쟁과 직접 민주주의적인 사회를 비전으로 그리고 소위 과거지향의 자세를 가지고 있었다.

금주운동의 경우도 개인적인 절제나 생활상의 규율의 영역을 넘어서 술은 악마이며 음주는 신의 도덕에 벗어난다고 하는 신념에 기초해서 금주를 사회전체에 강요하고자 했다. 불구자가 태어나는 것은 음주가 원인이라든가, 그외 모든 불행한 사태나 해악이 음주의 탓으로 하는 선전을 내 보냈으며, 미국사회를 정화하는 유일한 효과적인 수단은 금주라고 하는 견해를 국민 전체에게 동조시키고자 했다. 이러한 성격을 갖는 경우, 개혁적이라고 의식된 운동이 현실 사회의 움직임과 맞지 않아 유리되고, 반동적인 의미를 갖게 되는 것도 당연한 일이라 할 수 있다. 비슷한 것은 1925년 소위 '몽키 재판'에도 보여졌다. 제1차 대전 후 미국에서는 농촌부를 중심으로 성서를 글자의 의미 그대로 믿어버리는 팬더 멘타리스트적인 종교활동이 인기를 얻었는데, 그 결과 소수 주에서 다윈의 진화론을 공립학교에서 가르치는 것을 금지하는 법률이 제정되어 그것을 무시한 교원이 기소되어 재판에 걸리는 일도 있었다.

팬더 멘타리스트에 의해 인류의 선조가 원숭이였다고 생각하고 가르치는 것은 신에 대한 모독이며, 매우 부도덕적인 것이라고 생각했다. 또 이러한 입장에서 진화론 교육배격의 논거를 펴고 희극적이라고도 할 수 있는 역할을 연기한 것은 개혁운동의 지도자로 대통령후보에도 세 번에 걸쳐 출마한 윌리엄 J. 브라이언이였던 것이다.

금주운동에 전형적인 표현인 종교적 윤리관과 십자군적 의식에 입각한 도덕적 운동은 이러한 독자적인 기준에 근거해서 미국사회의 정화를 지향하고, 불순한 요소로 보이는 것을 제거하고자 한 점에서 반동적일 뿐 아니라 독선적이며 관용적이지 못한 면을 상당히 많이

 204 음주의 유혹 금주의 미혹

내포하고 있는데, 이러한 일종의 미국주의라고 할 수 있는 사고는 조금 비약하면 대외정책의 면에도 반영하고 있다고 할 수 있다.

금주운동과 반공전략을 예를 들면, 전자에서는 음주가 절대적 악으로 보고, 따라서 절대적 선이라고 할 수 있는 금주를 실행하기 위해 사회의 정화나 도덕이라는 이름 아래 사회의 실상에 맞지 않는 형태로 사람들의 자유나 권리를 뺏으려고 하는 조치가 행해지는 것에 반해, 후자는 공산주의를 절대적 악으로 보고 따라서 반공 최우선의 원칙이 제창되어, 아무리 독재적으로 부패해 있더라도, 아무리 비민주적이라도, 반공이라도 무조건 그 정치세력 혹은 정권을 지지하는 경우이다.

금주법을 둘러싼 대립을 낡은 전통적인 프로테스탄트적인 농촌부를 중심으로 하는 미국과 새로운 다양성을 구비한 관용을 필요로 하는 도시화한 미국과의 항쟁으로 보는 견해가 있다. 이러한 관점에서 보면 제1차 세계대전 직후의 이상적인 분위기 속에서 전자는 금주법을 실현함으로 성공했지만, 1920년대는 도시중심의 미국이 급속히 발전을 보인 시기로, 그 결과 금주법을 지지하는 사회적 기반이 미약 내지 붕괴되었다고 볼 수 있다.

확실히 1930년대 이후, 미국사회에는 전국적으로 금주법을 다시 만들어내고자 하는 모습은 존재하지 않는다. 그 의미에서는 금주라고 하는 '고귀한 실험'은 미국사회의 변화와 함께 실패로 끝나는 운명이었다고 할 수 있다. 고가의 대가를 지불한 이 '고귀한 실험'에서 뭔가 교훈을 끌어내고, 그것을 살리기 위해서는 그것은 이러한 움직임이 유력하게 되는 것을 미연에 방지하는 것이다. 과도한 도덕의식을 가지고 사람들의 일상생활을 부자연스럽게 억제하고 사회전체가 그것을 따르도록 만드는 관용성이 결여된 주장이나 행동은 결국 대부분의 병폐를 낳고 파국에 이를 수밖에 없는 것이다.

7.6.11 금주령은 어기기 위해 존재하였는가?

술을 즐기는 국민에게 어느 날 갑자기 술을 마시는 것을 금지 당한다는 강제령, 금주령은 과거에 여러번 있었다. 세계에서 가장 오래된 금주령은, 고대 중국 하왕조의 시조로 전해지는 신화 전설상의 인물 우왕이 의적(儀狄)이 발명한 술을 마시자마자 그만 과음하고 2, 3일 잠에 푹 빠져 "후생들이여, 이것을 마시는 것을 잊어버려라. 반드시 나라를 망하게 하고 몸을 망하게 할 것이다"라 말하고 술을 금지했다는 이야기가 전해진다. 그러나 이 금주령은 영원히 계속되지 못하고 우왕의 자손인 걸왕은 술을 채워서 못을 만들고 고기가 나무에 걸린 숲이 생기는 호화스러운 술 파티를 벌인 '주지육림'의 사건이 『사기』에 기록되어 있다. 어느 나라의, 어느 시대의 금주령도 이처럼 발포되고 나서는 깨지고 또 발포하는 되풀이되는 것이었다. 기록에 확실히 남아있는 금주령은 기원전 1100년경에 나온 이집트의 것으로 그 후 그리스, 로마에서도 발포되었다.

미국의 금주법은 '술은 모든 악덕의 근원'이라는 이상주의적인 발상에서 시작했지만, 금주법이 나오기까지는 뿌리 깊은 정치적, 종교적 배경이 있었다. 미국에는 당시, 제 3정당이라고도 불리울 정도의 세력을 가진 금주당이 있었고 1872년 이래, 대통령 선거에는 상당한 후보자를 세울 정도였다. 또 1826년 이후, 몇 개의 금주협회 조직이 청교도의 전통적 지역에서 생겨 발전하고, 이 두 개의 조직을 양륜으로서 격한 금주운동이 전개되었다. 그들의 입장에서 보면 음주라는 부도덕 행위를 도덕적 윤리관에서 그만두게 해야만 한다는 사명감이 서 있었던 것이다. 금주운동파는 그 후 각주에 크리스트교 금주동맹과 미국 금주연맹이 설립되어 발전하고 이후에 이들의 단체는 알코올 금지운동 이외에도 강력한 압력단체로서 그 기능을 해 간다.

그리고 드디어 금주법이 의회에서 가결되어 1920년 1월 17일 오전 12시를 기해서 미국은 법적인 강제에 의해 금주 실시를 시행하고, 근대사상 드물게 보이는 법제 금주령을 발포한 것이다. 이후 13년간 술을 단속하는 자와 이것을 피하는 자와의 알 카포네 영화에 대표되는 장렬하고, 반면 해학적인 면도 있는 공방이 전개되었다.

그런데 미국의 이 금주법이 과연 소기 목적의 효과를 달성 하였을까에 대해서는 오늘날 많은 사람이 모르는 일면이다. 그렇지만, 이 결과는 대단히 중요한 의미를 가지고 있고, 그 결과로부터 많은 의외성을 발견할 수 있다. 금주법이 실시되기 전에는 뉴욕을 예를 들면, 1만 5천이나 되는 술집이 합법적이었지만 금주시대에 들어오면 이것이 몇 배 이상의 3만 2천이나 되는 지하에서 몰래하는 술집이 생긴다. 또, 금주시대로 들어와 하드 리큐어가 1년 사이에 2억 갤론, 맥주 같은 소프트 리큐어는 6억8천만겔론, 와인도 1억1천8백만 갤론을 마셨다고 추측되고, 금주법 이전에 비해 10%나 증가했다.

포도와 사과의 과즙을 방치해 두면 자연히 발효되어서 생겨난 과정에서의 밀조주를 포함하면 금주법의 시대 쪽이 훨씬 많은 술을 마셨음에 틀림없다. 술의 양뿐만이 아니다. 미국은 당시에도 자동차 사회였지만, 금주법하에 어떻게 술을 마셨을까를 말하는 적절한 예로, 적발된 음주 운전의 수를 들 수 있다. 즉, 1920년의 금주법 최초의 1년간에 비해 1927년 1년간 음주 운전의 체포자는 실제로 467% 증가되고, 7년간 5배 가까이나 되었다.

7.6.12 럼 독에 빠진 식민지 시대 미국인들

식민지 시대의 미국인들은 럼 독에 빠져서 살다시피 했다. 이것은 산업사회가 되면서 영국의 노동자들이 맥주로 산 것과 같다. 1724년 벤저민 프랭클린은 런던의 인쇄소에서 일자리를 얻었다. 50명의 동료는 예외 없이 아침 식전에 한 잔, 식사할 때 1파인트(약 570cc)등 하루에 6파인트를 마셨다. 그들은 단순히 맥주를 마시면 힘이 난다고 생각했다. 또한 그 힘은 노동생산성과 연결된다고 믿었다.

미국의 노동자들도 같은 생각으로 럼을 마셨다. 1700년도에 보스턴에는 럼 증류소가 생겼는데, 곧 뉴잉글랜드의 주요 산업으로 굳어졌다. 럼을 매개로 삼각 무역이 일어났다. 서인도 제도에서 당밀을 뉴잉글랜드 지방으로 공급하면 뉴잉글랜드에서는 럼을 아프리카에 팔고 그 대신 아프리카의 노예를 서인도제도에 사탕수수 재배 인력으로 받아 들였다. 어쨌든 미국 중서부의 개척에 럼이 큰 구실을 하였다.

　1732년 겨울에 이민 온 자선 사업가이며 정치가인 제임스는 조지아주를 설립했다. 그는 사람들이 럼을 지나치게 많이 마셔 탈이 나는 것을 보고 영국 의회를 통해 조지아주 내에서는 럼을 판매하지 못하도록 입법화하였다. 그러나 이웃한 사우스캐롤라이나주에서 럼이 밀수돼 그 법은 무력화했다.

　1736년 그는 해안의 등대 공사를 시찰하였다. 벌써 완공되었을 등대는 겨우 기초만 돼 있었다. 현장 소장은 '노동자를 구할 수 없었기 때문'이라 했다. 하루를 일한 후 노임으로 캐롤라이나에 가서 1주일 동안 럼을 마시고 온다는 것이었다. 결국 1749년 법을 폐지하게 되었다. 제임스는 사람들에게 럼 대신에 맥주나 포도주를 마시도록 권유했다. 그는 손수 포도원을 만들고 와인을 양조하였다. 그러나 기후와 토양이 맞지 않아 와인은 신통치 않았다. 그리하여 조지아주에서는 대서양 건너 400마일 떨어진 서아프리카 연안에 있는 마데이라에서 와인을 수입하였다.

　당시 범선으로 영국이나 프랑스에서 미국으로 항해하려면 남풍을 타고 마데이라로 간 후 거기서 편서풍을 타고 대서양을 건너는 게 가장 좋은 방법이었다. 대서양으로 가는 배가 마데이라에서 정박하는 사이 남는 와인을 증류하여 강화와인을 만들면 항해 중 더운 날씨에도 부패하지 않게 되었다. 이런 전통으로 마데이라는 오늘날에도 미국 남부에서 선호되는 강화와인의 고향이 되었다.

　한편 럼을 스트레이트로 마셔서 생기는 문제를 없애기 위해 여러 가지 칵테일이 보급되었다. 그 중 럼 펀치는 가장 대중적인 인기를 누렸다. 당시의 레시피는 럼을 3배의 물로 희석하고 설탕과 레몬 주스를 섞는 것이었다. 이밖에 단순히 럼에 물과 설탕을 타는 슬링도 개발되었다. 술은 미국의 이민사회에서 건강을 지켜주고 노동력을 유지시키며 향수를 달래는 묘약 노릇을 했다.

7.6.13 술의 사회사-아메리칸 인디언

콜럼버스가 서인도 제도에 착륙한 이래 수많은 탐험가들이 아메리카 대륙을 찾았다. 어딜가나 그들은 토착민인 아메리칸 인디언을 만나게 되었다. 중세 말인 당시에는 유럽 전체가 카톨릭 교회의 지배권하에 있었으므로 유럽인들은 종교적 관념과 의식에 배어 자연히 인디언들의 종교행사에 관심을 기울이지 않을 수 없었다. 인디언들의 모임에는 언제나 무당이 있었으며 그들은 환각초를 피우고 있었다. 유럽인들에게는 생소했던 그 식물이 바로 담배였다. 담배는 무당들을 영적 세계로 인도하는 매개로 쓰여졌다.

그런데 담배가 이런 역할만 담당했다면 아마 유럽인들은 그것을 싫어했을 것이다. 담배는 약으로도 사용되고 있었는데 이런 담배는 바로 그들이 찾고자 했던 금과 같은 것이었다. 즉, 그들은 담배를 만능초로 여겼다. 실제 인디언들도 감기를 비롯해 두통, 치통, 복통 등 만병을 치료하는데 담배 연기가 묘약이라고 생각했다. 담배는 불로초처럼 여겨져 유럽 전역에 확산되었다. 급기야 극단적인 성직자들은 인디언들의 우상 숭배 의식에 쓰이는 담배를 금지하려 했는데 이중 하나가 최초의 대영제국 왕이 된 제임스 1세를 움직여 담배금지 포고령을 내린 것이었다. 그러나 한번 퍼진 담배 유통은 막을 길이 없었다. 이미 많은 대중들이 흡연을 즐기고 있었으며 소위 담배 중독이 되었다. 제임스 1세는 금지 대신 담배에 중과세를 했지만 담배는 근절되지 않았다. 몇 년 후 그는 담배세를 대폭 내리고 유통을 양성화했는데 결국 조세 수입이 굉장하다는 것을 알게 되었다. 담배는 종교적 관점에서 다뤄지다가 결국은 재정원으로 인식되게 되었다.

오늘날 담배의 해악에 대해 전 세계가 비난을 하고 있다. 과도하며 상습적인 것이 문제이고 또한 연기가 공기 중에 퍼져 담배를 피고 싶지 않은 사람에게도 간접적으로 흡연하게 한다는 소위 선택의 자유권을 침해하는 것이 문제의 핵심으로 떠올랐다. 어쨌든 담배는 인디언들의 선물이었다.

　인디언들에게 있어 술은 담배와 유사한 것이었다. 그들에게도 술은 있었으나 매우 부실했다. 그들은 농경생활보다는 수렵, 어로생활에 가까웠으므로 술 담그는 기술이 발달되지 않았다. 아즈텍 문명에서는 용설란으로 뿔케를 빚어 마셨으나 대부분의 북아메리카 인디언들에게는 양조기술이 발달되지 않았다. 1609년 뉴욕 지방에 상륙한 허드슨 일행은 일단의 우호적인 인디언들과 만나게 됐다. 탐험가들은 인디언들에게 증류주를 내놓았는데 대표로 뽑힌 인디안 전사는 술을 마신 뒤 졸도를 했었다. 그리고 얼마 후 깨어난 그는 담배 흡연 때 보다도 더 황홀했던 경험을 동료들에게 전해 인디언들은 금방 서양 사람들의 증류주에 매료 되게 되었다. 이때 인디언들은 증류주를 마시면서 '우리가 모두 취한 섬'이란 뜻의 말(Manahachtanienk)을 계속 외쳤는데 이것이 '맨하탄(Manhattan)'의 유래가 됐다.

7.6.14 미국의 보수주의와 금주시대의 반 금주법 운동

　영국이나 프랑스 혹은 독일에서의 보수주의의 기원은 프랑스 혁명의 과격성과 급진주의에 대한 반동에 기초하고 있다. 고전적 보수주의와 자유주의의 차이는 양쪽 모두 자유를 추구하지만, 전자가 자유를 보존되어야 할 어떤 것으로 간주하지만, 후자는 자유가 확대되어야 할 어떤 것으로 여긴다는 점에 있다. 20세기 전반의 자유방임적 보수주의의 대표적인 정치가로서 루트(Elihu Root)나 태프트(William Howard Taft)를 들고 있다.

　루트는 변호사 자격으로 맥주회사를 대표하여 주류의 생산, 유통, 판매를 금하고 있는 헌법 수정 18조의 위헌 여부를 대법원에 제기하였으며, 그 후 그는 반 금주법 운동에 앞장서게 된다. 루트의 견해로는 음주의 문제가 근본적으로 지역문제이기 때문에 시나 주 정부의 몫이며 따라서 연방정부의 간섭은 불필요한 악이다라는 견해이다.

비록 1920년대 이후 태프트와 루트가 서로 다른 길을 걷게 되었지만, 그들이 이룬 가장 큰 공헌은 보수적 헌정주의의 이념 제공과 정열적인 옹호에 있다.

비즈니스가 1920년대의 시대정신이 되었던 것도 어떤 면에서는 너무도 당연했다. 자유방임적 보수주의는 '진정한 자유주의(100% American)'가 되었다. 자유방임적 보수주의의 전통에서 볼 때 20년대의 많은 기업가나 지식인 혹은 정치가들을 불쾌하게 만든 법은 금주법이었다. 금주법은 연방정부의 권한이 확대되던 혁신주의시대 사회개혁의 대표적 산물이었다. 그러나 불과 금주법 시행 2년 후인 1922년 『Literary Digest』에서 실시한 일종의 여론 조사는 금주법이 미국민들로부터 얼마나 무시되거나 경멸받고 있는가를 보여준다. 약 72만 명의 모집단의 38.6%만이 금주법 집행을 요구하였으며, 40.1%는 금주법 수정을, 20.6%는 금주법 폐지를 원하였다. 따라서 적어도 61.7%의 다수가 금주법 시행에 불만을 가지고 있었으며 나아가 미국민 전체 중 다수가 그러했었다고도 해석 될 수 있었다.

1920년대의 자유방임적 보수주의자들이 볼 때 금주법은 연방정부가 시민의 사적 영역에 개입 혹은 간섭하는 법이었으며, 게다가 그 법이 신성한 헌법에까지 명시되었기에 그들은 더욱 분개했다. 더욱이 금주법 시행이 음주로 인한 이전의 사회문제들을 상쇄할 만큼의 많은 문제들을 야기 시키자 그들의 목소리는 더욱 커질 수밖에 없었다. 그들은 무엇보다도 금주법이 그들이 지녀온 헌정관에 어긋났기 때문에 이를 반대했다. 예를 들어, 콜럼비아 대학의 총장이었던 버틀러(Nicholas Murray Butler)는 헌법 수정 조항 18조의 진정한 문제는 술이 아니라 '정부의 구조와 기능'과 연관되어 있으며, 또한 수정 조항 18조는 헌법에 들어가서는 안 되는 '이방인이며 귀화하지 않은 침입자'이기 때문에 신성한 헌법이 보호되고 보존되기 위해서는 폐지되어야 한다고 주장했다.

그리하여 이들 엘리트 계층은 자발적으로 헌법 수정조항 18조에 반대하는 '반 금주단체'를 결성하였다. 10년대 전반에만도 루트가 주

축이 되어 만든 절주동맹(Moderation League)을 비롯한 40여 개 이상 되는 반 금주 단체들이 있었다. 그 중에서 AAPA(Association Against the Prohibition Amendment)는 금주시대가 끝날 때까지 반 금주운동을 주도했으며 헌법의 금주조항의 반대자들은 대부분의 경우 AAPA를 선택했다.

 AAPA의 지도부는 경제적으로는 자유방임적 자유주의를 신봉하고 법률적으로는 미국의 헌법이 연방정부의 개인이나 기업에 대한 간섭 방지를 보장하고 있다고 믿고 있었다. 금주 문제에 있어서도 알코올이 개인이나 공동체에 대한 해악을 끼친다면 그것을 금하거나 통제하거나 허용하느냐의 문제는 전적으로 지역적인 문제이기 때문에 각각의 주가 알아서 결정할 문제로 보았다. 게다가 금주법이 건전한 사람들에게 '무법정신'을 심어주고, 정부 관리들은 부패에 빠지게 하거나 조직범죄를 양산하기 때문에 금주법은 그들에게 타도의 대상이 되었다.

 AAPA는 그 회원의 숫자가 1920년에는 수천 명, 1921년에는 10만명, 1922년에는 457,000명, 1926년에는 726,000에 달했고 남부를 제외한 25개 주에 지부를 두는 대단히 확산일로의 조직체였다. 그러나 이러한 주장은 상당히 과장된 숫자로 이해되어야 한다. 왜냐하면 그들 스스로도 1931년 1월의 한 성명서에서 전체 회원의 수를 40만 명으로 표현하고 있기 때문이다. 가장 많은 회원을 확보한 주는 뉴욕주를 비롯한 일리노이, 오하이오, 캘리포니아 주였다.

 AAPA는 주로 기업가나 전문인 같은 부유층으로부터 기부를 받아 단체를 운영하였다. 예를 들면 뉴욕의 자선사업가 하크니스(Edward S. Harkness), 시카고의 크레인 회사의 크레인(Robert T. Crane), 펠프스 다지 회사(Phelps Dodge Corporation)의 주 소유자였던 제임스(Arthur Curtiss James), 뉴욕의 개런티 신탁회사(Guaranty Trust Company)의 회장이었던 찰스 세이빈(Charles H. Sabin) 등이 그들이었다.

 그러나 AAPA라는 반 금주조직은 초창기였던 1920년대 전반의 경우 사실상 창립자인 스테이튼(William H. Stayon)의 개인적인 노력에 의해 성장하였다. 그는 양조 산업과 어떠한 관련도 없었으나 다만 연방정부에 보다 많은 권력이 집중된 혁신주의 시대의 개혁에 동의할 수 없었다. 왜냐하면 그는 주권론(rights of states)을 믿었으며, 주는 거의 모든 경우에 있어서 독자적 결정을 할 수 있어야 한다고 생각했기 때문이었다. 그는 연방 차원에서 금주조치를 집행할 것을 요구하고 있는 헌법 수정 조항 18조가 그의 신념에 어긋난다고 생각했다. 그는 미국의 "헌법이 여러 주의 산물이며 연방 정부는 주들에 의해 대표된 기능들만을 수행하기 위해 존재한다"고 강조했다. 그는 헌법에 연방전체의 주민에게 획일적으로 금주를 금하는 조항을 삽입할 수 없으며, 게다가 그것은 지역적 문제이기 때문에 알코올 문제가 주나 카운티의 차원에서 해결되어야 한다고 주장했다. 1920년대를 통하여 그는 AAPA의 정신적 지주였으며 비록 반 금주운동이 여러 단체를 포함하는 것이었지만 금주법 철폐는 어떤 면에서는 그가 이끈 AAPA에 힘입은 바 크다.

미국의 대표적 자본가였던 뒤퐁(du Pont) 형제들의 경우 그들의 조상이 프랑스에서 미국으로 이민 온 이래 화약 산업에서 엄청난 부를 축적했으나 정치에 개입한 적은 없었다. 그러나 연방차원에서 금주법이 미국 사회에 이익이 되지 않는다고 생각한 이후로는 AAPA에 가입하여 재정적으로 뿐만 아니라 상임위원회 등의 적극적인 참여로 그들의 의사표현을 하기 시작했다.

우선 1922년에 이레네(Irenee)와 라모트(Lammot) 뒤퐁이 AAPA에 가입하여 1926년 이후 본격적으로 활동하기 시작했으며, 가장 연장자였던 피에르(Pierre)는 1925년에 가입하여 1926년에는 델러웨어 주 책임자가 되었다. 피에르 뒤퐁은 여타 미국의 자본가들과 마찬가지로 철저히 자유방임적 자본주의를 지지하고 있었다. 그렇기 때문에 연방정부가 사회 개혁이라는 이름 하에 물질적 보상도 없이 양조산업을 파괴한 것에 분개했다.

그는 1911년의 반트러스트 결정에 의한 듀퐁 회사의 부분적 분열을 겪었으며 1916년에는 화약류 판매 이익에 대한 무거운 특별세를 내야만 했다. 그는 금주법이 결과적으로 무절제, 무법상태, 그리고 재산권에 대한 침해 등을 야기했다고 보았다. 그는 헌법 수정 18조가 술의 소비를 줄이는 데 비효과적일 뿐 아니라 비 민주주의적이고 비 헌법적이라고 생각했다. 피에르 뒤퐁은 결국 금주법의 시행에 적당한 음주와 지나친 음주의 구별에 실패했다고 주장했다. 그는 그 결과 엄청난 돈이 연방정부 대신 범죄조직으로 넘어갔으며, 위험한 수위에 이를 만큼 불법상태가 진행되었고, 많은 시민들은 법 일반에 대한 무시와 무관심으로 이어졌다고 보았다.

그러나 뒤퐁은 근본적으로 금주법 문제가 술 그 자체라기보다는 차라리 미국의 정부형태에 관한 문제라고 생각했다. 그는 0.5 퍼센트 이상의 알코올을 허용하고 있지 않는 볼스테드 법(Volstead Act)을 개정하여 맥주를 허용하자는 의견에는 반대하지 않았지만, 그것이 금주문제의 근본적인 해결이라고 생각하지 않았다. 왜냐하면 그가 수정 18조를 반대하는 으뜸가는 이유는 그것이 국민들의 자유를 제한하기 때문이라고 생각했다. 술에 관한 금지조항은 헌법이 적당한 장소가 아니라는 것이다. 즉 국가가 "개인의 습관을 규제한다는 것은 혐오스러운 일이며, 술이건 어떤 것이건 간에 용납되어서는 안 된다"고 주장했다. 그는 그가 반 금주운동에 적극적으로 참여하게 된 것은 헌법에 관한 관심 때문이지 "알코올 도수의 문제와는 관련이 없다"고 주장했다. 그리하여 그는 1929년 6월 AAPA에 "즉각적이고도 완전한 금주법 폐지"를 목표로 할 것을 건의했다.

존 라스콥(John J. Raskob)은 20년대의 보수적인 기업인이었다. 그는 가난한 이민자의 자식으로 태어나 스물 한 살에 피에르 뒤퐁의 비서가 되었으며, 후일 사업상 동반자의 위치에까지 도달하여 그의 성공은 호레이쇼 엘저(Horatio Alger) 신화의 살아있는 모델이 되기도 하였다. 그는 Anti-Saloon League의 한 간부에게 보낸 편지에서 만약 금주법이 "우리의 제도에 있어 법에 대한 경시를 초래한다면 그것은 재산권에 대한 경시 같은 볼셰비즘에 이르는 지름길"이라고 주장했다. 따라서 그가 볼 때 금주법은 문제는 국민들이 금주법의 위반을 대수롭지 않게 됨에 따라 법과 기존의 제도에 대한 존중심 결여로 인한 사회의 위기를 만들어낼 수 있다는 것이다.

웨즈워드 2세(James W. Wadsworth, Jr.)는 예일 출신으로서 미국에 사회적 진화론을 대표적으로 소개했던 썸너(William Sumner) 교수로부터 큰 영향을 받았다. 그는 1914년 루트(Elihu Root) 다음으로 공화당 출신으로 뉴욕주의 상원의원 자리를 차지했다. 그는 기본적으로 미국의 헌법은 정부의 규정 및 제한에만 관련된다고 보기 때문에 연방정부 권력의 집중화를 반대했다. 그렇기 때문에 금주조항이 헌법에 삽입된 것은 13주가 독립시의 헌법 이념에 어긋난다는 것이다. 그의 금주법에 대한 우려는 그것이 "법과 헌법 자체에 대한 광범위한 경멸에 이르는 결과"를 가져오기 때문이 아니라 헌법의 기초를 흔들기 때문이었다. 비록 그는 1926년 상원 선거에서 민주당의 와그너(Robert Wagner)에게 패배했지만 그후 AAPA의 반 금주운동에 정열적으로 참여하여 그후 금주법이 폐지될 때까지 전국을 돌면서 113번에 걸친 연설을 행했다.

뉴욕의 금융인이었던 머피(Grayson Murphy) 또한 헌법의 금주조항은 헌법의 기본 정신에 어긋난다고 보았다. 그는 1930년의 금주법에 관한 하원 법사위원회의 증언에서 헌법 수정 조항 18조의 헌법 이념에 대한 모순으로 미국의 역사상 그 어떤 법보다도 "더 많은 범죄, 부패, 위선을 낳고 있다"고 주장했다.

여성으로는 드물게 반 금주법운동에 선봉을 섰던 폴린 세이빈(Pauline Sabin)은 AAPA의 집행위원회 위원이었던 찰스 세이빈의 부인으로서 WONPR(Women's Organization for National Prohibition Reform)을 창설하였다. 폴린 세이빈의 경우 처음에는 절대 다수의 미국 여성들이 그러했듯이 금주법을 열렬히 환영했다. 그녀가 휴일 고백하듯이 "나는 그것(헌법 수정조항 18조)에 동의해야 한다고 느꼈다. 왜냐하면 그것이 나의 두 아들에게도 이로운 것이기 때문이다. … 나는 술 없는 세상이 아름다운 세상이 될 것이라고 생각했다."

그러나 그녀는 시간이 지날수록 점차 금주법에 대해 회의를 갖기 시작했으며, 1926년부터는 금주법을 공개적으로 비난하기 시작하였다. 왜냐하면 금주법이 술의 유혹을 멀리하게 하기는커녕 금주법 아래에서는 여성과 청소년에게까지 음주의 습관이 확대되었기 때문이다. 그녀의 입장에서 볼 때 금주법은 미국의 건전한 시민들을 타락시키고, 사회의 준법정신을 해치고, 개인의 자유와 지방 분권적인 정부의 원리를 파괴하고, 그리고 더 나아가 법과 질서 그 자체를 뿌리에서부터 흔들고 있기 때문이다. 이러한 그녀의 생각은 위에서 언급했던 반 금주론자들과 마찬가지로 상류계급의 자유방임적 보수주의 세계관을 반영하고 있다.

위에서 언급했던 AAPA와 WONPR의 지도자들은 모두 정치적으로는 연방 정부가 개인의 사적인 자유를 보장하고, 경제적으로는 대법원이 기업활동의 무한정의 자유를 지켜주기를 원했던 자유방임적 보수주의자들이었다. 그들은 다른 무엇보다도 1920년대의 금주법이 그들의 기본적 이념이나 가치관, 그리고 헌정관에 비추어 용납될 수 없었기 때문에 반 금주법운동에 앞장서게 되었다. AAPA나 WONPR 회원의 대부분은 기업인이거나 전문인으로서 부유층이 다수를 차지하고 있었다. 그들은 막강한 재력을 바탕으로 ASL(Anti-Saloon League)의 선례를 쫓아 조직력까지 겸비하고 있었다.

AAPA를 처음 창설한 스테이튼이 처음 명료하게 밝혔던 미국 헌법에 대한 보수적 관점과 연방 정부에 대한 주권과 개인의 권리 옹호는 AAPA의 기본 원칙이 되었으며, 1920년대와 금주법이 헌법에서 삭제되는 1933년에 이르기까지 반 금주운동의 핵심으로 존재하였다. 따라서 AAPA에 가입했던 사람들은 헌법 수정조항 18조가 기본적으로 헌법정신에 위반된다고 보았으며, 그 결과 위에서 언급했던 기대하지 않는 많은 사회 문제들을 불러일으켰다고 보았다. 그들은 수정조항 18조 이전 시대처럼 주류유통을 규제할 권리를 각 주가 가져야 한다고 주장했다.

그러나 문제는 어떻게 그들이 자신들의 목표를 달성하느냐에 있었다. 단적인 예로, 1920년의 인구 기준으로 보아 인구수가 가장 적은 13주 만으로도 금주법 폐지는 좌절될 수 있었다. 그 인구는 불과 5

 216 음주의 유혹 금주의 미혹

백만 정도로 뉴욕시보다도 적은 숫자였다. 그렇기 때문에 대표적인 반 금주론자였던 유명한 인권 변호사 대로우(Clarence Darrow)조차도 서부와 남부지역의 인구가 상대적으로 희소한 주 만으로도 금주법 폐지를 쉽사리 저지할 수 있었기 때문에 그는 폐지 자체를 불가능한 목표로 간주하고 있었다. 이 사실은 미국의 연방주의가 전체 인구 다수의 의견을 반영하기보다는 때로는 다수 주들의 의사만을 반영할 수도 있다는 구조적 문제점을 보여주고 있다. 적어도 1920년대에는 많은 반 금주론자들은 금주법 개정만이 유일하게 현실 가능한 해결이라고 생각했다. 예를 들어, 브루스(William C. Bruce) 상원의원이나 당시 가장 큰 언론 신디케이트를 형성하고 있던 허스트(Hearst)계열 신문들이 그러했다.

그럼에도 불구하고 AAPA의 집행부는 과연 술을 원하는 사람들이 볼스테드법이 개정되어 맥주나 포도주를 허용할지라도, 예를 들어 대다수의 술을 즐기겠다는 사람들이 과연 2.75% 정도의 맥주에 만족할 것인가에 대해서는 부정적이었다. 그러므로 그들은 헌법의 금주조항이 삭제되는 것만이 유일하고도 진정한 문제의 해결로 보았다.

대략 1925년 이후 금주법 폐지운동 또한 힘을 얻기 시작했다. 이러한 여론 형성에 AAPA가 당연히 앞장서고 있었다. 회장이었던 스테이튼은 일찍이 1922년 4월 AAPA의 목표달성을 위해 세 단계로 나누어 달성하고자 했다. 첫째는 알코올 도수 낮은 포도주나 맥주의 합법성 획득, 둘째는 연방 차원에서 금주를 명하는 볼스테드법의 개정이나 폐지, 그리고 마지막으로도 헌법 수정조항 18조 자체의 폐지가 그것이었다. 그럼에도 불구하고 많은 수의 회원조차도 금주조항을 '신성한' 헌법에서 빼 낸다는 것은 당시로서는 거의 불가능해 보였다.

예를 들어 AAPA의 뉴욕 지부 회개였던 피쉬(Stuyvesant Fish)는 헌법에서 수정조항 18조를 제거하는 것은 빨라야 자신의 손자 세대에나 가능할 것으로 인식하고 있었다. 반 금주법 운동에 앞장선 사람들도 불가능하게 인식될 만큼 1920년대에 있어 금주법 폐지는 '벌새가 꼬리에 워싱턴 기념탑을 달고서 화성까지 날아가는' 것 만큼이나

무모한 표적으로 인식되었다.

1927년 후반 경 스테이튼이 이끄는 기존의 AAPA 전략이나 프로그램에 대한 불만이 웨즈워드나 피에르 뒤퐁 등에 불만이 표출되면서 1928년에는 AAPA가 조직을 대대적으로 재편하고 보다 적극적인 자세로 목표달성에 나서려고 하였다. 예를 들어, 300만 달러 모금과 금주에 관한 국민투표를 추구한다거나, 20년대 광고와 선전의 귀재였던 바튼(Bruce Barton)으로 하여금 반 금주캠페인에 협조케 하였다. 그러나 보다 근본적인 것은 AAPA를 집행위원회에서는 뒤퐁 회사나 제너럴 모터스 같은 경영체제를 본떠 AAPA의 중요한 결정을 내리도록 했다. 새로이 큐란(Henry Curran)을 의장으로 선출하고 피에르 뒤퐁을 상임위원회에 가입시켰다.

또한 평 위원회를 만들어 각계각층이 지도급 인사들을 가입시켰다. 버틀러 총장, 미국 노동총연맹(American Federation of Labor)의 부위원장이었던 올(Matthew Woll)등이 적극적으로 전면에 나서게 되었다. 물론 대부분의 경우 금융이나 사업계에서 평 위원회에 참여하였다. 예를 들면, 미국 제철회사(U.S. Steel)의 슈웝(Charles Schwab), 웨스팅하우스회사의 웨스팅하우스(Henry H. Westinghouse)나 굿이어(Goodyear) 타이어 회사의 리취필드(Pasul W. Lithchfield) 같은 재계의 거물들이 가입하였다.

결과적으로 1928년 이후 AAPA는 그들의 목표를 달성하기 위한 충분한 재원을 확보할 수 있게 되었다. 심지어 그들은 1930년 이후에는 주류산업과 관계있는 어떠한 사람으로부터도 헌금을 받지 않을 것을 결의했다. 일부 법조계 또한 금주법이 안고 있는 여러 문제점들을 간과하지 않았다. 1927년 중반 주로 아이비 리그 및 하버드 법대를 졸업한 소수의 뉴욕 시 변호사들이 금주법에 대한 비판을 노골적으로 시작하면서 1929년 1월에는 마침내 VCL(Voluntary Committee of League)이라는 반 금주단체를 구성하였다.

VCL은 쵸어트 2세(Joseph H. Choate, Jr.)를 집행위원회의 위원장으로, 트위드(Harrison Tweed)를 서기로 선출하였다. 그들은 헌법 수정

조항 18조가 미국의 헌법과 권리장전의 정신과 목적에 어긋난다고 주장했다. 그들은 금주문제를 연방국가의 권력분배에 관한 헌정의 문제라고 보았으며 또한 금주법이 연방제도를 해치고 법에 대한 존중을 파괴한다고 주장했다. 따라서 그들은 그들 조직의 기본적 원칙을 '미국 헌법 정신의 보존'으로, 당면한 목표를 '소위 볼스테트법과 수정조항 18조의 폐지'로 정했다. VCL은 조직 자체가 크지 않아 전성기인 1932년에도 그 회원의 수가 3천 6백 여 명에 지나지 않았지만 그들은 소수 엘리트 정예로 구성되어 있었으며, 또한 집행위원회 중심으로 VCL을 운영해 나갔다.

금주법이 사회 전반에 걸쳐 심대한 정치적 문제들을 낳고 있었음에도 미국의 여성들은 여전히 금주법을 지지하고 있으리라는 것이 당시에는 널리 인정되고 있는 가정이었다. 바로 이러한 가정에 근본적인 의문을 제기하게 된 계기는 바로 여성만으로 구성된 WONPR의 출현이었다. 이 반 금주법 단체는 1929년 5월 말, 24명의 여성들로 시작하여 1년 이내에 13개 주에 지부를 만들고 회원이 10만에 이르렀다. 1930년 4월 1차 전국회의에서 금주법이 진정한 절주를 방해하고 있으며, 게다가 여성과 가정생활 그리고 청소년에게까지 미치는 해악이 심대하다고 선언하였다. 회장이었던 폴린 세이빈(Pauline Sabin)은 WONPR의 많은 젊은 회원들은 금주법 이전의 주점(Saloon)을 경험해 보지 못했음에도 불구하고 금주법 폐지를 위해 일하고 있는데 그 이유는 금주법하에서 양산된 불법주점(speakesay) 같은 분위기에서 그들의 자식들이 성장하는 것을 원치 않기 때문이라고 주장했다.

WONPR은 불과 창립 일 년 만인 1930년 33개 주에 30만의 회원을 확보했다고 선언했으며, 1932년에는 110만의 회원 그리고 1933년에는 150만의 여성 회원이 금주법폐지를 위해 활약해왔다고 주장했다. 그러한 회원 숫자가 과장되었으리라는 사실을 인정한다 해도 WONPR의 존재와 영향력 자체는 Anti-Saloon League나 WCTU (Women's Christian Temperance Union)가 믿고자 했던 일반적인 가정, 즉 미국의 여성들은 전적으로 금주법을 지지한다는 믿음을 깨뜨렸다. AAPA의

웨즈워드는 WONPR의 급속한 신장이 많은 남성들로 하여금 여성들과 연합한다면 금주법 폐지가 가능할 것이라는 신념을 고무시켰다고 생각했다. 1929년 10월 월스트리트의 증권 대 폭락을 기점으로 시작된 전대미문의 대공황은 전혀 예상치 않게도 반 금주법 운동의 목표 달성을 앞당기게 되는 계기를 제공하였다.

사람들은 주류 산업이 가져올 세수 증가나 고용증대 따위의 경제적 효과에 대해서 언급하기 시작했으며, 특히 실업계에 종사하는 사람들이 금주법 폐지를 심각하게 고려하게 되었다. 또한 반 금주단체들도 주류산업의 재개로 가져올 수 있는 경제적 효과들에 대하여 널리 선전하기 시작하였다.

또 다른 여성 반 금주단체였던 WML(Women's Moderation League)은 금주법 시행 이전인 1918년 정부의 주류산업으로부터의 재정적 수입이 6억 9천만 불에 달했다면서, 1930년 12월 모임에서 의회가 주류산업을 합법화하여 실업을 감소시키고 세금을 감면시키는 법안을 만들도록 하는 결의안을 통과시켰다. 주로 젊은 층으로 구성되었던 반 금주조직인 Crusaders는 1920년부터 1931년까지의 금주법 시행으로부터 야기된 비용이 무려 340억불이었다는 과장된 주장을 했다. 피에르 뒤퐁도 만약 미 국민이 영국인과 같은 일인당 술 소비량을 갖는다면 주류로부터 거두어들이는 재정 세입이 15억에서 20억불 사이가 될 것이라고 추정했다.

1932년 2월 WONPR 모임 연설에서 버틀러 총장은 "직접적이고, 무조건적이면서, 즉각적인 헌법 수정 18조 폐지"만이 미 국민의 여론을 반영하는 것이라고 강조했다. 마침내 1932년 6월 대통령 선거를 앞두고 AAPA, WONPR, VCL은 Cusaders와 미국 호텔협회(American Hotel Association)와 손잡고 금주법 폐지연합 협의회(United Repel Council)를 구성하였다. 비록 그 조직이 내분과 분열로 인해 큰 성과는 거두지 못했지만 그러한 연합을 이루려는 시도 자체의 상징적 중요성을 무시될 수 없다. 이미 대세는 금주법 폐지로 돌아섰다.

『Literary Digest』는 1932년 4월 대통령 선거를 얼마 앞두고 금주에 관한 마지막 여론 조사를 행했는데, 이번에는 단지 헌법 수정조항 18조의 존속이냐 폐지냐의 양자택일로 문제를 제기했다. 결과는 4,668,573표 중에서 73.51%가 금주법 폐지를 지지했으며 46개 주의 대다수 주민이 폐지를 원했다. 이 여론조사의 결과는 1년 뒤에 있었던 금주법에 관한 주민투표의 결과와 거의 일치했다. 즉, 37개 주에서 실시된 투표에서 사우스캐롤라이나주를 제외한 36개주에서 폐지에 동의했으며, 전체 2,100만 명에서 1,500만 명 이상(전체 주민들의 72.9%)이 헌법 수정조항 21조에 찬성표를 던졌다. 게다가 시종일관 금주법을 지지하면서 금주조직인 ASL에 재정적 협력을 아끼지 않았다. 그는 "많은 훌륭한 시민들이… 공개적으로 수치심도 없이 헌법 수정 18조를 무시하고 있는" 상황을 더 이상 용납할 수 없었다. 그는 이러한 경향이 법질서 전반에까지 영향을 미칠까 염려하면서 버틀러 총장의 금주법 폐지방안을 지지했다.

AAPA의 라스콥은 민주당의 전국위원회 의장으로 민주당의 진로나 노선, 정책 등에 막강한 영향력을 행사할 수 있었다. 라스콥과 AAPA의 지도부는 루즈벨트(Frankin D. Roosevelt) 뉴욕 주지사가 민주당 대통령 후보로 선출되는 것을 원치 않았지만, 루즈벨트가 금주법 폐지를 받아들인다는 조건하에 그를 후보로 추천하는 데 동의했다. 마침내 민주당은 전당대회를 통하여 금주법 폐지를 정강으로 채택하였다.

대공황의 와중에서도 미국의 양대 정당은 대공황을 해결할 경제정책에 있어서는 큰 차이를 보여주지 못했으나 금주문제에 있어서 만은 명료하게 차이가 났다. 금주문제에 있어서 민주당은 수정조항 18조 폐지를 분명히 요구하였으나, 공화당은 여전히 불투명한 태도를 취하여 금주법 찬성자나 반대자 모두에게 양다리를 걸치는 것으로 보였다. 결국 공화당의 후버는 대통령 선거에서 패배했으며, 헌법 수정조항 21조가 1933년 2월 의회를 통과하고 같은 해 12월 5일 유타주가 36번째로 동 조항에 동의함으로써 금주법의 모체였던 헌법 수정조항 18조는 그 효력을 상실하게 되었다. 이로서 약 14년간에 걸친 금주시대는 막을 내리게 되었다. 그리고 AAPA도 1933년 12월 공식적으로 해체되었다.

7.6.15 광고속의 금주법

제 2차 세계대전 이후 미국의 영향을 받아 프랑스에서도 광고가 일상생활 속으로 깊숙이 파고들기 시작했다. 1956~59년에 음료소비 통계 및 알코올 중독 담당국은 과음방지 광고를 장려했다. 그로 인해 당시 유명했던 '뒤보-뒤봉-뒤보네'나 신자노의 얼룩말 사진을 담은 술 광고 포스터들이 지하철역에서 사라졌다. 또 주류 판촉용으로 길가에서 어린이들에게 나눠주던 선전용 잉크지, 스키장에서 나눠주던 슬로프 방향표시지 같은 사은품들도 없어졌다.

국립국방위원회는 준 국영단체로서 유일하게 알코올 중독 퇴치를 위해 주류 광고의 난립을 막고자 노력했으며, 법원에 제소하기도 했다. 이로 인해 그때까지 법을 완전히 무시해왔던 주류업자들을 상대로 한 재판이 끝도 없이 열렸다. 그 중 두 사건에 주목해보자. 하나는 국가적 차원의 사건이고, 또 하나는 유럽 차원의 사건이었는데, 전자는 있지도 않은 제품을 광고한 경우였다. 그 대표적인 예가 파스티스(아니스 향료를 넣은 술)다.

파스티스는 주류 중 제5그룹으로 분류되어 판매 금지된 술이다. 그래서 주류판매업자는 법망을 피해가기 위해 이름을 바꿔 아니제트라고 불렀다. 페르노 주류회사의 아니제트는 누구나 알고 있는 술이다. 해마다 여름이면 이 술의 광고문구나 우리의 귓전을 울린다. 술집에 가서 한 번 이 술을 주문해 보라. 대부분의 경우 웨이터는 파스티스를 내놓을 것이다. 리카르라는 이름의 아니제트가 아예 있지도 않은 술이니 그럴 수밖에. 이에 대해 회사는 아니스로 만든 리큐어는 판매할 수 있으나 파스티스의 경우는 금지되어 있기 때문이라고 변명한다. 이렇게 실제로는 다른 제품을 팔기 위해 어떤 제품을 광고하는 것을 '알리바이 광고'라고 한다. 제 5그룹으로 분류된 위스키도 같은 목적에서 스코틀랜드산 리큐어로 이름을 바꾸었다. 후

 222 음주의 유혹 금주의 미혹

자는 제 4그룹으로 판매가 허용되었기 때문이다.

교묘한 광고문구, 선전에 이용하기 위해 엄선하여 빈틈없이 꾸민 전설, 에로틱한 장면을 이용한 광고는 모두 처벌 대상이 된다. 그러나 실제로 처벌된 경우는 매우 드물다. 오히려 프랑스에서는 1983년 술 광고 포스터가 "꿈과 현실을 훌륭히 조화시켰다"라는 극찬을 받으면서 그 해의 포스터상을 수상했다. 이 포스터에는 한 여성이 아페리티프 한 잔을 들고 '순간의 행복'이라고 말하는 모습이 실려 있었다.

한편 유럽국가 특히 영국은 프랑스 술인 코냑 광고는 허용되고 영국 술 위스키 광고는 금지되어 있다는 데 불만을 나타냈다. 영국은 프랑스의 간접적 보호주의 무역 행위가 유럽공동체의 원칙에 어긋난다며 유럽위원회에 제소했다. 그 결과 1978년 1월, 위원회는 프랑스 정부가 자국의 규범을 철폐해야 한다는 판결을 내렸다.

그러나 법정 유예기간이 지나도록 프랑스가 이에 대한 조치를 취하지 않자 이 문제는 헤이그의 국제사법재판소에까지 올라가게 되었다. 이 국제기관으로 프랑스 정부가 로마조약에 명시된 준수사항을 위반하고 있다는 내용의 청원서가 날아든 것이다. 결국 프랑스의 '차별적 행정규제'는 1980년 7월 10일 헤이그 국제사법재판소의 판결에 따라 폐지되었다. 이 사건이 일어났던 시기와 때를 같이하여 1983년 프랑스 최고재판소에서는 합법적인 법조항이 적용될 수 없을 뿐 아니라 청원이 수리될 수 없다는 판결이 내렸다. 이런 법의 사각지대를 틈타 양조업자들과 광고업자들이 이익을 챙긴 것은 너무나도 당연한 일이었다. 예컨대 1980년에는 위스키 광고가 존재하지 않았으나 오늘날 이 광고 예산은 1억 프랑이 넘는다. 그러나 주류업자들도 점차 알코올 중독 퇴치의 노력에 동참하려는 의지를 보이기 시작했다. 알코올 중독이라는 사회의 병폐가 회사 제품의 이미지를 실추시킬 위험이 있었기 때문이다. 업계는 업종 윤리 강령을 만들었고, 이렇게 해서 광고심의위원회가 일련의 권고안을 발표했다. 이제 어떤 술에 대해 그것이 활력제이며 칼로리 음료라고 떠벌리는 시대는 지나갔다. 단지 술을 권한다는 식의 광고만 해야 한다. 그러나 이 원칙이 지켜지고 있지 않다는 것은 우리 주위의 술 광고 문구만 보아도 금방 알 수 있다.

좋은 맥주의 맛을 음미해보십시오.
그러면 활기찬 당신의 모습을 간직할 수 있습니다.

이 광고문구는 우리에게 패러글라이더, 육상선수, 또는 모터사이클리스트의 넘치는 에너지를 암시하고 있지 않은가? 그랑-마르니에 주류회사의 광고에서 '강렬한 흥분'이라는 제목하에 테이블 밑으로 발장난치는 남녀의 모습, 그리고 그들이 웃으며 주고받는 "모든 것은 블랙 엔 화이트 덕분에 시작되었죠"라는 대사는 과연 무슨 의미인가? '협찬'이란 미명하에 감추어진 교묘한 광고 효과는 또 어떠한가? 파리와 다카르간의 자동차 경주나 요트 경주 같은 기회를 틈타 주류 회사들은 텔레비전을 통해 자신들의 제품을 너무도 떳떳이 광고하고 있지 않은가?

술과 광고는 우리 시대의 현안으로 서서히 떠오르고 있다. 하지만 1977년에도 이미 반디터 여사는 이렇게 경고한 바 있다.

1인당 술 소비량의 세계기록 보유국에서 술은 점점 우리 일상을 침범해간다. 그런데 정부는 방관하고 있을 뿐 아니라 오히려 공모하여 이를 돕고 있다. 눈을 크게 뜨고 신문을 읽고, 귀를 크게 열어 라디오를 들어보자. 범죄를 막아야 할 의무가 있는 정부의 눈가림과 무관심 속에서 법적으로 엄격히 금지된 내용을 담은 술 광고물들이 버젓이 돌아다니고 있다.

1980년, 바로(Barrot)법안이 마련되어 이듬해 봄 의회에 제출될 예정이었으나 미테랑 대통령의 당선과 함께 의회가 해산되었다. 사실 이것은 매우 까다로운 문제였다. 이 문제의 성격을 검토한 후 프랑스의 알코올 중독 연구 및 정보수집 최고위원회는 마련될 법안을 두고 "모든 주류의 광고는 어떤 형태의 것이든 금지해야 한다. 사전에 일시적인 허가를 받은 주류에 대해서만은 예외가 인정된다"는 의견을 정부에 제시했다. 이윽고 광고심의위원회의 윤리강령이 바르자크 여사의 출석하에 제출되었다. 1987년 9월21일, 바르자크 여사와 모든 주류 광고업자들이 한자리에 모인 가운데 광고심의위원회는 1982년 당시 바르자크 여사의 입회하에 광고업자들이 채택한 주류 광고에 대한 일련의 규제조항을 연장할 것을 내용으로 하는 『윤리강령』을 발표했다. 이에 따라 광고업체들은 다음의 조항을 준수하기로 약속했다.

- 어떤 주류 광고도 과음을 유도하는 내용을 담아서는 안 된다.
- 치료약으로서의 술이나 활력제, 안정제, 환각제로서의 술을 광고해서는 안 되며, 신체적·심리적 기능을 높일 수 있다고 암시해서도 안 된다.
- 어떤 일이 있어도 술이 개인 혹은 집단의 문제를 극복하는데 도움을 주는 것처럼 광고해선 안 된다. 술이 성공을 가져다 준다는 내용을 표현해서도 안 된다.
- 어떤 주류 광고도 미성년자를 대상으로 해서는 안 된다.
- 미성년자를 위한 방송 프로그램이나 출판물 속에 어떤 주류 광고도 나가서는 안 된다.
- 모든 주류 광고는 심의 기준을 벗어나는 문란한 내용을 담아서는 안 되며 도발적인 모습의 여성이나 남성을 담아서도 안 된다.
- 주류 광고에서 스포츠를 소재로 삼는 것을 일체 금한다.
- 사무실 등 건전한 노동의 장소를 주류 광고의 배경으로 삼는 것을 일체 금한다.
- 어떤 주류 광고도 운전자에게 술을 권하는 장면을 담아서는 안 되며 음주운전을 하는 모습을 표현해서는 안 된다.
- 음주와 운전을 광고 속에서 접목시켜서는 안 된다.
- 주류 광고에서 음주시 조작이 금지된 기계나 차량을 소재로 삼는 것을 절대 금한다.
- 알코올 도수를 명시하는 것은 소비자에게 정확한 정보를 제공한다는 차원에서만 이루어 져야 하고, 그 외 목적에 남용되어서는 안 된다.

7.6.16 아메리칸 위스키와 개척민

아일랜드·스코틀랜드의 위스키는 전통있는 명주이지만, 미국의 위스키에도 명주는 많다. 미국 위스키는 개척자들이 스스로 그 정신을 찬미하려는 의미에서 특유의 풍미를 가진 강렬한 위스키를 만들어

낸 것으로 위스키의 역사는 개척농민의 역사이기도 하다. 미국에서는 위스키를 만들기 전 개간지에서 이미 생활하고 있던 개척자들에 의해 포도주, 럼이 제조되었지만 아일랜드·스코틀랜드에서 이주민이 들어오자 그들에 의해 보리, 옥수수를 원료로 한 위스키가 만들어지게 되었다. 그 중에서도 세력있는 농가는 농업과 함께 증류업도 하게 되고, 이 무리에는 죠지 와싱톤, 토마스 제퍼슨 대통령도 있었다.

이렇게 위스키가 급격히 성장하자 종래에 있던 럼이나 포도주 양조업자들이 가만있지 않고, 정부에 압력을 가해 위스키 도전에 나섰지만, 개척자들은 이미 위스키에 매료되고 말았다. 이것을 본 정부는 큰 폭으로 세수를 기대해 위스키에 높은 세금을 매겼지만, 이러한 정부의 태도에 강경한 펜실베니아 농민들은 즉시 무장봉기, 유명한 『위스키전쟁』으로 발전되었다. 위스키의 1갤런에 대해 25센트라는 높은 세를 부과받은 농민들은 원료재배를 포함 위스키산업을 유일한 수입으로 하고 있었기 때문에 힘껏 저항하였다.

우선 1792년, 징세관리에 대한 위협과 폭동, 1794년에는 관리관사와 세 징수소의 습격이 발생하였다. 정부는 이에 대해 미합중국 초대 재무장관인 해밀턴에 명령해 다수의 군대를 출동시켜 수일간의 전투로 진압했다. 그러나 정부는 중대한 사건임을 인식하고 농민의 요구를 인정, 그 후 남북전쟁의 개전까지 증류주는 무세가 되었다.

미국의 위스키에는 버본(Bourbon), 콘(Corn), 라이(Rye), 화이트(White), 몰트(Malt)라 불리는 위스키가 있지만, 그 중에서도 켄터키주 버본에서 옥수수를 주원료로 만든 버본위스키가 가장 유명하다. 이 위스키의 원료는 옥수수(70), 호밀가루(18), 보리싹(12)의 배합(법률적으로는 51%이상의 옥수수를 사용한 것을 버본이라 함)에 의해 만들어진다. 저장으로는 내부를 태운 화이트오크로 만든 새 독에 저장해 7-8년간 숙성시킨다. 가볍지만 특유의 향과 짙은 색을 가진 스카치와 대조적인 위스키이다.

7.7 뉴 올리언즈의 재즈카페 버본 메이슨

미시시피의 전성시대는 지금부터 140여 년 전인 19세기 중엽이다. 강을 따라 오르내리는 3,000여 척의 크고 작은 증기선은 쌍 굴뚝에 시커먼 석탄 연기를 내뿜으며 콰르르 콰르르 수차를 돌려 기나긴 여로 끝에 붕-뱃고동을 울리며 뉴 올리언즈에 접안한다. 저 멀리 록키 산맥 언저리에서 발원한 미국의 젖줄 미시시피는 구비 구비 미국대륙 한복판을 적시며 크고 작은 지류를 합쳐 유장하게 흘러흘러 멕시코만으로 빛바랜 황토물을 토해낸다. 뉴올리언즈는 미시시피 하구를 지키는 수문장이다.

피츠버그, 신시내티, 미니아 폴리스, 센트루이스, 맴피스를 거치며 목재, 벌크, 공산품, 밀, 옥수수, 설탕, 쌀, 목화.....등등 잡다한 화물을 싣고 먼 길을 내려온 증기선들은 뉴올리언즈 강변에서 하역작업을 하며 북새통을 이룬다. 번들번들 땀에 젖은 흑인들은 어깨에 짐을 메고 판자 사다리를 내려오고 곡예를 하고 실크헤드에 양복을 받쳐 입고 지팡이를 휘두르며 질근질근 시거를 씹는 화주는 약삭빠른 상인들과 끈질기게 흥정을 벌인다. 어둠살이 내려 미시시피 포구가 잠들기 시작하면 한낮 동안 잠자던 프렌치쿼터의 버본스트리트가 아련히 흐르는 브라스 밴드 가락에 부시시 잠을 깬다. 머나먼 검은 대륙 아프리카에서 쇠사슬에 묶여 신천지로 끌려온 흑인들은 루이지애나의 목화밭에서 피땀흘려 일을 하다 남북전쟁이 북군의 승리로 끝나자 증기선 바닥 화물더미에 휩쓸려 뉴올리언즈로 흘러든다.

남군의 군악대가 쓰다가 버린 브라스 밴드, 트럼펫, 트럼본과 드럼을 들고 그들은 고향땅 아프리카를 그리며 뉴올리언즈 밤하늘에 그들의 한을 토한다. 미시시피 연안에서 떠들석하던 술꾼들은 밤이 되면 버본스트리트로 자리를 옮겨 브라스 밴드의 즉흥연주를 안주삼아 버본을 퍼마셔 댄다. 흑인들의 한이 서린 아프리카 토속 리듬에 라틴계의 유럽 클래식이 뉴올리언즈에서 접목되어 새로운 장르의 음악을 탄생시킨다. 째즈, 이래서 뉴올리언즈는 째즈의 고향이 된다.

한 세기 반이 흐른 지금, 미시시피는 예나 다름없이 누런 흙탕물을 멕시코만으로 토해내고 비록 그때 그 증기선은 사라졌지만 증기선을 빼꽂은 수차기선이 향수를 달래려는 나그네들을 싣고 톰소여의 꿈이 서린 미시시피강을 오르락내리락 거린다. 어둠이 내리면 버본스트리트엔 딕시랜드 째즈가 구비구비 흐르고 떠돌이들은 째즈에 취해서 버본 위스키를 벌컥벌컥 들이킨다.

버본스트리트는 허름하다. 그러나 식민지 시대풍 낡은 목조건물이 2km나 늘어선 이곳은 역사적 건물 보존지역으로 창문하나 멋대로 고칠 수 없다. 멋이 넘쳐흐르는 버본스트리트는 거의 모두가 째즈바다이다. 블란서풍 목조 2층 건물의 빛바랜 페인트는 듬성듬성 벗겨지고 틈새가 너무나 뚜렷한 나무판자 문짝은 삐그덕 거리고 지붕은 덕지덕지 기워졌고 낡은 회벽은 낙서투성이다. 천장은 유행 지난 엉성한 합판이 격자문 앞으로 모자이크 되었고 원통 쇠기둥이 한복판에 하중을 받치고 있다. 투박한 나무탁자는 술잔에 짖이겨지고 담뱃불에 지져서 골동품이 되었고 밟을 때마다 흙먼지가 풀썩거리는 간이 무대는 볼품없이 좁다. 그러나 희미한 가스등불 아래서 흑인노인과 백인노인 너댓명이 트럼펫, 트럼본, 클라리넷, 드럼을 합주로 또는 솔로로 쥐어짜내는 딕시랜드 째즈 가락은 그 옛날과 변함없이 슬프게, 신나게, 애절하게, 나그네의 가슴에 파고든다.

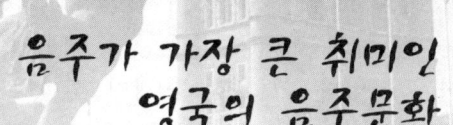

8. 음주가 가장 큰 취미인 영국의 음주문화

영국은 지역별로 음주문화가 상당히 다르다. 그 지역별로 선호하는 주종도 다르고, 음주량도 차이가 나며, 음주문제도 차이가 난다. 지역별로 일상적인 생활습관이나 직업, 산업, 더 나아가서 그들의 종교적 신념의 차이가 있는데 그 차이는 그들의 생활의 일부였던 음주습관의 차이로 나타난다. 영국에서 음주가 일상화된 것은 중세부터라고 전해진다. 음주가 일상화된 데에는 술의 효능이 갖는 매력에서도 그 이유가 있지만 당시에는 술이 물이나 우유보다 안전했기 때문이다.

영국에서 술이 대중화된 계기는 18세기의 산업혁명과 도시화의 진전 시기부터라고 할 수 있다. 사람들이 도시로 모여들게 되자 음주량이 급증하기 시작하였다. 많이 마시면 술 문제가 생기고, 술 문제가 심각해지면 술에 대한 규제가 생기는 법인데, 영국도 예외가 아니었다. 앤 여왕 시대, 증류주의 독점을 막는 법을 통과시키자 저질과 저가의 진(Gin) 생산이 급증했고, 진 소비량이 늘자 술 문제가 또다시 급증했다. 그 당시 도시로 모여든 사람들이 위안을 찾을 수 있는 곳은 술집이었다. 위락시설은 부족하고, 값이 싼 진과 증류주의 양산은 도시 서민들이 술을 마시면서 휴식을 취하고 위안을 얻기 쉬운 도구였다.

그러나 술 문제가 빈번하게 발생하자 영국정부는 18세기 중반이후 술 생산량과 술집의 수를 규제하기에 이른다. 19세기 이후 '습관적 만취는 병'이라 하여 금주운동이 시도됐고, 생산 중지를 촉구하는 여론이 들끓었다. 그 결과 19세기 후반에는 술 관련 면허를 담당하는 독립관청이 생겼고, 영업시간을 통제하기 시작한다. 그러자 주점의 수가 감소하고 술 소비가 줄어들어 안심하는 듯 했으나 통계는 그저 자료상의 일이고 음주행위나 술집은 여전히 존재했다. 이는 도시 서민들의 사회적 집합소였던 술집 자체를 통제할 수 없었기 때문이고, 근본적인 문제를 손댈 수 없게 되자 금주운동도 슬그머니 사라졌다.

영국은 미국과 달리 술의 이용가능성을 규제하는 법 제정, 영업시간 제한, 미성년자의 음주금지 등 일반적인 통제는 있었으나, 금주법 같은 과격한 통제는 시도된 적이 없다. 특히 음주문화의 지역간 격차는 아주 뚜렷한 편이다. 이는 제도, 산업, 종교 등의 차이가 음주 스타일에 차이를 발생시켜준 것이다. 본격적으로 술을 규제하자는 움직임은 '건강'에 대한 관심이 커지면서 일반화된다.

음주운전 사고가 늘자 1967년 도로 교통법을 변화시켰고 임의 음주측정 제도를 도입하였다. 이젠 도로를 막고 음주측정을 하는 모습을 영국에 가서도 볼 수 있다. 하지만 영국은 역시 마시는 술의 양보다 취하도록 마시는 습관이 강하다. 특히 영국의 청년들은 대부분 취하도록 마시고 비행을 저지르는 음주습성이 남다르다.

유명한 영국의 주류를 살펴보면 다음과 같다. 1769년으로 그 역사가 거슬러 올라가는 '고돈즈'(Gordons's)는 영국 최고의 진으로 대접받고 있으며, 고돈즈라는 말이 진의 대명사가 될 정도로 높은 인기를 모았다. 고돈즈는 세계에서 가장 매출액이 많은 진으로 현재 100여개가 넘는 나라에서 판매되고 있다. 또한 1820년에 만들기 시작한 비피터(Beefeater)라는 상표의 드라이 진(Dry Gin)은 통상 런던 드라이 진(London Dry Gin)으로 불리는데 런던에서 만들어지는 유명한 진이다. 비피터에 대한 역사적인 근원을 찾아보면 비피터는 런던타워(tower of London) 안에서 관리업무를 맡고 있는 사람들로서 이들의 정식 명칭은 Yeoman Warder이고, 일종의 왕의 경호원이다.

지금도 국회개원식 등 공식행사에 왕을 호위하는 상징적인 임무를 맡기도 한다. 현재 41명이 있으며 군대에서 퇴역한 준사관 이상을 대상으로 선발한다. 비피터라는 별명은 옛날에 이들에 대한 봉급을 쇠고기로 주었다는 데서 유래한다고 한다. 영국인들이 즐겨 마시는 '포트(Port)'는 그 말에서 알 수 있듯이 원래 포르투갈에서 전래된 것이지만, 식사 끝에 치즈 한 조각과 함께 마시는 것이 습관처럼 되어 완전히 영국의 술로 자리를 잡았다.

8.1 선원들의 '생명수' 맥주

튜더 왕조 시대에는 맥주가 가장 중요한 전쟁의 원동력 중 하나였다. 맥주 없이는 배가 항해할 수 없었고 군대가 싸울 수 없었다. 맥주의 중요성은 그 알코올 성분뿐만이 아니라 보존 상태에도 달려있었다. 그것은 전쟁기간 동안에 뱃짐 속에서 유일하게 액체공급을 할 수 있는 방법이었다. 소비된 맥주 양은 엄청나다. 1565년에 해군 식료품 공급자는 함대의 한 사람 한 사람에게 일주일에 7 갤론을 공급하기로 계약했다. 맥주가 아니고서는 영국 군인들과 선원들은 아무 것도 아니었다. 이것은 'John Stile'이 헨리 8세에게 스페인 원정에 대해 올린 보고서에 다음과 같이 나타나 있다.

> 왕이시여, 음식물 중 가장 부족한 것은 맥주입니다. 당신의 충직한 신하들은 와인이나 사이다보다는 맥주를 마십니다. 왜냐하면 뜨거운 와인은 그들을 데게 하고 사이다는 그들을 병들게 하기 때문입니다.

이러한 엄청난 양의 맥주를 군대와 함대에 제공하는 것은 식료품 공급 시스템의 한계에 달하고 때로는 그 한계를 넘어서는 과업이었다. 곡식이 추수되어야 했고, 그 다음엔 맥주 양조장으로 운반되어야 했고, 맥주가 양조되어서 나무 운반통(주로 파이프)에 담겨야 했다. 이 모든 것들이 건설되어야 했고, 배들은 맥주를 운반해야 했으며, 이 모든 일들에는 비용이 필요했다. 이러한 거대한 양의 맥주는 작은 국내의 양조장에서 생산될 수 없어서 왕은 산업적인 스케일로 맥주를 만들기 위해 그 자신만의 맥주양조장을 소유하고 있었다.

8.2 영국인의 음주량과 음주에 대한 태도

영국의 1인당 음주량은 큰 변화가 있었는데 통상 선진국들은 음주소비가 1970년대 들어서 감소추세를 보이지만 영국은 다른 나라의 추세와 다르다. 순 알코올을 기준으로 계산해본 음주량은 1990년 초반까지 늘고 있다. 공황기와 전시를 제외하고는 영국인들의 음주량은 꾸준히 증가한 것으로 나타난다. 그렇지만 영국인들의 절대적인 음주량은 프랑스, 이탈리아, 덴마크, 독일 등 인근 국가에 비해 적다.

그런데도 음주 문제는 다른 국가들보다 큰 것으로 나타난다. 간경화 사망률이 지난 20년간 현격한 증가를 보이는 등 건강문제에 심각한 영향을 미치고 생산성에도 영향이 많은 것으로 보고되고 있다. 술에 대해 관대한 만큼 음주운전이나 미성년자 음주도 골칫거리로 등장하고 있다. 그 원인이 다른 국가와 사회, 종교, 문화적 차이 때문이라는 분석이 있는데 간단히 말해서 마시는 술의 양보다 취하도록 마시는 습관이 가장 큰 문제라고 할 수 있다.

이에 대한 영국정부의 대책 중 하나는 적정 음주량의 제시와 권유다. 의학계에서도 음주 가이드라인을 제시하고 적정음주가 건강에 주는 이점을 전파하고 있다. 이 가이드라인에 따르면 남자는 21잔, 여자는 14잔이고 위험 음주량은 남자 50잔, 여자 35잔이다. 이 양은

232 음주의 유혹 금주의 미혹

미국과 캐나다 등이 권유하는 적정량의 두 배에 해당하는 수준인데, 영국인이 체질적으로 술에 강하기보다는 현실적인 음주수준을 제시하고 있는 것이다.

또 하나의 해결전략은 피해축소전략이다. 이는 술을 마신 후 발생가능한 사고를 미연에 방지하자는 데 초점을 둔 것이다. 예를 들어 스코틀랜드에서는 깨질 때 완전히 바스러지는 잔을 사용한다고 한다. 음주 후 폭행으로 인한 사고를 막자는 의도이다. 영국인은 음주에 대해 일면 관대하고 일면 애매모호한 태도를 보이고 있다. 절주를 벌인 적도 있지만 오히려 음주량은 증가하여 실패한 영국에서 그러한 태도는 당연한 것인지도 모른다. 음주에 호의적인 영국인도 최근 10여 년간은 정력적으로 술 문제를 없애려고 노력을 하고 있다. 그런데 대체로 술 문제를 건드리고 있지 음주 자체는 건드리지 않고 있다.

8.3 음주에 대한 학습과 청소년 음주 문제

영국의 어린이들은 알코올에 대한 교육을 일찍부터 받는다. 술에 대해 관대한 만큼 대비책을 마련하자는 의도에서다. 대부분의 성인들이 술을 마시므로 어린이들은 쉽게 음주장소에 노출된다. 북아일랜드나 스코틀랜드의 극소수 신교도 가정, 회교도들을 제외하고는 아이들이 쉽게 술과 친해지는 환경을 갖추고 있다.

5세-10세 사이의 어린이들은 알코올에 대해 부정적인 태도를 많이 나타내는데 10세를 넘어서면 반대현상을 보이는 것으로 나타난다. 10세를 고비로 음주에 대해 긍정적인 태도가 급증한다는 것이다. 따라서 영국에서는 10대의 음주와 알코올의 오용이 큰 문제로 부각되고 있다. 10대의 음주는 공공질서를 어지럽히는 행동과 다른 비행으로 연결되고 있다. 매스컴에서도 음주청소년의 비행을 정기적으로 다루지만 그 수가 줄지 않고 있어 당국의 고민거리로 남아 있다.

청소년들이 알코올을 구입하는 주요 장소는 친척이나 친구의 집이고, 13세 이전에 처음 음주를 하는 청소년이 10명중 9명이었으며 10대가 되기 전에 70%가 가정에서 정기적으로 음주하는 것으로 나타났다. 청소년들이 성장함에 따라 지속적으로 술을 마시지만, 그들이 술을 마시는 장소는 점차 다른 곳으로 변화한다. 처음에는 파티에서 나중에는 클럽이나 디스코장 그리고 대중 술집에서 술을 마신다.

청소년의 경우 성인보다 주량이 낮기 때문에 운전을 하기 위한 법정 음주량에 미치기 전에 판단력에 영향을 받는다. 법적 음주량의 술을 먹은 경우 성인이 사고를 일으킬 수 있는 확률이 2배가 높아지지만 청소년의 경우 5배가 된다. 또한 청소년의 지속적인 알코올 남용은 사회화 및 학업성취 능력에 영향을 미친다. 젊은 시절의 과음의 영향이 나이가 들어서 나타나며 알코올은 약물과도 관계가 높다.

영국 청소년 알코올 소비는 점차 증가하고 있다. 1994년 18세 인구 중 남성 27%와 여성 13%가 일주일에 21병과 14병의 술을 마신다. 또한 과음하는 여성의 비율이 점차 증가하고 있고 남성의 경우에는 변동이 없다. 16세 이상의 남성은 평균 일주일에 15.4병을 마시고 여성의 경우 평균 5.4병의 술을 마시고 있으며 성인 1,000명중 47명이 알코올에 의존하고 있는 것으로 나타났다.

8.4 음주문제에 대한 대책

영국인에게 음주는 사회생활의 중요한 부분이다. 술집은 여가를 즐기고 놀이를 하는 중요한 공간이다. 덕과 결함이 함께 공존하는 곳이 영국의 술집이다. 술에 대한 정부의 대책 중 하나가 적정 음주량의 제시와 권유이다. 의학계에서도 주간 음주 가이드 라인을 제시하고 적정 음주가 건강에 주는 이점을 전파하고 있다. 권고하고 있는 적정 음주량은 미국이나 캐나다에 비해 두 배에 해당하는 수준이지만 영국 국민이 체질적으로 강하다기보다는 현실적인 음주수준을 제시하고 있는 것이다.

술에 관대한 또 하나의 해결전략은 피해축소전략(harm reduction strategy)이다. 음주가 사회생활의 중심부에 있다는 것을 이미 인정하고 있으므로 '술을 마신 후 발생 가능한 사고를 미연에 방지하자'는 데 초점을 두자는 것이다. 이러한 전략은 영국에서 전파되어 유럽, 미국, 캐나다에도 많은 정치적인 세력을 확보하고 있다.

영국의 알코올 정책은 개별적으로 분리되어 있지 않으며 Drug Policy의 일부로서 운용되고 있어 알코올에 대한 교육은 기타 약물남용의 문제와 보조를 이루면서 진행되는게 특징이다. 중앙정부는 알코올 교육에 대한 공식적인 지침만 하달하며, 지방정부가 구체적인 프로그램을 마련하여 실시한다. 따라서 지방의 재정적, 사회적 특성에 따라 프로그램의 내용이 약간씩 다르다.

학교교육과 관련하여 공립학교는 중앙정부나 지방정부의 지침을 비교적 충실히 이행하려는 노력을 보이지만 사립학교는 재정지원을 하지 않기 때문에 개별학교의 독자적인 프로그램을 실시하고 있다. 특히 사립학교의 경우 상류층의 자제들이 등록하기 때문에 알코올 문제의 심각성이 높지 않다. 예를 들면 정규적인 커리큘럼 상의 교육보다는 알코올중독 경험자의 초청강연을 듣는 등의 교육이 실시되고 있다.

알코올 및 약물치료 센터가 전국에 걸쳐 설치되어 있으며 이들은 예방문제보다 치료에 중점을 두고 있다. 이런 치료에 드는 재원은 NHS에서 충원되고 있으며 NHS는 대학들의 연구소를 지원하여 알코올 문제에 관한 연구를 증진시키고 있으며 이외에도 대부분의 알코올 및 약물 관련 프로그램도 재정이 할당되고 있다. 영국은 음주에 대해 일면 관대하고 일면 애매모호한 태도를 보이고 있다. 음주에 호의적인 영국인도 최근 10여 년 간 정력적으로 술 문제를 없애려고 노력하고 있다.

8.5 서민문화의 원류 선술집으로서의 펍

모든 나라들에 그 나름의 술집이 있지만 영국은 펍, 즉 '선술집'으로 유명하다. 보통 '펍(pub)'이라고 부르는 퍼블릭 하우스(Public house의 준말)는 여관 겸 에일 하우스 겸 역마차 정류장이었던 수 백 년 된 옛 사교자의 후예이다. 다채로운 내력을 지녔거나 환상적인 이야기 거리를 지닌 곳들도 있으며, 여전히 퀴즈 게임이나 포크댄스 등을 개최하면서 공동체의 중심적 역할을 담당하고 있다. 전통적인 펍 음식을 런치타임에 제공되지만 요즘에는 저녁에도 식사를 제공하는 곳이 늘고 있다. 부담없이 영국적인 분위기에 젖어볼 수 있는 곳이 영국의 선술집이라고 할 수 있는 이곳은 저렴하게 맥주를 즐기면서 각계각층의 사람들과 자연스럽게 어울릴 수 있으며, 동네마다 몇 개씩 있어 동네 사람들끼리 주변 이야기로 꽃을 피우고 때로는 정치토론장이 되기도 한다. 예전 계급의식이 강했을 때에는 상류층이 출입하는 살롱 바, 평민이 출입하는 퍼블릭 바로 나누어 있다.

본래 펍은 여관이 주 기능이었고 음료나 식사를 파는 것은 부수적인 기능이었다. 펍이 발달한 것은 그 당시 유행하던 성지순례자들의 잠자리 해결의 방안으로 생겼기 때문이며 그래서 펍의 이름도 교황의 머리(Head of Pope), 주교의 집(House of Bishop) 등 종교적인 색채가 있는 곳이 많다. 대부분의 펍들이 오래 전, 말이 주요한 장거리 교통수단이었던 시절의 역마차 여관들에서 유래되어서 아직도 시골 지방에 가면 지나간 시절의 정의를 간직하고 있는 오래 된 건물들에 많은 펍들이 들어서 있는 것을 볼 수 있다.

런던에서 유명한 펍은 17세기부터 내려오는 코벤트 가든에 위치한 펍으로 Lamb and Flag, 변호사와 언론인들이 즐겨 찾는 플리트 거리(Fleet Street)의 펍으로 'Ye Lode Cheshire Cheese'는 전국적인 규모를 갖춘 펍이 되었다. 오랜 세월을 거쳐 오면서 펍은 나름대로의 고유 문화와 법칙을 만들어내고 일반인들은 으레 펍이란 이런 것이다 하는 고정관념을 갖게 되었다. 완고한 문화를 가지고 있는 영국의 펍도 현대에 들어서면서부터는 거센 현대화 물결에 그 고유의 색깔을 잃어가고 있는 것이 사실이다. 하지만 한편으로는 펍의 서비스 범위가 점점 넓어지면서 펍을 애용하는 사람들의 범위도 점점 늘어나고 있는 반가운 현실도 맞이하게 되었다. 그 밖의 펍의 진실과 변화된 모습을 알아보면 다음과 같다.

1) 펍에서 가장 인기 있는 주류는 강렬한 맛이 그대로 살아 있는 쓴 맥주인 비터(Bitter)이다. 영국의 펍에서는 세계에서 가장 독한 맥주를 마실 수 있다.
2) 주류만을 제공하는 것을 원칙으로 했던 예전의 펍에서는 파이나 샌드위치와 같은 아주 간단한 음식거리만을 제공받을 수 있었다. 그러나 오늘날에는 입에 군침이 돌게 하는 매우 다양한 메뉴가 준비되어 있다.
3) 십 년 전만 하더라도 펍에서는 뜨거운 음료수를 볼 수가 없었다. 이것도 옛 말이며 많은 펍이 요즘은 따뜻한 커피와 홍차를 판다.
4) 펍에서는 대부분 주문을 받으러 오지 않기 때문에 바에 가서 직접 주문을 해야 한다.
5) 실제로 사든 사지 않든 처음 마시기 전에 예의상 주위 사람들에게 술을 권하는 것이 펍의 불문율이다.
6) 한때 펍은 남자들만의 세계였고 북 잉글랜드에서는 여성들이 펍에 근접도 할 수 없었다. 그러나 오늘날에는 도저히 있을 수도 용납할 수도 없는 이야기가 되어 버렸다.
7) 예전에는 아침 11시에서 오후 3시, 그리고 다시 저녁 5시 반에서 밤 10시 30분까지 펍의 영업시간이 엄격히 제한되어 있었다. 이것은 1차 세계대전 당시 군수품 공장의 공원들이 하루 종일 펍에서 시간을 보내는 것을 막기 위해 내려진 조치였는데 그 후, 70년 가까이 지속되었다. 그러나 1988년의 해제령 이후 펍은 이제 아침 11시에서 밤 11시까지 영업을 하고 있다. 단, 일요일에는 오후 7시전에는 맥주를 포함한 주류를 팔지 않는다.

전통적인 삶의 양식들이 현대의 보다 화려한 것들에 의해 하나 둘씩 밀려 나가고 있기는 있지만 영국의 펍이 사라질 것이라고 생각하는 사람은 별로 찾아볼 수 없다. 늘 그리고 여전히 인기를 끌고 있는 펍은 앞으로도 아주 오랫동안 영국인들의 목을 적셔 주고 삶 또한 촉촉히 적셔 줄 것이다.

9 위스키의 종주국 스코틀랜드의 음주문화

　오후 2시 술의 고장답게 스코틀랜드 글래스고우의 술집들은 대낮부터 발 디딜 틈도 없다. 시끄러운 음악과 떠드는 소리, 또한 앉을 의자가 별로 없는 것이 술집의 풍경이다. 이들 술꾼들은 술을 마시려 온 것인지, 수다를 떨기 위해 온 것인지 구별이 안 된다. 안주 없이 맥주 한 병, 그리고 평균 두 시간 정도 머문다. 남녀불문하고 무슨 할 애기가 그리 많은지 수다만 떨고 있다. 수다만 이렇게 떨고 있으니 술이 취할 시간이 없는 것이다. 술을 즐기되 대화용이지 취하기 위해 마시지는 않는다는 것이 이들의 음주문화인 것 같다.
　진열대엔 위스키가 수두룩한데 위스키 마시는 사람은 거의 찾아볼 수 없다. 간혹 나이든 사람들이 향수에 젖어 위스키를 찾을 뿐이다. 위스키를 스트레이트나 온더락스로 마시는 사람도 없다. 물에 타 홀짝거릴 뿐이다. 역시 한 잔을 마시는데 최소한 한 시간이다. "하루 밤에 10잔 정도 마시는 사람이 가끔 있는데 엄청난 술꾼이나 그렇게 마신다." 그래봐야 양주 반병쯤 되는 양이 고작이다. 아무리 여러 명이 와도 술을 병으로 주문하는 경우는 없다. 그렇게 팔지도 않는다. 위스키와 맥주를 섞어 마시는 폭탄주는 상상도 못한다. '차샤'라는 위스키 한 모금에 맥주 한 모금 마시는 음주법이 있긴 하지만 이젠 옛날 이야기이다.

스크틀랜드는 북쪽에 위치해 여름이면 11시가 되어야 날이 저문다. 밤 12시가 지나서 집에 돌아갈 때도 취해서 비틀거리는 사람은 거의 없다. 취해서 마시질 않으니 모두 차를 몰고 집에 가도 음주운전 사고는 거의 없다. 교통경찰이 순찰을 돌지만 술집에서 나왔다는 이유만으로 음주측정을 하는 경우는 거의 없다. 스코틀랜드 덤바트론의 명품 세계 4대 주류의 하나인 밸런타인 위스키의 명성은 하얀 거위와 함께 더욱 성가를 높여 세계 전역으로부터 여행자들의 발길이 끊이질 않고 있다.

스카치위스키의 자랑은 스코틀랜드 지방의 깨끗한 물, 기온, 습도, 토양의 네 가지 조건이 뛰어난 데서부터 기인한다. 어디서나 떠 마셔도 괜찮을 만큼 맑은 시냇물이 있으며 특히 습도가 높아 숙성시켜 놓은 위스키는 10년 후에도 80%이상 남아있을 정도이다. 이렇게 높은 습도를 가진 공기가 오크통을 통과하여 위스키와 어울리면서 스카치위스키는 그윽한 향기를 머금은 채 탄생하는 것이다. 어쨌든 '영원한 사랑의 속삭임'이라는 부제를 달고 나타난 '밸런타인 위스키'는 이를 보관하는 원액 창고주변을 지키는 1백 마리의 하얀 거위덕분에 술 도둑 사건은 한 건도 없었다고 한다. 스카치위스키가 있는 한 술 도둑은 이 땅을 떠나거라.

9.1 생명수의 어원을 가진 위스키를 개발한 국가

9.1.1 위스키의 역사

술의 으뜸은 위스키이다. 위스키는 가장 빨리 취하고 또 가장 쉽

 240 음주의 유혹 금주의 미혹

게 깬다. 한두 잔 정도는 안주 없이도 마실 수 있으며, 마신 뒤에 물 한 모금으로 입가심하면 냄새도 나지 않는 남성적인 술이다. 위스키는 더운 지방에서는 무더위를 이겨내는 청량제 구실을 하고, 반대로 추운지방에서는 마시면 열량을 보태어 추위를 덜하게 하는 전천후 술이다. 언제 어디에서나 마실 수 있는 술로 즐거움뿐만 아니라 일의 능률을 더 해 주는 마력의 술이기도 하다.

위스키를 비롯한 보드카, 진, 럼 등의 증류주는 4세기경 이집트에서 발생한 연금술의 전파 과정에서 발달되어 온 것으로 알려져 있다. 연금술이란 비금속에서 귀금속을 만들고자 하는 과학 이전의 기술로서 이집트에서 체계화되어 북아프리카를 거쳐 중세 초기에 스페인에 전파되었다. 이 연금술의 전파 과정 중 연금술사들이 사용하는 기구에 발효된 술을 넣고 끓이면 강렬한 냄새의 액체를 얻게 되는데 연금술사들은 이 액체를 라틴어로 아쿠아비타(Aqua-Vitae) 즉, '생명의 물(Eau-de-vie)', 또는 '신비의 물'이라고 불렀다. 이 말을 독일어로 번역하면 '위스게 바하(Uisge Beatha)'가 되고 이것이 지금의 위스키의 어원이 됐다.

오늘날 위스키의 원형은 12세기경에 만들어진 것으로 전해지고 있다. 켈트(Celt)인들의 우스퀴보(Usquebaugh, 생명의 물)는 아일랜드에 전해졌으며, 아일랜드에서 영국의 스코틀랜드에 증류 기술이 전해진 것은 헨리 2세가 아일랜드로 원정을 왔던 때(1170년)라고 전하여지고 있다. 그러나 이것을 나타내는 구체적인 증거는 없고 역사적으로는 Irish whiskey 쪽이 Scotch whiskey 보다 전통이 오래되었다(아일랜드에서는 whiskey, 스코틀랜드에서는 whisky라고 쓴다). 위스키가 명주가 된 점은 뭐라 해도 요염하면서도 빛나는 호박색과 연기냄새(Smoky flavour)라고 할 수 있다.

그러나 이 색과 향은 최초의 위스키에는 없었다. 당초에는 증류한 무색투명한 것을 저장 숙성시키지 않고 그대로 마셨다. 15세기에는 고지대인 하이랜드(Highland)에서 위스키가 제조되었다. 이리하여 위스키는 아일랜드의 아이리시(Irish)위스키와 스코틀랜드의 스카치

(Scotch)위스키로 나누어지게 되었다.

  1660년에 주세가 1갤런당 2펜스의 세금이 매겨진 이래 스카치위스키는 밀조자와 징세관의 경합 중에 발전했다. 1707년 잉글랜드와 스코틀랜드의 합병으로 대영제국이 탄생한 후 정부가 재원을 확보하기 위해 종전보다 높은 주세를 부과했다. 이에 불만을 품은 증류업자들이 하이랜드의 산속에 숨어 위스키를 밀제조 하였다. 밀제조자들은 맥아의 건조를 위해 이탄(泥炭, peat)을 사용했는데 이 건조방법이 훈연취(熏煙臭)가 있는 맥아를 사용하여 스카치위스키를 만들게 된 시발이 되었다. 또한 증류한 술을 은폐하려고 셰리주(sherry)의 빈 통에 담아 산속에 은폐시켰는데 나중에 통을 열어 보았더니 증류 당시에는 무색이었던 술이 투명한 호박색에 짙은 향취가 풍기는 술로 변해 있었다. 이것이 바로 목통 저장의 동기가 되었다. 밀제조자들이 궁여지책으로 강구한 수단들이 위스키의 주질 향상을 가져왔던 것이다.

  스코틀랜드에서 증류주의 제조가 처음으로 공문서에 나타난 것은 1494년의 스코틀랜드 재무성의 기록에서부터이다. 이 기록에 의하면 '수도사 존 코우에게 생명의 물을 만들기 위한 발아 대맥(malt) 8볼(bolls)을 주었다' 라고 기록되어 있다. 1707년, 잉글랜드와 스코틀랜드는 통합되어 대영 연합왕국이 되었는데, 그로부터 6년이 지난 1713년 영국 정부는 스코틀랜드에 대하여 잉글랜드와 마찬가지로 맥아세를 과세했다. 이에 불만을 품은 스코틀랜드는 글래스고우와 에딘버러에서 이 법안에 반대하는 대규모 폭동을 일으켰다.

  한편, 잉글랜드의 셰리가 발을 들여놓지 못했던 아일랜드 지방에서는 밀조주가 성행했다. 이에 따라 영국 정부는 1814년 소규모 업자를 근절시키기 위하여 500갤런 이하의 증류기 사용을 금지시켰다. 이와 같은 조치가 있자, 소형 증류기를 사용하고 있던 증류업자들은 이 조치가 자신들의 생사가 달린 문제라고 보고 크게 반발, 줄을 지어 아일랜드의 밀조 그룹에 합류해갔다. 그들은 대맥의 맥아를 건조시키는 연료로써 땅에 묻혀 있던 피트를 사용했으며, 위스키를 담는 통으로 셰리의 빈 통을 이용했다.

1823년 아일랜드의 대지주로서 상원의원이었던 알렉산더 고든은 밀조시대에 종지부를 찍기 위하여 소규모의 증류소에서도 싼 대금으로 증류를 할 수 있도록 하는 세제안을 제안, 이것이 통과되어 새 위스키 법이 공포되었다. 이때에 면허취득 제1호가 된 것이 글렌리벳의 조지 스미스이다. 글렌리벳은 스페이강 상류의 계곡에 위치한 위스키 제조에 적합한 기후 풍토를 갖춘 고장이다. 스미스가 면허를 취득했을 당시에는 밀조의 중심지로서 200여개 가량의 무면허 증류소가 있었다고 한다. 오늘날도 글렌리벳은 훌륭한 양조지역으로 이름 높은데, 정관사 THE를 붙이는 것이 허용되어 있는 것은 스미스의 '더 글렌리벳' 뿐이다.

1826년, 스코틀랜드의 증류업자 로버트 스타인이 연속식 증류기를 개발했다. 또 1813년에는 아일랜드 더블린의 셰리인 아네스 코페이가 '코페이식 연속식 증류기'를 완성, 특허를 취득했다. 그때부터 코페이식 연속식 증류기가 널리 보급되어 로랜드의 여기저기에 여러 개의 그레인위스키 공장이 설립되었다.

18세기에 영국정부가 위스키에 대한 과세를 대폭 인상했을 때 스코틀랜드의 위스키업자 중 일부는 이것에 대항하여 산으로 들어가 밀조주를 만들게 되었다. 그들은 충분한 자금도 가지고 있지 않기 때문에 이 술은 증류할 연료에 곤란을 느껴 산중에 묻혀있는 석탄을 태우는 것으로 곤경에서 벗어났다. 이렇게 만들어진 위스키를 한번에 산에서 내려 보내는 것은 사람들의 이목 때문에 위험한 것이었기 때문에 저장해두고 조금씩 판 것이었지만 그 때에도 나무통은 없었다. 그 곳에서 사용하고 버려진 셰리의 빈 나무통을 받아와서 급히 그 곳에 저장한 것으로 했다. 셰리통에 저장된 위스키는 셰리의 냄새를 미묘하게 가진 나무냄새가 이동하여 지금까지는 없던 훌륭한 연기향을 냈고, 나무통에서는 훌륭한 호박색이 용출했고 맛도 숙성해져서 둥글고 매끄럽게 변했다.

그 이후 스카치위스키는 석탄의 연기를 품은 대맥 맥아(몰트)를 원료로 해서 25년 이상 사용한 셰리의 낡은 통나무(떡갈나무나 졸참

나무제 나무통이지만 흰 떡갈나무가 많다)에 저장하고 숙성시켰다. 명주라고 한다면 이 숙성에 10년 이상 걸린 것이지만 역으로 너무 오래되어서 25년 이상이나 된 것은 과숙하여 나쁜 것도 있다.

위스키의 제조기술은 아일랜드에서 스코틀랜드로 확대되었고, 명칭도 Uisge→Baugh→Usky→Whisky로 변화를 거듭 했다. 스코틀랜드에서는 위스키를 만들 때 토탄(이끼, 잡초 등의 식물체가 습기가 많은 토양에 묻힌 상태에서 탄화된 석탄의 일종)으로 맥아를 건조하여 오늘날과 같은 독특한 향미를 가진 스카치위스키가 탄생되었다. 그 뒤 1830년대에 스코틀랜드의 코페이(Coffey)가 연속식 증류기를 개발하여 대량 생산하게 되었다.

세계 각 지역에 전파된 위스키는 그 지역마다 특성있게 맥이 이루어져 왔는데 스카치위스키, 아일랜드위스키, 아메리칸위스키 및 캐나다위스키 등 네 가지로 분류된다. 영국이 자랑하는 스카치위스키에는 영국의 지혜와 문화가 그대로 담겨 있다. 영국이 스카치를 낳았는가, 거꾸로 스카치가 '해가 지지 않는 나라' 영국을 낳았는가 하는 물음은 차치하고 영국의 자존심을 지켜주는 술이다. 영국이 '해가 지지 않는 나라'로 5대양 6대주에 유니온 잭을 휘날리게 하는 데는 이 스카치가 보이지 않는 절대적 힘으로 뒷받침하고 있다.

스카치는 낮술로 몇 잔 마셔도 일하는 데에는 별로 지장이 없는 술이기도 하며, 오히려 일의 능률을 올려주는 술로 알려져 있다. 프랑스의 코냑을 '즐기기 위한 술'이라고 한다면 영국의 스카치는 '건강하게 더 많은 일을 하게 한 술'로 볼 수 있다. 영국 국민의 건실한 성품이 술로 투영되고 승화된 셈이다. 세계 위스키 시장의 주역으로서 생산량의 85%를 전 세계에 수출하여 세계인의 기호를 충족시키고 있다.

1850년대에 들어서면서, 에딘버러의 위스키 상인으로서 글렌리벳의 대리점을 하던 앤드루 엇셔가, 글렌리벳의 몰트위스키에 그레인위스키를 블렌드한 블랜디드 스카치위스키를 발매, 런던 등지에서 크게 호평을 얻었다. 한편, 난립한 그레인 위스키 제조업자들은 과당

경쟁을 되풀이하여 도산하는 업자가 속출했다. 그래서 1877년 로랜드 지방의 유수한 그레인위스키 업자 6개 사가 모여서 DCL(Distillers Company Limited)을 주식회사 조직으로 발족시켜 조업을 관리토록 했다. 주재자는 존 헤이그사의 존 헤이그가 맡았다.

1880년경 프랑스의 포도밭에 필로키세라 충해가 번져 와인과 브랜디의 생산이 큰 타격을 입었다. 그 때문에 영국은 와인, 브랜디를 수입할 수가 없게 됐다. 당시 런던의 상류계급에서는 위스키를 마시지 않았으며, 레드 와인과 브랜디를 주로 애용하고 있었다. 어쨌든 프랑스에서의 흉작으로 런던 시장에서는 바닥이 난 브랜디를 대신하여 블렌디드 위스키가 크게 부상하게 됐다.

1885년에는 그레인위스키 업자의 모임인 DCL에 대항하여 NBD (North British Distillers)가 발족, 1890년경에 이르자 런던 시민 전체에 번져 그때까지 진이 누리고 있던 인기를 침식하기에까지 이르렀다. DCL도 이런 움직임을 재빨리 알아차리고 블렌디드 위스키 제조에 필요한 몰트위스키 증류소의 매수와 건설에 힘을 기울였다. 남·북 아메리카를 위시하여 영국령 식민지들에도 적극적으로 수출하여 커다란 시장으로 키워나갔다. '빅화이브'라 불리는 상표인 헤이그, 화이트 레이블, 조니 워커, 화이트호스, 블랙&화이트 등이 크게 부상한 것도 이 무렵의 일이다.

19세기 중반부터 유럽의 포도가 필로키세라 병충에 의해 전멸되었기 때문에 당시 명성을 떨치고 있던 코냑의 제조가 불가능하게 되자 이 틈을 타 듀워(Dewar), 워커(Walker) 등이 노력한 결과 스카치위스키는 세계적인 술로 발돋움하게 되었다. 1880년 카피(A. Coffey)에 의해 연속식정류기가 발명되어 그레인위스키가 제조되었는데 오랜 논쟁 끝에 그레인위스키도 위스키로 인정되어 종래의 몰트위스키와 조합하여 제조하게 되었다.

1898년, 급성장한 스코틀랜드 리스에 있는 패터슨 회사가 설비투자 과잉으로 파산, 붐을 맞고 있던 스카치위스키 업계는 공황의 구렁텅이로 빠졌다. 군소 위스키 업자들은 잇달아 문을 닫았다. 이미 강력하고 견고한 기반을 구축하고 있던 DCL은 거대한 기업으로서 스카치위스키 독점에의 탄탄대로를 돌진해 갔다. 제1차 세계대전을 거쳐 1925년 헤이그&헤이그사(1888년에 설립된 헤이그사의 수출업무를 전문으로 하는 자회사), 워커사(조니 워커), 브캐넌사(블랙 & 화이트), 듀어사(화이트 레이블)를 흡수했고, 1927년에는 매키사(화이트 호스)도 접수, 스카치위스키의 거인으로서 군림하였다. 호황기 시절의 DCL은 전체 위스키의 60%, 영국 전체 알코올 생산의 80%를 점유했다.

오늘날 전 세계 위스키의 2/3 이상을 스코틀랜드에서 공급하며 생산량의 4/5 이상을 수출하고 있는데 스코틀랜드는 위스키 생산에 필요한 맑고 시원한 물, 원자재인 보리가 풍부하고 보리를 발아시키는 토탄이 풍성하며 위스키를 익히는 데 알맞은 날씨와 공기가 있어 천연의 조건을 갖추고 있다. 스카치위스키는 2-3천 종류가 있으며 크게는 맥아로 만든 원액과 곡물로 만든 위스키를 혼합한 브랜디위스키와 배합하지 않은 맥아만을 원료로 발효시킨 다음 증류시킨 것으로 나무통에 두고 익힌 몰트위스키가 있다. 브랜드위스키로는 세계적으로 유명한 조니 워커(Johnnie Walker)와 시바스 리갈(Chivas Regal) 등이 있다.

몰트(Malt)란 순수 엿기름만을 사용한 위스키이고 브랜드(Blend)란 혼합 위스키로서 조지 4세는 향기가 뛰어난 몰트위스키에 반해서 스코틀랜드 산간 지방에서 만든 밀조 몰트를 즐겨 마셨다고 하는데, 대량 생산된 그레인위스키(Grain Whiskey)에 몰트를 혼합해서 쓰는 브랜드위스키가 시중에 제일 많으며 몰트위스키보다도 값이 저렴하다. 몰트위스키는 오크통에서 숙성되며 그렇게 해서 탄생된 맛은 감미로우면서도 황홀한 세월의 깊이를 더해 준다. 몰트위스키로 유명한 것은 스코틀랜드에서 1816년에 만들어진 라가부린(Lagavulin), 1887년부터 만든 글렌휘딕(Glenfidich) 등이 있다. 통상 몰트위스키는 브렌디위스키와 구별하기 위해 싱글 몰트(Single Malt) 또는 순수 몰트위스키(pure Malt Whiskey)라고 한다.

위스키를 만드는 과정은 보리를 2-3일 물에 담갔다가 건조하는 과정(마치 우리나라의 엿기름 만드는 과정과 흡사함)에서 싹이 트는데 열흘쯤 지나서 철망 위에 놓고 피트를 태워서 말리면 피트의 연기 냄새가 엿기름에 스며들어서 스카치위스키가 독특한 타는 냄새 비슷한 향내를 내는 것이다. 이것이 참나무 술통에서 6년, 12년, 18년, 21년 이상 보관하면 숙성한 맛이 나게 되며 오래 될수록 부드러운 맛과 독특한 향내로 값이 비싸다. 그러나 실제적으로 영국인은 위스키보다 맥주를 더 많이 마시며 맥주 소비량은 미국, 독일에 이어 세계 제 3위이다.

9.1.2 스카치 위스키 전승관

스코틀랜드 수도인 에딘버러는 동쪽과 북쪽에 바다와 강을 끼고 있는 항구로 남쪽은 험준한 산으로 둘러쌓여 풍광이 이를데 없이 아름다운 도시다. 도시의 한복판에는 600년 이상이 된 난공불락을 자랑하는 에딘버러 성이 자리 잡고 있다. 이 성은 100m이상 되는 수직 절벽위에 지어졌으며 옛날에는 드넓은 해자(성밖으로 둘러 판 못)로 둘러져 있었다. 성 앞에는 로열 마일이라 불리는 거리가 있는데 스코틀랜드 토산품 상점들과 교회, 호텔들이 늘어서 성을 방문하는 관광객들의 발길을 사로잡고 있다.

성에서 내려다본 에딘버러는 몽유도원도처럼 환상적으로 펼쳐져 보인다. 멋지게 장식된 중세풍의 건물들과 도시의 반을 차지하는 공원의 푸른 잔디, 숲이 절묘한 조화를 이루고 있다. 스카치위스키 전승관(Scotch Whisky Heritage Center)은 성의 입구 가까이에 자리잡고 있다. 전승관은 관람객으로 만원을 이루어 입장하는데 무려 30분가량이나 기다려야 한다. 스코틀랜드 전통복장을 입은 안내 아가씨의 상냥한 안내를 받아 스카치위스키 전승관의 여행은 시작된다.

이 전람관은 세 파트로 구성되어 있는데 첫번째 방에서는 스카치 위스키의 역사와 원료 그리고 원액의 제조방법에 대하여 설명하고 있다. 스코틀랜드에는 100여 개의 증류공장이 있으며 각 지역에 따라 생산되는 위스키 원액은 독특한 풍미를 갖고 있다. 에딘버러와 글래스고 주변의 로우랜드 위스키는 향이 연하며 부드럽고 서부 섬 지역의 원액은 피트향이 강하고 맛이 거칠며 하일랜드, 스페이 강 유역의 원액은 향이 풍부하면서도 부드러운 특색을 지니고 있다.

두번째 방에서는 원액을 블랜딩하여 제품을 만드는 과정을 보여준다. 블랜딩은 어떤 제품이 일정한 품질을 유지하도록 수많은 원액을 조합하는 일이다. 스카치위스키가 세계적 명성을 떨치게 된 것은 블랜더들의 예술적 감각에 기인한 덕이라 할 수 있다.

세번째 방은 오크통 모양의 모노레일을 타고 스카치위스키 역사를 시대별로 모형화한 동굴을 지나면서 설명을 듣는 곳이었다. 이곳에선 다양한 스카치위스키를 시음해볼 수도 있다. 처음 이곳을 찾은 여행객들은 방문 후 소감으로 마치 스카치위스키 전문가가 된 기분이라고 밝히고 있다. 이 전승관은 관광객들에게 볼거리를 제공하며 스카치위스키를 홍보하는 스코틀랜드인들의 지혜의 산물이다.

9.1.3 조니 워커

스코틀랜드 최대 도시 글래스고우에서 잉글랜드 서북부 도시 카알라일 사이에 있는 아이어셔에서는 많은 인물이 배출된 대표적 고장이다. 스코틀랜드의 영웅 로버트 부르스(영화 '브레이브 하트'의 주인공)와 민족시인 로버트 번즈의 고향이기도 하다. 아이어셔는 1820년 조니 워커가 사업을 일으키면서 사업가의 고장으로 변신했다. 조니 워커는 산업혁명으로 번창하는 아이어셔의 중심지 킬마냑(Kilmarnock)에서 일찍이 스카치위스키를 판매했다. 킬마냑 주변에는 양질의 노천탄광이 펼쳐져 있어서 철도가 부설되었고 방직 공업도 발달하였다. 그래서 1850년께부터는 잉글랜드 상인이 붐비게 되었다. 이때 잉글랜드에서는 증류주로서 고급주는 브랜디가 저급주로는 진이 주로 소비되었다.

정통 스카치위스키 조니 워커의 탄생은 1820년 스코틀랜드 킬마넉으로 거슬러 올라간다. 당시 15세였던 조니 워커는 집안을 돕기 위해 킬마넉 지방에 조그마한 식료 잡화점을 열었다. 이곳에서 위스키를 포함한 생필품의 판매를 시작한 조니 워커는 저급한 위스키 품질에 만족하지 못해 마침내 자신만의 블랜딩 기법을 발전시켜 독창적인 위스키를 창조하기에 이른다. 그가 직접 제조한 위스키는 고객들에게 인기 있는 제품으로 사랑받기 시작하여 점차 스코틀랜드의 전 지역에 그 명성을 떨치게 되었다.

조니 워커 사후 그의 아들 알렉산더 워커는 20세의 나이에 아버지의 사업을 계승하게 되어 1867년 지금의 조니 워커 블랙 레이블의 전신인 올드 하이랜드 위스키를 탄생시켰다. 그 후 알렉산더 워커의 두 아들은 조니 워커 가문의 기념비적 장소라고 할 수 있는 카듀(Cardhu) 증류소를 인수하면서 세계적인 유통망을 구축하게 되었고, 1909년 마침내 조니 워커 블랙 레이블을 세계 시장에 선보이게 되었다. 조니 워커는 아들 알렉산더와 함께 자기가 블랜딩하여 제조한 스카치위스키를 판매하였다. 상인들은 점차 이 위스키에 반하여 대량을 사다가 잉글랜드에 팔기 시작했다. 알렉산더 워커는 상술이 뛰어나 사업을 더욱 번창시켰다.

그러나 1852년 스코틀랜드 서남부에는 대 홍수가 일어나서 킬마넉을 황폐화시켰다. 그러나 알렉산더 워커는 이에 굴하지 않고 런던으로 이전하여 다시 사업을 시작했다. 그는 그곳에서 두 마리의 나귀가 끄는 마차를 특별 제작하여 그것을 타고 시내를 돌아다녔다.

알렉산더는 자기 부친의 애칭인 '조니 워커'를 상품명으로 하여 위스키를 발매했다. 마차에는 숙성된 위스키와 조니 워커가 걸어가고 있는 모습을 간판처럼 그려 넣었다. 1908년 유명한 조니 워커 상표가 디자인 되었다. 중절모를 쓰고 가죽 장화를 신은 영국 신사가 만면에 웃음을 띠고 씩씩하게 걸어가는 모습이 조니 워커 위스키의 심벌이 되었다.

문구 또한 이 디자인에 잘 어울리는 것이었다. '1820년에 태어났지

9. 위스키의 종주국 스코틀랜드의 음주문화 249

만 아직도 건재하다(Born 1820 Still going strong)'. 조니 워커 블랙 레이블은 1920년 120여 나라에서 판매되면서 명실공히 세계 최초의 글로벌 브랜드로서 그 입지를 굳히게 되었고, 1933년 영국의 국왕 죠지 5세는 그 품질을 인정하는 왕실 보증서를 수여하기도 하였다. 조니 워커 가문의 개척정신과 강인함이 담긴 남성다움, 그리고 변함없이 전해 내려오는 제품의 우수성을 간직한 정통성을 유지하고 있는 조니 워커는 블랙 레이블을 비롯하여 골드, 블루, 스윙 레이블 등 모두 8가지의 개별 제품을 선보이고 있다.

각각의 브랜드는 위스키 애호가들의 취향에 맞는 브랜드 고유의 독특한 맛과 향을 지니고 있다. 정통 프리미엄 스카치위스키를 대표하는 블랙 레이블은 세계 최초의 12년산 위스키로서 40여 가지 이상의 몰트위스키를 블랜딩하여 매혹적인 향과 부드러운 맛을 지니고 있으며, 연간 330만 케이스 이상이 판매되고 있다. 한정된 수량만을 생산하여 각각의 병에 고유 번호를 부여하는 블루 레이블은 진정한 품격을 느낄 수 있는 위스키의 명품으로서 깊고 풍부한 맛과 향을 지니고 있다.

오늘날까지 이 상표의 디자인은 상표의 모델로서 꼽힌다. 전문가들로부터도 찬사를 받고 있는 상표이다. 위스키 조니 워커는 스코틀랜드의 서남쪽에서 탄생되어 그쪽 지방에 있는 아일레이, 캠블튼 원액의 특징을 갖고 있다. 즉, 피트(Peat)향이 비교적 강하여 우리나라 소비자들에게는 향이 약간 짙게 느껴질 것이다. 조니 워커는 시리즈 상품이 개발되어 있다. 스카치위스키 중 가장 많이 판매되는 브랜드인 조니 워커 레드는 스탠더드 급이다. 1960년대만 해도 우리나라 사람들에게 가장 많이 알려진 위스키는 조니 워커와 짐빔인데 해방 후 미군의 주둔지에서 흘러나온 제품의 대부분이 이 두 제품이었다. 조니 워커 블랙은 프리미엄급이며, 슈퍼 프리미엄급의 조니 워커 블루가 있다. 6대에 걸쳐 독립적으로 내려오던 워커사는 현재 유디지(UDG)사에 소속되어 있다.

조니 워커 탄생 100주년을 기념하기 위해 탄생한 골드 레이블은 신비로운 전설을 가진 클리넬리쉬(Clynelish) 몰트위스키를 블랜딩한 18년산 위스키이다. 세계적으로 매년 700만 케이스이상 판매되는 레드 레이블은 열정과 젊음을 간직한 베스트셀러 위스키로서 부드럽고 달콤한 맛과 향으로 세계의 젊은이들에게 사랑을 받고 있다.

스윙 레이블은 1930년대 대서양을 건너 아메리카를 여행하던 유럽 상류층을 겨냥하는 선상에서도 결코 넘어지지 않도록 특별히 고안된 독특하고 매력적인 스타일의 병 모양을 간직하고 있으며, 그 자태만큼이나 독특하고 신비로운 맛을 간직한 위스키이다. 각각의 브랜드가 지닌 이미지는 조금씩 다르지만 끊임없이 개인의 발전과 성공적인 삶을 추구하는 조니 워커 가문의 정신적인 가치는 조니 워커 브랜드 전체가 추구하는 본질이다.

이러한 브랜드 가치를 의인화할 수 있는 아이콘 개발에 대한 조니 워커 가문의 의지와 만화가인 톰 브라운의 작품성이 어울려져 활보하는 남자(Striding Man)가 만들어졌고, 조니 워커 가문 전체의 상징으로서 현재까지 사용되고 있다. 조니 워커의 창시자인 조니 워커의 신념 "성공은 결코 쉬운 일이 아니다. 그러나 언제나 가치있는 일이다." 또한 "Keep Walking Campaign"은 진취적이고 미래지향적인 인간형을 표방하는 캠페인으로서 1996년에 시작하여 현재 전 세계 160여 나라에서 진행 중이다. 또한 이러한 조니 워커의 정신을 기념하기 위한 Keep Walking Fund가 2001년에 설립되어 운영되고 있다.

9.1.4 로얄 살루트

오늘날에도 국왕이 있는 국가에서는 왕에 대한 존경심이 대단하다. 왕과 왕족들의 일거수일투족이 시민들의 큰 관심사의 하나다. 태국과 일본인들의 국왕에 대한 존경심은 대단하다. 근대 민주주의의 산파역할을 했던 영국에서도 왕에 대한 충성심은 여전히 변함없다. 1세기가 지난 일이지만 해가 지지 않는 나라를 건설했던 왕가에 대한 추억에서일까? 어쨌든 이들은 왕가의 일에 관여하려 한다. 따라서 왕자의 탄생이나 여왕의 즉위 등은 국민적 축제로 받아들인다.

스코틀랜드의 힐 톰슨사는 현 영국 여왕인 엘리자베스 2세의 즉위 때에 즈음하여 특별한 위스키를 헌납하기로 결정했다. 국왕의 대관식에는 21발의 축포를 쏘는 관례를 이용하여 21년생 위스키 개발을 준비하였다. 그 제품의 이름은 '왕의 예포'라는 뜻의 '로얄 살루트'로 결정되었다. 1950년 힐 톰슨사의 제품 디자이너들은 이 이름에 걸맞은 디자인에 골몰하였다. 에든버러 성에는 포신의 직경이 400mm나 되는 몽즈메그라는 거대한 대포가 있었는데 16세기에 이 포로 에든버러 성을 지켰다. 디자이너들은 이 대포의 포신을 본떠 도자기를 만들었다. 스코틀랜드인들은 이 대포를 스코틀랜드 수호의 상징으로 여기고 있다.

1952년 엘리자베스 여왕의 즉위식에서는 이 도자기로 디자인된 로얄 살루트가 진상되었다. 이후 로얄 살루트는 최고급 위스키의 대명사가 되었다. 로얄 살루트는 군청색, 자주색, 짙은 갈색의 세 가지 병이 있다. 로얄 살루트는 위스키로서는 매우 드물게 코르크 마개를 사용하고 있다. 또한 로얄 살루트는 융단 주머니로 포장하여 세계 위스키 애호가들의 소장품으로도 호평받고 있다. 로얄 살루트는 현재도 모든 작업을 사람의 손으로 하는 정성스러운 수제품이다. 로얄 살루트는 하일랜드 몰트 원액만을 사용하여 지닌 잘 익은 과일향이 짙고 맛이 부드러워 목에 넘어갈 때 비단과 같은 느낌을 주는 게 특징이다. 여기에 사용하는 원액은 매년 숙성상태를 점검하여 오크통 하나 하나를 특별 관리하고 있다. 로얄 살루트의 자매품으로 '로얄 살루트 루비'라는 제품이 있다. 이 제품의 마개는 실제의 루비로 되어 있어 가격이 매우 비싸다. 40년 숙성된 이 제품은 원액의 희소성 때문에 한정된 양을 제조하여 일련번호를 매겼다. 로얄 살루트 루비는 명품 중의 명품으로 알려져 있다.

9.1.5 발렌타인

'영원한 사랑의 속삭임'이라는 제품 이미지를 가지고 있는 발렌타인은 덤바튼에 소재한 조지 발렌타인 앤 선(George Ballantine & Son Ltd.)사의 제품이나 이 회사의 실질적인 소유주는 캐나다의 거대주류기업인 하이럼 워커사이다. 발렌타인은 회사의 설립자인 조지 발렌타인의 이름을 따서 지은 것인데, 발음 때문에 흔히 발렌타인 데이(Valentine Day)의 발렌타인과 혼동한다. 그래서 많은 사람들은 발렌타인 데이를 연상하며 이 술을 찾기도 한다는데, 어쨌거나 발렌타인은 동음어의 혜택을 톡톡히 보고 있는 셈이다.

1827년 일개 농부였던 조지 발렌타인이 에든버러로 나가 식료품점을 창업한 것이 발렌타인사의 출발점이지만 취급 품목에 위스크가 추가된 것은 19세기 말엽 그의 아들에 의해서였다. 그러나 정작 독자적인 위스크 블랜딩 사업을 시작한 것은 1919년 발레타인사를 인수한 맥킨리라는 사업가였다. 그 후 1937년 이 회사는 캐나다의 하이럼 워커사로 넘어가게 된 것이다.

발렌타인에는 엉뚱하게도 거위와 얽힌 재미있는 일화가 있다. 당시 스코틀랜드에도 위스크 숙성 창고에서 술을 훔치는 좀도둑들(아마도 알코올 중독자였을 것이다)이 있었던 모양이다. 회사에서는 이 골칫거리들을 거위를 길러서 멋지게 해결하였다. 100여 마리의 흰 거위 군단은 창고 주위를 돌아다니다가 거동이 수상한 자가 나타나면 큰 소리로 외쳐 되면서 때거리로 공격을 가하곤 해서 좀도둑이 침범할 생각을 품지 못하게 되었다는 것이다. 이런 전통은 오늘날까지도 이어져서 스코틀랜드의 덤바톤에 있는 발렌타인 공장은 관광명소 중 하나로 손꼽히고 있다.

발렌타인의 품질관리 및 비결은 블랜딩 후에 재숙성(marrying)과정에 있다고 주장한다. 즉 로우랜드 몰트인 인버레븐과 하일랜드 몰트 등 특색이 각각 다른 종류의 위스크 원액들을 블랜더의 후각에 의해 결정한 비율에 따라 섞은 후 이것을 다시 오크통에 넣어 일정기간

9. 위스키의 종주국 스코틀랜드의 음주문화 253

숙성시키는 것이다. 그래서인지 스카치 위스크가 다른 위스크에 비해 맛과 향이 강한 것이 특징이지만 일련의 발렌타인 제품은 비교적 맛이 부드러운 편이다.

발렌타인은 시리즈로 출고되는 제품이다. 프리미엄급으로는(주령이 30년산인 발렌타인에서 시작하여) 17년산인 발렌타인, 골드 씰(Gold Seal, 12년), 스탠다드급으로 발렌타인 하이니스트(Finest)가 있다. 특히 30년 짜리는 블랜디가 위스크 중에서는 유래를 찾아보기 힘들 정도로 고주(沽酒)로서 가격도 대단히 비싼 편이다. '영원한 사랑'과 '원숙한 품질'을 모토로 하는 발렌타인 제품군은 유럽 지역에서 가장 많이 팔리는 대표적인 스카치 위스크로 손꼽히고 있다.

9.2 스카치 위스키와 보니프린스 찰리의 나라

흔히 영국이라면 오랜 역사와 문화, 전통을 가지고 있으며 자존심이 강한 민족으로 알고 있을 뿐 세 개의 독립된 국가로 이루어져 있다는 사실은 잘 모르고 있는 것 같다. 잉글랜드만 하더라도 브리튼의 또 다른 이름이 아니라는 사실은 브리튼의 일국(그것도 면적이 가장 큰)일 뿐이다. 그 서쪽으로는 웨일스가 있는데 전통적으로 브리튼 군주의 장남이 웨일스의 왕자로 임명되어 왔다. 1603년까지 독립된 왕국이었던 스코틀랜드는 트위트강 북쪽에 있다. 스코틀랜드는 군인의 나라로서 수세기 동안 잉글랜드와의 국경분쟁이 끊이지 않았다. 스코틀랜드에는 독자적인 왕의 계보가 있는데, 그 중에서도 가장 잘 알려진 것이 셰익스피어의 희곡에 나오는 맥베드 왕일 것이다.

스코틀랜드 왕의 계보는 아직도 계속되고 있다. 1603년 잉글랜드의 엘리자베스 1세가 사망하자 잉글랜드와 스코틀랜드의 왕위는 제임스 국왕(1566~1625) 한 사람에게 넘어갔다. 그는 잉글랜드의 첫 번째 왕이자 스코틀랜드의 여섯 번째 왕이기 때문에 '1세이자 6세'라고 불린다. 비록 1603년 한 명의 왕 아래 통합되기는 했지만 잉글랜드와 스코틀랜드라는 두 개의 나라가 1707년 '연합령'에 의해 행정적으로 정식 통합되기 까지는 1세기이상이 걸렸다. 물론 스코틀랜드는 독자적인 법체계(이는 오늘날도 마찬가지이다)뿐 아니라 그들 자신의 장로교회를 가지며 다만 '독립된 국가'만을 포기한 것이다.

이들의 통합은 브리튼 내의 통치권에도 변동을 가져왔다. 1685년 왕위에 오른 제임스 2세는 브리튼의 마지막 구 교왕이자 스튜어트 왕가의 마지막 왕이 되었다. 영국에서의 구교와 신교의 오랜 대립은 결국 1688년 '명예혁명'으로 폭발, 제임스 2세는 왕위에서 물러나야 했다. 그의 아들은 스스로를 '제임스 3세'라 칭하고 자신이 영국의 왕이라고 주장했다. 1715년에 마르(Marr)가에 첫 번째 백작이 된 어스카인(Erskine)의 지원을 받은 자칭 제임스 3세는 유럽의 소규모 추종자들의 통합, 스코틀랜드 동부 연안에 있는 에버딘의 피터헤드를 향해 출발했다. 이들은 그해 12월 목적지에 도착하여 스튜어트 왕가의 기를 세웠는데 이것이 바로 첫 번째 스튜어트 왕가의 반란이다. 그러나 이듬해 2월 반란에 실패한 제임스 3세는 프랑스로 쫓겨났다.

그의 아들인 찰스 에드워드(Young Pretender)는 스코틀랜드 역사상 가장 유명하고 낭만적인 일화를 남겼다. 그는 스튜어트 왕조의 마지막 왕위 주장자로서 1745년에 2차 반란을 일으켰다. 그해 9월 수도인 에든버러로 진군해 들어가 승리를 거두었다. 이듬해인 1746년 4월 인버니스셔 컬로덴 무어 전투에서 잉글랜드군(여기에는 스코틀랜드 저지대 사람들도 포함되어 있다)에 의해 격파됐다. 잉글랜드인들에 의해 가차없이 쫓겨난 그는 스코틀랜드 서부 해안에서도 멀리 떨어진 헤브리디스 제도로 도망, 그곳에서 플로라 맥도날드라는 여자의 보호를 받았다.

아일랜드 물레 잣는 여인으로 변장한 그는 베티버크라는 가명으로 플로라와 함께, 노래에도 나오듯이 '스카이로 가는 바다를 건너' 1746년 9월에 프랑스로 탈출한다. 거기서도 그는 잉글랜드의 왕위계승자임을 주장하면서 지원을 호소하러 돌아다녔지만 주벽과 방탕한 생활로 인해 동조자를 잃고 1788년 로마에서 사망했다. 그러나 그는 노래와 이야기 속에서 낭만적으로 묘사되어 전설적인 스코틀랜드의 영웅 '보니 프린스 찰리(Bonnie Prince Charlie)'로 사람들의 기억 속에 남아있다.

스코틀랜드는 안개와 산, 물살이 빠른 하천, 깊고 푸른 호수의 나라이다. 호수 중 하나인 네스호는 길이가 36킬로미터나 되는 브리튼에서는 가장 큰 호수로 깊이만도 230미터나 된다. 그 깊이는 대서양보다도 깊다. 때때로 이곳에서 목격되곤 하는 괴물 네시로 유명한데, 이 괴물은 여행자와 학자들이 오래전부터 보았다고 주장하지만 아직 그 존재에 대한 결정적인 증거는 찾아내지 못하고 있다.

스코틀랜드 사람들의 기술과 문화는 스카치위스키와 골프에 있어서도 국제적 수준과 다양한 면모를 보여준다. 많은 나라의 서로 다른 주장에도 불구하고 스포츠 역사가들은 골프가 스코틀랜드에서 처음 시작되었다는 사실을 인정하고 있다. 골프뿐만 아니라 위스키를 처음 만들었다고 주장하는 나라도 많다. 그러나 세계에서 가장 깊고 다양한 맛을 지닌 위스키를 생산하는 곳이 스코틀랜드라는 사실에 대해서는 그들 역시 반박하지 못한다.

골프와 스카치위스키는 출생지가 같다는 이유로 자연스럽게 친밀한 관계를 유지하고 있다. 스카치는 이미 오래전부터 클럽하우스의 '19번 홀'에서 즐겨 마시는 술이 되었다. 아시아에서 가장 큰 프로 골프 대회는 바로 해마다 열리는 '조니 워커 클래식'으로 1993년 2월 싱가포르에서 열린 경기에서는 세계적인 골프 영웅 그렉 노먼과 프레드 커플스에 이어 한국의 최상호가 3위를 차지하기도 했다.

백파이프와 킬트(kilt) 역시 스코틀랜드의 명물로 빼 놓을 수 없다. 백 파이프는 스코틀랜드의 민속악기로 연주자가 호흡을 하면서 연주자의 팔 아래에 있는 백이 부풀어 올랐다가 파이프를 통해 공기가 빠져나가면서 독특한 소리를 내게 되는 것이다. 영화에서도 볼 수 있듯이 전쟁에서는 이 백파이프로 병사들의 사기를 분돋웠다. 또 킬트는 스코틀랜드의 전통적인 남성복으로 스커트처럼 보이지만 절대 스커트라고 불러서는 안 되는 주름잡힌 옷이다. 이 옷은 '타탄'이라

 음주의 유혹 금주의 미혹

는 체크무늬의 모직물로 만드는데 타탄의 체크무늬는 다양해 가문별, 부족별로 각기 독특한 디자인을 갖고 있다. 한편 스코틀랜드인은 허리에 장식용으로 스포란이라는 지갑을 차고 모로 짠 두툼한 양말을 신으며 양말 아래쪽에는 단검을 꽂는다. 이 단검은 가죽으로 된 칼집 안에 들어 있지만 유사시엔 언제라도 사용할 수 있다.

스코틀랜드의 음악과 춤도 오랜 전통을 지니고 있다. 이들의 민속춤을 보면 16세기 프랑스 왕실의 춤을 이어 받았다는 것을 알 수 있는데, 집단 또는 8명이 한 조가 되어 추는 것이 대부분이다. 여기에는 즉흥적 리듬의 생음악인 지그(jig)나 릴(reel)이 따르며 백파이프나 다른 악기로도 연주된다. 스코틀랜드의 릴은 16세기에 처음 기록으로 남겨졌지만 17세기에는 프로테스탄트 교회의 영향 때문에 고지대에서만 유지되어 오다가 18세기에 와서 부활되었다. 이 같은 음악과 춤, 악기, 음식, 의상, 위스키 등이 어울려서 스코틀랜드의 독특한 문화를 이루고 있다.

9.3. 위스키와 골프 18홀과의 상관관계

"18홀은 코스설계 때 마신 위스키 바닥난 지점"
"스카치위스키 한 병이 18잔"

골프의 마지막 홀에 다다르면 대다수 골퍼들은 아쉬움을 토로한다. '왜 골프 코스는 18홀 밖에 없을까' 라며 아쉬워한다. 정규코스 18홀의 유래는 골프의 발상지인 영국에서도 여러가지 학설이 난무하지만 확인할 길이 없다. 우선 런던 교외의 로열 윔블던CC에서 비롯됐다는 얘기가 가장 설득력 있다. 1865년 7홀로 조성된 이 골프장은 5년 뒤 늘어나는 내장객을 수용하기 위해 코스를 확장했다. 2주 만에 완성된 코스는 전반 10개 홀을 돌고, 클럽하우스에서 잠시 쉰 뒤 9홀 플레이를 벌였다. 그런데 전반 경기를 마친 뒤 클럽하우스에 돌아온 골퍼들은 스코어 계산에 애로를 겪었다. 전-후반 홀수가 달라 성적을 매기는 일이 복잡했던 것이다. 결국 이 골프장은 20개 홀로 코스 증설을 검토했지만 부지가 모자라는 통에 오히려 홀을 1개 줄여 18홀로 정착됐다는 얘기가 전설처럼 남아있다.

또 다른 이야기로는 위스키 때문에 결정됐다는 전설같은 얘기도 있다. 19세기 후반 위스키라면 자다가도 벌떡 일어난다는 스코틀랜드의 한 골프 설계자가 술을 홀짝이며 코스를 하나씩 만들었는데 하필이면 18번 홀에서 위스키가 바닥을 드러내 코스 건설이 끝났다는 것이다. 이 또한 믿기 어려운 전설 같은 얘기가 아닐 수 없다. 이밖에 골프의 발상지인 세인트앤드루스가 처음엔 11홀로 출발했다가 9홀로 축소되면서 왕복 18홀이 됐다는 설도 있다.

'파3, 18홀 폭탄주'가 있다. 한 잔에 세 번 이하로 술을 넘기고(파3) 모든 사람들에게 18잔씩 돌아가는(18홀) 끔찍한 폭탄주이다. 이런 폭탄주를 만들어 돌린 사람들은 '18홀의 유래'에 대해 어느 정도 알고 있는 건지도 모르겠다.

왜 똑 떨어지는 10홀도 아니고 20홀도 아닌 18홀일까. 먼저 말했듯이 세인트앤드루스 때문이다. 제1회 브리티시오픈 골프대회는 1860년 프레스트워크(12홀)에서 개최된 이후 10회까지 계속 이곳에서 열렸다. 그러나 1872년부터 대회 장소가 프레스트워크(12홀), 로열 앤드 에인션트 세인트앤드루스 클럽(18홀), 오너러블 컴퍼니 오브 에든버러 골프스 클럽(9홀) 세 곳에서 번갈아 바뀌어 개최되었다.

물론 각 골프장마다 홀수를 36홀로 맞추기 위해 프레스트워크에서는 3라운드, 세인트앤드루스에서는 2라운드, 에든버러 골프스 클럽에서는 4라운드를 치렀다. 그리고 1850년 이후 급속도로 골프가 보급되기 시작되면서 이 중 가장 인기 있었던 세인트앤드루스를 본뜬 18홀이 가장 많이 생겼다. 이것이 세계로 퍼져가면서 18홀의 골프장이 자리를 잡았다.

그렇다면 세인트앤드루스는 어떻게 18홀이 되었을까. 스카치위스키 때문에? 물론 그것도 가설 중의 하나이다. 당초 편도 11홀 왕복

258 음주의 유혹 금주의 미혹

22홀 짜리였던 이 클럽은 최초의 티오프 지점이 바로 마지막 홈 홀이 되는 구조이다. 그러나 1764년 앞쪽의 4홀이 너무 쉽다는 의견이 많아 이를 4홀서 2홀로 개조됐고, 따라서 편도 9홀 왕복 18홀로 자리를 잡게 되었다.

9.4 스코틀랜드의 "토마스 파 옹"

술로써 장수한 세계적 기록의 보유자인 토마스 파는 1438년 스코틀랜드에서 태어나 152살까지 술만 마시며 살다간 주선(酒仙)으로서, '올드 파'란 위스키 술병의 상표로 세계적 명성을 떨치고 있다. 그는 80세에 처음 결혼하였고, 102세 때 재혼할 정도로 건강하였으며, 그런 그의 소문이 영국 전역에 퍼지자 왕궁에서는 유명한 화가 루벤스에게 그의 초상화를 그리게 하였고, 그 초상화가 양주 '올드 파'의 상표가 되었다. 또한 프랑스 요리에 포도주를 마시며 포식하다가 몇 달 후에 급사하자 영국에서는 그의 시체를 영국 역대 국왕의 묘소인 웨스트민스터 성당의 지하 묘소에 묻히게 하였다.

10
음주규칙이 무려 5,800가지인 캐나다의 음주문화

유럽인들이 캐나다로 이주해 오기 전에 캐나다 원주민들은 술을 안 마신 것으로 알려져 있다. 유럽인들은 물물교환을 할 때 모피를 받고 원주민들에게 브랜디와 럼을 주었다. 몸을 따뜻하게 해주는 것으로 서로 물물교환을 했지만 물물교환으로 술을 받은 원주민들은 오래 마시면 다시 몸이 추워지는 손해를 보았다. 그 덕분에 원주민들은 처음부터 과음을 하기 시작했고 지금도 알코올 문제가 가장 많은 집단 중의 하나가 되었다.

18세기부터 술은 정부재원의 중요한 부분을 차지하였다. 원주민뿐만 아니라 당시에 육체노동을 많이 하던 광부, 철도노동자, 나무꾼 등이 과음을 하고 주세를 많이 낸 대표적 집단이었다. 19세기 초에 캐나다도 세계적으로 진행된 금주운동에서 예외적이지 못했다. 정부는 금주를 주장했는데, 그 이유는 알코올이 도덕적 타락과 모든 사회문제의 원인이라는 생각에 동의했기 때문이다. 캐나다인들도 처음에는 음주를 금지하면 모든 도덕적 타락이 사라질 것으로 믿었다. 그런데 금주운동이 가장 많은 호응을 얻은 곳은 가톨릭 교회가 완전 금주가 아닌 적정음주를 주장한 '퀘벡'지역이었다. 음주자는 물론이고 술판매자와 유통업자들이 반대를 했지만 1907년 금주법이 공식적으로 통과되었지만 캐나다의 금주법은 아주 단명으로 끝났다.

10.1 캐나다인의 음주에 대한 태도

캐나다는 추운 나라이다. 추운 지방에서 술을 많이 마시는 것은 어떤 역사적·문화적 이유를 대는 설명보다 설득력이 있다. 캐나다인의 음주실력은 선진국의 중간정도인데 15세 이상 전인구를 대상으로 '작년에 적어도 술을 한잔 이상 마신 사람'이 조사결과 72%였다. 1인당 평균 순 알코올 소비량은 9.5리터, 주류 판매액은 104억 달러로 인구수가 상대적으로 월등한 미국의 84억 달러보다도 많은 수준이다.

캐나다를 방문하는 여행자들은 캐나다의 깨끗함에 반하게 된다. 그러나 토론토의 거리에서 하루 종일 앉아서 노닥거리는 젊은이들(Street Youth)을 빈번히 볼 수 있다. 그들은 알코올과 담배는 물론 마약까지 손을 댄다. 소위 길거리 청소년들의 알코올과 약물중독 문제가 예외 없이 심각하게 거론되는 곳이 또한 캐나다이다. 토론토의 최고의 알코올 및 약물 문제 연구기관인 중독연구재단(Addiction Research Foundation)의 룸(R. Room)박사는 "현대의 모든 사회에서 약물문제가 증가하고 있으며 캐나다도 예외는 아니다"라고 말했다.

10.2 캐나다 최근의 음주동향

금주법이 실패로 돌아가자 캐나다는 만취자, 중독자, 술로 인한 사망자들이 속속 나타나기 시작했다. 갤럽의 조사결과 1950년대 이후

 262 음주의 유혹 금주의 미혹

로 음주자 비율이 계속 늘어났다가 1980년대 들어서는 감소추세를 보였다. 캐나다는 '전 해에 적어도 한잔 이상 마신 사람'을 측정하는 기준을 선택하여 15세 이상 음주인구는 1978년 82%에서 1994년 72%로 줄어드는 경향을 나타내고 있다. 한 달에 적어도 한번이상 마신 '빈번한 음주자'도 같은 기간 중에 줄고 있으며 한달에 한번이하 마시는 음주자는 늘었다.

음주자 평균을 보면 1주일에 평균 3.6잔을 마시고 있다. 대체로 음주자의 절반쯤은 한번 마실 때 다섯 잔에 가까운 술을 마시는 것으로 나타났다. 가장 좋아하는 술은 맥주, 증류주, 와인의 순이다. 음주자들은 술집에서 마시고, 파티, 결혼식 등 사회적인 모임에서도 마신다. 캐나다도 술집에서 취객은 대접을 받지 못한다. 만취한 손님에게 술을 주지 않을 권리가 바텐더에게 주어지는 곳이 캐나다이다. 캐나다인은 혼자 마시는 것을 별로 좋아하지 않으며 주로 친구, 연인, 가족, 친척 등의 순으로 함께 마시는데 우리나라 사람들이 친구나 직장동료와 주로 마시는 것과 비교하면 가정적이고 개인적인 음주를 많이 하고 있다.

특히 캐나다 청소년의 알코올 소비는 성인들의 알코올 소비추세와 유사한 패턴을 보여주고 있다. 청소년 알코올 소비는 1989년 66.2%, 1991년 56.7%, 1993년 56.5%, 1995년 58.8%로 계속 감소 추세를 보이고 있다. 캐나다의 대학생의 음주자의 성 비율은 거의 차이를 보이지 않고 있으며 대학생의 음주는 주거상황과도 밀접한 관계를 보이고 있다. 기숙사생활을 하는 학생이 음주빈도와 음주량이 가장 높고 혼자 자취하거나 하숙하는 학생, 부모님과 같이 살고 있는 학생 순으로 음주빈도와 음주량이 적음을 나타내고 있다.

10.3 캐나다인의 음주문제

캐나다인들도 술로 인한 개인적·사회적 문제들로 고통을 받는다.

음주로 인한 경제적 총비용을 '캐나다 물질남용센터(CCSA)'는 184억 달러로 추정하고 있으며, 이는 국내 총생산의 2.7%수준이다. 알코올 중독자가 47만 6,800명으로 추산되고 있으나, 그 수는 줄어드는 추세라고 한다. 캐나다도 음주운전문제로 골머리를 앓고 있는데 교통사고 중 가장 큰 원인이 음주운전이다. 그러나 캐나다에서의 음주문제는 줄어들고 있다. 알코올 중독자의 수, 건강상의 문제, 음주운전 사고 등 각종 통계치는 하향 추세를 나타내고 있다.

캐나다의 청소년의 대부분은 알코올 남용 문제를 피해갈 수 있도록 하기 위해 알코올 및 약물남용의 문제를 경험할 수 있는 '위험집단'에 대한 예방활동에 중점을 두고 있다. 그러나 위험집단에 속한 청소년 중 대다수가 이미 알코올 남용과 관계된 심리사회적 문제를 경험하고 있다. 알코올과 약물 남용 청소년은 폭력, 반사회적 행동, 조기 성행위 경험, 정서적 어려움과 학교관련 문제들을 경험하는 것으로 나타나 심리 및 행동의 상호연관된 역학관계를 보여주고 있다.

10.4 알코올 문제에 대한 캐나다의 정책

캐나다에서는 연방정부에서 술의 제조·수입·수출을 관장하고 있으며 각각의 주에서 술의 유통을 규제하고 있는 등 다양한 주류 통제정책을 사용하고 있다. 국산맥주와 와인의 경우 정부와 민간이 모두 판매권을 가지고 있지만 증류주, 수입와인, 맥주의 판매권은 주정부에서 가지고 있다.

캐나다는 전통적으로 술값이 비싸 미국으로 술 쇼핑을 일상적으로 가는 사람들이 많다. 캐나다 달러의 약세와 관세법의 강화로 줄기는 했지만 그 수는 아직도 적지 않다. 앨버타 지역에서는 이른 시간에 술을 싸게 팔아 음주 피해를 줄이는 제도가 생겨났고, 법정 음주연령을 미국에서 올린 것과 달리 낮췄다. 뉴브런즈윅과 매니토바에서는 부모감독하의 음주를 허용하고 있고 앨버타, 브리티시, 컬럼비아,

온타리오 주 등에서는 미성년자의 주택내 음주가 허용되고 있다. 이러한 제도의 영향으로 캐나다의 술집에서 미성년자를 보기란 어렵지 않은 일이 되었다. 이러한 현상은 캐나다인의 술에 대한 허용적 태도를 엿볼 수 있게 한다.

캐나다 정부는 청소년 알코올 문제를 예방하기 위해서 초·중·고등학교 청소년과 대학생에 대해 중독연구재단(ARF)을 통한 CAPE (Campus Alcohol Policies and Education)이 최근의 정부의 유일한 예방사업이다. 대학생을 대상으로 한 알코올 예방 프로그램은 각 대학의 peer counselling 학생자조집단을 이용한 BACCHUS Canada의 활동이 활발히 이루어지고 있기도 하다.

캐나다와 미국에서 알코올을 법적으로 소비할 수 있는 최저 연령을 낮추거나 높이는 데 따른 효과가 무엇인가에 대하여 연구가 시행되어 왔다. 1980년대에 미국의 주들은 최저 연령을 18세로 낮추었다. 평가적 연구에서 얻은 결론은 최저 연령을 낮춘 결과 18-20세간의 운전자들의 알코올 관련 운전 사고가 아주 유의하게 증가한 것으로 나타났다. 이들 연구의 결과가 몇몇 미국의 주들이 1980년대 후반기에 최저 연령을 내리게 하는 데 기여하였다. 연령을 높인 후에 시행된 연구 결과에는 젊은 운전자들의 알코올 관련 교통사고가 감소된 것으로 나타났다.

캐나다에서는 술중에서 '리커'라 불리는 위스키·브랜디·럼 등의 독주는 리커 스토어란 간판을 붙인 전문점에서만 판매된다. 이들 리커 스토어들은 10개 주 중 앨버타 주를 제외한 나머지 주에서는 주 정부 직영으로 운영된다. 맥주나 포도주 등 발효주는 주정부가 아닌 민간인이 운영하는 가게에서도 판매된다. 하지만 이들 가게 역시 퀘벡 주를 제외한 나머지 주에서는 주 정부의 술 판매 면허를 받아야 하고, 이를 통해 가게 수가 제한된다.

10.5 예방과 치료

음주에 대단히 허용적 태도를 갖고 있어 술 문제가 많은 만큼 캐나다는 예방프로그램을 상당히 포괄적으로 운영하고 있다. 예방프로그램은 학교를 중심으로 진행하고 있으며 대안적인 수단인 사회기술 훈련, 문화, 예술, 체육 등 다양한 프로그램이 있다. 대국민 인식제고를 위한 예방사업도 건강 캠페인, 반음주 역광고, 술집종사원 교육 등 다양한 프로그램을 정부차원에서 진행한다.

민간에서도 주류업계를 필두로 연구 조사, 교육홍보 프로그램 등을 지원하는 광범위한 예방활동을 벌리고 있다. 치료는 입원프로그램 위주였는데 입원 및 통원 치료 프로그램으로 다원화하고 있다. 해독시설, 장단기 거주시설, 외래 프로그램 등이 주로 도시를 거점으로 하여 상당히 많다. 자조집단의 활동도 활발하다. 캐나다인들은 주로 알코올 문제를 생활습관에 기인한 질병으로 인식하고 있다. 문제를 막는 가장 효과적인 접근방법으로는 기초예방, 초기 관여, 건강증진을 전략적으로 활용하고 있다.

정부기관의 정책 담당자가 수행상 편리한 것은 사실 알코올 통제정책이다. 그러나 실행상의 이점은 많지만 효과성이 떨어진다는 평가가 많아 전통적인 알코올 통제정책은 정치적인 지지기반을 차츰 잃어 가는 듯하다. 우리와는 달리 선진국에서는 건강에 대한 관심, 매스 미디어를 통한 홍보, 새로운 커뮤니케이션 기법을 통한 다양한 교육의 효과로 음주량이 감소하고 있다. 더욱이 통제의 주요 근거가 되었던 무역장벽도 거의 허물어져 가고 있다. 이러한 상황하에서 통제정책이 지지를 잃는 것은 당연한 일일 것이다. 또한 적정 음주가 건강에 이로울 수 있다는 연구가 속출하고, 알코올 관련 산업들이 문제 예방 활동에 적극적으로 나서고 있다. '술로 인해 사망한 사람보다 술로 인해 수명을 연장한 사람이 더 많다'라는 연구까지 나오자 피해를 줄이는 대안에 대한 관심은 더욱 고조되고 있다.

피해 축소 방법의 예방전략 중 하나는 '과음'보다는 '폭음'에 초점을 맞추는 것이다. '과음자'를 1주일에 7잔 이상 마신 사람으로 정의하고, '폭음자'를 한 자리에서 5잔 이상을 마신 사람으로 정의한 후 알코올 관련 문제와 연결시켜 보면 다음과 같은 설명이 가능하다. 폭음은 심장질환을 늘리고, 음주운전 사고도 빈발시키며, 가족 관계의 기능을 마비시키는 경우가 많다. 더욱이 고용 문제에도 악영향을 미쳐 생활 자체를 불가능하게 할 수가 있다. 폭음으로부터 발생하는 피해를 적극적으로 방지하는 것이 술 소비를 줄이려고 노력하는 것보다 현실적이고 실용성 있는 술 문제 방지책이 아니겠는가.

캐나다의 퀘벡 시에는 'Red Nose 프로그램'이 있다. '빨간 코'는 캐나다에서도 술주정뱅이를 일컫는 용어이다. 우리 나라의 술집에서는 대리운전자가 차량을 소유한 만취자를 집까지 바래다주도록 주선을 하는 경우가 있다. 이와 유사하게 퀘벡 시에서는 자원봉사자들을 모집하여 만취자에게 비음주자의 운전 서비스를 받도록 하게 한다. 우리 나라와는 달리 캐나다는 '지역사회 음주자 보호 프로그램'을 피해방지 차원에서 제도화하고 있는 것이다.

몬트리올의 술집에는 다른 곳의 술집과 달리 유난히 푹신한 가구가 설치되어 있다. 좌석도 음주자들이 가능한 한 불필요한 대면을 하지 않도록 칸막이 구조로 되어 있다. 만취한 음주자끼리 폭력행위가 발생했을 때 사고를 미리 방지하고자 한 것이다. 스코틀랜드의 술집에서는 술잔이 깨졌을 때 날카로운 조각이 없이 바스러지는 잔을 제공한다. 음주와 관련된 폭력 행동에서 음주자를 보호하기 위한 방편이다. 이렇게 음주 시설의 구조와 배치, 음주 도구를 음주로 인한 피해가 발생하지 않도록 구비하는 것이다.

10.6 '덜 취하게 하기'와 '가짜 술 못 마시게 하기'

유럽이나 미주의 상당수 국가들은 '라이트 비어'를 출시하고 있다. 또한 도수가 낮은 증류주도 새로운 상품으로 개발되고 있다. 이러한 주류업체들의 신상품 전략은 저도주를 선호하는 고객의 성향 변화를 확신했기 때문에 채택된 것이다. 주류업체들은 이러한 상품의 개발로 알코올의 흡수량을 줄여 음주로 인한 문제를 줄인다. 뿐만 아니라 전체 음주량을 줄이지 않는 효과를 동시에 달성할 수 있게 된다. 피해 축소 방법 중 주류산업의 수익성을 유지하면서 공중보건이라는 두 가지 목적을 달성하는 방법이 시도되고 있는 것이다.

캐나다의 앨버타 주 에드먼톤 시의 식료품점에 가보면 저녁 이른 시간에 일정한 시간을 정해서 술을 싸게 판다. 주로 직장인들이 퇴근하기 전 시간으로 일반인들은 남다른 노력을 하지 않을 경우 특별히 할인하여 파는 술을 사기란 어려운 일이다. 그 특별히 싼 술을 살 수 있는 사람은 시민 중 저소득층의 알코올 남용자 또는 중독자들이다. 중독자들에게 술을 싸게 팔다니, 그게 무슨 망발인가? 앨버타의 중독자들은 소득이 없어 '액체 구두 닦는 약'을 술 대신 마시는 경향이 많았다고 한다. 앨버타의 관리들은 알코올 중독자가 독성이 있는 비음료 알코올을 마시게 방치하는 것보다는 술값을 내려 마실 수 있는 알코올을 싸게 구입할 수 있도록 도와주는 제도를 채택한 것이다. 이것도 음주로 인한 피해를 줄이는 적극적인 방법 중 하나이다.

10.7 술 관련 규칙 무려 5,800가지

한국에서 술은 과자나 청량음료 정도로 사기 쉽고 마시는 데도 제한이 없지만, 캐나다에서는 '경계해야 할 특별한 상품'으로 여겨진다. 이는 1930년대까지 북미 역사의 중요한 대목을 이룬 절주운동(Temperance Movement)과 금주령(Prohibition)의 영향이다. 절주운동은 19세기 유럽에서 시작돼 북미로 들어온 캠페인이다. 산업혁명 후 공장 노동자 등 도시 빈민들이 고달픈 하루를 잊기 위해 술에 빠져들고 이 때문에 가정이 피폐해지는 일이 빈번해지자 이 운동이 시작됐다. 금주령은 제1차 세계대전을 계기로 절주운동을 정부 차원에서 임무를 맡아 술 제조와 판매를 금지하기 위해 제정한 법을 말한다.

이 법은 캐나다보다 미국에서 더 강도 높게 시행돼, 연방정부는 1920년부터 12년간 전국적으로 술의 제조와 판매를 금지했다. 절주운동과 금주령은 미국을 통해 캐나다로 들어온 시대 조류였기 때문에 미국에도 술을 금기 상품으로 보는 경향이 남아 있다. 그러나 캐나다는 미국에 비해 사회주의적 정부 정책의 농도가 짙기 때문에 아직까지도 술에 관한 정부 간섭이 더 까다롭다.

그러나 캐나다 내에서도 술 관련 규제가 가장 많은 주에 속하는 브리티시 컬럼비아 주정부가 완화 방안을 발표해 화제가 되고 있다. 골자는 민간 주류 판매점에서의 증류주 판매 허용 18종류로 나뉘어 있는 술 서비스업소 면허를 전문 술집과 식당으로 이원화시켜 무려 5,800가지에 이르는 술 관련 규칙 중 25%를 폐기하는 것 등이다. 이 같은 방침에 대해 시민의 상당수가 반대하고 있으나 술집 등 관련 업소와 관광업계 등에서는 대환영이다.

브리티시 컬럼비아 주에는 술 관련 규칙이 많다 보니 한국인의 눈에 희한하게 보이는 내용도 많다. 전문 술집이 아닌 식당(물론 술 서비스 면허를 가진)에서 손님이 음식을 주문하기 전에 술부터 청할 때 주인은 이를 거절해야 하며, 전문 술집에서도 술을 병 단위로 손님에게 팔아서는 안 되고 맥주든 양주든 반드시 잔 단위로 팔아야 하는 것 등이 그 예다. 캐나다에는 음주에 대한 규제가 무척 많지만 캐나다인들이 다른 나라 사람들보다 술을 덜 마신다는 증거는 찾아보기 어렵다. 법과 현실의 괴리를 느끼게 하는 대목이다.

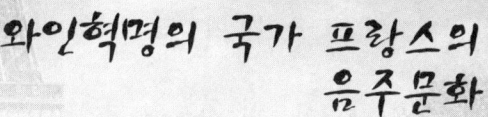

11
와인혁명의 국가 프랑스의 음주문화

술잔은 아침 이슬에 막 피어나려는 장미 꽃송이 모양이어야 한다.
마음을 가다듬고 숨을 멈춘 뒤, 천천히 조심스럽게 술을 따른다.
아쉬움을 남기며 술잔의 3분의 1정도만 채운다.
잔을 손바닥 위에 사뿐히 얹어 놓고, 다른 한 손으로 부드럽게 감싸주어
따스한 체온이 술을 덥히도록 한다.
원을 그리며 잔을 흔들며 은은한 향기가 퍼져 나오고,
잔을 가까이 대고 깊은 숨을 들이쉬면
갓 피어난 장미꽃보다 더 진한 술의 향기가
그대를 취하게 한다.
그러나 아직 마셔서는 안 된다.
다시 잔을 보듬고
이 아름다운 술의 향기에 대해
다른 이들과 나직이 대화를 나누어야 한다.

19세기 유럽의 어떤 코냑 애호가가 코냑에 대한 에티켓을 적어 놓은 시같은 아름다운 와인 애찬시이다. 서양 속담에 '향수는 여성의

성격을 표현하고, 술은 남성의 취향을 상징한다'는 말이 있다. 그래서 인지 서양의 남성들은 술을 통해 자존심, 지위, 일류의 이미지를 부각시키려고 노력한다고 하는데, 이들이 가장 많이 찾는 술이 코냑이다. 브랜디의 제왕이라는 코냑이 품위와 격조를 나타내는 데 가장 적합한 술이기 때문이다. 또는 위스키, 보드카, 진, 럼 등 다른 술과 달리 프랑스 남서부의 코냑 지방에서만 만들어지는 희귀성에도 그 이유가 있을 것이다.

코냑이 처음 애주가들의 시선을 끌기 시작한 것은 17세기경 부터이다. 당시 프랑스는 많은 양의 식탁용 포도주를 영국으로 수출하였다. 고대 로마시대부터 포도를 재배해 온 코냑 지방의 와인도 여기에 포함되었다. 그러나 이 지역에서 재배된 포도는 석회질이 많은 독특한 토양 때문에 맛이 시고 달지 않아 다른 지역의 포도로 만든 와인에 비해 인기가 없었다. 물건의 부피에 따라 세금을 부과하는 당시의 과세제도 역시 코냑지방 사람들에게는 큰 부담 거리였다.

와인 제조업자들은 그들의 상품을 증류해서 부피를 줄이는 방법을 모색하였다. 이렇게 하여 만들어진 새로운 술은 수출 시장에서 대단한 환영을 받았다. 이 지역의 포도주에 대량으로 포함된 산성분이 증류 후 기존의 포도주와는 비교할 수 없을 만큼 독특하게 아름다운 향으로 바뀌었던 것이다. 손해를 적게 보려는 자구책이 주류의 명품을 개발하게 된 계기가 되었으니 아이러니가 아닐 수 없다.

코냑의 증류는 16세기에 개발된 구리 증류기로 이 지방 특산 포도주를 두 번 증류함으로써 시작된다. 12시간 가량 걸리는 1차 증류에서 브뤼에(Brouillis)라고 불리는 알코올 도수 20-30도의 액체가 얻어진다. 이 액체를 다시 12시간 동안 증류하여 오드비(Eau-de-vie: 생명의 물이라는 뜻)라는 브랜디 원액을 추출해 내는데, 이 오드비는 1차 증류에서 얻은 브뤼에 양의 30%정도 밖에 나오지 않는다. 따라서 오드비 1리터를 얻기 위해서는 평균 9리터의 포도주를 증류해야 한다. 코냑 제조의 마지막 단계는 품질과 숙성 기간이 다른 오드비들을 잘 조화시켜 블렌딩하는 작업이다. 오드비들의 결합체는 쿠프

(Coupe)라고 하는데, 이 쿠프들을 무수히 결합시켜 마침내 한 병의 훌륭한 코냑이 탄생된다.

코냑 지방 사람들은 이 과정을 '마리아쥬(Mariage: 결혼)'라고 한다. 코냑의 마리아쥬를 전문으로 맡아 하는 사람을 '메트르 드 쉐(Maitre de Chais)'라고 한다. 이들의 비법에 의해 코냑의 질과 향이 달라지므로 메트르 드 쉐는 가문을 이루어 철저한 베일에 싸인 채 마리아쥬 기법을 전수하고 있다. 예를 들어 1765년에 설립되어 현재 코냑 지방의 포도주 밭을 70%정도 점유하고 있는 헤네시사의 경우 2백년간을 휘유 가문에서 마리아쥬를 맡아 왔다.

마리아쥬를 마친 상태에서는 색이 전혀 없다. 코냑의 호박색은 이 지방의 숲에서만 자라는 나무인 리무진 오크(Limousin Oak)로 만든 통에서 숙성되는 동안에 우러나온 색깔이다. 오크통에서의 숙성은 코냑 제조의 마무리 단계이다. 오크통에서는 색깔의 변화뿐 아니라 통의 기공을 통해 점차 산화되어 코냑 특유의 향과 맛을 발전시키며, 알코올 도수도 소비자가 즐길 수 있을 만큼 낮아진다.

이 세상 모든 술자리에는 음악이 있다. 특히 코냑은 음악 없이 제 맛을 안다는 것이 불가능 할 정도라고 한다. 코냑은 우선 마시는 술이 아니라 즐기는 술이기 때문이다. 그래서 코냑은 제품마다 어울리는 음악이 한두 곡씩은 있다. 예를 들어 헤네시사의 VS 코냑은 조지 거쉰이나 쇼스타코비치의 피아노 콘체르토가 좋다. 엄숙하면서도 쉽게 이해할 수 있는 이들 음악이 술의 특성과도 부합되기 때문이다. 반면에 심오한 맛을 지닌 XO제품은 바하의 첼로 소나타처럼 중후한 악기의 연주가 제격이다. 이처럼 코냑의 특성에 맞는 음악을 알아두는 것도 주류의 명품에 대한 예의라고 서양인들은 말한다.

프랑스 국민은 예의범절을 따지는데 엄격하고 식탁에서도 예의를 중요시하고 있다. 다양한 식문화와 곁들인 프랑스의 음주문화는 삶의 커다란 즐거움 가운데 하나이며 그 즐거움을 위해선 돈과 시간을 아낌없이 쏟는 것도 바로 프랑스인이다. 이런 점에서 볼 때 세계 어느 나라를 방문해 봐도 프랑스처럼 호화로운 식탁문화가 없으며 예술의 경지에까지 이른 음주문화를 가지고 있지 않다.

　세계 어느 나라나 주류문화와 식문화는 밀접한 관계를 갖는다. 프랑스에서 생산되는 포도주는 그 품질이 세계에서 으뜸으로 인정되어 세계적으로 비싼 값으로 팔려나가고 있으며 보르도, 부르고뉴 지방에서 생산되는 붉은 포도주는 품질이 좋기로 유명하다. 더욱이 포도주는 취하기 위해 마시는 것이 아니고 식사할 때 한 두 잔 입맛을 돋우기 위해서 마신다. 그리고 포도를 가지고 만드는 음료는 샹파뉴(Champagne)와 코냑(Cognac)이 있다. 프랑스에서는 포도를 이용한 백포도주, 적포도주, 샹파뉴, 코냑 등은 식사와 함께 음주하며, 식기류의 세련됨, 금속의 발달, 크리스탈잔의 영롱함, 데카르트의 후손에 어울리는 토론문화 등이 식탁에서 포도주와 함께 하는 풍성한 프랑스 문화의 정신세계에 불꽃의 역할을 하고 있다.

11.1 18세기 프랑스의 음주문화

　18세기 프랑스에서는 음주를 상류층의 경우에는 집에서 마시는 경우가 대부분이었다. 하지만 서민들은 경찰과 관계 당국의 의심스러운 눈초리로 지켜보는 가운데 주점에서 술을 마시는 것이 예사였다. 파리의 서민들-기능공, 일용직 노동자, 하인, 상인, 군인-은 성벽 안팎의 주점(카바레)에서 술을 마셨다. 외관의 주점에서 파는 와인에는 세금이 붙지 않기 때문에 가격이 훨씬 저렴했다.

　주점에서 술을 마시는 부류는 주로 남성이었다. 이들은 한데 모여 식사와 함께 술잔을 기울이며 게임을 즐겼고, 가끔은 악단의 노래에 맞춰 춤을 추기도 했다. 온 가족이 방 한 두 개에 옹기종기 모여 사는 환경에서 주점은 탈출구 역할을 하였다. 주점은 사생활을 즐기기보다는 친구들과 어울리는 자리였다. 가족이나 이웃 못지않게 중요한 인간관계를 다지는 장소였고, 이때 동원되는 수단이 와인이었다. 성인 남성들은 함께 술을 마시며 친목을 쌓았고 술자리 초대를 거절하는 것은 일종의 모욕으로 간주되었다. 남자들이 많이 모이는 곳에 술이 있으면 항상 시끌벅적했고 게임 때문에 싸움이 벌어지거나 시비가 붙는 경우도 종종 있었다. 1791년에는 릴의 라 모리엔이라는 주점에서 한 남자가 속을 게우러 밖으로 나갔다가 소동이 벌어졌다. 남자가 자리를 비운 사이 한 병사가 그 부인의 치마를 들추려고 했던 사건이 벌어졌다. 남편은 병사와 싸우다 군도에 찔려 목숨을 잃었다.

18세기 파리의 주점에서는 남자 서너명이 와인 한 주전자를 앞에 놓고 테이블에 앉아있는 광경을 흔히 볼 수 있었다. 이들은 계층이 같고 직업이나 직급이 같은 경우가 대부분이었다. 석수는 석수끼리, 재단사는 재단사끼리, 마부는 마부끼리 술을 마시는 것이 관례였다. 카바레는 외견상 혼란스럽게 보였을지 모르지만 친목도모의 규칙이 엄격하게 지켜지는 장소였다.

여성들도 카바레에서 술을 마실 수는 있었지만 극소수에 불과했다. 몇몇 남성들은 부인을 데리고 오기도 했지만 드문 경우였고 카바레에 출입하는 여성에 대한 선입견이 분명히 있었다. 남편에게 할 말이 있어 카바레에 찾아온 부인은 문을 사이에 두고 남편을 만났다. 남성 취객이나 경찰은 카바레를 드나드는 여성을 창녀로 단정 지었다. 어느 카바레는 평범한 여자 손님들에게 와인을 판매했다는 이유로 영업금지조치를 당하기도 했다. 경찰은 카바레에 출입하는 사람들은 남자이든 여성이든 모두 의심스러운 인물로 간주했다. 여성들은 창녀로 오해를 받는 경우가 대부분이었는데 이는 여성이 와인을 마시면 도덕적으로 문란해진다는 발상의 단적인 증거라 하겠다.

『백과전서』에 의하면 "폭음은 늘 경계대상으로 삼아야 할 허점이다. 이성의 보존을 명하는 자연 법칙을 위반하는 행위이다"라고 했다. 정부는 폭음을 묵인하는 편이었고 심각한 범법 행위를 저지르지 않는 한 주점이나 길거리에서 취객을 끌고가는 법은 없었다. 한편으로 사제들은 책자를 통해 신자가 알코올 중독으로 인한 고충을 털어놓았을 때 문제를 해결하는 방법을 터득했다. 주량을 조절할 수 없는 사람에게는 금주가 최선의 방법이었다. 친구의 초대를 받아들이는 등의 어떠한 예외도 허용되지 않았다. 하지만 술을 끊기가 불가능한 사람은 습관을 고치기로 굳게 맹세를 하면 적당한 선에서 음주가 허용되었다.

　18세기에는 과음으로 인한 개인적 사회적 문제가 도처에서 발생하였다. 남편의 폭음으로 경제적 파탄에 직면한 경우 부인들은 합법적으로 재산을 분할 받을 수 있었는데 이는 남편이 '와인의 노예'가 되었다거나 '와인과 여자에 빠져 본업을 소홀히 한' 경우에 해당되는 사항이었다. 18세기 프랑스에서는 술 때문에 갈라서는 부부가 꾸준히 등장했다. 와인에 절어서 집으로 돌아온 남자들은 부인과 아이들에게 폭력을 휘둘렀다. 1785년에 보네르(Bonnaire)라는 여성은 남편을 릴 법원에 고소했다. 기록은 다음과 같다.

> "5년 전 주점에 들렸다 집으로 돌아온 남편을 보고 부인이 불평을 늘어놓자 남편이 화를 내며 부젓가락으로 부인의 머리를 때렸다. 15개월 전에는 와인에 잔뜩 취해서 부인에게 주먹을 휘두르고 프라이팬 손잡이를 잡아 뜯었다........3개월 보름 전에는 지나가던 깡패를 데리고 프레데릭 보네르(Frederic Bonnaire) 술집으로 가서 와인 다섯 병을 마셨다. 곤드레만드레한 채 집으로 돌아온 그는 부인을 창녀라고 불렀다."

　어떤 남자들은 부인을 폭행한 이유를 와인의 탓으로 돌리며 아무 기억도 나지 않는다고 주장했다. 그렇다 하더라도 법원은 남편의 주장을 경감사유로 받아들이지 않았다. 또 어떤 남자들은 부인이 술을 마시고 바람을 피웠다는 이유를 대며 폭력을 정당화했다. 와인은 병이 되기도 하고 약이 되기도 한다. 한 마을에서는 술 취한 남편에게 얻어맞고 의식을 잃은 여자에게 이웃집 아낙네들이 와인을 먹였다고 하는 기록도 전해진다. 이와 같은 사건들은 '카바레' 하면 떠오르는 밝고 활기찬 이미지 뒤편에 가려진 어두운 그림자였다.

　19세기를 거치면서 프랑스 음주문화는 와인을 즐기는 남부지방과 증류주를 즐기는 북부지방으로 확실하게 나뉘기 시작했다. 남부와 북부가 이렇게 다른 길을 걷게 된 데에는 두 가지 이유가 있다. 와인은 가격이 저렴한 생산지 위주로 인기를 얻기 마련인데 북부지방의 포도농사는 1800년대 내내 고전을 면치 못했기 때문에 와인의 인기가 시들할 수밖에 없었다. 한 군데 예외가 있다면 와인을 즐기는 문화가 전통으로 굳어진 파리뿐이었다. 반면에 온갖 종류의 증류주는 북부의 신흥도시에서 생산되었고, 도시 노동자가 즐겨 찾는 술로 자리를 잡았다.

11.2 제버의 증류법과 빌뇌브의 생명수

오랫동안 인간은 주로 세 가지 술, 즉 벌꿀 술, 맥주, 포도주를 마음껏 즐겨 왔다. 이것들은 알코올 함량이 약하여 취하기까지는 다량으로 마셔야만 했다. 그러나 8세기에 제버(Geber)로 더 알려진 재빌 이븐 하얀(Jabir Ibon Hayyan)이 보다 강한 주정 제조 과정을 고안해 냈다. 그는 중세에 유행했던 연금술사로 의술, 화술 등 여러 기술을 연구하여 많은 실험을 하던 중 증류법을 발견해 냈다.

제버는 천연적 발효 과정 중 포도주 안에서 생기는 불순물을 태워 버리고 그 정수액을 분리시켰다. 그리하여 원래의 포도주보다 더 강한 응집물을 얻었는데, 제버는 이것을 알코올(al kulhul)이라고 불렀다. 이 al kulhul이라는 말은 원래 아랍 여인들이 그들의 속눈썹을 더욱 길고 윤기있게 보이게 하기 위해 이용했던 일종의 화장분을 가리키는 말이었다. 과학자들은 제버가 당시에 기초 화장품에 든 안티몬과 포도주의 정수인 알코올과의 유사성을 알았었는지는 의심하고 있다. 여하튼 제버는 최초의 알코올 발견자였다.

제버 이후 500년이 지나 13세기에 이르자 프랑스 몽펠리에(Montpellier) 대학교 의학교수였던 빌뇌브(Villeneure) 교수는 다시 제버가 발견한 것을 극적으로 재발견해 냈다. 이 당시의 연금술사들도 값싼 금속을 금으로 바꾸려는 생각에 사로잡혔던 한편 의사들은 만병통치약만을 찾기에 급급해 하고 있었는데 빌뇌브는 그러한 것을 알코올

속에서 발견해 냈다고 확신하였다. 그래서 그는 알코올을 만병통치약이라 하여 '생명수(aquevitae : 아쿠아 비떼)'라고 명명하였다. 그는 알코올에 대하여 "이것은 실로 불후 불변의 물이기 때문에 '생명수'라는 이름이 아주 적절하다. 이 술은 생명을 연장시켜 주고 모든 불쾌감을 깨끗이 제거시키며 마음을 소생시켜 주고 젊음을 지켜 준다"라고 썼다. 그러자 얼마 되지 않아 '생명수'는 전 유럽에서 막대한 양으로 소모되었다.

결국 제버의 'al kulhul'은 빌뇌브의 'ague vitae'로 둔갑되었고, 마침내 brandywin(brandwijn : 네덜란드어로 불에 탄 포도주라는 뜻)으로 알려지게 되었는데, 이것이 줄어서 오늘날의 브랜디가 된 것이다. 오늘날도 브랜디는 전 세계에 널리 보급되었지만 이것은 빌뇌브의 브랜디 포도주를 세밀히 혼합, 향료와 색채를 가하여 목제통에 저장시켜 보다 정순하게 만든 술이다.

브랜디의 일종으로 가장 유명한 것은 프랑스의 꼬냑 지방 근처에서만 자라는 특별한 포도 열매로 만든 이른바 '꼬냑'인데, 이는 17세기가 되어서야 개발되었고, 그 외의 것은 프랑스 다른 지방에서 만든 브랜디로 복숭아, 딸기, 사과 등의 과일로도 만들어진다. 여하간 '생명수'의 발명이 유럽인에게 알려지자 전 유럽의 의사들은 사람들에게 될 수 있는 한 많은 생명수를 가능한 한 자주 먹고 마시기를 적극 권장했다. 15세기 독일의 저명한 의사였던 브룬쉬비히(Hieronymus Brunschwing)도 이 생명수를 '모든 의약의 여왕'이라고 극찬하며 이것은 감기, 심장병, 머리의 상처, 탈모증, 혼수병, 무기력 심지어는 귀가 먹은 증세도 치료된다고 자기 논문에서 발표하여 생명수로서의 품위를 유지시키는데 일조했다.

11.3 프랑스 혁명과 와인

파리에서 벌어진 최초의 혁명적 사건은 1789년 7월 14일의 바스티유 감옥 습격이 아니라 이전 며칠동안 벌어졌던 파리 세관 파괴 및 방화사건이었다. 이는 무분별한 폭동이 아니라 도시 서민들의 생활과 와인생산, 판매업자들의 생계를 위협하는 조직을 상대로 감행된 계획적인 공격이었다. 혁명기간 동안 와인은 정치적 이슈가 되었다.

와인은 품질에 따라 연상되는 이미지가 다르기 때문에 정치적으로 중립적일 수 없는 상품이었다. 혁명 초기에 제작된 인쇄물을 보면 프랑스를 대표하는 세 계급(성직자, 귀족, 평민을 대변하는 제 3계급)이 와인 잔을 들고 새로운 체제의 출범을 축하하는 그림이 그려져 있었다. 여기에서 귀족은 세로로 홈이 나있는 샴페인용으로 쓰이는 잔을, 성직자는 부르고뉴산 와인을 마실 때 쓰는 둥근 잔을, 혁명복을 입은 평민은 평범한 와인에 쓰이는 굽이 높은 술잔인 고블릿을 들고 있다.

정치성이 다분한 축제가 열릴 때마다 동원된 것이 바로 평범한 와인이었다. 자유, 평등, 박애를 위한 건배쯤은 다반사였고 특별한 경우에는 와인으로 만든 분수가 등장하기도 했다. 술에 취하면 혁명 군가였다가 프랑스 국가가 된 '라 마르세예즈'를 개사해서 부르는 사람들이 있었다. 예를 들면 두 번째 소절 '영광의 날이 왔도다'를 '음주의 날이 왔도다'로 바꾸는 식이었다. 혁명 정부는 축제 때마다 레드 와인을 마셨는데 레드 와인이 혁명의 이미지와 보다 잘 어울렸기 때문이다. 게다가 백색은 지긋지긋한 부르봉 왕가의 상징이었다.

프랑스 혁명은 프랑스의 포도 재배와 와인 산업에 긍정적인 역할을 했다. 혁명 덕분에 포도 재배업자들은 구체제 동안 계속되었던 여러 가지 구속에서 해방될 수 있었다. 이 시기에는 포도밭의 수와 포도 수확량이 증가했고 간접세의 폐지로 와인은 시장을 더욱 넓고 깊게 파고들 수 있었다. 고급 와인에 대한 반감은 수요나 공급에 그다지 영향을 미치지 않았고 유명 포도원의 주인이 바뀌어도 생산되는 와인의 품질에는 별다른 변화가 없었다. 정부는 국가적인 차원에서나 지역적인 차원에서나 포도 재배와 고급 와인의 생산을 장려했다. 정부가 와인 산업에 깊숙이 개입하기 시작한 것도 이때부터이다.

1800년대 프랑스의 와인 산업은 구성면에서 중요한 변화를 겪였는데 근대적인 의미에서 '산업'이라는 표현을 쓸 수 있게 된 시기가 바로 이 시기이다. 19세기 후반으로 접어들면서 프랑스는 '거대한 와인 생산 단지'를 구성하기에 이르렀다. '거대한 와인 생산 단지'는 프랑스 북부에서 발달한 대규모 섬유산업과 금속산업에 빗대어 생긴 별명이다. 프랑스의 와인 생산이 이와 같은 변화를 겪은 원인으로는 몇 가지를 꼽을 수 있다. 첫째, 혁명정부와 나폴레옹 시대에 상당한 수준으로 증가한 포도밭은 19세기 말까지 계속 늘어났다. 둘째, 생산성의 향상이 이루어지면서 생산량의 증가율이 포도재배 면적의 증가율을 앞질렀다. 셋째, 내수용 와인의 최대 시장 역할을 하는 북부와 남부의 소통이 원활해 졌다.

11.4 프랑스 청소년의 알코올 소비추세

프랑스에서는 성인의 알코올 소비가 줄어드는 반면 청소년들의 알코올 소비는 증가하고 있는 추세이다. 조사에 의하면 11-19세의 청소년 중 40%가 음주경험이 있으며, 12%가 주당 2회 이상 정기적으로 음주를 하고 있는 것으로 나타났다. 또한 대학생의 경우 71%가 음주자이며 48%가 정기적으로 알코올을 소비하는 것으로 나타났다. 이들은 주로 선술집, 축제 기간에 술 소비가 증가하는 형태를 보이고 있으며, 대학생들의 65%가 친구들과 선술집에서 음주를 하고 그 외에는 학교 기숙사나 집에서 음주를 하는 것으로 나타났다.

프랑스 청소년들의 알코올 남용 문제는 1980년대 초반부터 증가추세를 보이고 있으나 대학생들의 경우 1997년 신입생 오리엔테이션이 금지되어 알코올 소비가 줄어들고 있는 추세이다. 알코올을 정기적으로 소비하는 청소년의 경우 일반 청소년들에 비해 조기 성행위 경험, 폭력 등 반사회적 행동의 경험이 높은 것으로 나타났다. 또한 음주운전으로 인한 교통사고 중 15-24세의 음주 운전사고가 가장 높은 것으로 나타나 큰 사회문제로 대두되고 있다.

11.5 프랑스, 알코올중독 예방 캠페인

프랑스 청소년들의 음주를 예방하기 위해서 초·중·고등학생이 음주를 하다가 적발되었을 경우 정학처분을 받으며 다시 적발되는 경우 퇴학조치를 하는 등 법적 음주규제를 엄격히 지키고 있다. 정부의 알코올 예방 정책의 초점은 초·중·고등학교 청소년들이며 대학생들에 대한 예방정책은 없다. 단지 대학 신입생 오리엔테이션 행사시의 알코올 관련 사고가 빈번해짐에 따라 1997년부터 오리엔테이션을 법으로 금지시키고 있다.

프랑스는 1인당 알코올 소비량이 연평균 11리터 이상으로 개인당 소비량이 지극히 높은 나라로 나타나 있다. 알코올 피해 면에서도 프랑스에서는 알코올의 직접 또는 간접 피해로 1년에 5만 2천명이 목숨을 잃는다. 또한 지방에 따라 어떤 지방은 더욱 심각하다. 가장 심한 지방은 노르파드 칼레(NORD-PAS-DE-CALAIS)로 이 지방에서는 주민 10만 명 당 33명꼴로 알코올 때문에 사망하고 있다. 브르타뉴(BRETAGNE)는 28.5명이고, 오트 노르망디(HAUTE-NORMANDIE)는 26.7명으로 큰 대가를 치루고 있다. 이같은 재앙에 대처하기 위해 TV들은 전국 질병보험(CNAM)과 프랑스 건강교육센터(CFES)의 협조를 얻어 최근에 다시 알코올중독 예방을 위한 캠페인을 시작했다.

그래서 TV들은 알코올 피해를 줄이고 건강에 대한 각자의 책임감을 자각케 하기 위해 '한잔은 좋지만 3잔은 피해를 부른다'고 경고하고 있다. 이러한 운동은 실상 지난 10년 동안 이어져왔다. 그러나 프랑스가 알코올에 가장 많이 피해를 입고 있는 나라중의 하나로 존속하고 있는 것으로 보아 이러한 운동이 큰 효과를 거두었다고 보기는 어렵다. 물론 개인당 포도주 소비량은 지난 30년 동안에 반으로 떨어졌다. 그러나 이러한 진전에도 불구하고 프랑스인들은 여전히 세계에서 술을 가장 많이 마시는 사람들 축에 들어있다. 친구들끼리 한잔하고 아페리티프로 한잔하고 또 식사 때 한잔하고 이렇게 해서 1년에 1인당 평균 11.5리터를 마신다. 이는 영국의 7.31리터, 아일랜드의 9.21리터를 훨씬 능가하는 음주수치이다.

관광도시 파리에서는 마음만 먹으면 지구촌의 모든 음식과 술을 맛볼 수 있다. 세계 각국의 전통음식을 파는 정식 레스토랑들이 간판을 즐비하게 내걸고 있고, 웬만한 골목어귀에는 카페나 비스트로라는 이름의 간이 술집들이 오가는 손님들의 호기심을 끌고 있다.

파리에서도 젊은이들과 관광객들이 밤에 즐겨 찾는 명소로 카르티에 라탱에 있는 속칭 '먹자골목'을 꼽을 수 있다. 무엇보다 1인당 1-2만원정도면 웬만큼 저녁 한 끼를 즐길 수 있는 부담없는 가격과, 프랑스 음식은 말할 것도 없고 일식 꼬치에서부터 베트남 음식, 북아프리카의 쿠스쿠스를 망라하는 다양한 메뉴에다 그 나라 술까지 곁들일 수 있다는 게 이 골목 식당의 강점이다. 특히 집집마다 문 앞에 서있는 호객꾼들은 다른데서 찾아보기 힘든 이 골목의 명물이다. 이들은 보통 네 댓 국가의 간단한 인사말정도는 유창하게 구사하는데 "안녕하세요" 소리도 심심찮게 들을 수 있다. 이들의 근무수칙 세 가지는 이렇다.

> 첫째, 자기 집에 들어오라고 두 번 이상 권하지 않는다.
> 둘째, 절대로 손님을 따라가면서 붙잡지 않는다.
> 셋째, 다른 사람들의 통행에 방해가 되지 말 것.

어떤 호객꾼은 즉석에서 행인들과 어울려 박수를 치며 노래판을 벌이기도 하고, 어떤 이는 자기 장사 밑천을 늘리려는지 외국인 관광객에게 그 나라 말을 물어 메모지에 적기도 한다. 이들은 손님을 '물어 오는'대로 돈을 받는 뜨내기 신분이 아니라 월급제 정식 종업원이다. 직업의식과 자기 업소에 대한 자부심 또한 대단하다.

11.6 프렌치 패러독스

적당한 음주는 관상동맥으로 인한 사망률을 낮추며 최근에는

'French Paradox'라는 용어가 등장하기도 하였다. SL Leger의 연구보고에서 55-64세 성인남성을 대상으로 포도주 음량과 심장병 사망률과의 상관관계를 비교한 결과 프랑스 남부 및 지중해 주변 국가사람들이 많은 양의 지방을 섭취하고도 미국 사람보다 심장병 사망률이 낮은 이유는 그들의 적포도주 음주 식습관과 밀접한 관계가 있다고 밝히고 있다. 세계 보건기구에서 실시한 전세계심장병조사연구(MONICA PROJECT)보고서에서도 프랑스 사람들의 낮은 심장병 사망률을 확인하였고 이는 적당한 적포도주 음주 식습관에 기인한 것으로 확인 하였다.

각 나라의 음주문화 형태는 그 민족의 정신세계와 밀접한 관계가 있다. 프랑스에서는 포도주를 여성으로 의인화하여 인격적으로 대하고 있다. 포도주도 사람처럼 태어나고 자라고 죽는다. 어린 시절에는 달콤한 맛을 좋아하여 단맛 나는 포도주를 좋아하고 젊은 시절에는 재치 있고 정력적이며 생기가 넘치는 여인을 원하여 이때에는 상쾌한 과일향이 풍기는 백포도주가 제격이다. 40세가 지나 한층 온화하고 사랑이 담긴 손길과 벗이 필요하게 되면 이때는 부드러운 적포도주를 더 좋아하는 것과 같이 인생의 여정에서 만나는 포도주를 동등한 인격체로 대할 때 건전한 음주문화가 이루어지리라 본다.

최근의 연구 결과에 따르면 포도주를 마시는 사람이 맥주를 마시는 사람보다 더 건강한 이유는 포도주의 유익한 효과가 아니라 사회적인 지위와 개성에 의한 것일 수도 있는 것으로 밝혀졌다. 700명을 대상으로 한 덴마크 연구팀의 연구 결과에 따르면 포도주를 마시는 사람은 일반인보다 더 건강한 경향을 가지고 있는 매우 유사한 특징을 가지고 있는 사람들이었다. 이들은 맥주를 마시는 사람보다 더 높은 IQ를 가지고 있으며, 더 많은 교육을 받았고, 더 높은 사회적, 경제적 위치를 가지고 있었다. 스페인 연구팀의 다른 연구 결과에 따르면 사회적, 경제적 요인을 고려하는 경우에 포도주를 마시는 사람과 맥주를 마시는 사람 사이에는 건강상에 차이점은 없었다.

포도주가 건강을 향상시킨다는 생각은 1990년대 초에 과학자들이

'프랑스 패러독스'를 언급하면서 시작됐다. 섭취하는 지방은 비슷하지만, 프랑스 사람이 미국 사람보다 심장병의 발병이 훨씬 낮다. 10년 이상 13,000명을 대상으로 연구한 Copenhagen City Heart Study의 1995년 연구 결과는 포도주와 심장병, 뇌졸중, 암과의 연관성을 대대적으로 조사한 최초의 연구 결과였다. 분명한 건강상의 이득이 적포도의 껍질에 포함된 항산화 물질에 의한 것으로 생각됐다.

프랑스 패러독스를 연구한 최초의 연구팀 중에 한 명인 보스턴 대학교의 커티스 엘리슨은 사회적 신분 차이를 고려한 많은 연구가 진행됐지만, 이 연구들의 성공 여부를 말하기가 힘들다고 말했다. 엘리슨은 건강상의 이득을 주는 포도주의 비 알코올 성분을 알아내기 위해서 노력하고 있다. 1970년대 말부터 시작된 덴마크의 음주 습성을 연구한 Copenhagen City Heart Study는 사회적, 경제적 신분 차이로 인한 결점을 발견했다. 전통적으로 맥주를 주로 마시는 덴마크 사회에서는 1970년대 말부터 포도주를 마시기 시작했다. 그래서 그 당시에는 지금보다도 상위 계층에서만 포도주를 마셨기 때문이다.

나폴레옹 2세의 요청에 따라 루이 파스퇴르(Louis Pasteur)가 처음 연구한 것으로 숙성과정에 관심을 갖게 되었다. 파스퇴르는 포도주가 건강에 미치는 영향을 가장 심도있게 연구한 사람이다. 그가 일찍이 간파하였던 포도주와 건강에 관한 문안은 거의 모든 포도주 관련 문헌에 나타나는데 "포도주는 모든 술 가운데서 건강에 가장 유익한 술이다"라는 그의 문구가 프랑스의 전광판에 광고되기도 하였다.

그는 실험을 통해 와인이 공기 중에 노출되어 오랫동안 방치되면 상한다는 사실을 알게 되었다. 이에 따라 흡수 또는 증발로 인해 와인이 줄게 될 때마다 양조탱크를 가득 채우고 오크마개나 유리마개로 잠그게 되었다. 숙성과정 동안 와인의 농도가 점점 진해지는데 현대에는 많은 양조장에서 저장을 위해 온도가 조절되는 커다란 스테인레스 스틸통에 담아 숙성을 한다. 이때 오크의 탄닌을 증가시키기 위해 오크나무 토막을 띄우기도 한다. 하지만 보르도, 부르고뉴 등과 같은 몇몇 지방에서는 작은 오크통(225L)에서 숙성한다. 작은

 284 음주의 유혹 금주의 미혹

오크통에서 숙성하면, 와인에 오크의 향기와 탄닌이 더 많이 배어나게 된다. 숙성기간은 그해의 빈테이지(Vintage)나 포도원에 따라 다르지만 6개월에서 2년 정도 걸린다. 대체로 빨리 마시기 위한 와인은 6개월의 숙성 후에 병입하며, 오래 보관하기 위한 와인은 2년의 숙성기간을 갖는다.

영국의 의사 그리피스는 심장학회지에 "적당량의 알코올을 매일 마시는 것은 담배를 끊는 효과에 필적하고 매일 운동을 하는 것은 다이어트를 하는 것 보다 훨씬 유익하다. 따라서 하루에 한 두 잔의 붉은 포도주를 식사와 함께 드십시오"라는 의사로서는 드문 충고를 하고 있다.

최근엔 심장병 예방을 위해 포도주를 마시는 사람이 많다. 세계보건기구는 심장병과 생활습관의 인과관계를 조사해 1989년 결과를 발표했다. 이에 따르면 서구에선 지방 섭취량이 많을수록 심장병 사망률이 높았지만 프랑스만은 예외였다. 프랑스 요리는 고지방, 고열량 위주여서 동맥경화가 생기기 쉬운데도 프랑스인의 심장병 사망률은 영국·독일·미국인의 50% 이하였던 것이다. 이러한 수치는 채식을 주로 하는 일본인과 비슷한 수준이었다. 학자들이 이유를 추적했고, 마침내 적포도주를 그 비결로 지목했다. 프랑스인은 식후에 포도주 대신 물을 마시는 사람을 "개구리 아니면 미국인"이라고 놀릴 만큼 세계에서 가장 포도주를 즐기는 국민이다. 연간 1인당 평균 소비량이 67ℓ에 달한다. 이것이 바로 '프렌치 패러독스(프랑스인의 모순)'다.

프렌치 패러독스의 비밀의 열쇠는 폴리페놀이란 항산화(抗酸化)물질에 있다. 효모의 수명연장 물질로 밝혀진 레스베라트롤도 폴리페놀의 일종이다. 이 폴리페놀이 우리 몸 안에서 과잉 생산된 유해산소를 없애 동맥경화·고혈압·심장병·암 등을 예방하는 것이다. 적포도주의 항산화 능력은 대표적인 항산화 비타민인 비타민 E의 두 배에 달하는 것으로 알려져 있다. 폴리페놀은 주로 포도의 껍질과 씨에 몰려 있다. 따라서 껍질과 씨를 함께 발효시킨 적포도주엔 폴리페놀이 풍부하나 껍질을 제거한 후 발효시킨 백포도주나 로제 와인엔 부족하다. 포도에 든 섬유질의 일종인 펙틴도 장에서 콜레스테롤이 재 흡수 되는 것을 막아 혈중 콜레스테롤 수치를 낮춘다.

그러나 과음하면 해롭다. 그래서 술은 술이다. 포도주가 건강에 도움을 주는 것은 사실이나 지나친 기대는 금물이다. 많은 영국인들은 '프렌치 패러독스'가 허구라고 주장한다. 포도주를 많이 팔기 위한 상술이라는 것이다. 프랑스인의 심장병 발생률이 낮은 것은 그들이 육식을 본격적으로 하기 시작한지 오래 되지 않아서이지 포도주 덕분은 아니라는 것이다. 포도주도 너무 많이 마시면 다른 술과 마찬가지로 건강을 해친다는 사실을 명심해야 한다. 과음하면 숙취가 잘 오고 쉽게 깨지않는 술로 유명하다. 과음은 심장병 예방은커녕 오히려 혈액 응고를 증가시켜 동맥경화를 촉진할 수 있다. 또 고혈압·비만·지방간·알코올 중독증의 원인이 된다.

11.7 국제 바 연맹(IBF) 14조 헌장

파리의 오페라극장 근처에는 '해리즈 뉴욕 바'라는 술집이 있다. 1911년에 해리 맥리혼이 창업한 이래 지금까지 술집으로 대를 이어오고 있다. 이 술집은 프랑스 정부로부터 훈장을 받을 정도로 유명한 '바'로 관광객이 빠뜨릴 수 없는 파리 지방의 명소가 되었다. 1920년대 '잃어버린 세대' 청년문학가들의 본거지로 헤밍웨이, 거투르드 스타인, 피츠 제럴드, 존 오하라 등 크게 성공한 문호들이 모여 인생을 논하고, 자유를 마음껏 구가하였던 모임의 장소이기도 하다. 이 고색 찬란한 해리즈 뉴욕 바에는 주당헌장이 있다. 헌장에는 전문과 본문으로 나뉘어 있다. 전문은 서양인이 음주관을 종합한 것이다.

전문: "걱정에는 두 가지 사유가 있을 것이다. 성공할 것이냐, 성공하지 못할 것이냐다. 성공한다면 걱정이 해결된다. 그러나 성공하지 못한다면 당신의 걱정은 두 가지가 있을 수 있다. 걱정이 유지될 것이냐, 또는 병이 들 것이냐다.

건강할 수 있다면 걱정할 것이 없다. 만일 병이 들었다면 걱정할 것이 두 가지가 있다. 살게 될 것이냐, 죽게 될 것이냐다. 살게 되면 아무 걱정할 것이 없다. 당신이 죽는다면 또 다시 걱정거리는 두 가지밖에 없다. 천당이냐, 지옥이냐다. 지옥에 떨어진다면 그곳에 먼저 가 있을 옛 친구들과 악수하기에 바빠 걱정할 시간적 여유가 없을 것이다."

해리지 뉴욕 바는 IBF(*International Bar Federataton*)의 세계 본부로 주당들의 모임단체이다. IBF의 헌장은 14개조로 구성 되어있다.

제1조 IBF는 주객들의 술 문화에 간여하는 성스러운 비밀 결사대이다.
제2조 회원들은 동료에게 술을 살 줄 알아야 한다. 지금 당장이 아니라도 언제든지 좋다. 친구 사이에는 10년 후에 얻어 마셔도 즐거웁다.
제3조 간밤에 꿈자리가 뒤숭숭 하다고 '바'에 나오지 않고 집에 머무는 사람은 즉각 제명한다.
제4조 이른 새벽부터 '바'에 나와 연습도 없이 우쿨렐레를 연주 할 수 있는 사람은 종신회원의 자격이 있다.
제5조 성스러운 '바'에서 술에 취해 잠을 자는 회원은 10일 동안 회원 자격을 정지한다.
제6조 '바'에서 손님과 싸우는 회원은 '바' 앞의 정형외과가 밤에도 회원을 기다리고 있다는 사실을 명심해야 한다.
제7조 회원 여러분은 배설할 때에는 화장실의 변기 안에서만 해야한다.
⋮
제10조 옛 연인에의 추억때문에 '바'에서 눈물 흘리는 회원은 술값을 부담해야 한다.
제11조 회원은 집 위에는 지붕밖에 없다는 사실을 명심해야 한다(공짜로 술 마실 생각은 아예 하지 말라는 말이다)
⋮
제14조 이 헌장의 어느 한 조항이라도 위반하는 회원은 그 벌로써 그 날 그 '바'에 함께 어울린 회원 전원의 술값을 부담한다.

이 헌장은 주당들의 우정과 느긋함을 엿볼 수 있고, 보통 사람으로서는 흉내 내기 어려운 낙천적이고, 낭만적인 분위기를 느낄 수 있다. 주법과 주도에 어긋나는 회원에게는 가벼운 압력을 가하고, 취중에 분위기를 깨거나 앉은자리에서 주정을 하는 사람에게는 주당의 차원에서 해결하므로 극히 인간적이라 할 수 있겠다.

11.8 전쟁, 나폴레옹 그리고 샴페인

"전쟁은 우리 인류에게 여러 면에서 금욕을 가져다주나 한 편으로는 알코올의 소비를 증가시키기도 한다. 군대는 그들의 튼튼한 위(胃)로서 행군을 계속한다. 그리고 와인은 전투를 승리로 이끄는데 없어서는 안 될 필수품이다. 특히 샴페인은 승리에 대한 음주이다. 잠 깬 군사들의 행군 뒤에는 으레 이들 술통이 뒤따랐다."

이 글은 오늘날 세계적인 와인 명가로 신장한 프랑스의 『모에 샹동(Moet et Chandong)』가(家)가 어떻게 그들의 조상이 한 가문을 일으켰는가를 소상히 전해 주는 장레미 모에(Jean Rmy Moet, 1758-1841) 일대기에 나오는 이야기다. 사실, 프랑스 와인 특히 샴페인 이야기를 하자면 아이러니컬하게도 전쟁, 그 중에서도 나폴레옹과의 깊은 관계를 떠나서 이야기하기 어렵다.

11.8.1 나폴레옹과「모에」가(家)

파리에서 그리 멀지 않는 동쪽에 샴페인으로 이름난 한 와인 고장이 있다. 그리고 이 고장에는 에페르네(Epernay)라는 마을이 있다. 오늘날 세계의 모든 와인 애호가들이 이 마을 이름에 친숙해 있는 사연도 곧 샴페인의 명문 모에 샹동가가 이곳에 자리잡고 있기 때문이다. 모에가는 1743년 끌로드 모에에 의해 창업되고 그의 손자 장 레미 모에에 의해 중흥을 보게 되었다.

지난 1993년은 이 가문의 260주년 기념의 해이기도 했다. 실은 창업에 이어 이 집안은 일찍부터 샴페인의 명문으로 자리잡기 시작한 듯하다. 파리 궁정의 연회 때에는 으레 이 집에서 빚은 샴페인 와인이 등장했고, 이 샴페인의 주변에는 항상 루이 15세(Louis XV)를 비롯해 그의 정부 마담 드 퐁파두르(Marquise de Pompadour), 리슐리유 공작(Duke of Richelieu), 로한 공자(Prince of Rohan) 그리고 노아이유 원수(Marshall of Noailles) 등 기라성 같은 인물들이 자리를 함께 할 정도로 훌륭했기 때문이다.

모에가의 성장 뒤안길에는 험난한 역사도 함께 존재한다. 프랑스 대혁명(1789), 집정관 정부(Le Directoire, 1975-1799), 나폴레옹 제정(The Empire, 1804), 왕정복고(The Restoration, 1814-1830), 1830년 혁명 그리고 7월 왕국(July Monarchy, Louis Philippe 왕의 정부, 1830-1848)의 설립 등 일련의 역사적 격동기를 거치면서도 장 레미 모에는 대단히 슬기롭게 가문의 번성을 이끌어 오면서 나폴레옹과의 깊은 인연을 이어갔다. 실제로 오늘의 모에 샹동가를 이처럼 유명케 만든 뒷면에는 나폴레옹 1세(Bonaparte Napolon, 1769-1821)의 그림자가 깊이 드리워져 있다.

나폴레옹이 이곳 에페르네를 처음으로 찾은 것은 1804년 9월 11일의 일이다. 나폴레옹의 아내 조세핀이 또한 1807년 1월, 파리로의 귀환 길에 이곳에 들러 모에가의 저택에서 머문 것으로 전해지고 있다. 같은 해, 나폴레옹은 러시아 황제와 틸시트 조약(Treaty of Tilsit, 1807)을 맺은 후 파리로 돌아오는 길에 또한 에페르네의 모에 와이너리를 찾는다. 지금도 이 저택의 대리석 조각에는 황금 글씨체로 된 다음과 같은 기록이 전하고 있다.

"1807년 7월 26일, 프랑스의 황제가 틸시트 조약에 서명 한 후 귀환 길에 장 레미 모에의 영접 하에 이 집의 와인 창고를 방문했다."

1808년 9월 22일, 나폴레옹은 에프르트(Efurt) 회합을 마치고 파리로 돌아가는 길에 모에가에 또 다시 들렀다. 이때 모에가의 주인인

장 레미 모에는 에페르네의 시장으로서 황제를 영접하고 동시에 자기의 와이너리로 안내했던 것이다. 나폴레옹의 마지막 방문은 1814년 3월에 있게 된다. 그 해 4월, 그는 황제의 자리에서 물러나게 되었으니 그 바로 직전에 들른 셈이다. 물론 나폴레옹 황제가 이곳을 찾은 데는 단순히 모에가의 샴페인만이 이유가 아닐 것이다. 에페르네가 파리의 동쪽에 위치하면서 동유럽으로 향하는 길목에 있어서 그 입지적 조건이 황제의 이러한 방문이 가능하게 했다고 볼 수 있다.

그러나 나폴레옹이 치열한 전투가 벌어지는 전장에서도 샴페인과 와인을 즐겨 마셨다는 이야기를 고려해 본다면 그가 이곳 와이너리를 고려해 본다면 그가 이곳 와이너리의 까브에서 찬란한 황금빛을 발하는 훌륭한 샴페인 한 잔을 마다하지는 아니했을 것이다.

군대의 이동에는 의례 와인의 술통이 뒤따랐다는 기록은 곧 위로는 전장에서 지휘하는 황제와 장군들에서부터 아래로는 사졸, 마부에 이르기까지 그들이 일상생활에서 와인은 빼놓을 수 없는 기호품이자 필수품이었음을 알 수 있다. 때문에 황제가 파리로 드나드는 길목에 위치한 명문 모에가를 찾아 그곳의 샴페인을 즐겼다는 일이 결코 놀라운 일은 아닐 것이다. 나아가 당시 나폴레옹 군대 내에서는 샴페인이 혹독한 겨울의 열병을 이겨내는데 없어서는 안 될 필수품으로 인식될 정도였으니 당시의 사람들이 이 와인에 대한 열정이 어떠했는가를 짐작케 하고도 남는다. 오늘날 모에 샹동가의 와이너리에는 나폴레옹과 연관된 그림들이 사방 벽면 곳곳에 걸려 있다. 아주 인상적인 것은 이 집 주인이던 장 레미 모에가 나폴레옹을 영접하는 장면, 그리고 나폴레옹이 임종하는 장면 등의 그림들이다. 이들 그림은 나폴레옹과 샴페인과의 인연이 어떠했는가를 암묵적으로 전해주고 있는 것이기도 하다.

11.8.2 나폴레옹과 샤베르땡 와인

프랑스 국토의 동남부에 부르고뉴(Bourgogne) 지방이 있다. 보르도 지방과 더불어 쌍벽을 이루는 와인의 명문 생산지이다. 역사적 고장, 전통 음식 그리고 독특한 이 땅에서 산출된 포도에 의해 빚은 훌륭한 포도주로 인해 일찍부터 이곳 와인은 세계적인 명문의 반열에 올라 있다. 부르고뉴 지방은 크게 세 지역으로 나뉘어 진다. 첫 번째가 꼬뜨 도울(Cote d'Or), 다음이 꼬뜨 샬로네즈(Cote Chalonnaise), 세 번째가 마꼬네(Maconnais) 지역이다. 꼬뜨 도울은 다시 꼬뜨 드 뉘(Cote de Nuits)와 꼬뜨 드 본(Cote de Beaune)으로 나뉘어 진다. 어느 면에서는 쉽게 꼬뜨 드 뉘, 꼬뜨 드 본, 샬로네즈 및 마꼬네의 네 지역으로 이야기 할 수도 있다.

나폴레옹과 와인에 얽힌 이야기를 할 때, 우리는 꼬뜨 드 뉘에서 나는 즈브레 샹베르땡(Gevrey-Chambertin) 마을의 와인을 빼 놓을 수 없게 된다. 파리를 기점으로 해서 동남향으로 한참 내려 오다보면 프랑스의 아주 큰 도시로 손꼽히는 디종(Dijon)에 이르게 된다. 바로 이 디종에서 불과 6마일 남쪽에 떨어져 있는 곳에 세계적으로 이름난 즈브레 샹베르땡의 포도밭이 있다. 흔히 이곳 와인은 부르고뉴 지방에서도 으뜸가는 것으로 쳐서 '부르고뉴의 왕'이라고도 한다.

미국의 저명한 와인 석학 Rober M. Parker가 이곳 와인을 가리켜 "마술적이고 품위 있는(Magic and Prestige) 것"으로 높이 평가하고 있다. 아마 독특한 향과 빛깔 그리고 훌륭한 맛을 전하는 이곳 와인에 매료되어 이렇게 일컫는 것일 것이다.

이 마을은 1,400 에이커 남짓 되며 부르고뉴 지방에서는 가장 많은 그랑 크뤼(부르고뉴 지방 최상급의 와인 등급)의 아뺄라시옹을 보이고 있다. 중세기 이 마을은 베제 수도원(Abbey of Beze)에 속했으며 그 이웃에는 베르땡(Bertin)이라는 한 농부가 소유했던 '베르땡의 밭(La champ de Bertin)'이 있었다고 전한다. 그후 세월이 흐른 뒤 자연스레 이 마을의 이름이 '샹베르땡'으로 불리워 졌다고 전해지는 곳이다.

샹베르땡의 와인이 그 명성을 더 하게 된 이면에는 나폴레옹과의 인연이 깊이 작용하고 있다. 흔히들 와인을 잘 아는 사람들은 샹베르땡 와인을 가리켜 '나폴레옹 와인'이라고도 부른다. 이만큼 양자 사이에는 깊은 연관이 있다. 나폴레옹이 굳이 부르고뉴의 다른 마을 와인이나 명문의 와인들을 제치고 이곳 와인만을 취하게 된 이유에 대해서는 알려진 바가 거의 없다.

아마도 더할 수 없이 미묘한 맛과 향 등에 까탈스러운 나폴레옹의 식성을 사로잡았는지도 모를 일이다. 참고로 쥬브레 샹베르땡의 라벨에는 9가지의 서로 다른 아뺄라시옹이 있다. 이 가운데서 더 한층 최상급으로 치는 아뺄라시옹에 '샹베르땡'과 '샹베르땡 끌로드 베제 (Chambertin Clos de Beze)'가 있다. 나폴레옹이 이 샹베르땡 와인을 마실 때는 통상 차게 해서 마셨다고 한다. 긴 세월 동안 이 술에 대한 숱한 찬사는 늘 나폴레옹에 연계되어 왔다. 위에서 언급한 파커 씨는 그의 『Burgundy』라는 저서에서 다음과 같이 이 술에 대해 재미있는 이야기를 전해 주고 있다.

"많은 사람들이 나폴레옹이 워털루 전쟁(Battle of Waterloo, 1815)에서 패한 이유로서 그 전날 저녁에 샹베르땡 와인을 마실 수 없었기 때문이며 그가 세인트 헬레나 고도에 유배되어 있는 동안 그의 죽음을 재촉하게 된 것도 그가 즐겨 마시던 샹베르땡 대신 보르도 와인을 마시지 않을 수 없었기 때문인 것으로 전해지고 있다(보르도가 부르고뉴보다 세인트 헬레나 섬에 보다 가까이 위치한 탓이다)."

사실, 부르고뉴 와인의 우아함과 섬세함을 익히 아는 나폴레옹으로서는 이 와인이 주어지지 않는 환경에서 정신적 안정을 잃고 명운을 건 큰 싸움에서 패배를 맛보아야 했으며 이 술이 없는 고도의 유배지에서는 스스로 목숨을 재촉했는지도 모를 일이다.

11.9 천국의 맛, 와인의 은밀한 기쁨

눈을 위해 만들어진 것이 아니라 혀를 위해 만들어진 잔은 리델 (Riedel) 패밀리 와인 잔이다. 우아하고 섬세한 아름다움은 물론이려니와 와인의 미세한 맛을 혀끝에 온전히 전해 주는 리델 잔에는 와인의 스위트하고 드라이한 온갖 맛과 향이 넘실댄다. 알코올 도수가 낮은 와인은 술이라기보다는 느낌, 맛과 향으로 즐겨야 품격 높은 음료다. 취하기보다 로맨틱한 분위기를 위해 맛을 음미하고, 색을 즐기고, 향의 은은함을 느껴야 하는 것이다. 자연의 온갖 빛깔과 향을 담고 있는 와인을 제대로 즐기기 위해서는 우선 좋은 와인을 선택해야 한다. 그 다음 와인 한 병을 얼마나 멋있게, 그리고 맛있게 즐길 수 있느냐를 좌우하는 와인 잔을 선택해야 한다. 메독크의 샤토나 오브리옹, 샤비뇽 블랑의 와인이더라도 제대로 된 잔에 담아 마셔 보지 않고서는 그 맛과 향을 알 수 없기 때문이다. 와인의 선명한 색깔을 투명하게 비추어 주어야 하고, 향을 모아 입 속으로 전달해 주어야 하는 게 와인 잔이다. 투명하고 차갑기만 한 유리잔으로는 와인이 갖고 있는 천국의 맛을 훔칠 수 없고, 스템(stem, 잔의 손잡이)이 있는 외형을 갖추었다고 해서 와인의 유혹적인 이끌림을 당하는 것도 아니다. 이제 천국의 맛, 와인의 은밀한 기쁨을 맛보기 위해 '잔' 얘기를 할 차례이다.

11.9.1 리델의 와인잔

튤립 모양의 유선형으로 만들어진 잔은 트로이의 헬레나로 시작해 이집트의 클레오파트라, 프랑스의 마리 앙투아네트에 이르기까지 그 모양에 관한 이야기를 들을 수 있다. 트로이 전쟁의 원인이 된 아름다운 여인 헬레나의 유방을 본떠 만든 것이 와인 잔의 시초라고 한다. 안토니우스에게 자신의 유방의 모양을 본떠 만든 잔에 술을 담아 대접했다는 클레오파트라, 프랑스에서 가슴이 가장 아름답다는 마리 앙투아네트의 수밀도를 본 떠 만든 잔으로 궁이나 귀족 집안에서 술을 즐겼다는 이야기는 애주가의 얼굴에 취기와 함께 에로틱한 홍조를 띠게 하기도 한다. 이러한 술잔이라면 조지훈의 '주도유단'에서 18단을 '패가망신주(일명 열반주)' 하고 하였지만 주당이라면 이를 지키지 않을자 이 세상 남자라면 한 명도 없을 것이다.

하지만 스템이 없었던 유방형 술잔은 거품과 향기가 빨리 없어지고, 손의 온도에 의해 와인이 데워져 맛을 잃게 되면서 잔대를 받쳐 사용하게 된다. 술 종류가 다양했듯이 잔의 모양도 다양하지만 손가락 끝이 들썩거릴 정도로 짜릿한 느낌을 전해 주는 잔으로는 와인 잔이 유일했다. 20세기에 이르러 작고 무겁고 투박한, 그리고 체온이 전해지는 잔 대신 우아하고 섬세한 곡선의 큰 잔에 긴 자루가 달린 혁신적인 디자인의 와인 잔을 만나게 된다. 뉴욕 현대 미술관에 '20세기의 명품'으로 선정되어 영구 보관 중인 리델(Riedel)의 '와인 잔'이 그것이다.

와인 애호가들에게 익숙한 단어 중에 리델이 있다. 리델은 오스트리아가 자랑하는 세계적인 와인글라스 제조업체이다. 와인에 관한 한 콧대가 높기로 유명한 프랑스 포도농장 주인들도 리델 와인 잔만은 인정해준다. 리델 글라스의 최고 브랜드는 소믈리에(Sommeliers)이다. 와인글라스 중 최상이다. 소믈리에란 원래 와인 맛과 향을 감별하는 감별사를 뜻하지만, 리델이 브랜드로 등록했다.

리델은 아주 독특한 회사다. 창사일은 1756년 5월 17일로 역사가 250년이 된다. 오스트리아 시골 쿠프스타인에 공장이 있고, 직원은 300명에 불과하다. 하지만 지난 99년 매출액은 6,000만 달러, 세후 순익은 600만 달러가 넘는다. 전 세계 60개국에 와인글라스를 수출한다. 이 회사의 와인글라스로는 아무도 따라오지 못하는 독보적인 메이커이다. 리델 패밀리는 10대째 내려오면서 철저하게 유리만을 고집해왔다. 단 한번도 외부에서 경영진을 영입한 적도 없다. 철저하게 가족끼리 유리 제조 노하우를 전수하면서 리델 왕국을 만들어왔다. 경영철학은 간단하다. '단 1원의 빚도 지지마라', '마음에 들지 않는 유리잔은 깨라', '외상으로 물건을 주지 마라', '고객의 취향을 만들어라'.

체코슬로바키아 보헤미아에서 시작한 리델 기업은 히틀러가 2차 대전 중 체코를 점령하자, 유리잔을 만들다가 하루아침에 레이더 스크린을 만들도록 지시를 받았다. 이 때문에 2차 대전이 끝나 체코가 공산화하자, 당시 월터 리델 사장은 소련 시베리아로 끌려갔고, 그의 아들인 클라우스 리델은 간신히 몸만 빠져나와 오스트리아로 도망쳤다. 클라우스는 우여곡절 끝에 오스트리아 쿠프스타인에 다시 공장을 세워, 아들 조지 리델과 함께 리델의 영광을 재현하고 있다.

리델 사장은 완벽주의자여서 모든 스케줄을 10분 단위로 완벽하게 준비해야 직성이 풀리는 성격의 소유자다. 리델이 성공한 비결은 전 세계 모든 와인에 알맞은 개별적인 와인 잔을 만들어내 와인에 생명을 불어넣었다는 데 있다. 가령 보르도 포도주를 마실 때는 소몰리에 보르도 잔으로 음미하면 최고의 맛을 즐길 수 있다고 자랑한다. 조지 리델 사장은 250년에 걸친 리델 가문의 유리 제조 노하우에 최고급을 지향하는 현대인의 심리를 조화시킨게 성공의 포인트라고 말하고 있다.

와인글라스의 모양에 따라 와인 맛과 향이 달라지는 이유는 쓴맛, 단맛, 신맛을 느끼는 혀의 부위가 각각 다르기 때문이다. 잔 입구가 큰 와인 잔으로 와인을 마시면 자연스럽게 머리가 숙여지면서 혀가 포도주에 닿는 부위가 상대적으로 넓어진다. 역으로 입구가 좁은 잔으로 마시면 고개가 젖혀지면서 포도주와 혀가 닿는 부위가 달라져 맛을 다르게 느낀다. 또 와인 잔의 몸통이 크고 작음에 따라 포도주의 향기가 아주 다르게 느껴진다. 리델 공장입구에는 아예 포도주 시음장이 있다. 와인을 시음할 때 같은 와인이라도 잔에 따라 맛이 크게 차이 나는 것을 몸으로 느끼도록 했다. 전문가 한 명이 상주해 고객들의 와인 테스팅을 도와준다. 와인 향기를 맡는 법도 가르쳐준다. 와인을 3분의 1정도만 따른 후 천천히 와인 잔을 돌린 후 코를 와인 잔 속으로 집어넣어 향을 맡도록 지도까지 해주고 있다.

11.9.2 와인잔은 와인의 눈물을 볼 수 있어야 한다

세계적인 와인 평론가들이나 프랑스의 와인 제조업자들도 인정해 마지않는 리델의 와인 잔은 2백50년 동안 와인만을 위해 잔을 만들어 온 마스터들의 고집스러움이 있었기 때문이다. 와인 잔은 눈으로 즐기고, 코로 취하고, 입으로 마셔야 한다는 와인의 즐거움을 최대한 이끌어 내도록 디자인되어야 한다. 와인 색을 잘 볼 수 있도록 투명해야 하고, 와인의 촉감을 잘 느낄 수 있도록 잔은 얇고 매끈해야 한다. 향이 날아가지 않도록 볼 가운데 부분이 볼록하면서 입 부분이 오므려져야 향을 모아 입으로 전달할 수 있다.

잔을 돌려 와인의 소용돌이를 볼 수 있어야 하며, 잔을 타고 흘러내리는 '와인의 눈물'을 볼 수 있어야 한다. 그리고 무엇보다 와인의 알코올, 산도, 향, 맛이 입안에 들어가 어떤 첫 맛을 느끼게 해주느냐에 따라 와인을 칭송하는 뮤즈가 되게 하거나 와인이라는 트렌드를 접해 본 정도의 경험으로 밖에 남지 않게 한다. 리델 잔은 와인의 질을 감별해 낼 수 있도록 독특한 형태로 디자인되었다. 와인의 드라이하고 스위트한, 라이트하고 헤비한 맛 그리고 타닌의 쓴맛을 감별하는 혀의 각 부분에 직접 닿도록 해서 와인의 다양하고 풍부한 맛을 느낄 수 있게 해준다.

11.10 팔꿈치의 위치는 와인 때문

18세기 미국의 정치가이자 외교관, 작가, 과학자인 벤저민 프랭클린은 무지무지한 와인의 애호가였다. 18세기만 해도 유럽이나 미국 사회에서 와인은 권력층이나 부유층이 주로 즐긴 음료였다. 신생국인 미합중국에서 와인 문화를 주도한 사람들도 초대 대통령 조지 워싱턴, 3대 대통령 토마스 제퍼슨, 그리고 벤저민 프랭클린 등 권력층들이다. 특히 미국 3대 대통령이자 와인 애호가였던 벤저민 프랭클린은 "와인은 일상생활을 보다 쉽게, 덜 서두르게 하고, 긴장을 줄여주며 그리고 더 많은 관용을 베풀게 한다"고 말했다. 이들의 와인 사랑은 각별했던 것으로 전해진다. 벤저민 프랭클린은 이와 같은 자연의 현상들과 와인의 양조를 하나님의 사랑으로 이해하고 다음과 같이 말했다.

> 우리는 예수가 가나에서 물을 와인으로 변하게 한 일은 일종의 기적이라고 말한다. 하지만, 이와 동일한 '기적'은 하나님의 사랑의 실현으로 매일 우리의 눈앞에서 이루어지고 있다. 우리의 포도농원에 떨어지는 비를 보라, 이 비(물)는 포도 안에 스며들고 종국에는 와인으로 바뀐다, 이는 하나님이 우리를 사랑하고, 우리가 즐거워하는 것을 보기 좋아한다는 것의 지속적인 증거이다. 기후가 하늘의 뜻을 반영하든 하나님의 섭리든 간에 중요한 것은 결과적으로 와인은 인간의 행복을 위한 음료라는 것이다. 그러나, 이러한 깨달음과 동시에 끊임없이 일깨워지는 것은 다른 행복의 요소들처럼 쉽게 인간이 원하는 데로 얻어지는 것이 아니며 자연은 늘 인간의 의지와 무관하다는 것이다.

프랭클린은 1779년에 프랑스 계몽주의 운동에 참여했던 모렐레(Molrellet) 신부와 주고받은 편지에서 이런 말을 했다 한다. 미국이 독립전쟁을 벌인 진정한 이유는 영국의 압제에서 해방되기 위해서가 아니라 영국의 맥주를 버리고 프랑스의 와인을 받아들이기 위해서가 아니었느냐는 신부의 말에 프랭클린은 "신이 인간에게 와인을 마시라 명한 증거는 팔꿈치의 위치에 있다. 팔꿈치가 조금 더 위나 아래에 달려 있다면 와인 잔을 입술로 갖다 댈 수 없었을거다"라고 대답했다 한다. 팔꿈치의 위치에서 와인의 존재 이유를 찾았던 프랭클린, 대단한 와인 사랑의 소유자라고 생각할 수 밖에 없다.

1792년에 필라델피아에서 제헌 의회가 열렸을 때 워싱턴은 인근 포도원에서 와인 생산에 성공할 가능성이 보이는지를 조사하기 위해 특사를 파견하기까지 했다. 프랭클린은 와인을 입에 담을 때마다 신이 내린 축복이라고 표현했다. 그는 와인 속에 진실이 있다는 격언이 사실이라면 노아 이전의 인류는 "물만 마셨기 때문에 진실을 몰랐다. 이들이 길을 잃은 채 헤매고, 악에 물들고, 결국에는 그렇게 좋아하던 물에 휩쓸려 멸망한 것도 그 때문이다"라고 적었다. 하지만 노아는 물의 해악을 알아차렸고, "그의 갈증을 해결해 주기 위하여 신은 포도나무를 만들고 열매를 와인으로 바꾸는 방법을 가르쳐 주셨다"는 것이다. 프랭클린은 훗날 이것을 주제로 다음과 같은 '음주가'를 작곡하기까지 하였다.

역사가 남긴 흔적을 보건대
물은 몸과 마음 모두에 해로운 물건,
몸과 마음에 좋고 안전한 와인이 등장한 뒤에도
물을 마시는 사람은 익사당해 마땅하리.

제퍼슨도 프랭클린만큼이나 와인을 즐겼지만 좀더 진지한 방식으로 자신의 생각을 밝혔다. 제퍼슨은 프랑스 대사로 파견되었던 1787년에서 1788년에 걸쳐 독일, 이탈리아, 프랑스를 여행하며 와인 생산지를 유심히 관찰했다. 그는 라인강 일대, 샹파뉴, 부르고뉴, 보졸레, 론 강 일대, 피에몬테, 보르도, 루아르를 돌아다니며 와인의 맛을 음미하고 느낌을 자세한 기록으로 남겼다.

제퍼슨이 미국으로 돌아온 뒤에도 와인에 대한 관심을 잃지 않았고 샤토 디캠 등 유럽에서 유명한 포도원의 품종을 수입, 재배하기도 했지만, 1809년에 미국에서 수입 품종으로 와인을 생산할 수 없다는 결론을 내렸다. 그는 유럽에서 들여온 와인들로 저장실을 채웠고, 백악관에서 만찬을 열 때마다 최고급 프랑스 와인을 내놓았다. 몬티첼로에 있는 제퍼슨의 사저에는 덤웨이터(요리 등을 운반하는 소형 엘리베이터를 말함)가 와인 저장실에서 식당으로 곧장 연결되어 있는데 이것을 보면 그가 와인을 얼마나 사랑했는지 알 수 있다.

11.11 와인전쟁

포도나무로 만든 '술'을 뜻하는 라틴어 '비넘(vinum)'에서 유래한 와인은 이탈리아에서는 '비노(vino)', 독일에서는 '바인(Wein)', 프랑스에서는 '뱅(vin)', 그리고 영어권에서는 '와인(wine)'이라 불려진다. 와인의 맛이 나라나 지방마다 다른 것은 토질이나 기온, 일조시간 등의 자연 조건과 포도 재배법, 양조법에 따라 그 맛이 달라지기 때문이다. 이러한 와인은 기원전 4000년경부터 마시기 시작하였으며, 중세에 교회의 미사용, 병원의 의약용으로 쓰이면서 엄청난 발전을 하게 되었다. 그리고 현대에 여러 기술의 발달로 명문 와인까지 등장하면서 소비량도 급격히 늘었다.

　와인은 밭에서 수확한 포도의 줄기를 떼어낸 후, 압착하여 과즙을 만들고 이에 효모를 첨가하여 과즙을 발효시킨 전발효 과정을 통해서 그 맛과 향을 숙성시키는 후발효 과정을 거쳐 잔여물을 제거하고 발효탱크 속의 와인을 병에 넣어 코르크 등의 마개로 막고 라벨을 붙이면 완성이 된다.

　세계 역사의 곳곳 장면에서 와인은 중요한 역할을 하고 있다. 프랑스 왕 루이 16세와 왕비 마리앙투아네트는 식사와 함께 와인을 즐겼다고 하는데 그 이후로 유럽에서는 저녁 식사 때 와인이 빠지지 않는 전통으로 남는데 일조했다. 고대 문명의 발상지 이집트에서는 포도나무를 '생명의 나무'라고 부르며 포도와 포도주를 신성시했다. 기원전 3000년경에 이미 파라오들은 와인을 양조해 온 것으로 상형문자에 남아있다. 와인은 아름다움을 가꾸는 데도 한 몫 하였다. 뛰어난 미모를 지녔던 네퍼티티 왕비는 와인을 기초 향수로 사용했다고 한다. 와인의 향으로 자신의 미모를 한층 살린 것이다. 당시 파라오들이 죽었을 때는 피라미드 안에 포도씨를 넣어 묻기도 했다. 내세를 믿었던 이집트인들은 파라오가 내세에 가서도 와인이 부족하지 않도록 하기 위한 것이었다. 또한 이집트의 벽화에는 와인 제조 과정이 그려져 있고, 테베에서 발견된 벽화에는 다음과 같은 글이 써 있다고 한다. "나에게 18잔의 와인을 주시오. 내가 취해야 되겠소. 나의 속은 짚과 같이 말라 있소." 이집트인들은 사후 세계에 가서도 와인 마시기를 바랐던 것이다.

　포르투갈의 도우로 강과 그 지류 근처에는 가파른 비탈들이 유난히 많다. 바로 이러한 황량한 계곡에서 달콤한 뽀르또(Porto)의 원료가 되는 포도가 자란다. 식전주나 디저트주로서 특히 사랑을 받고 있는 뽀르또는 포르투갈의 미항인 오뽀르또에서 저장·숙성을 거친 후 전세계로 여행을 떠난다. 그래서 와인의 이름도 포르투갈어로 '항구'를 뜻하는 '뽀르또'다. 이곳은 로마시대 이전부터 포도가 재배되던 곳이지만 우리에게 '포트와인'으로 알려져 있는 뽀르도의 역사는 훨씬 최근으로 당겨진다.

포트와인은 17세기에 영국과 프랑스 사이에 일어난 100년 전쟁을 계기로 새로이 창안된 와인이다. 전쟁이 터지자 영국은 프랑스산 와인 수입을 전면 중단하고 포르투갈에 눈을 돌려 이곳에 직접 대규모 포도원을 조성하고 양조시설을 갖추었다. 1703년 영국과 포르투갈 사이에 메쑤언(Methuen)조약이 체결되면서 저관세 혜택과 포르투갈 와인에 대 영국 수출이 더욱 촉진되었다.

그런데 포르투갈 와인이 영국항에 도착할 즈음이면 와인이 변질되어 있는 수가 많았다. 그래서 상인들이 보존책으로 와인에 브랜디를 첨가하기 시작했고 얼마 후에는 발효 도중에 있는 와인에 투명한 오드비(77도)를 첨가하여 잔여당도와 알코올 도수를 높인 오늘날과 같은 포트와인이 탄생되었다.

1692년까지만 해도 Taylor Fladgate & Yeatman이라는 양모회사의 동업주였던 Job Bearsley는 1744년부터 현재 숙성고가 위치한 곳에서 포트와인을 만들기 시작했다. 대서양 연안의 오뽀르또 시 언덕 위에 가족경영 체제를 기본으로 300년이 넘는 동안 독립 기업의 위상을 지켜온 테일러스사는 프레스를 비롯한 와인양조에 필요한 설비들을 대여해주는 소규모 자영 포도농들과의 긴밀한 협조 하에 양질의 포트와인을 생산하는데 현재 수출되는 국가만도 54개국이 넘는다.

테일러스가 자랑하는 포도원은 쿠인타 데 바르젤라스(Quinta de Vargellas)와 쿠인타 데 테라 페이타(Quinta de Terra Feita) 두 곳이다. 주로 전자에서 수확하는 포도들로 테일러스 빈티지 포트를 만든다. 아찔할 정도로 경사진 계곡에 계단 모양으로 깍아 놓은 포도원에서 자라는 수목들은 지하 15미터 아래까지 암석틈 사이로 뿌리를 내려 수분과 미네랄을 섭취한다. 9월 하순이면 포도수확이 시작되는데 그 시기는 포도원의 위치에 따라 크게 3주까지 차이가 난다. 포트 와인 양조에 쓰이는 품종은 중후한 향기를 내는 토우리가 나시오날(Touriga Nacional)과 토우리가 프란세자(Touriga Francesa)를 비롯해 강한 탄닌과 소나무향이 특징인 틴타 로리즈(Tinta Roriz), 부드러운 꽃내음이 나는 틴타 바로카(Tinta Barocca), 과질이 단단해 주로 고지대에 심는 틴또 카옹(Tinto Cao) 등이 있다.

 수확된 포도는 최신식 프레스를 사용하기도 하지만 커다란 돌용기 안에서 사람들이 직접 발로 밟기도 한다. 좋은 포트와인일 수록 사람이 체온을 가해 짜낸 즙을 사용하는데 이렇게 해야 포도 껍질로부터 최대한의 색과 향미를 추출해 낼 수 있다. 포도원에서 기본적인 포트와인이 만들어지면 커다란 오크통에 넣어두었다가 이듬해 봄, 뽀르또 항으로 운반하여 저장한다. 이곳 항구 도시의 짙은 안개가 포트와인의 숙성에 필요한 적절한 습도를 제공하기 때문이다.

 저장고에 넣기 전에 배럴마다 테스트를 거쳐 블렌딩 방식과 병입 시기를 결정한다. 또한 와인의 스타일에 따라 사용하는 배럴도 다르다. 예를 들어 오렌지 브라운 색을 띠는 고급 포트와인이 되게 하려면 와인을 작은 오크 배럴에 저장하고 포도 빛깔이 최대한 살아있는 상큼한 포트와인을 바란다면 큰 오크 배럴에 저장한다. 배럴이 클수록 와인이 공기와 접하는 단면이 작아 산화도 색깔이 바래는 속도도 그만큼 더 느려지기 때문이다.

 『와인전쟁』의 저작자인 돈 클래드스트럽은 포도주는 음료수가 아니다. 그것은 삼색기처럼 프랑스인들의 가슴과 정신에 호소하는 '그 무엇'이다. 제2차 세계대전 기간 중 프랑스 와인 맛에 반한 히틀러가 프랑스 최고의 포도주를 손에 넣겠다는 야심으로 '포도주 총통'이라는 조직을 만들고 포도주 약탈에 나서자, "프랑스인이라면 의당 조국과 포도주를 위해 싸워야 한다"며 포도주를 지키려 했던 레지스탕스들의 이야기를 기술하고 있다.

 나지막이 굽이치는 구릉 위로 새벽 별빛이 사위어 간다. 지평선의 어슴푸레한 햇살이 한 날의 시작을 알린다. 이슬에 촉촉이 몸을 적신 포도넝쿨들도 하루의 일광을 달콤한 자양으로 익혀낼 준비를 한다. 자기의 살과 피가 언젠가 '생명의 물'(Eau de vie · 와인을 뜻하는 은유)로 축복받을 것임을 알고 있기에 어느 날 캐터필러의 굉음이 구릉을 파헤치고 지나간 뒤, 언덕의 평화는 산산이 깨어진다. '프랑스의 가장 값진 보석'으로 불려온 '생명의 물' 전부가 히틀러의 군화 아래 놓이게 된 것이다.

11.11.1 과연 어떤 일이 일어났을까

Don Kladstrup, Petie Kladstrup등이 저술한 『와인전쟁 Wine and War』은 명품 와인을 둘러싼 나치와 프랑스의 한판승부를 리얼하게 전개한 책이다. 이 책은 '와인'이라는 일상의 소품을 렌즈 삼아 프랑스 민중의 대 독일 저항을 들여다 본 '전쟁의 미시사(微視史)'이자, 수많은 증언으로 수집한 전쟁의 단면을 거대한 모자이크화로 구성한 역사 다큐멘터리다. 해마다 8월이면 파시즘의 침탈과 희생을 곱씹어보는 우리에게도 이 책이 열어주는 역사의 교훈은 남다르지 않을 수 없다.

11.11.2 와인을 숨겨라! 1939년 9월

히틀러의 기갑사단이 폴란드를 침공했을 때, 프랑스 정부는 포도밭 농부들에게 무슨 명령을 내렸을까? 소집영장? 아니다. 오히려 군인들이 일손을 돕기 위해 포도밭으로 파견됐다. 탱크로 쑥대밭이 되기 전에 수확을 마쳐야 한다는 정부의 판단이었다. 이듬해 늦봄이 되면서 독일군이 밀물처럼 쏟아져 들어왔다. 파리 최고의 레스토랑 '라투르 다르장'에도 비상이 걸렸다. 10만병의 고급 와인을 모아둔 와인 저장고를 지켜야 했기 때문이다. 주인의 아들인 클로드가 군대에서 여섯 시간의 외출을 허가 받았다. 2만병의 특급 와인을 한 쪽에 모으고, 벽돌을 쌓기 시작했다. 파리 점령 이후 독일군은 이 창고에서 8만병을 쓸어갔지만 유명한 1867년산 와인은 한 병도 찾아낼 수 없었다. 수많은 이름 없는 농민들도 '와인 보호전'에서 승리했다. 지하창고, 맨땅, 벽장…. 아이들은 들판에서 거미를 잡아와 새로 쌓은 벽 앞에 거미줄을 치게 했다.

11.11.3 와인 총통

프랑스에 진주한 독일군은 독일 지도층에 공급하거나 제3국으로 수출해 전쟁비용을 보태기 위해 대대적인 와인 수매에 나섰다. 군인들이 와인의 품질을 감별할 수 없는 일이다. 예부터 프랑스 양조업자들과 거래해온 독일 상인들이 수탈의 대리인 역할을 맡았다. 이들에게는 '와인 총통(Weinfuhrer)'이라는 이름이 붙여졌다. '퓌러'가 '지도자'와 '가이드'라는 이중의 뜻을 갖고 있다. 그러나 보르도의 '총통' 뵈메르스, 부르고뉴의 제그니츠, 샹파뉴의 클레비시 등은 다른 총통들과는 어딘가 좀 달랐다.

> "우리는 전쟁 전부터 프랑스 와인업자들과 친구였다. 전쟁이 어떻게 끝나더라도, 좋은 관계를 유지하고 싶다."

그들은 모국 관리를 기만하면서까지 와인에 좋은 값을 쳐주었다. 질 낮은 와인을 상등품으로 둔갑시키는 데 협조하기도 했고, 포도 산업의 중요성을 지역사령관에 역설해 농민들의 제3국 징용을 면케 해주기도 했다. '쉰들러'의 역할을 떠맡았던 것이다.

11.11.4 레지스탕스, 해방

전황이 독일에 불리해지면서 이상 징후들이 속속 발견됐다. 독일에 도착한 와인이 모두 물로 변해있거나, 아예 약탈당하는 일이 빈번해 졌다. 와인을 지키기 위한 레지스탕스의 활동이 시작된 것이다. 지하의 비밀 와인창고는 회합, 무기보관, 도주를 위해 유용하게 쓰여졌다. 북아프리카전에 앞서 독일군이 '열대 지역에 보낼 수 있도록 포도주를 포장하라'고 업자들에 지시를 내렸을 때도 그 소중한 정보는 재빨리 런던으로 전달됐다. 노르망디 상륙에 이어 프랑스군과 미군이 남프랑스에 상륙하자 작전은 '샴페인 전쟁'이라고 명명됐다. 프랑스군은 거점 확보 외에 포도 명산지를 훼손하지 않는데도 전력을 기울였다. 독일로 진격해 들어간 프랑스군은 미군 지휘관의 명령을 어기고 히틀러의 별장이 있는 베르히테스가덴을 선점했다. 소문 그대로, 1929년산 '라투르' 등 전설적인 명품 와인이 해발 2400미터의 창고를 가득 채우고 있었다.

전쟁은 수많은 개인들의 일상을 생각지도 못했던 심연으로 몰아넣는다. 알사스의 와인 농가에서 자라나 하루아침에 독일군으로 징병된 뒤 러시아 전선의 잔학상을 목도하는 조르주 위겔, 전쟁 초반 독일군의 포로가 된 뒤 수용소에서 '와인 파티'를 기획하는 가스통 위에, 그들의 일화는 수천km 떨어진 고향에서 전쟁을 이겨나가야 하는 가족들의 사연과 나란히 교차된다. 평화가 찾아온 뒤 무통지방의 와인업자 로트실트 남작은 낯익은 필적의 편지를 받는다. "저는 늘 귀하의 포도주를 사랑해 왔습니다. 독일에서 귀하의 와인을 판매할 수 있는 기회를 줄 수 있는지 알고 싶습니다" 말미에는 보르도의 '와인 총통'이었던 뵈메르스의 서명이 들어 있었다. 로트실트는 즉각 답장을 쓰기 시작한다. "왜 안 되겠습니까? 우리는 이제 새로운 유럽을 만들어가고 있습니다." 저자는 에미상을 세 차례나 수상한 미국 TV 기자 출신의 작가이다. '와인 스펙테이터'지에 정기적으로 글을 쓰는 와인 전문가이기도 하다. 이 책은 지난해 미국 인터넷 서점 '아마존'의 '올해 최고의 책'에 선정됐다.

11.11.5 독, 이에 '총통와인' 판매 항의

독일은 이탈리아의 한 양조회사가 나치 표어들과 아돌프 히틀러 사진들이 찍혀있는 이른바 '총통와인'을 팔고 있다며 로마정부에 공식항의한 것으로 독일 법무부가 밝혔다. 브리기테 취프리스 법무장관은 로베르토 카스텔리 이탈리아 법무장관에게 보낸 서한에서 와인을 팔기 위해 나치 상징들을 사용한 것은 '질책당 할만하고도 품위없는' 행위라며 해당 회사에 대해 조치를 취해달라고 촉구했다. 독일에서는 나치 상징과 표어가 들어있는 상품을 판매할 수 없으며 히틀러의 저서 '나의 투쟁'조차도 금지돼 있지만 이탈리아에선 나치 그림의 상품 판매가 가능하다.

독일 공영방송인 ARD-TV는 히틀러와 기타 나치 고위층의 사진을 상표에 부착한 와인병들이 오스트리아와의 접경 우디네지역에서 이탈리아 회사인 루나르델리가(家)에 의해 생산되고 있다고 보도했다. 루나르델리가의 웹사이트는 여러 종류의 병들 가운데서도 특히 히틀러가 팔을 곧게 편 채 나치식 경례를 하고 있는 사진과 나치의 가장 유명한 표어인 '한 국민, 한 제국, 한 총통'이 찍힌 병들을 많이 보여주고 있다.

루나르델리가의 사주인 안드레아 루나르델리는 ARD에 '총통와인' 수요가 많다면서 해마다 최고 3만병씩 생산돼 주로 이탈리아의 고속도로 주유소들과 관광지들에서 팔리고 있다고 말했다. 최고 1천만명의 독일인이 해마다 이탈리아를 찾고 있다. 취프리스 장관은 서한에서 독일에서 이 와인들이 팔리다 적발될 경우 생산자가 기소될 수 있을 것이라고 말하고 이탈리아는 나치 선전 말살을 위한 단일지침 마련을 모색해온 유럽연합(EU)의 현 의장국임을 상기시켰다. 내무부 소식통들은 로마 주재 독일대사관이 이 문제로 이탈리아정부에 여러 차례 접근했으나 성과를 거두지 못했다고 밝혔다. ARD는 이 와인병들이 인터넷을 통해 독일에서도 유통되고 있기 때문에 이론적으로는 독일이 이 회사에 대해 즉각 법적 조치를 취할 수 있다고 전했다.

11.11.6 잔다르크와 포도주

역사에 해박한 사람이라도 이 주제는 언뜻 관련성을 추적하기가 쉽지 않을것이다. 하지만 14-15세기에 걸쳐 영국과 프랑스가 벌인 백년전쟁, 그 분쟁지역에 보르도 지방이 있다면 대충은 짐작하는 독자도 있을 것이다. 당시 영국 왕실에 포도주를 공급한 곳이 다름 아닌 영국령의 보르도 지역이었다. 1328년 프랑스 왕이 된 필립 6세는 이를 돌려받기 위해 전쟁을 선포하기에 이른다. 그래서 115년에 걸친 지루한 전쟁이 시작된 것이다. 전쟁은 영국의 우세승이었다. 헨리 5세가 이끄는 영국이 아잔쿠르 싸움에서 압승을 거둬 1420년 영국 왕세자에게 프랑스 왕위 계승권이 인정된다. 전쟁의 발단은 다음과 같다.

1152년, 영국의 헨리 2세는 프랑스 보르도의 왕녀 엘러너 공주를 왕비로 맞아들였다. 중세의 결혼지참금 제도에 따라 엘러너 공주는 보르도 지방을 결혼지참금으로 가지고 갔다. 때문에 당시 프랑스인에게 질 좋은 와인을 제공해주던 이 지역에서 생산되는 와인이 모두 영국으로 보내지게 된 것이다. 그래서 플라톤이 신이 선물한 것 중 최고의 걸작으로 평한 와인을 사랑하는 프랑스인들은 이 지역을 되찾고자 했고, 이것이 도화선이 되어 100년에 걸쳐 전쟁이 지속된 것이다. 이 전쟁에서 프랑스는 승리를 거두어 보르도 지방을 되찾게 되었다.

프랑스 동부 성베드로 수도원의 페리뇽(Pergnon) 신부는 1690년경에 여러 종류의 포도주를 섞어 발효 실험을 하다가 별처럼 반짝이는 물방울이 톡톡 튀는 포도주를 만들었다. 이 포도주를 마시면서 그는 '내가 별을 마시는구나'라는 생각을 했는데, 이것이 바로 샴페인의 원조이다. 페리뇽 신부는 또한 스페인 수사들이 코르크 나무껍질을 물통 뚜껑으로 쓰는 것에서 힌트를 얻어 코르크 마개를 발명해내기도 했다.

2차대전 이후, 서독의 초대 총리인 아데나워는 프랑스 보르도 지방의 마고 포도원을 찾아 2차대전을 일으킨 것에 대한 사죄를 했다. 그는 '프랑스인의 마음 한가운데에 보르도가 있고, 보르도 한가운데에는 샤또 마고가 있다'고 생각했으며, 세계 최상품이자 프랑스인의 자존심인 샤또 마고를 생산하는 그곳에 가서 사죄를 하면 프랑스인들의 마음이 어느 정도 누그러들 것이라고 여긴 것이다.

1309~1377년까지 왕실 세력에 밀린 로마 교황청은 프랑스 아비뇽 지역으로 이전하여 약 7대에 걸쳐 거주하였다. 이를 '아비뇽유수(Avagnonese Captivity)'라고 한다. 1348년, 제4대 교황 클레멘스 6세(Pope Clement Ⅵ)는 파리왕궁을 모방한 호화로운 교황청을 이곳에 지었고, 이런 아비뇽유수 사건으로 샤또뇌프 뒤 파프라는 와인이 탄

 306 음주의 유혹 금주의 미혹

생했으니 이는 '교황의 새로운 성'이라는 뜻이다. 이때부터 이 와인은 교황이 마시는 포도주가 되었으며, 오늘날까지도 바티칸 교황청에서는 '샤또뇌프 뒤 파프'를 마신다.

100년 전쟁에서 승기를 잡게한 사람이 잔다르크다. 전세는 역전되고 1453년 영국이 칼레 지방을 제외한 모든 영토를 포기함으로써 전쟁은 끝났다. 300년 동안 영국의 지배하에 있던 보르도 지방과 와인이 프랑스인의 품으로 돌아온 것이다. 보르도는 현재 10만5000ha에서 연간 7억병의 포도주를 생산하는 세계 최대의 포도주 생산지역이다. 포도주가 특정 지역의 기호품에서 세계인의 입맛을 지배하게된 것은 적포도주가 갖는 건강효과와 무관하지 않다는 생각이 든다. 이러한 현상은 또 '기아의 시대'에서 '포만의 시대'로 넘어가는 사회적 상황과도 연결고리를 갖는다. 포식의 산물인 심장병에 포도주가 예방효과를 갖는다는 사실이 구매충동에 불을 댕긴 것이다.

11.12 문학적으로 취하기

맛 좋은 백포도주로 유명한 프랑스 소뮈르(Saumur)에서는 5월이면 포도주와 문학 축제가 열린다. 축제의 정식 명칭은 '책과 포도주의 날'이다. 책과 포도주라는 와인을 대등화 시킨것은 프랑스인 다운 발상이다. 1996년부터 시작된 이 축제는 말이 축제지, 그냥 먹고 마시며 떠드는 쪽에 가깝다.

2004년에 내건 주제마저 술 냄새가 물씬거린다. 작가, 문학 지망생, 출판인, 포도주 생산업자, 소믈리에, 미식가들이 모이는 행사에 붙인 이름이 '문학적으로 취하기'였다. 취하되 문학적으로 취하여야 프랑스인다운 주당이 된다는 것이다. 말은 조금 어렵지만, 쉽게 풀면 '한 잔 먹고 문학을 얘기해보자' 혹은 '문학을 얘기하며 한 잔 먹어보자'는 정도가 아닌가 쉽다. 시사주간지 파리 마치는 이 행사에 대해서 이렇게 취재하고 있다. '파리라는 문학 무대에서는 서로 죽일 듯이 싸우던 적들도 아무런 문제없이 서로 친절하게 지낸다.' 마샤 메릴, 로브 그리예, 마르크 랑브롱, 장클로드 브리알리, 이브 베르제, 장자크 포베르….

사실 파리든 서울이든, 어느 사회나 사생결단을 하다가도 칼끝을 뉘는 곳은 필요한 셈이다. 날카롭게 맞섰던 상황에서 누군가가 흡사 소도(蘇塗)처럼 피할 수 있는 곳도 필요할 것이다. 문학이라는 광장에는 특정한 주인이 따로 없다는 인식이기도 하다. 문학의 정신을 구현하는 방식이 달라서 서로 갈라서 있을 뿐이라는 생각이다. 이곳은 일종의 중간지대의 역할을 하는지도 모른다. 참석자들은 문학 토론도 했겠지만, 술 이야기, 섹스 이야기, 요리 이야기, 축구나 테니스 이야기 등등 주로 가치 판단이 들어갈 필요가 없는, 누가 옳고 그른가를 원천적으로 따질 수 없는 주제로 이야기꽃을 피웠을 것임에 틀림없다. 진짜로 창조적인 아이디어는 이때 피어날지도 모른다.

물론 여러 전시와 행사도 풍성했다. 문학 브런치(아침 겸 점심), 맛자랑 음식, 저녁 스펙터클, 포도주 시음대회, 불꽃놀이, 저자 사인회, 문학 카페, 문학상 시상…. 한해에도 수백 개가 넘는 축제나 놀기 대회로 이골이 난 프랑스인들이다. 이 정도는 그냥 눈 감고 나오는 프로그램이다. 올해 행사를 위해서는 특별 열차도 한 대 마련됐다. 작가는 100여명이나 몰려들었다. 기자가 75명, 기업체 대표 25명, 순수 관람객이 9,800여명이었다. 인구 3만명에 불과한 이 도시에서 이틀 동안 계산했을 때 한 시간당 팔려나간 책이 620권, 그리고 행사에 참여한 사람들이 딴 포도주가 2,800병이나 됐다.

그런가 하면 프랑스 의회에는 '파이프 담배를 사랑하는 사람들의 모임'이 있다. 사실 유럽 여러 나라에는 전국적으로 혹은 국제적으로도 이런 모임이 거미줄처럼 얽혀 있다. 좌·우 어떤 정치인들이든 함께 모여서 파이프 담배를 나눠 피운다. 끽연을 권장하자는 취지는 절대 아니고, 단지 공산당 의원과 극우 국민전선당 의원들이 파이프 담배라는 기호품을 핑계로 저녁도 같이 먹고, 포도주도 같이 마신다. 낙태, 사형제도, 호주제, 이민자 문제 같은 전통적인 좌·우 대립의

 308 음주의 유혹 금주의 미혹

이야기들을 여기서는 거의 전부 다 농담법으로 꺼내고 들어야 제격이다. 어느 정치나 사회나 상생을 위해서는 우선 먼저 '서로 웃자'는 모임은 필요하다. 마누라(남편) 흉도 보고, 자식 얘기도 하고, 건강 얘기도 하면서…. 지식인들은 일반적으로 보통 대중보다 더 많이 분열되는 경향이 있다는 것에 대한 반성이 그 바탕에는 깔려 있지 않을까.

또한 프랑스 보르도 지방 최대의 축제인 '보르도 와인축제(Bordeaux Fete Le Vin)'가 해마다 7월1일부터 4일까지 열린다. 와인의 본고장답게 이 기간 동안에는 와인과 관련된 다양한 이벤트가 마련된다. 최근 와인 애호가들이 늘면서 일부러 와인을 주제로 하는 여행을 떠나거나 관련 서적 등 자료를 찾는 사람들이 많은데, 보르도 와인 축제기간이야 말로 세계 최고의 와인을 만날 수 있는 좋은 기회다. 와인뿐만 아니라 보르도의 고풍스러운 건축물과 거리의 전통 시장을 감상하는 재미 또한 지나칠 수 없다. 파리와 같은 대도시가 주는 느낌과는 분명 다를 것이다.

가론느의 부둣가에서 지롱드에 이르는 넓은 장소에서 펼쳐지는 축제에서 와인 메이커들은 자신들이 정성들여 만든 작품을 방문객들에게 선보이게 되는데, 다양한 종류의 와인을 간단하게 시음할 수 있는 기회도 주어진다.

12. 맥주순수법의 나라 독일의 음주문화

　독일은 엄격하고, 정확하고, 정직하고, 고지식하고, 검소한 일 벌레로 비쳐지는 것이 일반적이다. 또한 공과 사를 잘 구분하며 질서와 약속을 잘 지키며, 자기통제를 잘하는 국민으로 여겨지고 있다. 이런 독일인의 특성은 음주문화에서도 나타나는데 술을 마실 때 술잔을 돌리는 법도 없고 다른 사람에게 술을 따라주고 권하는 법도 없다.
　또한 술 한 잔을 안주도 없이 30여분이 넘게 마시며 대화를 나누는 모습에서 이들이 술 마시는 것이 주목적인지 대화를 하는 것이 주목적인지 헷갈릴 때가 많다. 독일인들은 일반적으로 술에 취하기 위해서가 아니라 주로 분위기를 즐기기 위해서 마신다. 술자리의 분위기는 일상적인 삶과 달리 열려 있다. 독일에는 한국과는 달리 연고가 그리 중요하지 않기 때문에 술이 연대망을 맺어 주는 기능은 약한 편이다. 술자리의 가장 기본적인 원칙은 자기가 자기 자신을 통제 할 수 있을 정도로 술을 마시는 것이며, 남에게도 강권하지 않는 것이다. 술과 술잔에 관한한 자작문화에 속하는 국가이다.

12.1 독일 음주문화의 특징

독일은 종교개혁이후 유럽의 중심부에 위치한 까닭에 끊임없는 전쟁터로 변해갔으며 연방국가 상호간의 무력적 갈등, 시장경제체제로 들어선 당시 사회에서 빈익빈 부익부의 심화와 농촌과 도시공동체의 약화는 사회내의 혼란을 야기했다. 이외에 인구증가와 기술력의 한계, 전쟁으로 인한 수확량 감소로 인해 사람들의 영양상태는 예전보다 악화되었다. 이런 비관적인 상황에서 이승에서 천국을 바라는 사람들에게 술은 좋은 위안처를 제공해 주었다.

중·근대시대에서는 술의 부정적인 측면이 매우 컸는데 사회적인 혼란은 심해지고, 통제력은 악화되고, 술의 소비가 전에 비해 자유로워지고 많아지면서 술에 취해 자기 통제력을 잃어버리는 일이 더 자주 발생한데서부터 기인한다. 종교개혁의 시발점을 제공한 마틴 루터는 자신의 오랜 경험을 통해 판단컨데 독일인의 음주문화는 생활환경에 대한 외부로부터의 압력, 경고조치, 처벌 그리고 개신교적인 근검정신을 통하지 않고서는 개선시킬 수 없다고 하였으나 음주문화를 별달리 변화시키지는 못하였다.

감자로 만든 값싸고 질 나쁜 증류주가 시장에 등장하면서 값은 폭락을 거듭했다. 이런 가격경쟁력으로 감자 증류주는 대량생산되고 유통되었는데 쉽게 구입할 수 있고 빨리 취하는 이 술의 사회적 파장은 '증류주 페스트'라고 일컬어질 만큼 큰 것이었다. 사회적 파장은 국내에만 국한된 것이 아니라 영국과 프랑스를 비롯한 유럽시장뿐만 아니라 다른 대륙까지도 범람했다.

당시 감자 증류주의 주된 소비층은 빈민층이었고, 이 술이 사회에 미친 파장은 예전의 기분 좋은 안락함이 폭력적이고 황량한 잔치로 변해가자 이러한 음주문화에 염증을 느낀 시민계층의 상당수는 '증류주 페스트'로 인해 혼란에 빠진 사회 구성원의 도덕적 재무장 운동에 나섰다. 내무성과 경찰의 간접적 지원하에 금주를 위한 단체들이 결성되었는데 이 단체들의 모델이 된 것은 미국과 영국의 금주협회였으며, 이 금주협회들은 자신들의 경험을 바탕으로 직·간접적으로 독일인의 건전한 음주문화 정립에 많은 도움을 주었다.

  독일의 금주단체들의 노력이 음주문화에 얼마나 기여했는지 정확히 평가하기는 어렵지만, 어느 정도 소기의 성과를 거둔 것은 확실하다. 독일인의 음주문화가 바뀌게 된 또 다른 요인으로 학교교육의 확대와 산업화를 꼽을 수 있다. 교육에 많은 관심을 기울인 것은 개신교 교리에 기인하는데 교육의 내용도 앞서 언급한 종교적인 색채와 인문주의적 전통에 많은 영향을 받았다. 또한 19세기 중반부터 시작된 산업화는 도시의 임금노동자 계층을 대량으로 탄생시켰다.

  1870년 이후 독일의 전 사업장에서는 노동시간에 술 마시는 것이 금지되고 노동자들의 고달픈 일상과 무기력함을 잊기 위해서 일과 후 많은 술을 마시고 결근을 하면 경제적인 손실이 생기기 때문에 사회적·경제적 불이익을 준다든지 해고를 하였다. 이러한 조치들은 일자리가 부족한 상황에서 생존과 직결된 문제였기 때문에 자신들의 음주문화를 기계의 리듬에 맞추어서 바꾸어 나가야만 했다.

  그러나 음주문화가 오랜 기간 형성되어 왔고 중요한 삶의 일부분으로 여겨지는 독일 사회에서 또한 삶의 질곡이 옥죄어 오는 상황에서 술을 금지하는 것은 현실적으로 불가능하였다. 이런 맥락에서 맥주는 다시 각광을 받게 되었는데 독일인의 문화를 잘 대변해 주는 맥주는 노동자의 술 또는 국민의 술로 승격을 하게 되고, 값싸게 취할 수 있지만 많은 문화적 사회적 문제를 일으키는 증류주를 빠른 속도로 대처하게 된다.

12.2 독일인에게서 배워야 할 음주 문화

  맥주의 나라 독일은 음주가 생활의 일부다. 맥주가 이들의 기록에 등장하는 것은 10세기쯤이다. 그러니까 천 년 정도의 역사를 가지고 있다고 할 수 있다. 맥주를 마신 역사가 오래된 만큼 독일인의 음주문화 또한 상당히 성숙됐다고 볼 수 있다. 성숙된 독일의 음주 문화는 크게 세 가지로 요약해 볼 수 있을 것이다.

첫째, 음주는 대화를 즐기기 위한 하나의 도구다. 라인강변에 자리 잡고 있는 쾰른과 뒤셀도르프의 술집 거리는 주말이면 새벽 2시까지 흥청거린다. 그러나 시간이 흘러 취흥이 도도해져도 결코 고함소리가 들리지 않는다. 맥주는 대화를 윤기있게 하는 촉매제 역할만을 하는 것이다.

둘째, 음주는 하되 법 테두리를 지킨다. 독일에는 곳곳에 비어 가르텐으로 불리는 맥주집이 산재해 있고 주택가에도 술집이 자리 잡고 있다. 이 맥주집들이 아무런 문제없이 영업을 하는 데는 사생활 보호를 위해 밤 10시 반 이후에는 옥외에서는 술을 팔지 못하도록 하는 엄격한 법이 있고, 이를 업주들이 철저히 지킨다는 것이다. 주택가의 비어 카르텐이 인기를 끄는 데는 음주운전을 피하려는 독일인들의 지혜도 배어있다. 독일인들은 요즘 술자리가 있는 날이면 으레 순번을 정해 그날의 운전자 1명을 정하고 이 운전자는 술자리에서 대화만 즐기되 음주는 거의 하지 않는다. 엄격한 독일 경찰의 법 집행과 그에 걸맞는 독일인의 합리적인 음주문화가 형성된 것이다.

셋째, 더치페이(Let's go dutch)로 음주량을 조절한다. 독일의 술집에서는 술값 계산을 각자 해야 한다. 따라서 남에게 술을 강요하고 싶으면 자기가 술을 사야만 한다. 그러나 독일같이 비자금이나 촌지가 없는 맑은 사회에서 술값을 대신 낸다는 것은 쉬운 일이 아니다. 자연히 강권이나 폭음하는 술자리는 거의 없고 주량은 스스로의 주머니 사정에 따라 절제될 수밖에 없다. 독일의 맥주는 유난히 구수하고 맛이 좋다. 16세기에 제정된 독일 특유의 '맥주 순수법'에 따라 맥주 보리에다 호프와 효모, 물만으로 맥주를 숙성시키기 때문이다. 따라서 한번 마시게 되면 구수한 맛에 빠져 폭음하게 될 것 같은데 현실은 다르다.

뮌헨의 10월 축제를 보면 보름 동안 7백만 명이라는 대규모 인파가 전 세계에서 몰려와 독일의 맥주만을 위해 축제를 벌인다. 마시고 싶은 만큼 마시고 얘기하고 싶은 만큼 얘기한다. 그러나 불상사는 전혀 보이지 않는다.

12.3 독일의 맥주 순수법

고대에는 빵 조각을 물에 넣어 맥주를 빚어 마셨는데, 발효라는 개념이 없었던 중세에는 무엇이 맥주를 만든다고 생각했을까. 정확한 통계자료는 없지만 독일의 맥주사전을 참고로 하면 당시에는 맥주를 10번 빚으면 2번 정도 성공했고 나머지는 실패했다고 한다. 발효과정을 이해하고 효모에 관한 지식이 있는 현대는 맥주를 빚어 맥주가 되는 것이 당연한 일이겠지만 중세까지는 그렇지 못했다.

핀란드의 영웅서사시 카레바라(Kalevala)는 기원전 8세기 이전부터 구전되어 오던 것을 18세기에 이르러서 문자로 기록된 민족의 서사시인데 내용 중 맥주를 빚는 장면에 관한 훌륭한 묘사가 있다. 이 부분의 이야기에서 양조장이에게 지극히 흥미로운 것은 전설의 처녀 오스모타르(Osmotar)의 이야기이다.

오스모타르는 보리, 호프와 비슷한 양념 풀, 그리고 물로 만든 맥즙을 발효시키기 위해 무던히 고생을 했는데 그녀는 전나무 열매를 넣어 보기도 하고 소나무가지 혹은 곰의 타액(침)까지도 넣었으나 실패했다. 어느 날 그녀는 벌꿀을 넣어서야 비로소 발효를 시킬 수 있었다는 내용이 있다. 이러한 내용으로 보아 고대 게르만 민족의 시대나 중세 초기까지도 양조쟁이들은 효모에 대해 몰랐다고 간주하는 것이 옳은 듯 하다.

게르만의 최고의 신 보탄(Wotan)은 누구인가? 북유럽, 현재의 스웨덴, 노르웨이, 덴마크, 아이슬랜드 그리고 북부 독일 등에 거주했던 북방민족의 신화는 『에다 Edda』라고 일컬어지는 두 권의 책에 수록되어 있는데 이 두 권 중 오래된 것은 1056년에 시(詩)로 기록된 것이고 나머지 한권의 『에다』는 1640년에 산문으로 쓰여진 것이다.

북구 신화를 구성하는 4가지 테마는 창조, 종말, 사랑, 영웅인데 다음은 이 중 창조신화이다.

> "태초에 얼음과 바다가 있었다. 따스한 바닷물이 얼음을 녹여 그 속에서 주신(主神)인 오딘이 태어났다. 오딘은 세상을 3등분해 인간을 중간세계에 살게 했다. 우주의 중심에는 거대한 백양나무가 하늘과 땅을 잇고 오딘의 옥좌에는 두 마리의 까마귀가 앉아 세상을 돌면서 들은 바를 매일 같이 고했다. 오딘은 벌꿀 술을 마셨으며 루네문자(옛 게르만의 문자)를 만들었다."

북구 신화는 오딘(Odin)이라는 최고의 신으로부터 시작되는데 오딘이라는 이름은 종종 보덴(Woden) 혹은 보탄(Wotan)이라고도 하는데 게르만 최고의 신으로서 양조장이의 이야기에 자주 등장한다. '일주일의 넷째 날인 수요일(Wednesday)은 Woden(=Wotan)의 날이다'라는 뜻에서 기인된 단어이다. 또한 우뢰의 신 토르(Thor)는 오딘의 큰아들로서 신과 인간 중에서 가장 힘이 세며 토르(Thor)라는 이름에서 Thursday(목요일)라는 말이 유래되었다.

신화는 '하나의 진리에 씌운 여러가지 가면'이라 했듯이 핀란드의 영웅서사시 카레바라(Kalevala)도 비슷한 형태의 작품이다. 핀란드인들은 게르만은 아니면서도 게르만의 생활과 문화에 많은 영향을 끼친 민족이다. 카레바라의 나오는 몇몇 노래들은 바이킹 시대보다도 훨씬 이전인 8세기까지 거슬러 올라간다. 이러한 민족의 노래 싯귀들은 그 후에도 수백 년을 이어져 18세기가 되어서야 비로소 문자로 기록되었다.

여러 게르만 종족들도 맥주를 강하게 빚기 위해 다시 말하면 알코올을 많이 생성시키기 위해 맥즙에 벌꿀을 넣었는데 꿀에 묻어 있던 야생 효모나 다른 미생물에 의해 발효가 시작됐거나 발효를 앞당겼다고 판단했다. 전설의 처녀 오스모타르가 갖은 고생 끝에 맥즙에 벌꿀을 넣어 발효가 일어나게 한 최초의 시도였다면, 이러한 시도를 하도록 동기를 부여한 것은 아마도 최고의 신 오딘이 오직 벌꿀 술만을 마셨다는 내용을 노래한 북방 민족의 신화 에다였음이 틀림없다. 당시의 사람들은 꿀이 발효를 일으킨다고 믿었을 것이 틀림없으나 사실은 꿀에 묻어 있던 공기 중의 야생 효모와 여러 종류의 미생물에 의해 발효가 되었던 것이다. 과일 중에서 특히 딸기는 시장에서 사온지 하루 이틀만 지나도 곯는 경우가 많은데 이것은 딸기 표면의 당분 때문에 공기 중의 미생물이 쉽게 번식할 수 있기 때문이다.

중세 초기의 사람들은 가끔 제빵업자를 맥주 빚는 재주가 비상하다고 생각하여 그들에게 잠깐 양조권을 넘겨준 일도 있었는데 빵 만드는 사람이 발효를 잘 시킬 수 있었던 것은 빵 공장에 혹은 빵 만드는 사람의 손, 의복, 도구 등에 빵 효모가 항상 산재해 있었기 때문이었다. 이보다 훨씬 이전에 고대 게르만 사람들은 맥주가 되게끔 하는 것은 신 보탄(Wotan)의 침이 양조장에 있기 때문이라고 믿었다. 그리고 자신들이 원할 때마다 신의 침을 얻을 수 있다고는 생각치 않았던 것으로 보아 맥주를 빚을 때마다 맥주가 된 것은 아니었다는 사실을 알 수 있다.

기독교를 믿기 시작한 이후 영국인들도 맥즙을 발효시키는 것은 신성한 것(God is Good=Gottesgut)이라고 믿었으며 스위스 사람들은 그것을 맥주 마녀라고 믿었다. 바이에른의 나루부르크 수도원의 연대기에 의하면 1474년에 처음으로 발효가 시도되었고, 1516년에 공포된 『맥주순수법(Reinheitsgebot)』에는 효모에 관한 언급이 없었는데 1551년에 제정된 뮌헨의 맥주 제조법령에는 효모에 관한 언급이 있어, 15세기에 이르러서야 하면발효를 시키는 것이 효모라는 것을 알게 되었을 것이다라는 추측이 가능하다.

19세기에 이르러 프랑스의 화학자, 미생물학자였던 루이 파스퇴르(Louis Pasteur)에 의해 발효에는 아주 작은 미생물 효모가 관여하는데 효모는 발아균류의 일종으로 단세포균이라는 사실이 밝혀지게 되었다. 1845년 칼스버그(Carlsberg)연구소의 창립자 덴마크의 칼 야콥슨(Carl Jacobsen)은 맥주를 배우기 위해 뮌헨을 방문했다 돌아오는 길에 뮌헨에서 사용되던 효모를 한통 가져왔는데 여름에 600마일을 여행하면서 더위에 효모가 변형되지 않기 위해 마차가 정지하는 곳마다 찬물로 통을 식혔다고 한다.

1883년 동연구소의 한센(Emil christian Hansen)은 야생 효모나 박테리아가 맥주를 부패시킬 수 있다는 사실을 보여주었을 뿐 아니라 순수한 맥주효모를 처음으로 분리해 내고 효모의 명칭에 연구소명을 사용하여 Sacchromyces Carls-Bergensis 라고 이름 지었는데 이것이 지금 전 세계적으로 사용 중인 하면발효 맥주용 효모의 조상이 된다. 그 이후 사람들은 점점 하면발효 맥주를 선호하게 되었는데, 그 이유는 맥주가 오랫동안 숙성되어 깊고 은은한 맛이 베어 있었기 때문이다. 아우구스브르크 같은 도시에서는 한층 더 강하게 하면발효를 강조했는데 그 이유로 상면발효 맥주는 제대로 끓이지 않는다고 생각했기 때문이다.

『맥주순수법』의 시행은 14세기 중엽 이래 흑사병에 시달린 결과라고 생각할 수도 있다. 1553년에는 법으로 하면발효 맥주를 제조할 수 있는 기간을 명시하기도 했는데 바이에른 지역 내에서는 9월29일(미카엘 성인의 축일)부터 익년 4월23일(게오르그 성인의 축일)까지 동절기에만 담금을 하게 했다. 또한 동절기에 담금을 하여 여름, 가을에 판매하려는 맥주는 변질되는 것을 방지하기 위하여 땅속 깊이 저장실을 마련하여 서늘한 곳에 보관하려고 했으며 호프를 많이 넣어 미생물의 성장, 번식을 막았다. 명시된 기간 내에 담금을 하게 되면 외기의 기온으로 보아 발효와 숙성에는 문제가 없었으며, 이 기간 이외에 담금을 하는 경우에는 타 미생물의 오염으로 발효와 숙성 기간 중 맥주의 맛이 변질되는 경우를 수없이 경험했으리라는 짐작이 간다. 하여간 하면발효라는 기술적인 용어가 16세기 초 공식적인 문장에 등장했다는 것은 그 이전에 이미 오랜 기간동안 하면발효로 맥주를 만들어 왔다고 단정할 수도 있다.

무라가미(村上)씨의 『맥주찬가 *designtimesp*』(1979)에 의하면 다음과 같이 발효에 대해 기술하고 있다.

"하면발효 맥주의 결정적인 특징은 낮은 온도에서 오랜 시간동안 저장하면서 맛을 숙성시키는데 있다. 하면발효 맥주가 탄생한 것은 바이에른 지방인데 그 중에서도 뮌헨이 중심이 되었다. 그 이유는 뮌헨 지역은 대륙성 기후로 겨울은 길고 추워 저온 숙성이 가능했기 때문이다. 여름은 더워 냉동설비가 없던 당시로서는 여름에 맛있는 맥주를 만든다는 것은 어려운 일이었다. 추운 기간 동안에 담금하여 발효를 마친 후에 지하의 서늘한 곳에 굴을 파고 보관하면서 뜨거운 여름에 소비하기 위한 맥주로 준비해야 했다. 담금은 9월부터 시작해서 다음해 3월까지 계속되었다. 겨울에 강변에서 얼음을 깨어 그것을 산에 파놓은 굴로 옮기고 그 곳에 맥주가 담긴 통을 보관했다. 지금도 바이에른의 여러 곳에는 얼음을 보관하던 굴이 파여 있는 산을 볼 수 있는데 지멘스 공장이 있는 에어랑겐이나 연기로 만든 맥아로 맥주를 만들어 연기맥주(Rauchbier)로 유명한 밤베어크에서도 볼 수 있다."

맥주의 변질을 막는 가장 기본적인 방법은 예나 지금이나 청결이다. 그런데 고대나 중세와 같이 살균(sanitation)작업을 할 수 있는 약품이나 세제가 없던 시대에는 온도를 낮추는 것이 유일한 방법이었다. 온도가 낮아지면 맥주의 맛을 변질시키는 미생물이나 활동이 위축되는데 이 원리를 이용한 것이 중세의 방법이라면, 수메르인이나 이집트에서는 발효가 시작되고 하루 이틀이 지나면 바로 마셔버렸기 때문에 부패균이 작용할 시간을 짧게 했다.

3월에 담금을 하여 9월까지 변질되지 않게 하려면 대단히 신경을 써서 맥주를 만들었으므로 3월 맥주는 평판이 좋았고 이러한 전통을 개념으로 하여 지금도 메어젠 비어(Maerzenbier = march beer = 3월 맥주라는 의미)라는 브랜드가 남아 있게 된 것이다. 또한 무라까미씨가 인용한 야마모도(山本幸雄)씨의 『맥주찬가』의 내용을 보면 바이에른의 나루부르크 수도원의 연대기에는 다음과 같은 문장이 있다고 기술한 부분이 있다.

> 맥주는 따뜻한 온도에서 상면 발효에 의해 제조되었으나 1474년에 이르러서 처음으로 하면 발효에 의한 맥주제조가 시도되었다. 이 맥주는 여름용 맥주로써 장기간 저장 숙성시켜야 했다.

12. 맥주순수법의 나라 독일의 음주문화 319

하면발효에서는 주 발효가 섭씨 715도에서 7일 내지 10일 정도 소요되며 주발효가 끝난 미숙성 맥주(young beer)는 저장탱크로 옮겨져 낮은 온도에서 약 1달 전후의 숙성과정을 거치게 된다. 하면발효에서는 저온에서의 숙성과정을 라거링(Lagering)이라고 부르는데 술이 익는 과정이라고 부를 수 있다. 라거링이라고 하는 숙성과정에서는 탄산까스가 맥주에 포화되게 하여 신선한 맛을 더해주며 혼탁을 일으키는 단백질, 떫은 맛을 내는 탄닌류 그리고 호프찌꺼기를 탱크바닥으로 가라앉게 하는 작용이 일어날 뿐 아니라 맛을 그윽하게 하는 신비한 신의 조화도 함께 한다.

양조장이(brewmaster)들은 양조를 예술이라고 표현하기를 서슴치 않는데 이는 숙성의 오묘한 메카니즘을 꼭 집어서 설명할 수 없는 어설픈 양조장이들이 멋을 부려 표현한 것이 아닌가하는 생각도 해본다. 가까운 옛날 부뚜막에서 가마솥으로 밥을 지을 때 불꽃이 잔잔한 불로 뜸을 들이는 것…. 술이 익는 시간의 흐름과 같다는 느낌이 들것이다. 숙성은 맥주의 모든 것을 안으로 간직한 신비 그 자체이다.

독일에서는 맥주의 양조방식이 1516년에 제정된 독일의 『순수법』에 따라서 제조 성분(맥아, 물, 호프, 효모)에서 일체의 불순물이 들어가지 않아야 한다는 규정을 준수하고 있다. 독일에서『맥주순수법』에 따라 제조되지 않는 맥주들은 언급할 가치가 있는 시장지분을 거의 갖지 못하고 있다. 소비자들이 이를 외면하고 있기 때문이다. 다른 맥주종류를 판매하는 것이 허용되었지만, 이름난 외국의 맥주상표들이 독일시장에서 맥을 못 추리고 되려『맥주순수법』을 고집하는 독일 소비자를 쫓아가는 형국이 벌어질 정도로 독일소비자들이『맥주순수법』을 고집하는 데는 엄연히 나름의 합리적인 이유도 있다.

『맥주순수법』은 오늘날까지 식료품에 첨가물을 넣는 것에 대해 두려움을 가지고 있는 소비자들의 시대적 요청에 부합된다. 소비자들은 충분히 해명되지 않은 식료첨가물로부터 보호될 권리가 있다. 이 권리는 맥주양조에만 국한되지 않는다. 독일인들은 양조업자들로부터 『맥주순수법』을 어기는 일은 절대 없을 것이라는 보장을 받고 있다.

1516년의 『맥주순수법』은 독일맥주의 가장 중요한 질적인 특징이다. 독일인들은 자랑스럽게 말한다. "독일의 맥주는 1516년 이래 순수한 즐거움 그 자체이다. 그리고 계속 그렇게 남을 것이다." 맥주의 고귀성, 순수성이 깃들어있는 아름다운 법으로 볼 수 있을 것이다.

12.4 맥주의 기원

맥주를 지칭하는 대표적인 언어에는 한국어는 '맥주', 독일어 'Bier', 프랑스어 'Biere', 이태리 'Birra', 중국어는 '페이주', 덴마크는 'Ollet', 스페인어 'Cerveza', 슬라브 국가들의 'Pivo'에 이르기까지 이미 맥주는 세계인의 사랑을 받고 있는 대표적인 주류라 할만하다. 특히 독일인의 경우는 '맥주를 마시는 것은 좋은 식사를 하는 것과 같다'라는 속담이 있을 만큼 독일의 생활 식습관에 깊이 뿌리박혀 있을 정도다. 그래서 '맥주' 하면 독일을 연상하는지도 모른다.

맥주를 뜻하는 영어 단어인 'Beer'의 유래는 사실 라틴어의 '마시다'라고 하는 '비베레(Bibere)'와 게르만족의 언어 중 '곡물'을 뜻하는 '베오레(Bior)'의 두 가지 설에서 비롯된다. 현재는 후자가 정설인 것으로 이야기되어 지고 있다. 그래서 맥주는 BC. 4000년경 중동지역인 메소포타미아 지방의 수메르 민족에게서 최초로 제조되었던 것으로 보인다. 그들이 만든 맥주는 보리를 건조하여 분쇄하고 그것으로 빵을 구워 낸 후 그 빵을 부수고 물을 부어 자연 발효시킨 것으로 원시적인 제조 방법이었다.

BC. 3000년경에 이집트에서도 나일강변에서 수확한 대맥으로 맥주를 제조했고 그리스나 로마에까지 전파 되어갔다. 그리스, 로마시대의 맥주에 대한 평가는 와인에 비해 질이 낮은 것이었으나, 중세에 들어서면서 수도원을 중심으로 우수한 품질의 맥주를 만들게 되었다. 당시 지식인 사회였던 승려들은 양조지식에도 뛰어나 여러 가지의 향초와 약초를 조합하여 향미제인 구르트를 사용한 구르트비어를 만들었다.

15세기 이후 비로소 맥주에 호프를 사용하는 것이 일반화되고 도시의 발전과 길드제도의 정착과 더불어 폭넓게 대중화되어 갔으며, 품질 또한 향상되어 갔다. 맥주의 품질향상을 꾀하기 위해 원료 등을 규제하는 법령이 제정되었는데 독일에서 1516년 빌헬름 4세가 공포한 '맥주순수령'이 유명하다. 이것은 대맥, 호프, 물의 세 가지 원료 이외에는 사용해서는 안된다는 것으로 당시 맥주의 품질유지, 향상에 유용하게 쓰여졌다. 맥주의 대량생산과 대량소비가 본격적으로 가능해진 것은 산업혁명 이후라고 할 수 있다.

19세기 프랑스의 루이 파스퇴르에 의해 열처리 살균법이 발명됨으로써 장기 보관이 가능하게 되었고, 이 파스퇴르의 이론을 응용한 덴마크의 한센은 효모의 순수배양법을 발명하여 맥주의 질을 한 차원 더 높였다. 또한 칼 폰린네가 발명한 암모니아 냉동기는 처음 공업적으로 사계절을 통한 양조를 가능하게 하고 품질을 향상시키는데 공헌했다. 최근에 이르러 맥주 고유의 신선함을 유지하면서 장기 유통을 할 수 있는 첨단 비열처리공법이 개발되면서 소비자들은 더욱 신선한 맥주를 즐길 수 있게 되었다.

12.5 맥주의 분류

맥주의 주원료는 보리를 비롯해 맥아, 전분, 호프, 효모로 구성된다. 보리는 발아할 탁월한 당화효소를 만들어내고, 보리를 발아, 건조시킨 후 46주 후에 맥아를 사용하는데 이때 맥아는 보리수수 등의 곡물에 들어있는 전분 또는 단백질을 당분이나 아미노산으로 쉽게 분해시켜준다. 맥주의 맛을 개선하거나 경제성을 높이기 위해 사용되는 전분은 맥아 사용량이 50%로 제한되어 있기 때문에 보충연료로 사용된다.

호프는 암수가 서로 다른 다년생의 넝쿨식물로 양조용으로는 수정되지 않는 암그루만 재배한다. 보존성이 뛰어나 맥주 특유의 쓴맛과 향기, 신선도를 향상시켜 주고 탁한 것을 맑게 해주는 한편 잡균의 번식을 억제한다. 특히, 호프의 성분 중 수지와 유기산은 맛과 향에 영향을 주고 맥주거품이 지나치게 솟아오르게 하고, 고미질은 담즙의 분비를 촉진시켜 소화를 돕고 이뇨작용을 하며 신경중추에 작용하여 신경을 진정시켜 수명을 촉진하는 효과를 가지고 있기도 하다. 효모는 산소가 있는 상태에서 생장 및 생식을 하지만 산소가 없으면 알코올 발효를 하면서 그 에너지로 생존하기 때문에 효모의 종류에 따라 발효의 효율이나 맥주의 향과 맛에 영향을 주는 미량성분이 달라질 수 있다. 다음은 맥주를 구분한 것이다.

에일(Ale): 에일 맥주는 상면 발효효모에 의하여 실내온도와 가까운 온도(18∼21도)에서 발효되는 것이다. 종류에는 비터, 패일에일, 포터, 스타우트, 발리와인, 트래피스트, 램벅, 알트, 브리티시 아이스레스 등이 있다.

라거(Lager): 라거는 발효효모에 의하여 낮은 온도(2∼10도)와 긴 발효기간 (길게는 몇개월)을 통해 바닥에서 발효되는 것이다. 이런 발효과정을 라거링 과정이라 한다.

복(Bock): 복맥주는 독일에서 유래한 라거맥주의 일종이다. 복맥주는 보통 알코올 도수가 높고 맥아가 많이 함유된 진한 맥주이다. 겨울 내내 긴 라거링 과정을 거침으로서 충분히 숙성되어 씨앗을 뿌리는 봄에 즐기는 맥주이다. 종류는 맑은 것(Hells), 어두운 것(Dunkles) 그리고 두배 정도 도수가 높은 더블 복 맥주(Doubb Bock)가 있다.

램빅(Lambics): 램빅은 에일맥주 종류로서 벨기에의 브리셀에서 만드는 맥주로 뜨거운 발효전 맥아즙을 외기 공기에 노출시킴으로서

야생효모와 기타 미생물이 맥아즙 표면에 닿게 되어 적당한 온도로 식이는 것과 동시에 발효를 시작하게 하여 만든다.

포터(Porter): 영국의 대표적인 맥주로 맥아즙 농도, 발효도, 호프 사용량이 높은 강하고 진한 흑맥주이다. 이것은 센 물 보다는 연한 물을 사용하며 런던 지방에서 즐겨한다. 스타우트(흑맥주)가 이것의 대표적인 종류이다.

드라이(Dry): 드라이 맥주는 일본에서 개발되었는데 옥수수나 쌀의 당분을 첨가하여 완전히 발효시킴으로서 단맛이 적고 뒷맛이 없이 깨끗한 것이 특징이다.

슈퍼 드라이(Super Dry): 보통맥주보다 1도가 높은 5도로 단맛이 거의 없는 담백한 맥주이다.

아이스(ice): 아이스맥주는 온도를 낮추어 맥주 안의 물이 얼게 하여 여과함으로서 얼음 결정과 함께 찌꺼기를 거른다. 이 방법에 의하여 물이 알코올보다 먼저 얼어서 여과되므로 알코올 도수가 높아지게 된다.

프리미엄(Premium): 양질의 원료를 사용한 고급맥주를 말하고 알코올 함유량이 5%정도로 대표적인 맥주는 하이네켄이 있다.

뮌헨(Munchener): 센물을 양조 용수로 사용하여 맥아향기가 짙고 감미로운 맛이 나는 대표적인 농색 흑맥주이다.

샌디(Shandy): 맥주와 레몬 향을 혼합하여 알코올 함유량이 12도 정도인 저 알코올 여성 맥주이다.

12.6 뮌헨의 옥토버 페스트라

　독일에서의 맥주는 1516년 바이에른 왕국 빌헬름 4세 때 발표된 맥주 원료 순수령(세계 최초의 식품 위생법)으로 그 품질이 계속 유지되었으며 국민적 음료로 사랑받아 왔고 사육제·부활절 축제·종교 행사 등에도 빠질 수 없는 필수품이 되었다. 맥주의 나라 독일에서는 일년 중 각 지방의 특색에 맞춰 전국에 걸친 맥주 축제가 열리는데 그 중에서도 축제 기간 중 1,000여 개의 고유 민속 행사가 개최되는 세계적 관광 명소인 뮌헨 맥주축제(Oktoberfest)가 가장 유명하다.

　뮌헨은 인구 약 130만 명의 남부 독일의 중심 도시이며 독일 제3의 도시이다. 12세기 이래 가장 화려한 궁중 문화를 꽃피웠던 바이에른의 수도였으며 16세기 이후 번성하던 르네상스와 바로크, 로코코 양식의 문화유산이 곳곳에 남아 있고 미술관·박물관 등이 30여 개나 있으며 유명한 예술의 거리인 슈바빙을 갖고 있는 예술의 도시이다. 또한 1972년 뮌헨 올림픽 개최지로도 유명하다. 그리고 역사를 자랑하는 '호프브로이', '뢰벤브로이' 등 6개의 맥주회사가 소재하는 곳으로 더욱 유명하다. 이 뮌헨에서 매년 9월말부터 10월초까지 약 2주 간에 걸쳐 가을 수확에 감사하는『옥토버 페스트라』라는 세계 제1의 맥주 축제가 열린다.

　이 축제는 1810년 바이에른 왕국의 황태자 루드비히와 작센의 테레사 공주와의 결혼을 축하한 경마 모임에서 비롯되었다. 현재는 기타 유럽 국가를 비롯 전 세계에서 매년 약 600여만 명의 맥주 애호가가 축제 기간 중 모이며, 이 기간 중 소비되는 맥주는 약 500만 리터(생맥주 500cc로 1000만잔), 닭은 65만 마리, 소시지는 110만 톤이나 소비되는 세계 제1의 맥주 축제가 되었다.

　대회장이 되는 테레지아 구릉에는 맥주 회사가 설치한 대형 텐트들이 있는데 그 안에는 남녀, 인종 구분 없이 수백 명, 수천 명의 사람들이 항상 만원을 이루며 멈추는 것을 잊어버린 듯한 민속 연주 밴드와 더불어 1000cc짜리 저그에 맥주를 가득 채우고 어깨동무도 하고, 쭉 늘어서서 기차놀이도 하며 한마음이 되어 마음껏 맥주를 즐기다가 밴드의 리더가 건배를 선창하면 일제히 서서 저그를 높게 들고 건배를 하기도 하는 등 맥주를 매개로 흥겨운 분위기를 만들며 도취하곤 한다. 그리고 텐트 주변에는 각종 이벤트를 위한 가설 무대, 위락 시설 등이 설치되어서 어른과 어린이, 세계 각 지역에서 온 관광객이 어우러져 가을의 수확을 기뻐하는 맥주 축제가 열린다.

맥주 축제의 개회는 뮌헨 시장의 축포 신호와 함께 선언된다. 맥주통을 가득 싣고 화려하게 꾸민 마차를 거느린 시장은 대회장의 중심(옛 궁정양조장) Hof Brewery에서 맥주통으로부터 그 해의 새로운 맥주를 높이 쳐드는 것이다. 또한 거리의 큰 퍼레이드도 있는데 선두는 시장 마차이며 그 뒤로 뮌헨의 심벌 컬러인 검정과 황색의 승복을 입은 마상의 여성들, 맥주통을 산처럼 쌓아올린 마차와 민속 의상을 입은 각 지역 그룹들이 따른다. 시민들의 관전을 위해 주 거리에 간이 스탠드를 설치하여 시민의 참여를 유도하여 축제 분위기를 고조시킨다.

관광객들은 퍼레이드 참여를 위해 아침 일찍 중세기의 멋이 깃들인 뮌헨의 돌붙박이 거리를 밟으며 고풍스러운 건물 사이를 아침 산책하여 퍼레이드 거리로 향하는 것도 멋진 추억이 될 것이다. 그리고 퍼레이드 참관 후 수 많은 인파와 함께 전통 레스토랑에서 다양한 맥주와 독일 전통 음식으로 점심을 하며 축제 분위기에 젖어 드는 기쁨을 맛볼 것이다. 저녁에는 도끼, 통나무 등으로 민속 음악을 연주하는 대형 생맥주집에서 독일의 맥주 문화에 취하며 하루를 마감하면 이국에서의 새로운 분위기에 도취될 것이다.

12.7 독일식 포도의 늦따기

독일인들은 양질의 와인을 주조하기 위해 오랜 기간에 걸쳐 무던히도 노력해 왔다. 그러나 이탈리아, 스페인, 프랑스 등 지중해 연안국에 비해 기후가 한랭하고 음습하여 포도의 질이나 작황이 별로 좋지 않았다. 그래서 그들은 특별한 포도재배 기술과 수확방법을 연구하였다. 그 결과 오늘날에는 라인가우(Rheingau) 지역과 모젤 자르 루버(Mosel-Sarr-Rewer) 지역의 특수 와인이 세계의 고급와인의 반열에 오르게 되었다.

독일의 라인 계곡에 가면 겨울철인데도 주렁주렁 열린 포도송이가 하얀 눈으로 뒤덮여 있는 풍경을 흔히 목격할 수 있다. 이것은 바로 포도의 늦따기(Spatlese)기법으로서 이 기법이 발견된 후 최고급 스위트 와인을 만드는 고전적인 포도 수확방법으로 자리 잡게 되었다. 여기에는 다음과 같은 에피소드가 전하여 지고 있다.

중세의 수도원은 와인 생산을 독점하고 있었다. 따라서 당시의 수도사들은 와인 제조기술을 보호하고 발전시키는데 지대한 공헌을 한 셈이다. 18세기 라인 계곡의 포도원에서는 수도원장의 허락없이는 포도를 수확하는 것이 엄격하게 금지되어 있었다. 그런데 1775년 실로스 요하네스 부르크에 있는 수도원장이 회의에 참석하기 위해 다른 지방에 머물고 있었다. 그 사이 그의 수도원에 속한 포도원의 포도가 익었는데, 수도원 사람들이 수확허가를 받기 위해 백방으로 노력하였으나 허사였다. 이윽고 수도원장이 돌아와 보니 포도는 이미 농익어서 쭈글쭈글해지고 하얗게 곰팡이마저 피어 있었다. 수도원 사람들은 하는 수 없이 그 상태로 포도를 수확하여 와인을 담갔다. 그런데 이게 웬일인가, 전에 없는 맛좋은 와인이 만들어진 것이다.

보통의 포도는 풋 포도에서 나는 시고 약간 떫은 맛이 포도가 익어 감에 따라 사라지는데, 이 늦따기 포도로 제조한 와인은 당도가 더 높으면서도, 동시에 곰팡이로부터 유래된 향긋한 신맛이 그대로 전하여 졌다. 한마디로 지극히 이상적인 와인이 주조된 것이었다. 이 밖에도 잘 익은 포도 송이만을 골라 따서 만든 와인과 건포도 상태로 만든 와인, 그리고 포도송이가 얼어버린 다음에 수확하여 만든 와인이 있다. 기후의 핸디캡을 역이용하여 만들어 낸 라인 계곡의 와인들이다.

사실 늦따기 기법은 두 가지 면에서 매우 과학적이라고 할 수 있다. 첫째는 포도송이가 자연 상태에서 얼고 녹으면서 바람으로 인한 수분의 증발이 일어나 냉동건조 효과로 인해 당도가 높아진다는 것이다. 둘째는 포도맛이 미묘하게 변화되고 발효에 참여하는 미생물 집단이 다양해 진다는 점이다. 결과적으로 이 미생물들은 와인에 섬세한 맛과 향을 내개 한다. 이러한 현상을 가르켜 독일에서는 에델포일레(Edelfaule), 프랑스에서는 푸리튀르 노블레(Pourriture Noble), 영어로는 노블 롯(Noble Rot)이라고 부른다.

12.8 독일의 금주법

1880년에서 1910년까지 미국의 양조산업은 Anheuser Busch, Schlitz, Pabst 등 전국적인 브랜드의 등장과 함께 규모는 커지면서 양조설비는 개선에 개선을 거듭하던 시기였다. 영세한 양조가들은 몰락하고 그리고 합병에 의해 덩치가 커지면서 전국적인 판매망과 운송시스템을 갖추어 전국을 석권하여 국가적 브랜드가 되고자 하는 기업가가 핑크빛 무드에 젖어있던 그 시기에 아무도 생각치 못했던 먹구름이 몰려오고 있었다. 바로 금주에 관한 막연한 필요성의 인식이라고나 할까.

양조의 역사를 대략 6000년으로 생각한다면 금주가 필요하다고 느낀 것도 아마 양조의 역사만큼이나 오래되었을 것이다. 각 교회의 독립자치를 주장하던 조합교회(Congregational Church)가 앞장서서 금주 모임을 만든 것이 1808년의 일이고, 1826년 보스턴에서 결성된 전미 금주협회의 회원이 3년 뒤인 1829년에는 십만명을 넘었다 하니 금주가 필요하다고 느낀 사람들도 꽤나 많았다는 사실을 알 수 있다.

금주운동이 추구하는 궁극적인 목표는 바로 '주류판매 양조의 금지'로서 New England 주에서 시작되었다. 1846년과 1855년 사이에는 Maine주를 필두로 해서 13개 주가 금주를 시행하여 보았으나 결국 남북전쟁후인 1865년, 1866년에 모두 폐기하기에 이른다. 그러던 중

1910년 새로이 금주운동이 고개를 들기 시작하더니 1912년에는 9개 주, 그리고 1916년 23개 주가 금주운동을 본격적으로 시작하여 급기야는 1차 세계대전을 일으킨 독일인에 대한 히스테리가 금주를 법의 힘으로 금지하게 되었던 것이다.

1914년 시작된 1차 세계대전 초기에 미국은 중립을 지켰다. 그러던 중 미국의 정기항로선 Lusitania 호가 독일 U-보트의 야만적인 공격으로 침몰 당하면서 미국은 참전하게 되는데 1917년 4월 6일의 일이다. 참전 나흘 후인 4월 10일 '식량통제에 관한 법률'이 통과되고 그때부터 전쟁을 수행하기 위한 식량을 통제하기 시작하면서 우선 위스키와 같은 증류주의 제조가 중단되었으며 맥주를 만들던 양조가와 포도주 사업자에게는 엄격한 제제가 따랐다. 전시 식량통제권을 부여받은 W. 윌슨 대통령은 그해 12월 맥주의 알코올 도수를 2.75%까지 낮추도록 명령하였다.

어쨌거나 전범 독일인에 대한 증오심은 엉뚱하게 금주 운동가를 자극하게 되어 금주운동은 더욱 격렬하게 번지게 되고, 전시의 식량 절약, 작업능률의 향상 그리고 맥주산업을 손에 넣고 흔들고 있는 독일인에 대한 반감 등이 얽혀 금주운동을 전국화 하자는 요구가 드세어졌다. 급기야 미국의 양조기업에 주식을 가지고 있던 대부분의 독일출신 미국인 양조사업가들도 어쩔 수 없이 찬성의 뜻을 표하고 말았다. 윌슨 대통령의 비토에도 불구하고 발안자인 볼스테드의 18조 수정안이 의회를 통과한 것이 1919년 일이었다. 독일을 상대로 한 전쟁에서 시작된 독일인에 대한 증오심이 금주 운동가들에게는 승리를, 그리고 전쟁과는 별로 관련 없던 양조가에게는 파산을 가져다주었다.

1919년 1월 16일 '주류판매 및 양조금지'를 주 내용으로 하는 금주법(Prohibition) 18조 수정안이 비준되었고, 1년 후인 1920년 1월 19일 효력을 발생하게 되었다. 미국 본토와 미국 재판권이 미치는 모든 지역에서 주류의 제조, 판매, 운반이 금지되며 상기지역으로의 수입과 동 지역으로부터의 수출도 금지한다는 내용이다. 1920년 1월20일 효력을 발휘한 금주법은 결과적으로 보기 드문 악법이었다. 이 법률 때문에 술을 밀수, 밀송, 밀매하는 갱 조직이 날뛰게 되었으며 문자 그대로 광란의 1920년대였다. 금주법시대의 미국은 28대 하딩 대통령의 정부하에 있었는데 잇달아 오직 사건이 터지는 등 정치적으로 대단히 부패하였고 금주법을 비웃기라도 하듯 대도시에는 무허가술집이 많이 생겨났다. 영화 대부(代父)의 사회적 배경도 이 시대였다.

한편 이런 암흑기 속에서도 27년 C.A. 린드버그의 대서양 횡단 단독비행은 이 시대의 청량제와도 같았으며 스포츠계에서는 홈런왕 베이브 루드, 루 게릭, 잭 뎀프시와 같은 유명선수가 출현하였다. 문학에서는 E. 헤밍웨이, F.S.K. 피츠 제럴드와 같은 대작가가 등장하고 자동차가 보급된 것도 이 시대, 주식과 여자의 스커트가 올라가기만 한다는 말이 생겨난 것도 이 시대이다. 금주법은 1933년 수정안 제21조에 의해 폐지되었지만, 1922년 금주법의 발안자인 볼스테드가 의회선거에서 패하면서 흔들리기 시작하더니, 1929년의 대공황이 몰고 온 월(Wall)가의 대폭락으로 사실상 끝이 났다. 6,000여년 이상 내려온 음주습관을 서너 줄의 문장으로 제한하려한 볼스테드의 진짜 속마음은 무엇이었을까…

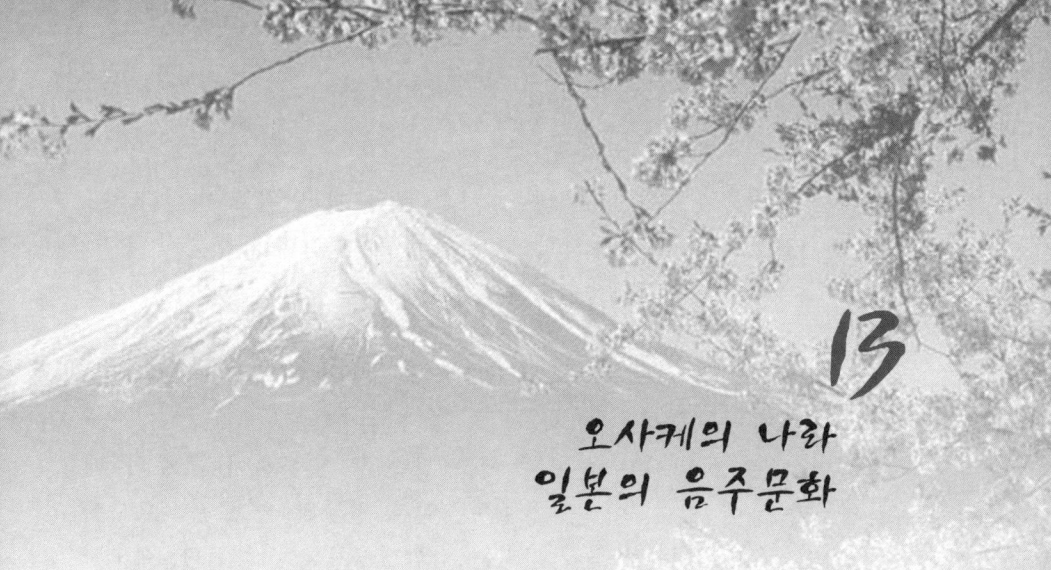

13

오사케의 나라
일본의 음주문화

사계절의 아름다운 자연을 '화조풍월'이라는 말로 일본인들은 표현하고, 그것은 예술적인 감각을 불러일으켜 시를 읊고 노래를 부르게 되는 정도가 아닌, 술을 마시고 싶은 마음이 들도록 하여서 일본인은 때때로 술을 마신다. 현대 일본의 연회 관습은 학생시대의 연중행사에서 유래되었다. 학생들의 연회를 '콤파'라고 하는데 이는 영어의 'company'에서 유래되었고, 한 무리로 모여 회비를 내 주연을 벌인다. 봄의 '신입생 환영콤파', 여름의 '휴가 시작', 가을의 '학원제 시작', 겨울의 '망년회', 그리고 '졸업생 송별콤파' 등이 있고, 그밖에도 다른 학교와 시합을 할 때 승리 축하회와 위로회, 이성과의 만남을 위한 '합동콤파' 등도 성행하고 있다. 마시는 장소는 '이자카야(居酒屋)'이라고 불리는 저렴하고 깨끗한 가게가 많이 성행하고 있다.

회사에 취직해서도 마찬가지다. 회사의 공식행사로 환영회, 송별회와 망년회가 있고, 또한 모두가 온천에 가서 즐기는 위안여행도 빠지지 않는다. 이들의 경비는 회사가 부담하는 경우가 있고, 강제로 각자에게 부담시키는 경우도 있다. 회사의 부나 과 단위로 마신다거나 입사 동기들끼리 마시는 동기회 등 술을 마시는 기회는 무한히 많다.

13.1 신과 인간의 커뮤니케이션을 위한 미디어- 오사케

일본인이 즐겨 마시는 술에는 청주(정종)를 비롯하여, 소주와 맥주, 위스키 등이 있다. 이 중 청주는 '일본 전래의 술'로서 '오사케(酒)'라고 하며, 모든 술을 가리키는 집합명사로도 사용된다. 맥주나 위스키가 들어오기 전에 '술'을 마신다고 하면, 바로 청주를 마신다는 의미이다.

일본 민속학의 창시자인 야나기타(柳田國男)에 의하면, 술은 원래 신과 인간이 함께 취하기 위해 마시기 시작한 것이라고 했다. 결혼 때의 술잔 주고받기 의례(교배례)나 지진제, 상량식, 산신제등 신이 나타나는 곳이나 신을 섬기는 자리에는 반드시 술이 주요한 제물로 따랐다. 이처럼 신이 나타나는 때를 보통 '하레노히'라고 하며, '하레'의 행사가 술 마시는 기회를 제공해 준 것이다. 신에게 바친 음식과 술은 '오고후'와 '오미키'라는 특별한 이름으로 일컬어질 정도로 예사 음식이 아니었다.

'나오라이'는 제사 때 신에게 바친 음식이나 술을 제사에 참가한 사람들이 의례적으로 회식하는 기회이다. 이것도 따지고 보면 신과 인간의 직접적 교류에 술이나 음식이 매개체 역할을 하고 있는 셈이다. 이것이 끝나면 '온자(穩座)'라는 즉 '부레이코(無禮講)'라는 격식을 차리지 않는 인간관계'가 시작되며, 이 때 주위 사람들과 즐겁게 담소하면서 취할 때까지 마음껏 마시는 것이 보통이다. 왜냐하면, 술에 취한 몽롱한 상태인 비일상적 세계에서 신이 나타나 취한 사람들 몸에 내리면, 신과 인간이 혼연일체(神人合一)가 된다고 믿기 때문이다. 술에 흠뻑 취하게 되면 자신이 신인지 인간인지 알지 못하는 '카미가카리' 즉 신들린 상태가 되는데, 이렇게 되면 세속적 권위나 질

 332 음주의 유혹 금주의 미혹

서체계는 무너지고, 신 앞에 모두가 평등해지는 '부레이코'가 연출되는 것이다.

또한 축제를 시작하기 전에 부정을 씻기 위한 '키요메노자케(부정 씻기 술)'를 마시기도 한다. 일본의 제사는 이 세상을 방문한 신을 사람들이 맞이하여 융숭하게 대접하여 되돌려 보내는 내용이 중심을 이루고 있다. 이것을 좀더 세분하면, 신을 맞이하는 의례에서 신과 인간의 교류하는 나오라이, 인간들 사이의 질펀한 잔치(주연)의 세 부분으로 나눌 수 있다. 이러한 술을 매개로 한 제사과정은 세속적인 연회에서도 그대로 나타난다. 즉, 인사를 주고받는 단계에서 예의 바르게 식사하는 단계, 그리고 마음 편하게 마시고 떠들며 한바탕 소란을 피우는 마지막 단계로 전개된다.

일본어에 '사케니와 사카나(술에는 술안주)'라는 말이 있다. 이 말은 일본요리에서 차지하는 술안주의 비중을 무시할 수 없음을 시사하고 있다. 근세(에도시대) 일본의 요리가 사카나 요리에서 발달했을 정도로 사카나가 일본요리, 특히 식당의 전문요리에 미친 영향을 생각해봐야 할 것이다. 18세기 에도시대에는 서민들 사이에서도 누구나 술과 간단한 사카나로 연회를 할 수 있는 장소가 출현했는데, 이것이 오늘날의 '이자카야(居酒屋)'의 기원이 되었다.

한편, 19세기 초에는 서민형 이자카야에 비해 신분이나 지위가 높은 사람들의 연회장인 고급 요정이 유행한다. 그 후 메이지시대에 들어오면 양주를 마시는 장소로서 맥주홀이나 카페가 등장하고, '타이쇼시대(大正, 1912~1926)'에는 양주와 아가씨들의 서비스를 함께 즐길 수 있는 새로운 형태의 카페가 이른바 문명개화의 대중오락으로서 자리를 잡는다. 그리고 1950년대 초에는 위스키를 주로 마실 수 있는 '바'가 나타난다.

이와 같이 전통적 연회나 잔치에서 비롯된 음주문화가 서구화와 함께 새로운 형태로 변용되어 일본사회에 정착하면서 다양한 연회용 요리(안주요리)를 만들어낸 것이다. 이 연회용 일본요리는 당연히 밥을 먹기 위한 반찬이라기보다 술안주로서 발달한 면이 많다. "술을 마실 때는 밥을 먹지 않고 밥을 먹었다면 술을 마시지 않는다"고 하는 것처럼, 밥과 술은 서로 같은 종류의 친화적인 음식으로 간주되었다. 따라서, 밥은 술로 대체되고, 그것을 먹기 위한 반찬이 곧 안주가 된 것이다.

잘 알려진 바와 같이 일본인들은 술을 마실 때 잔을 돌리지 않는 것이 보통이다. 이는 식사 때 전용 식기를 사용하는 것과 같은 관념에서 비롯된 것이다. 그러나 신이 관련된 전통적 의식에서는 그렇지 않다. 예를 들면, 결혼식 때의 '카타메노자케(성혼술)'나 설날에 마시는 '토소'는 하나의 잔을 가지고 돌려가며 마신다. 또한 신사식 제사 후의 의례적 음주 때(나오라이)도 마찬가지이다. 이 때 잔을 돌리는 순서가 정해져 있으며 멋대로 따라서 마셔서는 안 된다.

오늘날 연회 때 여성을 불러 술 시능을 들게 하는 것은 이러한 관행이 변용된 것이라고 볼 수 있다. 연회 석상에서 술잔이 한 바퀴 돌 때마다 새로운 안주가 나오는데 이것을 기록한 것이 오늘날의 '콘다테(獻立, 메뉴표)'의 시초라 한다.

술과 더불어 일본요리 형성에 지대한 영향을 미친 것은 차(茶)이다. '차노유(茶湯)'와 함께 발달한 카이세키요리는 연회요리의 형식에 큰 영향을 미친 것으로 알려져 있다. 일본요리는 쌀과 술, 차의 세 가지 맛과 조화를 이루면서 형성되어 왔다고 해도 과언이 아니다. 무로마치시대(室町, 1338-1573)에 카이세키 요리법과 건축, 다기(茶器), 서화, 문학 등을 종합한 예능으로서 '다도(茶道)'가 나타났지만, 서민에게까지 차 마시는 관습이 일반화된 것은 에도시대이다.

이 때 거리나 신사, 사찰의 입구, 도시의 극장가와 유흥가 등에는 차를 전문적으로 취급하는 '킷사텡(喫茶店, 다방)'이라는 대중 오락 시설이 생긴 것이다. 또한 술과 함께 일본차(綠茶)는 일본에서는 누구나 쉽게 그것도 여러 잔을 마실 수 있는 음료이다. 한국에서는 아직 입맛에 길들여지지 않아 대중화되지 않았지만, 일본의 식당에서는 몇 잔이라도 그냥 마실 수 있다. 일본인의 차는 식사 후의 입맛을 개운하게 하는 생리적 기능 못지않게 사회적 기능 즉, 차를 매개로

 334 음주의 유혹 금주의 미혹

한 커뮤니케이션의 기능에 주목할 필요가 있다.

13.1.1 '청주는 사케'이다

흔히 청주와 정종, 사케 등을 혼용해서 쓰는데 정확한 우리말은 청주이다. 엄밀히 말해 정종은 일본산 유명 청주 브랜드 중의 하나일 뿐이다. 사케는 청주의 일본 말로 정확히 '청주=사케'이다. 쌀로 빚는 청주는 '한민족의 와인'으로, 원래 우리나라에서 오래전부터 마시던 술인데 백제시대 일본으로 넘어간 것으로 알려져 있다.

사케의 라벨 읽는 법은 이러하다. 수천 가지 사케 중에 나만의 리스트를 만들기 위해서는 먼저 라벨을 해독할 수 있어야 한다. 제품마다 약간의 차이는 있지만, 사케 라벨은 기본적인 정보들을 포함하고 있다. 라벨 뒷면에는 술을 빚을 때 어떤 물을 사용했는지 양조 작업의 전 과정을 감독한 사람이 누구인지, 매운맛이 강한지 단맛이 강한지 등의 내용을 표시한다. 일본의 토속주들은 대부분 곡물로 만들어지므로 단맛이 나지만, 신맛이나 매운맛이 나는 술도 있다. 좋은 물(名水)이 있는 곳에 좋은 술(名酒)이 있다는 말이 있을 만큼 일본 술에서 물은 아주 중요한 원재료로 간주된다. 다음과 같은 방법으로 라벨을 읽을 수 있다면 좋은 사케를 선택할 수 있다.

1) 바닥에 파란 이중 동그라미가 그려진 백자 잔은 술의 색과 투명도를 눈으로 확인하기 위한 시음잔이다. 우선 향을 맡은 다음 적은 양을 입 안에 머금고 숨을 들이마시며 혀 위에서 한 번 굴려본다. 그런 다음 입 안에 머금은 채 코로 숨을 빼 그 향을 맡는다.
2) 좋은 술 빚기는 술쌀을 얼마나 깎아내느냐에 달려 있다. 정미 비율 35%라는 말은 65%를 깎아내고 35%만 남겨서 술을 빚는다는 의미이다. 많이 깎아낼수록 고급술이 된다.
3) 일본 술은 따뜻하게 데워서 즐기기도 한다. 데우는 동안 고유

13. 오사케의 나라 일본의 음주문화   335

한 향과 맛이 사라지는 것을 최대한 막기 위해 밀폐형 도자기에 담아 중탕하는 방법을 사용한다.
4) 모든 종류의 술을 담은 사케 리스트를 제작한다는 것은 불가능하다. 자신의 취향에 맞는 나만의 빛깔과 향기를 찾아내 리스트를 만들어야 한다.
5) 나무향이 은은한 마스자케에 올려놓은 유리잔에 찰랑찰랑 넘칠 정도로 따른다. 술이 넘쳐 흐를까, 급한 마음에 입부터 갖다 대면 콧속으로 확 느껴지는 사케향이 나무향과 어우러져 묘한 감흥을 자아낸다.
6) 술을 담는 그릇의 모양과 소재는 술의 정취를 더해준다. 따뜻하게 데운 사케를 담은 도쿠리를 잡고 술을 따를 때 손으로 전해지는 온기와 술잔에 떨어지는 청아한 소리는 술과 사람 사이에 일어나는 따뜻한 교감이다.
7) 고급 사케는 고유한 맛과 향을 만끽하기 위해 냉장보관한 후 차게해서 마신다. 술의 종류에 따라 얇은 유리잔을 두 손으로 꼭 잡고 찬 술을 체온으로 데워 향을 풍부하게 즐기는 것도 있지만, 음양향(긴조향)을 제대로 즐기려면 차게 마신다.
8) 사케 바의 진정한 멋은 수천 가지의 사케 중에 엄선해서 진열대를 채운 사케의 맛과 향을 즐길 수 있다는 데 있다.

13.1.2 사케의 종류

사케는 쌀의 정백도에 따라 고유한 명칭이 주어지는데, 같은 비율의 정백도라도 쌀의 종류와 산지에 따라 맛이나 유통 등급에 차이가 난다. 일본 국세청이 만든 표시 기준에 의하면 사케는 품질을 나타내는 향(炤扁遜)제조법에 따라 순미주(純味酒), 음양주(吟釀酒), 본양조주(本釀造酒), 보통주 등으로 나누고 용기 등에 표시하도록 하고 있다.

1) 음양주(吟釀酒 : 긴조슈)

정미 비율 60% 이하의 백미를 사용하고, 쌀누룩과 물을 원료로 하여 저온에서 장기 발효시켜 제조한 청주로서 '음양향'이라는 독특한 향미가 있는 것을 말한다. 특히 정미 비율 50% 이하의 백미를 사용한 것을 대음양주(大吟釀酒 : 다이긴조)라 한다.

2) 순미주(純味酒 : 준마이)

정미 비율 70% 이하의 백미와 쌀누룩과 물만을 원료로 한다. 양조용 알코올이나 당류는 일체 사용하지 않은 것이다.

3) 본양조주(本釀造酒 : 혼조조)

정미 비율 70% 이하의 백미·쌀누룩·양조용 알코올 및 물을 원료로 하여 제조한 청주인데, 일반적으로 알코올 첨가가 25% 이하인 것을 말한다.

4) 보통주(普通酒)

종래의 1급주, 2급주에 가까운 것으로 양조용 알코올이 25% 이상 첨가된 것이다.

5) 생주(生酒 : 나마사케)

정제 후 일체 가열 처리를 하지않은 것이다. 장기 보존이 불가능하다.

6) 합성주(合成酒)

본래 쌀을 전혀 사용하지 않은 청주를 말하는데, 근래에는 원료에 청주를 첨가하여 알코올, 소주, 소맥, 조 등의 곡물과 포도당을 사용하여 정제한 것을 가리킨다. 맛·향기·색깔이 청주와 유사하다.

일본 청주는 일반적으로 크게 가선(佳選:가센), 상선(上選:조센), 특선(特選:도쿠센), 초특선(超特選:조도쿠센) 등 4가지 등급으로 구분된다. 그러나 등급에 얽매일 필요는 없다. 주세 제도를 효율적으로 운영하기 위해 술에 매겼던 특급, 1급, 2급의 분류가 없어지면서 술 제조회사들이 자체적으로 매기기 시작한 등급이기 때문이다.

13.2 일본의 음주 문화

'이자카야'의 시초는 원록(元祿)이후이며, 가게 앞에서 서류(芋類: 감자, 고구마, 토란 등의 총칭)를 조리고 이렇게 조린 반찬이나 소금을 안주로 한잔 술을 팔게 되었고, 점차로 안주를 두고 술을 마시는 지금의 '이자카야'의 형태로 변화한 것이다.

처음에는 일본의 어느 지방 해안에 위치한 한 주점에서 덴라쿠(田樂: 농악에서 발달한 무용)를 술안주로 제공하고 술을 딱 한 잔만 싼값에 마실 수 있도록 했다. 훌륭한 안주가 공짜고 술값이 매우 저렴하자, 손님들이 몰려들었다. 그러자 자연히 이러한 주점들은 그 지방 전체에 빠른 속도로 확산되었고 술값이 싸기 때문에 단연 이러한 주점들은 막 노동자와 일정한 직업이 없는 사람들이 애용하게 되었다. 이러한 분위기는 당시 '이자카야'를 번화한 거리의 최고로 잘 나가는 유망직종으로 만들었고, 현재에도 그 모습과 분위기를 잘 보존하여 영업을 하고 있다.

일본의 직장인들이 찾는 대표적인 선술집은 '술이 있는 곳'이라는 뜻의 '이자카야'다. 이런 대중적인 술집은 문 앞에 빨간 종이 등(아카초칭-赤提燈)을 내걸어서 눈에 잘 띠게 한다. 큰 길가에 있는 '이자카야', '무사시보'는 직장인들이 즐겨 찾는 보편적인 선술집으로 생맥주 한 잔에 4백 엔, 간단한 안주 한 접시에 7-8백 엔을 받는다. 모듬 생선회도 한 접시에 1천 엔을 넘지 않는다. 절대로 남길 정도는 나오지 않는다. 우리네 눈으로 보면 양이 적겠지만 대신 싸고 깔

 338 음주의 유혹 금주의 미혹

끔하다. 직장 동료들끼리 모여 술잔을 기울이지만, 술잔을 돌리거나 못한다는 술을 강요하는 모습은 거의 찾아볼 수 없다. 각자 자기가 즐기고 술을 시켜 주량만큼만 마신다. 같이 온 일행 동료끼리 각각 다른 종류의 술을 놓고 마시는 모습은 쉽게 눈에 띈다. 그러면서 상대방이 조금 마시고 아직 바닥이 드러나지 않은 술잔에 상대방이 시킨 술을 따라서 늘 가득 하도록 해 놓는다. 이른바 첨잔 방식이 일본식 주법이다.

일본에서는 그래서 선술집을 흔히 '이자카야'라고 하는데, 우리나라의 호프집 같은 곳이라고 생각하면 된다. 다른 점이 있다면 우리나라의 호프집이 단순히 맥주와 간단한 안주를 파는 것에 비해 일본의 '이자카야'는 생맥주나 병맥주, 소주는 물론이고 청주, 와인, 정종에 각종 위스키, 칵테일 등 술의 종류도 다양하지만 음료수 또한 상당히 종류가 다양하다.

소주만 해도 마시는 방법이 여러 가지인데, 소주에 얼음을 넣어서 양주처럼 마시는가 하면, 우롱차나 탄산수 또는 냉, 온수로 희석해서 마시기도 한다. 일반적으로 우리나라처럼 소주를 원액 그대로 마시지는 않는다. 최근에는 우리나라의 진로나 경월소주를 팔고 있는 '이자카야'도 상당히 많다.

술에 못지않게 안주 또한 수십 종에 달해서 일본 사람들, 특히 직장인들은 보통 이곳에서 식사를 겸한 술자리를 가지곤 한다. 따라서 '이자카야'에 가면 웬만한 일본 음식은 거의 다 있다는 얘기가 된다. 우리나라에는 '로바다야키'라는 이름으로 비슷한 것이 들어왔지만, 정작 일본에서는 로바다야키보다는 '이자카야'라고들 한다. '이자카야'는 아주 대중적인, 우리의 호프집과 민속주점 혹은 소주방을 섞어놓은 듯한 곳이다. 그만큼 일본의 보통 사람들이 즐겨 찾는 곳이기도 하다. 그러니 '이자카야'는 일본 서민들이 먹고 마시고 떠드는 평범한 일상 문화를 보기에 딱 좋은 곳이다. '이자야카'는 사무실 밀집 지역이나 대학가 주변, 또는 사람들이 많이 모이는 전철역 근처에서는 몇 집 건너 한 집 정도는 있다. 그리고 미식주가(美食酒

家)'라는 말은 일본의 허름한 선술집을 뜻하는 '이자카야'보다 한 단계 고급스러운 일식 주점 겸 레스토랑을 뜻한다.

  음주 문화에 있어서 몇 가지 특징이 있다면, 우리나라에서는 1차는 소주, 2차는 맥주 식으로 여럿이 모여도 한 가지 술로 주거니 받거니 하는 것에 비해, 일본에서는 첫잔은 다같이 맥주로 건배를 한 후 그 다음부터는 각자가 좋아하는 술을 주문해서 마시며 무리하게 상대방에게 술을 권하지도 않으며 또한, 자신의 술잔을 타인에게 돌리지도 않는다.

  우리나라에서는 첨잔 하는 것을 꺼리는 반면, 일본에서는 상대방의 잔에 술이 비지 않도록 계속해서 따라주는 것이 상대방에 대한 예의라고 생각한다. 안주에 대해서도 약간의 설명을 하자면, 조금 양이 적은 편이기도 하지만 비교적 싼 편이고 메뉴 또한 다양하며, 자신의 기호에 따라 이것저것 골라먹는 재미가 있다. 그리고 최근에는 김치를 이용하여 다양한 메뉴를 내놓는 가게도 쉽게 찾아 볼 수 있다. 시원한 생맥주에 김치안주, 왠지 어색한 감이 있기는 하지만, 뭐라고 해도 대한민국의 김치가 일본에서 인기가 있다니 기쁜 일인 것 같다.

  술자리는 보통 한 시간이나 길어야 두 시간 정도이다. 다음 날 업무에 지장을 주지 않는 정도만 마시는 경우가 보통이다. 집들이 멀어서 마지막 전차를 놓치면 큰일 난다는 현실적인 인식들도 작용한다. 각자 주머니 사정을 생각해서 많이 시키지도 않는다. 따라서 일본의 선술집에서 큰소리를 내거나 취해서 주정하는 사람을 찾기는 쉽지 않다. 남에게 피해 주는 것을 무엇보다 꺼려하는 문화 속에서 형성된 술집 풍속도다.

  이런 모습은 술값을 치를 때도 그대로 나타난다. '와리깡'이라고 해서 일행이 똑같이 나눠 내거나 자기가 시켜서 먹고 마신 것에 대한 값만 내는 것이 보통이다. 우리 음주문화와 비교해 보면 언뜻 야박하게도 보이지만 역시 남에게 신세지기를 삼가고 분수를 지키려는 일본인들의 합리성이 엿보인다. 주머니 사정에도 건강에도 큰 부담을 주지 않는 것이 일본의 음주문화다.

일본은 자동판매기의 천국이다. 물론 술도 자동판매기에서 살 수 있다. 일본 전역에는 20만 대에 가까운 주류 자판기가 있다. 대부분 맥주를 파는 자판기지만 그 가운데는 위스키나 청주를 파는 것도 있다. 자판기를 통한 주류 판매고는 연간 4천억 엔, 일본 전체 술 시장의 10%나 된다.

이런 주류 자판기가 문제시 되는 것은 미성년자들이 자판기에서 술을 사서 마신다는 점이다. 여론이 들끓자 주류 판매상들은 밤 11시부터는 주류 자판기를 끄겠다는 개선책을 내놓았다. 그러나 별 효과가 없자 이번에는 아예 미성년자들이 술을 살수 없는 연령 식별 자판기를 개발했다. 이 자판기에서 술을 자려면 운전 면허증을 집어넣어야 한다. 면허증에 표시된 연령이 스물 살을 넘어야만 술이 나온다. 그러나 이런 자판기도 미성년자가 다른 사람의 면허증으로 술을 사면 그만이다. 결국 문제를 해결하기 위해서는 주류 자판기를 없애는 수밖에 없다는 결론에 이르렀다. 일본 소매주류 판매조합은 1999년까지 모든 주류 자판기를 없애기로 결의했다. 연간 4천억 엔의 수입을 포기하기로 한 것이다. 건전한 음주 문화를 위해서는 판매업자와 소비자들의 협조와 철저한 노력이 필요하다는 것을 잘 알 수 있다

☞ 일본 주당들의 술값 계산법

일본의 독특한 분할 계산도 학생 때 관습의 흔적이라고 볼 수 있다. 술값은 기본적으로 참석한 사람의 수대로 나누어서 계산한다. 예를 들어 10인이 마셔서 3만 엔이 나오면 적게 마시거나 많이 마시는 것과 상관없이 각각 3천 엔씩 나누어 내는 것이다. 구미의 dutch share라는 것이 자기가 마신 것만 내는 것과는 조금은 다른 일본만의 문화가 아닐까. 그것은 학생 시절에는 출신 계급에 관계없이 대등하다는 의식이 있어서 술좌석에서의 술값 지불을 자기가 했는지 아닌지로 정신적인 대차관계를 서로에게 남기고 싶지 않은 기분도 있기 때문일 것이다.

술좌석에서는 무례강이라고 해서 상하관계 구분 없이 마시는 것도 일본적이다. 시중들어 주는 예의작법 등이 아니라 오히려 젊은 사람을

떠받들어 마시게 하는 것이 좋다는 것이다. 전 시대까지 농촌 지역에서는 '기합'이라고 하는 것이 있었는데, 이는 관혼상제와 농사작업의 순서를 협의하는 것이다. '기합'은 회의였지만 회의 후에는 꼭 연회가 있었고, 다함께 술을 마심으로써 단결심을 높이는 것이었다.

노동력의 중심이 되는 젊은이가 주역이 되었던 것으로 보아 쉽게 이해할 수 있을 것이다(이러한 음주문화는 대륙의 북방계가 아닌 태평양의 남방계 문화의 영향일 것이다). 사업 손님을 접대하거나, 때로는 사내 사람만 회사 돈으로 술을 마시는 '예용접대'는 요즘 불황으로 상당히 감소하고 있다. 연간 70조 엔의 접대비는 경기가 좋을 때는 '제2의 급여'라고 불리거나, 소송 사회인 미국에서의 재판 비용에 맞먹는 '사회윤활 비용'이라고 말하여지기도 하였지만, 새로운 경제원칙이 된 'globalstandard'의 앞에서는 이미 오래된 인습으로 쇠퇴하고 있을 뿐이다.

☞ 일본 술을 맛있게 마시는 법

일본에서 술을 차갑게 하여 마시는 방법을 히야(冷や)라고 하며, 따뜻하게 데워서 마시는 방법을 아츠캉이라고 한다. 보통 여름에는 차갑게, 겨울에는 따뜻하게 데워서 마신다. 차갑게 하여 마실 때에는 컵으로 마시지만, 따뜻하게 하여 마실 때에는 작은 병(도꾸리라고 부르는 호리병의 일종)에 담아 작은 술잔에 따라 조금씩 마신다. 또한 가게에 따라서는 히야를 부탁하면 나무되에 가득 따라 주기도 하는데 물의 향기와 술의 맛이 조화를 이루어 무엇이라고 말할 수 없는 맛을 자아내는데 이것을 마스자케(升酒)라 한다.

☞ 일본 삐루의 시작

일본에서 맥주의 시작은 남아있는 문헌이 없어 정확치는 않지만 지금으로부터 약 150여년전(1853년) 일본의 항구에 정박한 미국의 뻬리 제독이 막부(幕府)에 줄 선물로 맥주를 가지고 온 것에서 시작되었다고 한다. 당시 막부의 통역관으로 회담에 참석했던 화란인 의

사 가와모토씨는 태어나 처음으로 맛본 맥주의 맛에 반하여 자신의 집에 화로를 설치하고 맥주를 연습 삼아 만들기 시작했다고 한다. 이것을 일본맥주의 시작이라고 얘기는 하고 있으나 유감스럽게도 이에 관해 전해지는 확실한 자료는 없다.

그러나 가와모토씨는 일찍부터 이화학(理化學)에 정통하여 이화학에 관한 몇 권의 저서를 남겨두었을 뿐 아니라, 사진도 스스로 찍고 현상까지도 가능했던 것으로 보아 필시 화란의 서적에 의존하면서 맥주를 만들었다 해도 그다지 틀린 주장은 아닌 것으로 보여진다.

그런데 실제로는 이보다 훨씬 이전부터 일본에 맥주가 있었다는 기록이 군데군데 남아있다. 『일본교사 日本教史』에 의하면 명치유신 전 나가사키(長崎)로부터 에도(江戶: 지금의 동경)에 배달된 화란인 사절의 화물속에 이미 맥주가 섞여 있었다는 기록이 있어 당시 일본의 유일한 개방항인 나가사키에는 맥주가 수입되고 있었다는 사실을 알 수 있다. 일본은 도쿠가와(德川幕府)시대를 통해 쇄국정치를 취하고 있었지만 네덜란드와는 교류를 하고 있었다. 그리고 네덜란드인을 통해 에도(江戶)에 맥주가 소개되었다.

1724년에는 『화란문답 和蘭問答』이라는 문헌에 네덜란드인을 다음과 같이 소개하고 있다. "술은 포도로 만들었다. 보리로도 만든 것이 있는데 마셔보니 의외로 맛이 없다. 이름을 삐루라고 한다." 어찌되었건 맥주가 그다지 맛이없는 음료나 술로 여겨진 것이 틀림없는데, 당시 맥주의 양조기술이 그다지 발달되지 않았던 때에 유럽으로부터 장시간에 걸쳐 운반된 맥주가 맛이 있었을 수는 없었을 것이다. 또한 센다이에도 화란에서 공부한 의사가 있었는데 그가 남긴 『반수야화 盤水夜話』에는 맥주는 소화를 돕기 위해 식후에 마시는 음료로 소개된 점이 이채롭다.

일본 내에서 본격적으로 일반 소비자에게 맥주가 판매된 것은 독일인에게서 맥주를 공부하고 돌아와 요코하마의 외국인 거주지에 살고 있었던 미국 국적의 노르웨이 사람인 William Copeland가 도쿄 남쪽 40km떨어진 요코하마에서 용솟음치는 샘물(天沼)을 발견하고 그

옆에 Spring Valley brewery를 설립한 1869년부터 시작된다. 그가 만든 것은 '덴슌(天沼) 맥주'로서 처음에는 거주지내의 외국인에게만 팔았지만 시간이 지나면서 외국인은 물론이고 일본인들 사이에서도 '덴쇼(天沼)비아사케'라는 이름으로 인기가 있었다.

13.3 일본의 음주법

일본과 우리나라는 음주법에 있어서 비슷하면서도 차이점이 있는데 이러한 차이를 이해하고 서로간의 습관의 차이를 인정할 때 올바른 음주문화가 형성될 것이다. 우리와 비슷한 점은 첫째, 원만한 인간관계를 위해서 대부분 술자리를 만든다. 직장 동료들, 학교 선후배들, 가까운 친구나 연인끼리, 서먹서먹한 관계를 풀고 싶을 때, 더욱 두터운 친분을 원할 때 등 우리 나라 사람들이나 일본 사람들에게 술은 친교의 촉매로 이용되고 있다. 둘째, 우리의 '원샷(one shut)'에 해당되는 단어가 일본에서는 '이키'라는 말로 일본에서도 술자리가 얼큰하게 달아올랐을 때면 '이키!'를 외치는 모습을 자주 볼 수 있다.

우리와 다른 음주습관으로는 첫째, 우리는 밥을 먼저 먹은 후에 술을 마시는게 일반적이지만 일본사람들은 우리와는 반대로 밥을 나중에 먹는 게 보통이다. 가정에 초대받아 갔을 때 우리 나라에서는 식사가 끝난 후 술자리가 벌어지지만, 일본에서는 술과 그에 맞는 요리가 먼저 나온다. 혹 이때 밥을 찾으면 대부분의 일본 사람들은 "왜? 술은 이제 그만하려고?"라고 묻기도 한다.

둘째, 일본인들은 술자리의 맨 처음 시작을 맥주 한 잔으로 하는 사람들이 많은데 목을 차가운 맥주로 적셔줘야 다른 음식이 잘 넘어간다고 얘기한다. 첫잔은 대개 맥주로 건배를 한 다음 자신이 먹고 싶은 술로 바꾸는 것이 일반적인데 소주나 양주를 마신 후 입가심으로 맥주 딱 한잔 더 하고 가자는 우리와는 다른 것 같다.

셋째, 지금은 우리도 술을 권하고 마시는 것이 일반화되었지만 아직도 여성들 중에는 술을 따라 주는 대상을 자신의 아버지와 지아비로 한정 시키는 사람도 있다. 하지만 일본에는 그런 관습이 없을 뿐더러 나이와 별 상관없이 가까이 앉아 있는 사람끼리 서로 잔을 채워 주는 게 보통이다. 우리는 보통 술잔을 다 비운 후 술을 따르지만 일본 사람들은 잔이 다 비기 전에 잔을 채우는 첨잔 문화다. 일본에서는 빈 잔이 되기 전에 주변의 사람에게 술을 따르는 것이 일반적이며, 잔이 비게 되면 옆 사람에게 무심한 것으로 생각한다.

13.3.1 한 손으로 따르고 계속 첨잔

한국과 달리 술을 권할 때에는 한 손으로 따라도 된다. 특히 맥주는 한 손으로 따르는 사람이 많다. 또한 한 손으로 받아도 실례가 되지 않는다. 특히 남자의 경우 오른손으로 컵을 들고 그냥 받는 사람이 많다. '한국의 예의범절에 어긋난다'고 화를 내지 않도록 한다. 그리고 상대방의 잔에 술이 조금 남아 있을 때에 첨잔하는 것도 한국과는 크게 다른 점이다. 이야기에 열중하여 상대방의 잔을 빈 채로 오랫동안 놓아 두어서는 눈치없는 사람으로 오해받기 쉽다. 첨잔은 한국에서는 금기이지만, 일본에서는 미덕이다.

13.3.2 잔을 돌리는 법이 없다

특히 운동부의 합숙소 등에서 친한 사이끼리 술을 마실 경우를 제외하고는 대개의 경우 잔을 돌리는 일은 없다. 초면일 경우 한국식에 따라 친근감의 표시로 자기가 마신 잔을 상대에게 권하면 대부분의 사람으로부터 [あまり飲めませんので](저는 못마시기 때문에…)란 말과 함께 슬그머니 거절당하고 말 것이다. '모처럼 술을 권했는데 무례한 사람이다' 등으로 생각하지 않도록 한다. 친근감을 나타내는 수단으로는 첨잔밖에 없다. 상대방이 술을 따라 주면 자기도 곧 상대에게 따라주면 된다.

13.3.3 남녀가 함께 마실 때

남녀가 함께 술을 마실 때에는 한국과 달리 여자쪽에서 상대방 남자에게(비록 연인도 아니고 남편도 아닌 경우라 할지라도) 술을 따라주는 것을 당연하게 여긴다. 여자가 남자짝의 술잔을 앞에 하고서도 아무 것도 하지 않은 채 있으면 둔하고 무신경한 여자라고 오해받기 쉽다. 거의 대부분의 일본인은 한국의 술좌석 매너를 모르므로 이럴 때에는 [韓國では女性が自分の夫以外の男性に酒を注ぐ習慣がないので…]라고 정중히 전하여야 한다.

13.3.4 술을 억지로 권하지 않는다

술을 못 마셔도 분위기를 즐기고 싶기 때문에 함께 술을 마시러 가는 사람도 있다. 그런 사람에게는 억지로 술을 권하지 않는다. 상대방이 잔을 손으로 가려 덮거나 술잔이 가득찬 상태로 그냥 두고 있을 때에는 더 이상 못 마신다는 의사표시가 되므로 이해하도록 한다.

13.3.5 밤늦게까지 마셨을 경우

한국에서의 기분대로 밤늦게까지 마셨을 경우 신경쓰지 않으면 안 되는 것이 귀가할 교통수단이다. 한국에서는 취하도록 마셨을 경우라도 해도 어떻게든 집에는 갈 수 있으나 일본은 그렇지 못하다. 일본의 한 보험회사에서 비즈니스 맨 1,000명을 대상으로 한 달에 몇 번 막차를 이용하는지 조사해본 결과 평균 4.5회로 나타났다. 나이별로 보면, 50대가 평균 5.3회로 가장 많고, 그 다음이 20대로 5.1회, 30대가 4.4회, 40대가 3.9회의 순서였다. 막차를 이용하게 되는 주된 이유로는 20대가 '놀다가', 50대가 '일 때문에'라고 대답했다. 그러나 한창 일할 시기인 40대의 막차 이용이 적은 이유는 무엇일까. 아마 막차가 가버린 후 カプセル호텔에서 하루 밤 신세를 지거나 택시를

이용하는 경우가 많은 탓은 아닐까?…

13.3.6 꽃놀이 연회

일본인도 한국인도 술을 좋아하고, 무엇보다도 모여서 연회를 벌이고 싶어하는 것은 똑같다. 만약 내일부터 금주법이 시행된다면 동경과 서울을 거리는 유령도시처럼 되어 버릴 것이 틀림없다. 한국에는 없는 일본의 음주문화를 알려면 4월 초순의 동경 밤거리를 걸어 보면 좋을 것이다. 만개한 벚꽃 아래에서 사람들이 모여 술을 마시고, 남자, 여자, 노인, 젊은이 할 것 없이 술에 취해 노래를 부르고 춤을 춘다. 거기에서는 '소극적이고 감정을 얼굴에 드러내지 않는 일본인'이라고 하는 말과는 확실히 다른 일본인을 발견할 수 있을 것이다. 이 광적인 행동은 왜일까? 그것은 일본인 자신도 잘 모르고 있다. 긴 겨울이 끝나고 봄을 맞은 기쁨이 폭발해서일까? 그렇지 않으면 벚꽃이 그토록 아름다워서일까?

13.4 일본 토속주의 종류

한국에서는 흔히 정종이라 하여 일본 술을 총칭하고 있다. 일본의 술은 지방마다 다양하다. 일본의 술을 단순하게 '오사께' 또는 '淸酒(세이슈)'라 부르기도 한다. 마사무네로는 거의 통하지 않는다. 일본 술에는 각 지방마다 그 지방 고유의 술이 있는데 이를 '地酒(지자께)'라 부르고 있다. 그 종류는 많으며 각각의 특색을 갖고 있다. 일본의 직장인들이 찾는 대표적인 선술집은 '술이 있는 곳'이라는 뜻의 '이자카야'다.

일본의 주요 술 산지로는 나다, 후시미(伏見), 히로시마(廣島), 아키타(秋田)등을 꼽을 수 있다. 그러나 이곳에서 생산된 것은 대부분 에도시대부터 도쿄로 집산되었다. 그러므로 일찍부터 다른 현의 술을 접할 수 있는 기회가 많았으므로 도쿄에는 전통적으로 유명한 술이 많았다. 일본의 토속주들은 대부분 곡물로 만들어지므로 단맛이 나지만, 요사이는 신맛이 나는 술 등 다양한 형태와 맛을 구가하는 술들이 제조되고 있다. 일본 술 이름 중 신구(辛口)라는 라벨이 붙어 있다면 신맛이 가미된 술이라고 판단하면 된다. 일본에서 생산된 토속주의 유형을 보면 다음과 같다.

• **생주(生酒; 마나자케)**: 가열 살균을 하지 않은 술로 효모가 살아 있고, 어린 죽과 같은 진한 향기와 싱그러운 맛이 특징이다.

• **생힐주(生詰酒; 나마쯔메슈)**: 보통 일본술은 저장하기 전과 병에 담기 전에 보통 2번 가열 살균 처리를 하는데 이 술은 처음의 한 번만 가열 살균 처리를 하기 때문에 생맥주보다 맛이 숙성되어, 신선함 속에서도 안정된 부드러움이 있다.

• **원주(原酒; 겡슈)**: 희석하거나 알코올 도수를 조절하는 작업을 하지 않은 처음 그대로의 술로 일반적으로 알코올 도수가 높고, 짙은 맛이 특징이다.

• **고주(古酒 ; 코슈)**: 술을 제조한 해(양조년도 매년 7월부터 다음해 6월까지)를 넘긴 술을 일반적으로 고주(古酒)라고 부르며, 1년된 고주로부터 수 십년된 고주(古酒)까지 있다. 오래된 것일수록 무조건 좋다고는 할 수 없지만, 고주 나름대로의 독특한 향기가 이 술의 특징이다.

• **금혼정종(金婚正宗; 긴콘마사무네)**: 대정(大正)천황의 성혼 축제에서 술 이름을 따서 금혼(金婚)이라고 한다. 약간의 단맛이 나는 술인데, 다양한 소비자의 요구에 따라서 신맛이 나는 신구금혼(辛口金婚)도 제조하고 있다.

• 영설(雪; 긴세쓰): 쌀로 빚은 토속주로 맛이 깊고 그윽하며, 신맛이 나는 영설신구도 있다.

13.5 규제의 완화와 강화

일본에서 주세법의 변화는 술을 많은 종류로 분류해서 주세 격차에 의한 수급조정을 하던 것을 부정하는 등 자유화는 모든 분야에 영향을 미치고 있다. 소주와 증류주의 세율이 같은 수준이 되고 맥주의 제조면허도 개방되었다. 이와같이 경제적인 규제가 완화되는 것과 반비례해서 사회적인 규제는 차츰 강화되고 있다. 만취해서 걷는 사람에게 던져지는 비난의 눈길은 엄해지고 음주운전에 의한 사고와 여성의 알코올 의존 증가는 사회문제로 대두되고 있다. 주류광고에는 '음주는 20세 이상부터'라고 하는 메시지가 필요하게 되고, TV에서는 방영시간이 규제되고 있다.

일본과 미국은 인구는 조밀하고 경제적 경쟁이 격렬하다. 회사의 근무가 끝나 한숨 돌리고 나서 새로운 사람들과 마시고 긴장을 푸는 것이야말로 국가의 부를 강화시키는 원동력이라 말할 수 있다. '술은 백약의 장'이라고도 하고 스트레스를 해소하는 '원기의 원천'이라고 한다. 건전음주라는 것은 자기의 건강을 해치거나 다른 사람에게 나쁜 기분을 주는 것이 아니라 유쾌하게 술을 마시는 것을 의미한다. 반대로 건전하지 않은 음주라는 것은 자기를 과신하고 착각하여 나온 결과일 것이다 건전음주는 '술에는 강하고 술은 좋다'는 자각에서 시작되는 듯하다.

13.6 일본의 금주법

일본에서 가장 오래된 금주령은, 大化 2년에 농민의 음주를 금지한 것에서부터 시작되어 天平年사이에 가뭄과 전염병 때문에 술을 금지했다. 당시 이 금주령을 거역한 자에게는 관등 5위 이상에게는 연봉 1년 정지, 그 이하는 면직, 평민은 체벌(봉으로 엉덩이를 100회 맞았다) 이 있었다. 延曆 9년에도 亂酒의 유행으로 농민의 음주를 금지, 大同 元年 구월에는 左京, 右京, 山崎津, 波津의 주조가의 술병을 봉인해서 술을 마시거나 파는 것은 안 된다는 영까지 나왔다. 鎌倉時代에는 建長 4년 큰 가뭄 때문에 금주, 이 때에는 鎌倉 일대의 술집의 술병 37,214개를 깼다고 기록되어 있다. 이것이 술을 파는 것을 금지한 '沽酒禁制의 令'이다.

戰國의 織田, 豊臣의 시대에는 비교적 금주령은 적었지만, 그래도 豊臣太閤의 大坂城의 중에는 음주의 규칙이 있어 술은 根器에 따라, 단지 大酒禁制에 위반함에 따라 엄벌에 처한다라고 써 있다. 德川時代에는 각 藩에 주주를 설치하고 주조가의 수와 제조고를 일정이상으로 늘리지 않게 하고 또 흉작에는 평소의 '2분의 1 빚기', '3분의 1 빚기'로 조정해서 술을 빚게 했다. 명치 원년에는 '술 빚기 규제 5개안'을 발포, 大正 7년에는 '미성년자 금주법'이 제정되어, 昭和 13년에는 주류의 판매가 면허제로 되고, 또 제 2차대전 중에는 술 제조를 대폭 규제했다.

14
주종의 천국
중국의 음주문화

중국에서 술의 역사는 5천년 전 '용산문화(龍山文化)' 시기로까지 소급된다. 상고시대 술의 용도는 주로 제신(祭神)용이었지만, 인간의 사회가 발전하면서 술은 인간의 삶에서 빠질 수 없는 기호품으로 변하였다. 기록에 의하면 중국은 하왕조 때부터 술을 제조하기 시작하였다고 한다. 역대의 왕후장상, 영웅호걸, 문인묵객(文人墨客) 중에서 술을 좋아하지 않는 사람은 거의 없었기 때문에 술은 옛사람들의 물질적, 정신적 생활과 사고 속에서 중요한 역할을 하였다. 성어 중에는 '주(酒)'자를 가진 것이 매우 많은데, 예를 들면 다음과 같다.

'차주부시(借酒賦詩) : 술을 빌어 시를 짓다.'
'차주서회(借酒抒懷) : 술을 빌어 회포를 푼다.'
'차주소수(借酒消愁) : 술을 빌어 근심을 푼다.'
'이주조흥(以酒助興) : 술로써 흥취를 돋군다.'
'이주장행(以酒壯行) : 술로써 장도에 오르는 것을 성대히 하다.'

이처럼 중국에서는 술이 아니면 정치, 경제, 사회, 문화 모두가 이루어질 수 없으며, 문제가 해결되지 않는 나라이다. 그러니까 술의 종류도 세계 최고국이다. 당대(唐代)의 유명한 현실주의 시인 두보는 그의 『음중팔선가』라는 시에서, '이백은 술 한 말에 시 백편을 짓고 (李白斗酒詩百篇)'라고 하였고, 당대의 또 한 분의 시인 두목(杜牧)에게는 '술집이 어디 있는지 물어 보니, 목동은 멀리 행화촌을 가리킨다(借問酒家何處有, 牧童遙指杏花村)'라는 싯구가 있는데, 이것은 술집이 매우 많으니 마음대로 물으면 찾을 수 있다는 것을 의미한다.

여기에서 고대 중국에서는 술 마시는 것이 얼마나 성행하였는지를 알 수 있다. 지금은 음료의 종류가 많아져 중국인들이 정신을 조절하는 방식이 더욱 다양해졌지만, 음주는 여전히 매우 보편화되었으며 특히 경축 휴일 및 친구끼리 서로 만났을 때에는 결코 술을 떠날 수 없다. 이로써 술 마시는 풍속이 중국에서 얼마나 성행하였는지를 알 수 있다.

술의 좋고 나쁨을 따지는 기준은 향기가 짙고, 부드러우며, 달콤한 맛이 있고, 뒷맛이 오래가는 점에 있는데 이것은 중국인들이 사람을 품평하는 기준이 되기도 한다. 술은 식사 때 이외에도 초대자리나 거리의 술집에서 마셨다. 야채 절임, 짠맛이 나는 씨앗, 나무열매, 그 밖에 갈증을 돋구는 것이 안주로서 술과 함께 나왔다. 주루에서는 손님이 술을 주문하면 앞서 나온 안주그릇은 치워지고 보다 좋은 요리가 나왔다.

14.1 중국인들의 알코올관

14.1.1 하늘이 내린 아름다운 선물 술

중국의 음식문화를 얘기할 때, 차와 더불어 결코 빠뜨릴 수 없는 음료가 바로 술이다. 술과 차는 수천 년의 역사를 이어오면서, 중국인의 삶 곳곳에 선명한 발자취를 남기고 있지만 그 특성상 차이는 오히려 상극에 가깝다. 차는 청정(清淨), 문아(文雅) 그 자체여서 마음을 맑게 하고 차분하게 만든다면, 술은 호방(豪放), 맹렬(猛烈) 그 자체여서 마음을 열어주고 역동적으로 만든다. 또 차는 새 것일수록 좋지만, 술은 오래 될수록 좋다. 그래서 차는 애인과 같고 술은 친구와 같다는 점잖지 못한 비유를 하기도 한다. 사실, 그 역사의 유구함이나 문화에 끼친 영향 측면에서 보자면, 역동적인 술이 차분한 차보다 아무래도 한 수 위이다. 일상 삶에서도 마찬가지이다. '대접 잘 받았습니다'라는 의미로 쓰이는 상투어 '주족반포'(酒足飯飽: 술도 충분하고 밥도 배부르다)에 차는 축에 끼지도 못한다. 또 '술이란 지기를 만나면 천 잔인들 많을쏘냐(酒逢知己千杯少)' 하는 속담도 있다. 중국인들은 술은 하늘이 내린 선물로 인식하고 있다.

14.1.2 백주, 황주 그리고 약미주 계열

중국의 술은 크게 북방계열의 도수 높은 백주와 남방 계열로 도수가 낮은 황주로 나뉘지만, 곡물을 원료로 한다는 점에서는 마찬가지이다. 포도주는 실크로드를 타고 들어온 외래종이다. 따라서 중국에서의 술의 기원은 바로 농경문화의 발전을 떠나서는 설명될 수가 없다.

중국 술은 고금을 통 털어 수백 종류가 있으나 간단히 구분해서 『백주(白酒)』와 『황주(黃酒)』, 그리고 『약미주(藥味酒)』로 구분된다. 각 지방의 특성에 따라 이름을 정해 판매되고 있으며 알코올 도수는 30도에서 70도 사이로 아주 독하지만, 뒤끝이 깨끗해서 한 종류의 술만 마신다면 전혀 숙취가 남지 않는 것이 특징이다. 이에는 주귀주, 모태주, 오량액주, 금화고량주, 고정공주, 공부가주 등이 백주계열의 고급 고량주이다. 특히 백주란 지게미를 걸러내는 대신 특수 기구를 사용 가열해서 증류시켜 제조한 술이다. 이러한 점에서 우리의 소주 제조 과정과 유사하다. 단지 중국의 백주는 도수가 40도 이상 심지어는 80도까지 다양하다. 여기에서 '백(白)'이란 하얀색, 즉 무색이란 뜻이다. 중국 백주의 명칭은 아주 많고, 그 원료 또한 다르며, 술의 특색 또한 다양하다. 중국의 백주는 세계 다른 국가의 백주와 비교해 볼 때, 독특한 특색이 있다. 무색 투명하며 향기가 짙고 깨끗하여 순하고 부드럽다. 백주는 이전에 샤오지우(燒酒)라고도 불렸으며 종류 또한 아주 많다.

반면에 황주란 찹쌀이나 수수, 밀, 콩 등의 곡물을 원료로 누룩 등을 띄어 발효시켜 지게미를 걸러내어 증류한 술로 중국 북부에서 제조되기 시작해 남쪽으로 전파됐다. 이때 사용되는 각종 원료와 촉매제로 인해 술이 색깔을 띠게 되는데, '황(黃)'이란 색깔 있는 술이란 뜻이지 꼭 노란색을 말하는 것은 아니다.

황주는 일반적으로 20도 안팎으로 비교적 약하지만 맛이 순하면서도 진해서 입에 달라붙고 향기가 그윽하며 영양 역시 좋은 술이다. 소흥주가 대표적이다. 찹쌀, 맵쌀을 누룩과 함께 발효시킨 것으로 우리나라 전래의 약주와 일본 술의 청주와 비슷한 술로 절강성 지역의 소흥시에서 주로 많이 생산된다고 해서 일명 소흥주라고도 불리며 알코올 도수는 15~18도 정도이고 국내에서는 '8년산 화조왕'과 '구월용산'이라는 제품이 고급제품으로 소개되고 있다.

유리병으로 수입되는 값싼 소흥주는 주로 중국식당의 조리용으로 많이 사용되고 있다. 황주 중의 일품은 역시 쩌지앙성(浙江省) 싸오씽(紹興) 지방에서 생산되는 소흥주이다. 이 술의 역사는 2천 4백년 전으로 올라간다. 우리에게 와신상담(臥薪嘗膽)의 고사로 유명한 꺼우지엔(勾踐)이 콰이지(會稽)라는 곳에서 권토중래를 꾀할 때 술을 강에 부어 백성들이 함께 마시니 사기충천하였던 이야기가 고서에 보인다. 콰이지(會稽)란 곳이 바로 지금의 싸오씽 지방이다.

약미주는 말 그대로 한약 냄새가 나는 술로 백주계열의 술에 약재를 담아 만든 혼성주로서 오가피주, 메괴로주(장미주), 죽엽청주, 십전대보주 등이 대표적인 약미주이다. 중국에는 5,000여 개의 백주 공장이 있다. 1949년 중국 공산당 정부가 수립된 이래 매년 주류 품평회가 개최되었는데 이때 금장을 수상한 제품에는 '중국 명주'라고 표기하는 것이 허용되었다. 흔히 중국 명주에는 붉은 상표나 리본을 달아서 일반 주류와 구분을 한다. 특히 풀, 뿌리, 줄기, 잎, 과실 등의 식물이나 도마뱀, 뱀, 영원, 수궁, 호랑이의 뼈, 닭고기나 그 날개, 양, 사슴, 사슴뿔과 같은 동물을 술에 담근 약주는 중국에서 흔히 볼 수 약주 또는 건강주들이다.

예를 들면, 개고기를 술에 담근 狗肉酒(이것과 비슷한 것으로 至寶三鞭酒라고 하는 것이 있는데, 이것은 해구, 즉 물개와 廣狗(산이리), 梅鹿(사슴의 일종으로 고환을 고량주에 담근 것이다), 도마뱀 한 마리를 통째로 담근 '도마뱀주', 나무에 오르는 도마뱀 암 수 한 마리씩을 담근 馬蛇酒, 자라를 넣어 담근 魚酒, 양고기와 배로 담근 羊羔酒, 뱀을 담근 蛇酒, 국화를 넣어 담근 菊花酒, 푸른 대나무 잎으로 넣어 담근 竹葉靑酒, 장미를 넣어 담근 流香酒, 검은 콩을 볶아 술에 담근 豆淋酒등 여러 가지가 있다.

그 중에서는 백단, 백출, 정향 등의 유명한 항목을 사용한 '滿殿香酒'라고 하는 술은 강한 꽃 향을 가진 향주로 마시는 사람의 체취를 우아하게 만든다. 그리고 또 별난 것은 누에의 똥을 술에 담근 '蠶絲酒'라고 하는 강장주나 닭똥의 흰 부분만을 떼어 내어 그것을 태워서 술에 넣으면 보라색이 된다고 해서 '紫酒'등도 있다. 이런 종류의 술은 몇 백가지가 넘지만, 한가지만 일례로 들어봐도 중국의 긴 역사와 전통을 가늠할 수 있다. 이런 술들은 물론이고 건강유지를 위한 '藥味酒'이다. 중국 이외에도 술에는 여러 가지 것들을 담가서 마시는 술이 있고, 중남미에는 데킬라처럼 강한 술에 유충을 담가서 그 유충을 안주로 마시는 등 기이한 술도 있다.

14.1.3 중국 최초의 음주자며 금주자였던 禹임금

언제부터 중국인들이 술을 마셨는지는 아무도 모른다. 지금으로부터 3,000년도 더 거슬러 올라가는 시절, 거북의 배 껍데기나 소의 견갑골을 불로 지져 점을 치고서 그 내용을 옆에 새겨 놓았는데, 이를

갑골문(甲骨文)이라 한다. 여기에 술이 등장하니 이미 그 유구한 내력을 짐작케 하지만, 실제 역사는 그보다 훨씬 거슬러 올라갈 것이다. 예컨대, 갑골문에서 술을 나타내는 글자 '酉(유)'는, 흙으로 빚은 술 단지를 본뜬 상형자인데, 이를 꼭 닮은 유물이 7,000년 전 유적지 서안 반파촌(半坡村)에서 출토되었듯이 말이다.

그러나 무엇이든지 그 시초를 옛 성인에 갖다 붙이기를 좋아하는 중국인에게, 술의 창시자 역시 예외일 리가 없다. 전설에 의하면, 중국에서 최초로 술을 마신 사람은, 황하를 다스린 공로로 순임금으로부터 왕위를 선양 받아 하왕조를 연 우임금이라고 한다. 치수에 몰두하고 있는 그를 괴롭히는 것은 무엇보다도 북방의 추위였다. 이에 신하 의적(義狄)으로 하여금 몸을 따뜻하게 해 줄 음료를 만들 것을 명하였다. 의적이 만든 음료가 다름 아닌 술이었는데, 마신 뒤 온몸이 느긋하고 날아갈 듯한 느낌이 들자 우임금은 감탄해 마지않았다. 그것도 잠시, 그는 "훗날 이 때문에 나라를 망치는 자가 나올 것이다"라면서 다시는 입에 대지 않았다고 한다. 아니나 다를까, 은(殷)의 폭군 주(紂)는 술을 부어 연못을 만들고 고기를 걸어 숲을 만드는 환락 즉 '酒池肉林'에 빠져 나라를 망치고 말았다. 마치 우의 예언을 증명이나 하려는 듯이. 어쨌든 이렇게 해서 우는 중국 최초의 음주자이자 최초의 금주자가 되었다.

'두강(杜康)'을 술의 창시자로 꼽는 전설도 있다. 이 설은 특히 민간에 널리 퍼져 있는데, 그 원인은 각종 계몽서나 설화 대본 등이 한결같이 술을 만든 원흉(?)으로 그를 지목하고 있기 때문이다. 그러나 '두(杜)'라는 성씨 자체가 주(周) 나라 때 생겨난 것이니, 그가 술의 창시자가 될 수 없음은 자명하다. 기껏해야 양조술을 한 단계 끌어올린 명인 정도였을 것이다. 사실 두강을 유명하게 만든 사람은, 소설 『삼국지』하면 치를 떠는 조조이다. 간사, 음흉, 배은망덕 등등 소설은 온갖 언사를 동원하여 폄하하지만, 실제 역사상 그는 문무를 겸비한 당대의 영웅이자 문호였다. 그의 걸작 『短歌行』에 "무엇으로 근심을 달랠까(何以解憂)? 오직 두강이 있을 뿐이네(惟有

杜康)"라는 대목이 있다. 훗날 이 시가 인구에 회자되면서 두강은 아예 술의 대명사로 통하게 되었던 것이다.

14.1.4 공자가 술을 즐기셨거늘, 금주가 어인 말씀이요!

예로부터 술은 기호품일 뿐만 아니라 생필품이기도 하였다. 왜냐하면 자고이래로 각종 전례와 제사에 절대적으로 필요한 것이 술이기 때문이다. 그래서 『禮記』에서는 "술로 예를 이룬다(酒以成禮)" 하였고, 『漢書』에서는 "술이란 하늘이 내린 아름다운 선물이니(酒者, 天之美祿地), 온갖 의례 모임은 술이 아니면 행하지 못한다(白禮之會, 非酒不行)"라고 엄숙히 적고 있는 것이다. 어디 그뿐이랴! "술은 모든 약의 우두머리이다(酒, 白藥之長也)"라는 말도 있다. 왠 뚱딴지냐 할지 모르지만, 일리가 없는 것도 아니다. 시름, 요즘 말로 하자면 스트레스에서 온갖 병이 생긴다고 하지 않던가? 이를 씻어내는 데 술만한 것이 또 있으랴. 도연명이 술을 일러 '忘憂物(근심을 잊게 해주는 물건)'이라 했고, 李白이 술로써 '만고의 수심을 녹여나 보세(銷萬古愁)'라 하였듯이……

중국의 술 문화를 부추기는 데 사실상 큰 몫을 한 사람은 공자다. 음식에 대해서 공자는 지나칠 정도로 까탈을 부렸다. 신선도, 빛깔, 냄새, 조리법 어느 하나도 어긋나면 먹지 않았고, 심지어 반듯하게 자르지 않거나 양념이 맞지 않아도 입에 대지 않았다. 그러나, 술만은 사양하지 않았다(唯酒無量).

역대 왕조에 걸쳐 종종 금주령이 내려지곤 하였는데, 그 때마다 술꾼들이 단골 변호사로 동원하는 분이 바로 공자였다. "우리의 영원한 스승 공자께서 술을 즐기셨거늘, 금주가 어인 말씀이요!" 이렇게 든든한 후원자를 등에 업은 술은 고금에 걸쳐 헤아릴 수 없는 술꾼들을 양성하였다. 물론 금주를 주장하는 사람도 있었지만, 자고이래로 "오직 술꾼만이 이름을 남긴다(惟有飮者留其名)"라는 이백의 호언 앞에 그것은 지극히 작은 목소리에 불과하였다.

주지육림의 예에서 알 수 있듯이 지나친 음주의 부작용은 아무도 부인할 수가 없지만, 최소한 중국 문학에 있어서는 사정이 달라진다. 왜냐하면, 술을 떠난 중국 문학은 뿌리 뽑힌 존재이기 때문이다. 우리나라에 널리 알려진 작가들, 도연명, 이백, 두보, 구양수, 소식 등등 모두가 술꾼들로서 그들 작품 대부분은 술을 직접 노래하거나 아니면 술에 신세를 지고 있다.

'사랑'과 '죽음'은 서양 문학에 있어서 영원한 양대 주제로 꼽힌다. 그러나 중국 문학에서는 단연 그 위에 군림하는 것이 있으니, 바로 술이다. 모든 술꾼이 다 문인인 것은 아니지만, 문인은 다 술꾼이라 하여도 크게 지나치지 않는다. 바슐라르(Bachelard)는 "술은 물과 불이라는 상극적인 두 요소의 결합으로 이뤄졌으며 생명력을 상징한다"고 하였지만, 이는 바로 중국문학을 두고 하는 말같다.

14.1.5 술과 문학의 완벽한 조화

'문인으로서 술꾼'하면, 먼저 떠오르는 사람은 '죽림칠현', 그 중에서도 유령이다. 그는 언제 어디서나 술잔을 놓지 않았다. 하인 두 명을 거느리고 나들이를 하는데, 앞 선 하인은 술통을 지고 뒤따르는 하인은 삽을 들게 하였다. 술을 홀짝이며 왈, "죽으면 그 자리에 묻어 버려라"하면서. 어느 날 아내가 울며 금주를 권하자, "좋소, 신에게 맹세를 할 터이니 제사상을 차리시오"하였다. 자못 엄숙한 자세로 신에게 고하기를, "하늘이 유령을 나으실 적에, 술로써 이름을 날리라 하셨더라. 마셨다 하면 한 섬(石)이요, 다섯 말로 해장을 해야지. 아녀자의 말일랑 제발 듣지 말아야 한다네"하고서는 차려진 술과 고기를 단숨에 먹어치우고 도도히 취향으로 돌아가버렸다.

그는 또 괴벽이 있었는데, 취하기만 하면 방안에서 발가벗곤 하였던 것이다. 하루는 예의를 따지는 이가 비난을 퍼붓자, "나는 천지로 집을 삼고, 방으로 잠방이를 삼거늘, 그대는 어찌하여 내 잠방이에 들어와 입었느니 벗었느니 하는고?"라고 되레 호통을 쳤다. 그가 남긴 술 예찬론『주덕송(酒德頌)』은 애주 여부를 떠나 누구나 인정하는 명문이다.

유령을 위시로 하는 죽림칠현을 고약한 주정뱅이로 몰아세우는 데는 신중할 필요가 있다. 그들의 음주는 괴벽이라는 단순한 개인적인 차원을 넘어 부패한 통치 계급에 대한 강렬한 반항이라는 사회적 측면을 내포하고 있기 때문이다. 당시 통치 계급들이 예의라는 유교적 가치로 위장하고 그들의 삶을 간섭할 때, 죽림칠현은 도가적 덕목 즉 무위와 자연을 내세우며 반항하였던 것이고, 이 때 동원한 수단이 바로 음주였던 것이다. '白眼視'라는 말이 있다. 역시 죽림칠현의 한 사람인 완적의 독특한 반항 몸짓에서 유래된 말이다.

그는 허례허식에 젖은 인사를 보면 눈을 뒤집어 흰자위(白眼)만으로 상대를 보았다(視). 한번은 사마소라는 맘에 들지 않는 고관이 사돈을 맺자고 찾아오자, 그는 무려 60일 동안 곤드레만드레 취해 말도 꺼내지 못하게 하였다. 이 점에서 그들의 행위는, '외부조건으로부터의 해방을 상징한다'하여 술을 찬양하였던 그리스 철학자와 일맥 상통한다.

술과 문학의 완벽한 조화는 아무래도 시선이자 주선인 이백을 따를 자가 없다. 통계에 의하면, 천 편이 넘는 그의 시 가운데 여섯편 중 하나는 술을 노래하고 있다고 한다. 시성 두보는『飮中八仙歌』에서, "이백은 한 말 술에 시 백 편을 쏟아내며(李白一斗詩百篇), 장안의 저자거리 주막에서 자네(長安市上酒家眠). 천자가 불러도 배에 오르지 않고서(天子呼來不上船), 술 취한 신선이라 자칭하네(自稱臣是酒中仙)"라 읊고 있듯이, 술은 창작의 원동력이자, 절대 자유를 추구하는 수단이었다. 물론 이백 역시 경세제민의 포부가 없었던 것은 아니었다. 당시 황제가 양귀비와 놀면서 그를 어용시인으로 치부하자, 이를 거부하며 다시 찾았던 것이 술이었다. 다음『月下獨酌』은 술에 대한 그의 당당한 입장을 극명하게 보여준다.

天若不愛酒, 하늘이 만약 술을 사랑하지 않았다면,

酒星不在天, 주성(술별)이 하늘에 없었으리,
地若不愛酒, 땅이 만일 술을 사랑하지 않았다면,
地應無酒泉, 땅에 주천(술샘)이 없어야 하리,
天地旣愛飮, 하늘과 땅이 술을 사랑한 이상,
飮酒不愧天, 술을 마셔야 천지에 부끄럽지 않으리.
己聞淸北聖, 청주는 성인에 비유된다 들었거니와,
復道濁如賢, 탁주는 현인과 같다 말들 하네.
賢聖旣己飮, 어짐과 성스러움 죄다 마셨으니,
何必求神仙. 어찌 꼭 신선을 구하랴.
三盃通大道, 석 잔이면 대도에 통하거늘

14.2 중국 고대주의 유형

중국의 술 만큼 오랜 역사를 가진 국가는 흔치않다. 일설에는 기원전 2200년의 우왕 시대에 의적(중국의 주신으로 숭상 받는 사람)이 곡주를 제조하여 왕에게 진상한 것이 시초라 한다. 중국 고대의 술(주로 쌀을 원료로 한 것)에 관해서는 『주례 酒禮』에 그 윤곽을 볼 수 있다. 당시 술에는 「齊」라는 신을 모시기 위한 술과, 사람이 음용하기 위한 「酒」의 2종류의 술이 있어 「齊」에는 범제(泛齊), 예제(醴齊), 앙제(央齊), 제제(提齊), 침제(沈齊)의 5종, 酒에는 事, 昔, 淸의 3종류가 있었으며, 이들 술에 관해서는 住江金之박사가 『술의 낭만』에서 다음과 같이 해설하고 있다.

「제 齊」(고대 제법에 따른 것으로 신을 모시기 위해 쓰임)
범제(泛齊): 술의 표면에 쌀의 입자가 떠있는 탁주
예제(醴齊): 감주와 같이 단맛의 액주
앙제(央齊): 탁주를 방치하여 그 누룩을 다시 걷혀낸 것
제제(提齊): 적홍색의 술
침제(沈齊): 투명한 위에 고인 맑은 술

「주 酒」(사람이 음용하는 술)

사주(事酒): 탁주로 일이 있을 때마다 마시는 일반적인 술
석주(昔酒): 탁주를 잠시 방치하여 숙성시킨 후, 얇게 침전된 위에 고인 맑은 술
청주(淸酒): 昔酒보다 오랜 기간 탁주를 방치하여 완전히 투명하게 만든 맑은 술

더욱이 중국과 일본의 술과 유럽의 술의 제법상 가장 큰 차이는 누룩을 사용하는 동양법과 맥아를 사용하는 서양법의 차이다. 누룩을 사용하는 주조는 곰팡이의 생활에 필수적인 보습기후가 가져온 자연의 은전이며, 동양의 특기이다. 중국의 대표주의 하나인 소홍주와 모태주, 그리고, 한국, 네팔, 타이, 필리핀, 인도네시아 등의 술도 마찬가지로 모두 다 누룩을 사용한 국주(麴酒)이다.

14.3 청대의 10대 명주

좋은 술이 생산되는 지방에는 반드시 좋은 물과 이상적인 원료를 길러내는 토양, 그리고 기후가 있다. 즉 명주의 조건은 물, 흙, 기후의 삼위일체이다. 아무리 좋은 원료를 써도 물이 좋지 않으면 소용없고, 물이 그 술의 발효에 가장 적합한 것이어도 원료가 좋지 않으면 이것 또한 소용없는 일이다. 그래서 여기에는 반드시 그 물과 원료를 결정하는 토양과 기후가 있어서 이 물과 토양과 기후의 3박자가 갖추어 졌을 때, 좋은 술이 주조되는 것은 당연한 논리이다.

이 기후나 풍토의 중요성을 가장 잘 말해주는 것이 와인이다. 와인의 산지는 남, 북반구 모두 50~68도의 등온선 범위의 덥고 건조한 지대에 분포하여 유럽의 주요 와인 산지, 북아프리카, 카스피해, 흑해, 미국 캘리포니아주, 남아공, 칠레, 아르헨티나, 일본 등이 이 범위에 포함되며 이 이외의 지역에서는 와인 제조를 전혀 찾아볼 수 없다. 또 이 범위내에서도 수확기의 가을에 강수량이 많아 습한 일본, 미국, 브라질 등에서는 와인의 원료인 포도 재배에 기후상 부적합한 곳이 있어

서 그 기후와 풍토에 맞는 포도 품종이 선택된다. 포도 재배에는 기후 이외에 지형과 토질도 매우 중요한 요소로서, 지형은 배수가 잘 되고 햇빛이 잘 드는 곳이 이상적이다. 흔히 경사진 곳이 선택되는데 이 두 가지 조건이 잘 갖추어져 있으면 평지도 상관없어 유럽의 여러 곳에서 평지 재배가 이루어진다. 토질은 배수가 잘 되고, 경작지가 깊고, 점토질보다는 모래 혹은 역암이 적당히 포함된 곳이 가장 적합하다.

이와 같은 조건을 만족시킨 토지, 예를 들면 프랑스의 보르도, 볼로뉴, 샹파뉴, 알사스, 프로방스, 로아르 등의 각 지방, 독일의 라인강변, 라인헷센, 모젤, 바덴, 프랑켄, 베르덴벨 지방, 이탈리아에서는 피에몬테, 베네토, 토스카나 지방, 스페인의 카타로니아와 리하오, 포루투갈의 비뇨벨데, 오스트리아의 다뉴브 강 주변, 헝가리의 토카이 등지에서 좋은 와인이 탄생하게 된다. 물론 발효가 끝난 와인을 숙성시키는데는 시간에 따른 온도와 습도 변화의 약간의 기후 조건도 당연히 필요하다.

기후와 풍토성에도 따르는 것이겠지만, 독일이나 프랑스에서는 몇 년에 한번, '환상의 와인'이라 불리는 숙성이 매우 잘된 와인이 만들어지는 일이 있다. 이 와인은 원료인 포도 껍질에 Botrytis cinerae라는 식물병원균이 붙어 이 균의 증식에 의해 포도 과립이 변형하여 건포도 형태로 되고 수분과 신맛이 감소하고 단맛의 농도가 상승한 포도가 된다. 이것을 원료로 하여 와인을 만들면 그 맛과 향이 한층 높은, 일품 와인이 만들어지게 된다. 예를 들면, 독일에서는 이렇게 부패한 열매가 나오면 한알 한알 골라서 와인을 담그는데 독일에서는 이 와인은 최고의 격이 붙여진다. Trocken-beerenauslese라 하여 매우 귀하게 여겨진다. 이제 청대 10명주의 명세서를 읽을 차례이다.

14.3.1 수원식단에서의 10명주

청대 원매(袁枚)의 『수원식단(隨園食單)』에는 자기가 직접 맛을 보고 만들어 본 술 10가지를 기록하고 있는데 이를 후대 사람들은 청대의 10대 명주로 둔갑시켜 이름을 전하고 있다. 그 리스트는 다음과 같다.

1) **위쥬(干酒):** 강소성 금단(金壇)의 우문양(于文襄) 집안에서 전수된 것으로 스아오싱쥬(紹興酒)와 비슷하다. 단맛, 쓴맛 두 가지가 있으나 단맛보다 쓴맛 쪽이 더 좋다.

2) **루쥬(盧酒):** 산도성 소금 수송관 노우아(盧雨雅) 집안에 전수된 것인데 위쥬(干酒)보다 약간 더 진하다.

3) **피퉁쥬:** 사천산(四川産)으로 죽통(竹筒)에 넣은 것이다. 가슴속까지 산뜻한 맛을 준다. 첫 입에는 무슨 과일 주스나 설탕 엑기스를 마신 것 같은 느낌이 든다.

4) **스아오싱쥬(紹興酒):** 절강성 소흥지방에서 나는 술로, 청렴결백한 관리와도 같은 순수한 술이다. 5년 이상 돼야 제 맛이 나며, 물을 섞은 것은 5년 이상 보관이 안된다.

5) **난순쥬:** 호주(湖州)의 남심에서 나는 술로 소흥주 보다 짜릿한 맛이 난다.

6) **난링쥬(蘭陵酒):** 상주(常州)의 난능에서 나는 술인데 이백의 시에도 등장하듯 색은 호박색이다. 맛은 대단히 진하여 입에 달라붙는 느낌을 준다.

7) **우판쥬(烏飯酒):** 율양의 오반에서 나는 술로, 색깔은 검고 마시면 황홀한 느낌을 주어 넋을 잃게 만든다. 전하기로 이 지방에서는 딸을 낳으면 이 술을 담아, 그 딸이 시집가는 날 뜯는다고 한다.

8) **천싼빠이(陳三白)**: 소주(蘇州) 지방 특산물이다. 어찌나 진하던지 입에 넣으면 혀가 붙는 느낌이며 잔에 가득 채워도 넘치지 않을 정도이다.

9) **진화쥬(金華酒)**: 절강성 금화지방의 술로 단맛이 난다. 금화의 좋은 물이 그 맛의 비결이다.

10) **펀쥬(汾酒)**: 산서(山西)의 명물이다. 펀쥬는 소주(燒酒) 안에서도 가장 독한 것이다. 이 술은 혹리(酷吏)와도 같아 자기의 철학만을 믿고 무자비하게 다스리는 옹고집 관리의 매운 손맛과도 같다.

14.4 중국의 8대 명주

중국의 8대 명주는 1953년이래 계속해서 박람품평회에서 금상을 수상한 술을 지칭한다. 이 중에서 사천성과 이웃해 있는 귀주성의 모태주(茅台酒)는 해외에서 가장 널리 알려져 있는 술이며, 우량액주(五糧液酒)는 중국 내에서 판매량이 가장 많은 술이다. 이 두 가지 술은 8대 명주 중에서도 명주라고 할 수 있다. 현재 중국에서 8대 명주로 알려진 것은 모태주, 우량액주(五糧液酒), 죽엽청주(竹葉淸酒), 분주(汾酒), 노주(露酒), 양하주(襄荷酒), 동주(董酒), 고정공주(古井貢酒)이다. 이들의 역사성과 여기에 얽힌 에피소드를 소개하면 다음과 같다.

14.4.1 3백년 역사의 '마오타이주(茅台酒)'

"지구는 스스로 돌며 만물을 낳았도다.
그 가운데 유일무이한 그윽함과 우아함을 지니고
인간의 정감을 세련되게 하며
생활을 풍요롭게 해주는 것이 있으니
바로 마오타이주이다."

이는 마오타이주 제조자의 자평이다. 이보다 마오타이주를 극찬할 수는 없을 것이다. 중화사상이 흠뻑 젖어있는 세계관과 알코올과의 상관성을 찬미하고 있다. 1997년 봄 작은 거인 등소평이 93세의 나이로 서거하였다. 그런데 그의 장수비결에서 빼놓을 수 없는 것이 바로 그의 음주습관이라고 알려져 있다. 그는 마이타오주를 대단히 좋아해서 언제나 식사 때 한잔씩을 마셨다고 한다. 그는 사람들을 만나 심각한 이야기를 할 때도 입버릇처럼 "걱정하지 마시오"라고 말했다고 한다. 혹시 매일같이 독한 마오타이주를 마신 데서 온 배짱이 아닐까. 이태백의 시에는 다음과 같은 구절이 있다.

"영웅 호걸도 간 데 없으니 오직 술꾼만이 길이 이름을 전한다."

그래서 등소평도 오랜 동안 이름이 전하여질 수도 있을 것이다.
모태주는 중국 구이저우성 적수가의 작은 마을 이름으로 이 지역은 최상품의 수수가 많이 나는 지역으로 알려져 있다. 수수(고량)의 품질이 중국에서도 최상품으로 알려져 있다. 이 지역의 술은 기원전 135년 한 무제로부터 '달고 아름다운 술'이란 칭호를 받은 이래 양조업이 크게 발달하였다. 생산지인 모태진에는 특수한 자연환경과 기후조건을 가지고 있다. 이 곳은 귀주 고원의 제일 낮은 지점인 분지에 위치하고 있는데 해발은 440m 밖에 안되고 고원의 기류와 멀리 떨어져 있어 하루 종일 안개가 자욱하다. 여름에는 35~39도에서 지속되는 고온기가 5달이나 되고 일년 중 절반이상이 무덥고 습한 안개 속에 잠긴다. 이런 특수한 자연조건은 술의 원료를 발효, 숙화하는 데 매우 유리하며 동시에 모태주의 독특한 향기를 내는 미생물을 형성시키는데 결정적인 작용을 일으킨다.

만약 이런 자연조건이 없었다면 술의 맛도 변하고 특수한 향기도 없을 것이다. 모태주는 제조기간이 길기로도 유명한데 수수를 밀기울로 만든 누룩에 버무려 약 9개월 동안이나 발효시킨다. 그런 다음 증류를 해서 항아리에 담아 2~3년 동안 숙성을 시키면 비로소 마오타이주가 된다. 서양 술이 목통에서 숙성된 것과는 달리 마오타이주는 항아리에서 숙성되는데, 숙성 전후의 맛과 품질의 차이가 현격하다. 향이 매우 짙고 마신 후에는 한동안 입안에 단맛이 남는다. 알코올 도수는 55도나 되는데도 그 도수에 비하면 순하게 느껴지는 술이다.

마오타이주가 세계적으로 유명하게 된 것은 1915년 파나마에서 열린 만국 술 박람회에서 금상을 수상하면서부터인데 요즈음에는 중국에 국빈이 방문하는 경우 공식만찬 접대주로써 더욱 유명하다. 1972년 미국의 닉슨 대통령이 국가원수로서 처음으로 중국을 방문했을 때 나온 접대주가 마오타이주였다. 그래서 냉전을 종식시키는 인류 평화의 윤활제로서 중요한 역할을 하기도 한 술이다.

모태주는 세계 3대 명주중의 하나에 속한다. 모태주는 양조방법이 아주 독특하다. 재미있는 것은 모태주의 독특한 양조법이 결코 모태주의 독특한 특색을 형성하는 유일한 원인이 아니라는 것이다. 다른 지방에서 모태주의 제조 방법에 따라, 심지어 모태진(茅台鎭)으로부터 원료와 물, 지하 저장고의 진흙까지 운반해 오고 풍부한 경험을 가진 양조사를 데려와 수차에 걸쳐 모방을 시도해 봤지만 성공할 수 없었다. 어떻든 작은 마오타이지를 떠나면 성공할 수 없는 것이다. 마오타이전 주위 지역에서조차 모태주를 양조해 낼 수 없는 것이다.

마오타이주의 독특함과 마오타이전의 자연조건이 밀접한 관계를 가지고 있는 듯하다. 모태진 주위 지역과 전국 일부 술 공장에서 모태주를 모방하여 생산하려 했으나 성공하지 못한 원인도 바로 여기에 있다. 모태주는 110여 가지에 달하는 향기를 가지고 있으며 마신 후 빈 잔에도 오랫동안 향기가 사라지지 않는다. 향기성분은 술 제조과정 중에서 향료를 첨가하는 것이 아니라 전부 반복적인 발효과정에서 자연적으로 생기는 것이다.

술 도수는 52~54도 사이를 유지하며 중국의 유명한 술 가운데서 도수가 제일 낮다. 모태주의 제조기술은 다른 술과는 다른 생산 공정을 갖고 있고 생산주기는 7달이다. 생산해낸 술은 창고에 4년 이상 저장하고, 다시 20년, 10년, 8년, 5년, 30년, 40년씩 저장한 술과 혼합한 후

시음을 통해 엄선한 후 판매한다. 모태주의 상표는 내수판매용과 수출용 두 가지로 나뉘는데 내수는 '金輪牌', 수출은 '飛仙牌'이다.

14.4.2 오량액주(五糧液酒)

사천성에는 5종의 백주가 중국에서 유명한 술로 인정받고 있으며 그 중 의빈에서 제조한 오량액주가 가장 유명하다. 오량액주의 역사는 당조 때부터 시작하였고, 그 당시는 오량액주라고 이름하지 않았으며 그 당시의 술 성분, 품질도 지금의 오량액주와는 다르다. 약 150년 전 의빈에서는 5종의 곡식(수수, 쌀, 찹쌀, 밀, 옥수수)을 원료로 하여 술을 빚었는데 당시는 '雜糧酒'라고 이름하였으며 금세기 20년대에 와서야 오량액주라는 이름으로 고쳤다.

오량액주는 중국 남서부에 자리 잡고 있는 구이저우성에는 예로부터 많이 생산되는데, 그 가운데 명나라 초부터 중국의 증류주로써 가장 판매량이 많은 술이 오량액주이다. 이 술은 말 그대로 다섯 가지 곡물과 소량의 약재로 빚은 술로써 끊임없이 과학적인 방법을 적용해 마이타오주와 라이벌관계를 이루고 있다. 이 술이 생산되는 귀주성은 양쯔강의 상류 지역으로서 산수가 빼어나고 기후가 온난하며 물자가 풍부한 지역이다. 삼국지에 유비의 본거지였던 파촉 지역이 바로 이곳이다.

1956년 중국 경공업부에서 주최한 곡주질량 감정회에서 오량액주는 농향형 술부분 1등상을 차지하였다. 그 후 오량액주는 여러 차례 국내외의 금상을 수여 받았으며 70년대 초부터는 도수가 낮은 39도 오량액주를 개발 판매하고 있다. 진샤지앙(金沙江)과 민지앙(岷江), 창지앙(長江)이 만나는 쓰추완성 이빈(四川省 宜賓)에서 생산되며 5종의 곡식(수수, 쌀, 밀, 옥수수, 찰벼)을 원료로 양조된다.

향기가 진하고 깨끗하며 단맛이 있다. 60도 정도의 고도주이지만 강한 자극성이 없고 향기가 오래가며, 마실 때 단맛과 목에서의 시원함을 느낄 수 있으며 여러가지 맛이 조화를 이루어 술 중의 진품이라고 할만하다.

오량액주는 삼국지에 제갈량의 칠종칠금(七縱七擒)의 고사에 등장하는 술이다. 제갈공명이 남만을 정벌할 당시 형인 남만 왕 맹획을 구하기 위해 거짓 투항한 맹우에게 권한 술이 바로 이 오량액주인데 그는 술맛에 매료되어 대취하고 말았다. 그리하여 그들의 계획은 수포로 돌아가고 맹획은 세 번째로 사로잡히게 된다. 여기에서 유래된 것인지는 모르나 이빈의 술은 목숨을 걸고도 마신다는 고사가 있다. 당나라 시성 두보가 극찬한 중비주(重碧酒)도 바로 이빈에서 생산된 술이다.

송대의 유명한 시인 황정견(黃庭堅)은 이빈에 살면서 우리나라의 경주에 있는 포석정 비슷한 곡수류상(曲水流觴)을 만들어 놓고 친구들과 술을 마시며 시를 읊었다 한다. 이 곡수류상에서 풍류를 가장 즐긴 사람이 동진시대의 명필로 유명한 왕희지였다. 이 곡수류상은 S자로 파인 물길의 윗 부분에서 술잔을 띄우고 그 잔이 멈추면 그 앞에 앉은 사람이 마시고 노래하는 놀이였다. 귀주성의 이빈은 하늘이 술을 위해서 낸 곳이라고 할 수 있다. 이 술을 처음 빚은 사람은 진씨인데 오량액주의 맛과 향의 비결은 곡식의 혼합비율과 첨가되는 소량의 약재의 내용에 달려있다. 마오타이주와 오량액주는 같은 뿌리를 가지고 성장해 왔다. 다른 것이 있다면 마오타이주는 과거의 방식을 변함없이 유지하는데 비해 오량액주는 지속적으로 새로운 기술을 받아들이고 있다는 점이다.

14.4.3 죽엽청주(竹葉淸酒)

산서성의 성도인 타이위안(太原)에서 남서쪽으로 약 90킬로에 위치한 분양현 행하촌에서는 중국 8대 명주인 분주(汾酒)와 죽엽청주가 생산된 곳이다. 죽엽청주와 분주(汾酒)는 우리 나라 사람들이 즐겨 마시는 중국 술로서 당이 첨가되어 매우 달기도 한 이 술은 혈액을 맑게 하는 명주로 알려져 있다. 죽엽청주는 분주에 약제를 첨가하여 만든 술로써 중국 술의 약미주 계통 술로서는 세계 각국의 수출량 1위를 차지하는 유명한 술이다. 즉 죽엽청주는 고량에 10가지의 약재를 혼합하여 양조한 약미주이다. 당이 첨가되어 매우 달기도 한 이 술은 기를 돋우고 혈액을 맑게하는 명주로 알려져 있다. 양나라 문제는 죽엽청주의 맛과 향에 탄복한 나머지 '맑고 그윽함에 난(蘭)조차 얼굴을 붉힌다'라는 시를 읊었다. 산서성에서 주로 생산된다.

이 술의 유래는 매우 슬픈 역사를 지니고 태어났다. 마치 우리 나라의 전래동화 중의 하나인 콩쥐팥쥐와 같은 슬픈 이야기 속에서 탄생된 술이다. 어느 집에 재취로 들어온 계모가 자기의 딸만 예뻐하고 전처의 딸은 무척 미워하였다. 그래서 매끼마다 밥을 주는데 먹을 수 없는 보리겨, 수수겨, 또는 쌀겨가 더 많은 밥을 주어 그 소녀는 그 밥을 먹을 수 없어 마치 다 먹은 듯 뒤뜰에 있는 대밭에 모르게 버리기 시작하였다. 그런데 수개월이 지난 어느 날 그 마을의 유명한 술꾼이 그 대밭 옆을 지나게 되는데 매우 독특한 술 향기가 나는 것을 맞고 그 향기가 나는 곳을 찾아 나선 끝에 대밭에서 발견하게 된다. 그 대밭에는 그 소녀가 버린 밥에 아침마다 영롱한 대나무 잎 이슬이 떨어져 발효가 되어 그윽한 향기를 품은 알코올이 된 것이다. 이 술이 바로 죽엽청주이다. 소녀의 배고픔과 눈물이 베여있는 술이니 약이 아니고 독이 될 수 있을까. 더구나 아침마다 청초한 죽엽에서 떨어진 초롱초롱한 아침이슬이 첨가된 알코올이니 난 향기도 얼굴 붉힐만한 하다 하겠다.

죽엽청주와 분주를 생산하는 산서성은 중국술의 전통적인 발원지이기도 하다. 죽엽청주는 고량을 주 원료로 10여 가지의 천연 약재를 첨가, 양조한 술로 음주 후 나타나는 두통 등의 부작용을 전혀 느낄 수 없으며 기(氣)를 충족시킬 뿐 아니라 혈액을 잘 순환시키는 작용을 한다고 평가된다. 대국주에 대나무 잎과 각종 초근목피를 침투시켜 만든 술로 연한 노란색의 빛깔을 띠고 대나무 특유함을 느낄 수 있다. 주정은 48%~50%의 최고급 스태미너주로 널리 알려져 있다. 또한 이 술은 오래된 것일수록 향기가 짙고 깊게 난다.

14.4.4 분주(汾酒)

1천 5백년 역사를 자랑하는 분주는 알코올 도수가 61도의 고도주로 술빛이 맑고 빛나며 청향형(淸香型)에 속한다. 대곡(大曲) 청향형 분주는 강서성 분양현 행화촌에서 만들어 졌으며 5000여년의 역사를 갖고 있다. 분주는 당대 이전의 황주로부터 기원하였고, 후에 백주로 발전하였다.

1914년 파나마 국제박람회에서 우승, 금상을 수여 받아 세계적으로 인정받고 있다. 지금 행화촌 분주공장은 중국 내에서 규모가 제일 큰 술 공장의 하나이며 생산과 품질은 계속 발전되고 있다. 분주는 중국의 청향형 백주의 전형으로서 중국 백주 박람회에서 여러 차례 명주 칭호를 받았고, 낮은 도수의(38도) 분주 즉, 분특성가주는 1987년 전국 소주 박람회에서 금상을 수여 받았다. 분주는 산서성(山西省) 행화촌(杏花村에)서는 죽엽청주와 함께 생산된다. 1천 5백년이나 오랜 역사를 지니고 생산되는 술이다. 행화촌은 중국 고전시에도 자주 등장하는 지명이다. 당나라 말엽 두목의 시에도 나오는 지명이다.

清明時節雨紛紛, 路上行人欲斷魂
借問酒家何處有, 牧童遙指杏花村

청명절기에 궂은 비 노상 행인은 괴롭네,
주점이 어디쯤일까, 목동은 머얼리 행화촌을 가르키네,

상기의 시에서 목동이 가르키고 있는 주점이 있는 지명이 바로 행화촌이니, 분주의 역사를 암묵적으로 말해주고 있다. 도수는 65도, 잔을 입에 대면 쏘는 듯 감기다가 목으로 넘어갈 때는 감미롭게 흩어진다. 주당들의 귀에 익숙한 죽엽청주는 이 술에 열 가지 한약제를 담근 것이다. 약제가 우러나 황록색을 띠는데 본래 분주의 맛은 죽고 대신 각종 약제가 어우려져 그 또한 마실 만 하다. 또한 분주를 마시면 입안의 향이 은은하게 오랫동안 남을 뿐 아니라 소화가 촉진되고 피로회복의 효과도 있다.

14.4.5 고정공주(古井貢酒)

고정공주는 농향곡대곡(濃香型大曲)형태의 백주로서 중국 안휘(安徽)성 호현(毫縣) 고정공주 공장에서 생산한다. 호현은 역사적으로 유명한 지방으로 동한(東漢)시기 조조(曹操)와 화타(華陀)의 고향이다. 일찍 동한시기부터 毫州(호현의 옛칭)의 술은 유명했다고 한다. 고정공주를 빚는 물은 우물(井)물인데 그 우물은 남북조시대의 유적이고 1,500여 년의 역사를 갖고 있다.

고정(古井)은 옛 우물 물로서 남북조시대 양대통 4년 (서기 532년)의 유적으로 이 우물 물은 맑고 투명하며, 달콤하고 시원하며, 풍부한 광물질을 함유하고 있어 이 물로 술을 만들면 특히 좋다고 전하여지고 있다.

명조시기 신종이 이 술을 마시고 공주(貢酒)라고 이름을 지어 주었다. 그 후로부터 명청 시기의 400여 년 동안 고정공주는 줄곧 황제들의 공품으로 되었다. 고정공주(45도)는 술 중의 모란꽃이라는 별명을 갖고 있다. 옛날 위무제 조조(서기 155~220년)는 그의 고향인 초현(현: 안휘 호주시)에서 만든 '구운춘주'를 한 헌제 유협에게 바쳐 이때부터 이 술은 역대 황실의 공물이 되었으며, 명대 만력년 시대에 황제에게 바쳐짐으로 이것을 '고정공주'라 하였다. 즉 조조가 신의로 유명한 화타의 고향 안휘성의 '고정'물로 사용하여 만든 이 술을 한제에게 조공을 올려 황제의 칭찬을 받았다고 하는 것이 『古井貢酒』란 이름이 붙은 유래가 됐다.

중국에서 개최하는 국가 술 품평회에서 4년 연속 금상을 수상한 제품이며 중국의 8대 명주로서 '술중에 목단'이라고 불리고 있다. '마도성공(馬到成功)'은 한·중수교 10주년을 기념하여 중화민족의 위대한 정신 '용마정신'을 널리 알리고져 제작된 기념주이다. 우수한 품질의 고량의 주원료로 밀, 보리, 완두를 가미시켜 전통적인 '노오증(老五甑)'방법으로 빚어 18년 숙성된 고품질의 술이다. 수정같이 맑은 빛깔, 한란과 같이 순한 향, 입속에서 오랫동안 머무는 달콤하고 부드러운 맛이 본 제품의 특징이다.

14.4.6 노주(露酒), 양하주(襄荷酒), 동주(董酒)

노주 노교와 양하주는 400년 전부터 널리 알려진 사천성의 명주를 대표하는 백주이다. 사천성은 한나라의 유방과 유비가 기업을 일으킨 촉 땅인데 노주(盧洲)시는 예로부터 중국의 명주 생산지로 유명한 곳이다. 이곳의 샘물은 하늘에서 내려준 신선의 주천이라고 알려져 있다. 400여년 전부터 이름이 널리 알려진 노주노교는 사마천의 명주를 대표하는 백주이다. 장쑤성에서 생산되는 양하주는 달콤하고 연하고 부드럽고, 맑으며, 산뜻한 특징을 갖춘 명주이다. 양하주에 대한 평가는 다음과 같은 시의 구절을 통해 익히 알 수 있다.

"나는 새 술 향기 맡아 봉황으로 변하고 물에 놀던 물고기 술맛을 보니 용이 되어 승천하도다"

14.5 술이 없으면 자리를 마련했다고 할 수 없다

술은 고대 중국에 있어서 가장 중요한 음료 중의 하나로서 유구한 역사를 가지고 있다. 술의 기원에 관해서는 지금까지도 여전히 의견이 분분하여 일치된 결론을 내릴 수는 없다. 일설에 의하면 술의 기원을 기원전 7,000년 전 신석기 시기의 신농시대(神農時代)로 보는 견해가 있는가 하면 황제(黃帝)시기에 이미 술을 제조하기 시작했다는 견해도 있다. 또 한가지 비교적 보편적인 견해는 의적(儀狄)과 두강(杜康)이 술을 제조하였다는 것인데 이들은 모두 하우(夏禹) 시대의 사람으로서 술을 빚었는데 매우 맛이 있어 우에게 진상하니 우는 그것을 마셔보고 만족해했다. 그 후부터 의적과 두강은 사람들에 의해 '주신(酒神)'으로 받들여 모셔졌다.

지금까지 발굴된 고고 유물로서 약 5,000년 전의 용산문화(龍山文化)유적 중에 이미 준(술단지), 가(옥잔), 고각배(와인글라스)등 술을 마시는 도구가 많이 포함되어 있는 것으로 보아 그 당시에 이미 술을 마시는 풍(風)이 성행하였다는 것을 알 수 있다.

술은 중국의 음식 문화에서 특수한 지위를 차지하고 있는데, 요리는 술이 곁들여짐으로써 그 맛이 더 나며 술은 또한 입맛을 돋구어 주기도 한다. 제사, 명절, 손님접대, 송별식, 환영식, 승전 축하연회, 경사스런 모임 등에 있어서 술은 언제나 없어서는 안될 필수품이었다. 인생의 통과의례 중 혼례식 때 마시는 술을 '결혼 축하주'라고 칭하였으며, 사회 활동 중 성공을 축하하기 위해 마시는 술을 '성공 축하주'라고 불렀다. 술은 정치, 경제, 군사, 철학, 문학, 예술, 관광, 사교, 의약, 위생 등 여러 분야에 깊숙이 관여되어 있다.

고대 중국에서는 술을 좋아하는 사람을 '고양의 술꾼(高陽酒徒)'이라고 칭하였는데. 이 말은 한고조(漢高祖)가 중용한 유생(儒生) '역이기의 고사'(漢初의 策士, 高陽 사람. 자기가 품었던 뜻을 펴기 위해 유방(劉邦)을 찾아갔으나 만나 주지 않자, "나는 무슨 케케묵은 지식이나 자랑하는 융통성이 없는 유생이 아니고, 명성이 자자한 고양의 술꾼이다"라고 고함치자, 유방이 황급히 뛰어나와 맞이했다는 고사)에서 유래한 것이다. 고금왕래로부터 수많은 명인과 술에 관한 이야기가 전해오고 있다.

영웅 호걸들은 대다수가 술을 잘 마신 자들인데 삼국 시대 관우(關羽)의 영웅 고사는 술과 밀접한 관계가 있다.『수호전 水滸傳』중의 영웅인 무송(武松)이 술을 연거푸 열 여덟 사발이나 마시고 나서 사람을 해치려는 호랑이를 맨주먹으로 때려잡았다는 고사는 여전히 사람들의 입에 많이 회자되고 있다. 더욱이 문인과 술은 뗄래야 뗄 수 없는 밀접한 인연을 맺고 있다.

위진(魏晉) 시대 문인명사인 완적(阮籍), 혜강(稽康), 산도(山濤), 유영(劉怜), 완함(阮咸), 상수(向秀), 왕융(王戎) 등 일곱 사람은 걷잡을 수없이 방탕하여 항상 대나무 숲(竹林)에 모여 앉아 술을 마시고 시 읊기를 즐겼다하여 '죽림칠현(竹林七賢)'이라고 불리웠다. 그리고 동보(東普)의 시인인 도연명(陶淵明)도 술을 좋아하였기 때문에 그가 지은 시에는 '구절구절 술이 스며있다'는 소리를 듣고 있다. 당나라 때 문인 가운데 유명한 주중팔선(酒中八仙: 당나라 때 술 마시는 정도가 신선의 경지에 오른 8명. 즉 하지장(賀知章), 이진(李璡), 이적지(李適之), 최종지(崔宗之), 소진(蘇晋), 이백(李白), 장욱(張旭), 초수(蕉遂)를 말함)이 있었는데 대시인 이백은 스스로는 '주중선(酒中仙)'이라고 불렀다. 당나라 때 유명한 서예가인 장욱의 아주 흘려쓰는 초서 예술이나 청나라 초기 화가 팔대산인(八大山人: 청나라 때의 승려 화가, 본명은 주답. 팔대산인은 그의 호이다)이 그린 불후의 명작은 모두 영감을 떠올리게 한 술과 불가분의 관계에 있다.

중국에 '술이 없으면 자리를 마련했다고 할 수 없다(無酒不成席)'라는 속담이 있다. 일찍이 선봉(先奉) 시대부터 손님 초대는 중국 음식 문화의 중요한 내용을 이루어 왔다. 중국 사람에게 있어서 연회를 베푸는 것은 인간교제의 중요한 수단으로서 그것은 술이 가지고 있는 사회적 기능을 가장 잘 나타내 주고 있다. 친구들과 모여 앉아 술을 나누는 것은 기쁨과 우정을 돈독히 하기 위한 것이며 사업상 술자리를 같이 하는 것은 서로의 관계를 부드럽게 하기 위함이며 정치가들이 건배를 제의하는 것은 정감을 교류하기 위한 것이기도 하지만 그 가운데는 예지도 많고 또한 음험한 권모술수도 있는 것이다.

한(漢)나라 때 유방과 항우(項羽)가 천하를 다투기 위해 베푼 마음을 놀라게 하고 넋을 뒤흔든 홍문연(鴻門宴: 섬서성(陝西省) 임동현(臨潼縣)의 홍문에서 초왕 항우가 한고조 유방을 죽이기 위한 계략으로 베푼 잔치. 유방은 계책을 써서 도망감)도 이 점을 잘 말해 주고 있다. 역사상 연회를 베푸는 기풍은 종종 사치악습과 불가분의 관계에 있어 왔으며 술로 인하여 큰 일을 그르치고 국사를 망친 뼈에 사무치는 비통한 교훈은 우리들의 마음을 아프게 하고 있다.

'술은 마음이 통하는 사람끼리 마시면 천 잔으로도 모자란다(酒筵知

己千杯少)'라는 말이 있듯이 중국의 음주 문화에서 술은 사람들의 찬사를 불러일으키기도 하지만 탐욕에 젖어 마시는 술, 자신을 과시하기 위해 마시는 술, 재산과 부를 겨루어가며 마시는 술, 아첨하기 위해 마시는 술, 육욕에 빠져 절제를 못해서 마시는 술, 사치에 넘쳐서 낭비해가며 마시는 술, 서로 옥신각신하면서 마시는 술 등은 사람들의 증오심을 불러일으킬 뿐만 아니라 사회로부터 질책도 받게 된다.

유구한 역사를 가지고 전해 내려온 중국의 술 문화 중에는 중국의 여러 민족들이 다종다양하고 풍부하며 다채로운 술의 풍속을 이루어 놓아 그야말로 일일이 다 살펴볼 수 없을 정도로 많다. 오랜 세월에 걸친 술의 공과 과오는 결코 한 편의 짧은 글로는 이루 다 언급할 수 없다.

14.6 중국의 음주문화

중국인들의 술자리는 주흥이 무르익을수록 와자지껄해지는 것이 대부분인데 일면 무질서해 보이는 술자리에서도 반드시 지켜져야 되는 술자리의 예절(酒道)이 있다. 특히 주의할 점은 술을 마실 때 상대방의 눈을 보며, 같이 술잔에 입을 대고 같이 입을 떼야 한다는 점이다. 상대방과 눈을 마주치지 않고 혼자 빨리 마시면 그 상대방과 대작하기 싫다는 의미가 되고, 체면(面子)를 주기 싫다는 의사표시도 되기 때문이다.

술잔에 술을 가득 따르는 것은 손님을 존경한다는 뜻으로 윗사람이 먼저 따르기 시작하며 첨잔도 무방하다. 상대가 술잔을 권하는데 일언지하에 거절하면 존경하지 않는다는 의미이므로, 정 마시지 못할 경우 사전에 이야기하거나, 다른 동료에게 대신 마시도록 부탁하는 것이 좋다. 잔을 부딪칠 때는 언제나 자리에서 일어나 가볍게 오른손으로 하며, 윗사람과 할 때는 상대방 술잔보다 약간 낮은 위치에 부딪친다. 또한, 술잔을 부딪친다는 것은 '팽주'라 하여, 말을 하지 않아도 그 행위 자체가 서로 잔을 비우자는 것을 의미하므로, 잔을 부딪친 후에는 건배(乾杯)를 하는 것이 예의이다. 건배는 마를 건(乾), 잔 배(杯) 자이므로, 술잔의 술을 모두 비운다는 것을 의미하며, 마신 후에는 상대방에게 술잔의 입구를 들어 보여 다 마셨다는 것을 증명한다.

중국인은 술을 마시면서 서로 술을 권하는 정도가 매우 심하여 반드시 '깐뻬이, 깐뻬이'를 해야 한다. 권주는 정성스러울수록 열정을 나타내고, '깐뻬이'는 많을수록 친구가 될 만 하고 분위기가 화기애애하다는 것을 설명해 준다. 이것은 주량이 비교적 적은 사람, 특히 바이져우(白酒)를 마시는데 익숙치 못한 외국인들에게는 맞지 않을 수 있다. 그러나 억지로 무리할 필요 없이 상징적으로 '깐뻬이'만 하고 잔을 진짜로 다 비우지 않으면 된다.

중국인들은 술 취한 사람을 '쩨이꿰이'(醉鬼)라 하고 날마다 술을 마시는 사람을 '져우꿰이(酒鬼)'라고 한다. 술 마시기 싫다고 술잔을 엎어놓으면 안 되며, '情'이 있으면 모든 것이 술과 같다는 중국 속담처럼 하다못해 술잔에 물이라도 담아 마시는 것이 예의이다.

중국 여성들은 일반적으로 술을 마시지 못하는데 특히 바이져우를 마시지 못한다. 꼭 마셔야 한다면 단지 포도주나 맥주를 조금 마신다. 만약 여성들이 항상 술을 마신다면 그것은 여성이 담배를 피우는 것과 마찬가지로 다른 사람의 눈에 거슬리는 행동이 된다. 중국인들이 술을 가장 많이 그리고 가장 떠들썩하게 마시는 때는 결혼 연회상에서 축하주인 '희주(喜酒)'를 마실 때이다. 신랑 신부가 술을 권하고 모두들 서로 술을 권하면서 마음을 열어 매우 떠들썩하게 실컷 마시는데 항상 술에 취한 사람이 있다. 중국인들이 평상시에 식사할 때에는 술을 마시는 것이 결코 보편적인 현상이 아니다. 술을 마시는데 특별히 요리를 준비해야 하고 항상 술을 마시면서 한담을 하는데 시간이 필요하기 때문이다.

중국인들은 손님과의 술자리에 있어서 손님을 마음껏 취하고 즐기게 하는 데에 목적을 두고 있다. 각 지역마다 음주 습관이나 방법이 조금씩 다르다. 가령 강소, 절강지역은 주로 황주를 마시고, 북경 등지에서는 백주, 특히 이과두를 즐긴다. 보편적으로 북방지역은 독한 백주를 호방하게 마시며, 강남지역은 황주를 주로 즐긴다. 지역별 음주문화가 독특하지만 대체적으로 공통되는 술자리 예절이 있는데, 우선 좌석은 신분에 따라 정해져 있는 것이 관례이므로 앉을 때 주의해야 한다.

예를 들어 들어가는 문과 대칭되는 자리에 주최 측의 맨 윗사람이 좌석하고, 그 오른쪽에 제1손님이, 좌측에는 그 다음 손님이 앉는 것이 정석이며, 주최 측 2인자는 1인자와 마주보는 측에 앉게 되는데 나머지는 번갈아 가며 앉게 된다. 처음 음식이 나오면, 한 점씩 먹은 후 초청자의 맨 윗사람이 대부분 백주로 첫 번째 환영주를 권하는데, 이 때에는 거의 대부분 건배를 한다. 세 번째 환영주까지가 최소한의 술 예법이고, 주최 측 1인자와 손님 전체는 모두 세 잔을 건배하게 된다. 이 세 번째 환영주를 마시기 전에 손님 측에서 먼저 술을 권하게 되면, 초청자 측의 환영 정성을 받아들일 수 없다는 의미가 되므로 극히 조심하여야 되고, 만약 술을 권하게 된다면 '重新再喝'로써 환영주를 다시 처음부터 시작한다.

주최 측 1인자의 세 잔의 환영주 마시기가 끝나면 주최 측 2인자가 다시 세 번의 환영주를 손님들에게 권하고, 그 다음에는 또 다른 주최 측 사람이 손님들에게 세 번의 환영주를 권하게 되어, 손님들은 도합 아홉 번의 건배를 하는 것이 상례이다. 따라서 주최측은 3잔, 손님들은 최소 아홉 번은 건배를 하게 되는데 그 중간 중간의 술 대작은 셈하지 않는다.

중국인과 처음 대면하는 술자리에서 주량 자랑은 금물이며, 술을 너무 거절하는 것도 예의에 어긋난다. 특히 비즈니스 관계로 만나는 술자리라면 거의 술과의 전쟁을 각오해야 한다. 보통 저녁 7~8시부터 시작하면 두세 시간 동안 건배가 계속된다. 90년대 중반부터 일기 시작한 '가라오케' 열풍으로 거의 중국대륙 전 지역에서 저녁 식사 후 2차로 '가라오케'를 찾는 것이 일반화되어 있다. 문제는 가라오케에 서비스를 담당하고 있는 '小姐(아가씨)'가 있는데, 한국 손님들 중 중국인들 앞에서 가끔 술주정을 하여, 어렵게 만들어 놓은 좋은 분위기를 한순간에 망쳐 놓는 경우가 있는데 이는 조심해야 할 예절 중 하나이다.

더 큰 문제는 그 다음날 점심부터 똑같이 술을 마시기 시작하여 오후 4시쯤에 끝나면 다시 저녁에 환영주를 베풀고, 이러한 술자리가 중국을 떠날 때까지 지속된다는 점이다. 중국에서의 술자리를 끝내고 한국으로 돌아온 후 1주일 뒤에 트림을 하면 입에서 고량주 냄새가 나는 경우도 있다 한다. 중국인들은 전통적으로 '술이 없으면 예를 다하지 못한다(無酒不成禮)'라 하여 일상의 거의 모든 행사에 술이 등장하고, 오랜 세월이 지나면서 독특한 음주문화를 형성시켜 왔다. 물론 현대에 와서 음주습관이나 예절이 변화하고 있지만, 중국인들의 음주문화 중 가장 중요한 것은 서로 즐기고 함께 마시는 것을 향유한다는 것이다.

14.7 음주법

중국인의 술자리는 그야말로 떠들썩한데 술자리의 핵심은 즐겁게 마신다는데 있기 때문이다. 하지만 혼란한 와중에서 엄격히 지키는 술자리 예절이 있다. 이는 '술 따르기', '처음 술 권하기', '술잔 부딪히기', '단숨에 마시기', '술 권하기' 등으로 집약되는데, 특히 주의할 점은 상대방의 눈을 보며 같이 입을 대고 같이 입을 떼야 한다. 만일 상대방과 눈을 마주치지 않고 마시면 대작하기 싫다는 의미가 되기 때문이다.

• **술 따르기**; "술을 가득 따르는 것을 존경하고, 차는 가득한 것을 업신 여긴다"라 하듯이, 잔에 가득 따르는 것은 손님을 존경한다는 뜻이다. 그리고 윗사람이 먼저 따르기 시작하며 첨잔도 괜찮다.

• **처음 술 권하기;** 함께 술을 권주하는 것과, 윗사람이 먼저하고 순서대로 하는 것, 친구끼리 편하게 주고받는 것이 있다. 상대가 권하는데 거절하면 존경치 않는다는 의미이지만, 정 마시지 못할 경우 사정을 이야기하거나 대신 마시도록 부탁해도 괜찮다.

• **잔 부딪히기;** 자리에서 일어나 오른손으로 한다. 너무 세게 부딪히지 말고, 윗사람과 할 때는 상대 잔보다 낮은 위치에서 부딪힌다.

• **단숨에 마시기;** 단숨에 잔을 비우는 것으로, 마신 후에는 상대에게 잔을 거꾸로 들어 빈 것을 보여준다. 건배는 호방한 성격임을 나타내는 것이며, 서로 기질이 통하고, 친구로 사귈 만하다는 의미를 담고 있다. 하지만 강요해서는 안 되고, 응하지 못할 경우는 사정을 말하며 양해를 구하면 된다. 단숨에 마시지 못하면 반잔이나 적당히 마시자는 등의 제안을 할 수 있다.

• **술 권하기;** 목적은 손님이 맘껏 취하게 하는데 있다. 손님을 잘 모신다는 주인의 뜻이 들어가 있기 때문에 액면 그대로 받아들이면 안 된다. 술자리가 어느 정도 무르익으면 손님이 술을 마시게 하기 위해 각종 권주의 방법이 동원된다. 즐겁게 놀되 절대 인사불성으로 취하면 안 된다. 권주의 방법은 기기묘묘한데 전통적인 것으로는 투호(投壺)가 있고, 주령(酒令)과 시권(猜拳)이 있다. 서민들 사이에 가장 보편적인 놀이로 시권이 있는데 무전(拇戰) 혹은 초수(招手), 획권(劃拳)이라고도 한다. 요령은 두 사람이 숫자를 부르며 동시에 손가락으로 수를 표시하는데, 말하는 수와 내민 손가락의 총수가 같으면 이기는 것이다. 이 때 손가락으로 표시한 수는 입으로 부르는 수보다 적거나 같아야 한다. 진 사람이 벌주를 마시며 벌주는 석 잔이다.

14.8 지역별 음주문화

지역별로 음주의 습관은 매우 다르다. 가령 강, 절 지역은 주로 황주를 마시고, 북경 등지에서는 백주 특히 이과두를 즐긴다. 술의 선택도 지역에 따라 달라서 약한 술에서 독한 술로, 반대로 독한 술에서 약한 술로, 아니면 손님이 선택하는 등 다양하다. 보편적으로 북방은 독한 백주를 호방하게 마시며, 강남은 황주를 주로 하고 즐기듯 마신다.

• **안휘(安徽)지방;** 술을 권하는 주사령(酒司令)이 있어서 먼저 몇 순배 술을 돌리고 난 다음 본격적으로 시작한다. 이를 '만당홍(滿堂紅)'이라 하는데, 주량이 큰 사람을 찾는 것이다.

• **광동지방;** 주인이 먼저 술 한 잔을 땅에 뿌려 악기를 없애고, 나이가 많은 손님이 오른손으로 술을 묻혀 식탁에 커다란 원을 그린다. 그러면 주인은 술을 권하는데, 못 마시는 사람은 마시지 않아도 되지만, 술잔을 엎어놓으면 절대로 안 된다. 친한 사이에서는 서로의 술을 마시기도 하는데 '교수주(交手酒)'라 하며, 깊은 정을 표시한다. 자리에 늦으면 벌주 세 잔을 마셔야 음식을 들 수 있다. 술자리가 무르익으면 시권을 하여 흥을 돋구는데 매우 흥겨운 분위기이다.

• **호북, 서북지방;** 남녀노소 모두 술을 즐긴다. 특히 권주를 중시하여 손님을 대취하게 만든다.

• **요하(遼夏)지방;** "손님은 누울 수 없고, 술상을 치울 수 없다"라는 말이 있다. 즉 밤을 새며 술을 마시고 손님이 취해야 끝난다.

• **교동(膠東: 산동)지방;** 첫잔은 '홍주(紅酒)'를 마시고, 그 다음 백주를 마신다. 그리고 자리가 끝날 때 다시 '홍주'를 마신다. 이를

'만당홍'이라 한다. 술을 권할 때는 권하는 사람이 먼저 마시는데 '술을 권하기 위해 먼저 마신다'라는 말이 있다.

• **대만지방;** 대만에는 대통관(大通關)이라는 독특한 주법이 있다. 이는 주량이 좋은 사람이 같은 자리의 사람들과 일대일로 연속 건배를 하는 것으로 호기를 부리는데 사용된다.

이처럼 중국인들은 '술이 없으면 예를 다하지 못한다'라 하여, 일상의 모든 행사에는 술이 빠지지 않는다. 개혁개방 이후 음주 인구가 날로 확대되는 추세이며, 젊은 층에서는 독한 백주보다 맥주를 선호한다. 이에 따라 현재의 중국의 맥주업계가 호황을 누리고 있다. 최근 몇 년 사이에 맥주를 좋아하는 사람들이 많이 늘어나 특히 여름철에 시원하게 냉동시킨 맥주(鎭酒)는 매우 환영을 받는다. 그러나 정식으로 손님을 초대하거나 연회를 열 때에는 역시 바이져우(白酒)가 있어야 되며 동시에 포도주와 맥주도 있어야 된다.

14.9 음주 습관

1) 식사할 때는 거의 예외 없이 술을 마신다.
2) 상대방의 술잔이 항상 가득 차도록 수시로 첨잔한다.
3) 강제로 권하거나 잔을 돌리지 않는다.

중국인들은 절대로 술잔을 돌리지 않는다. 자신이 마신 술잔으로 끝까지 마신다. 중국인들은 술잔이 가득 찬 만(滿)을 좋아하며 술잔에 술이 남았는데도 계속 첨잔을 한다. 맨 처음 첫잔만 건배하며 혼자 홀짝 홀짝 마셔도 되는 한국과 달리 술잔을 들 때마다 상대편과 술잔을 부딪히며 깐 또는 쉐이를 끊임없이 외쳐야 한다. 중국인들은 상대편에게 술을 한 손으로 따르고 받는 사람도 한 손으로 받는다. 여기에는 남녀노소 빈부귀천의 구별이 없다. 일흔이 훨씬 넘은 쟝쯔민 국가주석이 지방 공장시찰시 스무살 젊은 말단 공원에게 술을 권할 때도 그렇다.

4) 대개의 경우는 자신의 능력에 따라 마시지만 친한 친구 사이이거나 호기를 부릴 때는 깐(乾)을 요구하기도 한다(건배의 경우 중도에 잔을 내리면 실례가 되기도 한다).

5) 술을 먹고 술주정을 부리는 것은 절대 금물이다.

6) 음주전 술 뿌리기; 술은 고대에 신을 모시고 조상에 제사지내는 용도였기 때문에 왕가의 종묘의 제사거나 민간 사가의 제사이거나 모두 기원과 기도이후 반드시 술을 뿌려 강과 하천의 물에 제사하는 것을 법도로 삼았으며 이런 의식이후 술과 음식을 베풀 수 있었다. 통상적으로 땅에 술을 뿌리는데도 격식이 있는데 마음대로 술을 뿌리는 것이 아니라, 공손하고 엄숙한 표정으로 잔을 받쳐 들고 묵념의 기도 후, 먼저 술을 세 곳에 뿌린 후 반원형으로 술을 부어 '마음(心)'으로 바친다는 예를 표시하는 것이다. 이러한 제사의 습관이 평상시 술을 마실 때도 남아 있게 된 것이다.

7) 늦게 도착 했을시 벌주: 주연이나 사람을 초대하여 술을 마실 경우 만약 어떤 이가 늦게 도착하였거나 초대하지 않은 자가 왔을 경우, 앉아 있던 주객들은 벌주 세잔을 요구 할 수 있다. 이것은 술의 풍습중의 하나로 춘추 시대에 이미 있었다.

14.10 홀수 술잔의 철학

이뻬이(一杯), 첫째 잔은 한마음 한뜻을 기원하며, 좋은 일에는 짝수이므로 두 번째 잔을, 싼뻬이(三杯), 셋째 잔은 의형제를 맺는 의미에서, 스뻬이(四杯), 넷째 잔은 사세동당(四世同堂)이라 하여 다복함을 기원하며 건배한다. 우뻬이(五杯), 다섯 째 잔은 오복동수(五福同壽)라 하여 오복이 찾아오길 바라며 건배! 류우뻬이(六杯), 여섯 번째 잔은 육육대순(六六大順)이라 하여 모든 일이 순조롭게 되길 바라며, 치이뻬이(七杯) 일곱 째 잔은 칠성획권, 칠개교(七星劃拳, 七個巧) 놀이를 즐긴다는 의미에서 한잔한다.

그런데 중국인들은 '七'이라는 글자를 별로 좋아하지 않으므로 다시금 빠뻬이(八杯) 여덟 번 째 잔을 기울이며 일년 내내 돈 많이 벌기를 기원하며 마신다. 지우뻬이(九杯) 아홉 째 잔은 천장지구(天長地久)라 하여 하늘과 땅처럼 영원하길 바라는 마음에서 건배하고 스뻬이(十杯), 열 번 째 잔은 십전십미(十全十美)라 하여 완전무결하게 마무리하는 뜻에서 마신다.

14.11 임어당의 『생활인의 발견』에서의 주도

인간의 문화와 그 행복이라는 견지에서 생각해 볼 때 끽연(喫煙)·음주(飮酒)·차(茶)의 발명보다 더 중요한 발명은 인류 사상 일찍이 없었다고 나는 생각한다. 우리들이 한가·교우·사교·청담을 즐기는데 있어 사실 이만큼 중요하고 그 효과가 이것들만큼 직접적인 것은 없다. 이 세 가지에는 공통적인 특징이 있다. 첫째로 그 모두가 우리들의 사교상에 유용하다는 것, 둘째로는 음식물처럼 위에 가득 차는 일이 없기 때문에 식사와 식사 사이에 즐길 수 있다는 것, 셋째로 후각을 활동시켜서 콧구멍을 통하여 즐길 수 있다는 것이다. 식당차 옆에는 끽연실이 있고, 또 근처에 음식점과 선술집과 다관이 있다.

담배·술·차를 정말로 즐기는 풍습은 한가와 우정과 사교의 분위기 속에서만 발달할 수 있는 것이다. 담배·술·차를 충분히 즐길 수 있는 것은 우의를 깨달은 사람, 그룹을 이루는데 매우 세심한 사람, 천성이 한적 생활을 사랑하는 사람에게 한정되어 있기 때문이다. 사교성이란 요소를 제외해 버리면 그것들은 무의미한 것이 되고 만다.

담배·술·차를 즐기려면 설월화를 즐길 때와 마찬가지로 그럴듯한 상대가 있지 않으면 안 된다. 어떤 종류의 꽃은 어떤 종류의 사람과 함께 즐기지 않으면 안 된다. 어떤 종류의 경치는 어떤 종류의 여성을 연상하지 않으면 안 된다. 빗방울의 소리를 마음으로 즐기려면 여름날의 심산 어느 절의 죽상에 드르누워 들어야만 한다. 즉, 사물의 기분이라는 것이 중요하다. 사물에는 제각기 그 사물 특유의 기분이라는 것이 있다. 중국의 어느 문인이 다음과 같은 말을 하고 있다.

꽃을 즐기려면 반드시 도량이 넓은 벗이 있지 않으면 안 된다. 청누(青樓)로 가기(歌妓)를 보러 가는 데에는 호탕한 친구를 얻지 않으면 안 된다. 높은 산에 오르는 데에는 로맨틱한 벗을 얻지 않으면 안 된다. 뱃놀이에는 기우광활(氣宇廣闊)한 벗이 없어서는 안 된다. 달을 대하는 때에는 냉철한 철학을 가진 벗을 얻지 않으면 안 된다. 눈을 즐기는 데에는 미모의 벗을 얻지 않으면 안 된다. 술자리에는 풍미와 매력이 있는 벗이 따르지 않으면 안 된다.

나는 술을 논할 자격이 없지만 이 제목을 무시할 수도 없다. 왜냐하면 술은 어떠한 것보다도 문학에 대해 위대한 공헌을 해왔고, 또한 크게 인간의 창조력을 도와 상당히 오랜 동안 공적을 쌓아 왔기 때문이다. 끽연의 풍습이 생긴 후로 술과 담배는 서로 상대가 되게 됐다. 음주의 쾌감, 특히 중국 문학에서 언제나 눈에 띄는 소위 '미훈(微醺)'의 쾌감이 나에게는 언제나 신비로운 것으로만 생각된 것인데 상해의 어떤 미인이 얼근히 취한 기분으로 미훈의 공덕을 설명하는 것을 들으매 나는 그때에야 비로소 그 말이 정말인지 모르겠다고 생각하게 되었다. 그 여자는 이렇게 말하였다. "난 얼근히 취한 기분에서 지껄이고 있지요. 난 이렇게 지껄이고 있을 때가 가장 즐거워요. 가장 행복해요." 얼근히 취했을 때에는 기분이 자꾸만 의기양양해지고 또 어떠한 장애라도 정복해 낼 수 있겠다는 자신이 넘치며, 감수성은 자못 예민해지고 더욱이 현실과 공상과의 사이에 자리를 잡고 있다고 생각되는 창조적인 사고력은 보통 때보다 활발하게 활동을 시작하는 것만 같다. 이 자신에 넘친 기분과 단순한 규칙이나 기술에서 해방되는 것의 중요성은 예술 분야에 종사하게 될 때 비로소 아주 분명해진다.

유럽의 현대 독재자들이 술을 마시지 않는다는 것은 인류에 대해 매우 위험한 일이다라는 이 시사적인 암시에는 날카로운 통찰력이 있다고 생각된다. Charles W. Ferguson의 『*Dictators Don't Drink*』즉 "독재자는 모두 금주가다"에서 다음과 같이 기술하고 있다.

> 스탈린, 히틀러, 뭇솔리니는 謹直의 전형이다……현대적 양식의 전제정치를 상징하는 인물, 즉 국민의 새로운 통치자가 될 인물은 성실하게 자기의 길을 개척해 나가고자 하는 양식적인 청년들의 경쟁 상대가 될 만한 인물이다. 이러한 사람이라면 누구나 다 능히 훌륭한 사위가 되고 남편이 될 만한 인물들이다. 그들 독재자는 소위 傳道師의 이상적인 品行方正의 덕행을 躬行하는 그 표본이다. …… 예를 들면 히틀러는 육식을 않았고, 금주가였으며, 담배도 피우지 않았다. 이러한 숨막힐 듯한 미덕에다 하나를 더 붙여서 금욕이라는 미덕까지 겸비하고 있었다. 뭇솔리니는 먹는 데에는 馬食黨이었지만 알코올만큼은 완강하게 배척하고 있었다. 이따금 포도주를 가볍게 한 잔 할 정도였다. 그거라 그 정도의 포도주는 열등 민족의 정복이라는 중요 문제에는 하등 중대한 영향을 주지 않았을 것이다. 스탈린은 방 셋으로 된 아파트에서 아주 검소한 생활을 하면서 그다지 남의 눈에 띄지 않는 수수한 옷을 입고 무서울 정도로 간소한 식사를 하며, 술은 마치 감정가처럼 브랜드를 조금씩 마실 뿐이다.

문제는 이러한 사실이 무엇을 의미하는가에 있다. 이러한 사실은 지금 우리는 본시 독선가인 소수의 사람들, 즉 불행하리만큼 독선적이고 무서울이 만큼 자신의 근직한 태도를 잘 알고 있는 사람들에게 지배되고 있다는 것을 말해 주는 것이 아닐까. 그러므로 이러한 사실은 "그러한 자들이 술에 곯아떨어지게 하지 않으면 정말로 위험천만한 사태가 벌어지게 되어 온 세계는 구원을 받지 못하게 되리라는 것을 의미하는 것이 아닐까" …… "숙취를 가진 사람이 위험한 독재자가 될 수 있겠는가? 이러한 사람이라면 신만능감(神萬能感)은 그만 깨지고 말 것이며, 백성들 앞에서 야비해지고 굴욕을 당했다고 스스로 느끼게 될 것이다. 그 대중의 하나 그 대중 중에서도 최하위층의 하나가 될 것이며, 이러한 경험은 그의 걷잡을 수 없는 자부심에 대한 청심제의 구실을 하게 될 것이다."

중국인은 차에 대해서는 미국인들의 선생이 될 수 있지만, 술에 관해서는 그 반대이다. 중국 전 국토 어디를 가나 소흥주, 소흥주, 그저 소흥주뿐이다. 소흥주 외엔 술이라곤 없다. 그러므로 미국의 주점에 들어가면 여러 가지 모양의 술병과 여러 가지 상표를 붙인 술이 진열되어 있는 것을 보고는 그만 눈이 휘둥그래진다. 하기에 중국에도 소흥주 외에 6,7종의 술이 있기는 하다. 수종의 약용 포도주 외에 고량에서 짜낸 고량주도 있지만 중국 술의 리스트는 곧 끝나고 만다. 중국인 사이에서는 요리에 따라 술을 내놓는다는 세밀한 접대법이라는 것이 발달하지 못한 것이다. 이와 반대로 소흥주의 보급은 대단한 것으로 그 이름의 발상지인 소흥 지방에서는 딸을 나면 양친은 그 즉시로 술을 한 독 빚어둔다. 그리하여 딸이 성장하여 출가할 때에는 20년 묵은 옛 술을 적어도 한 단지쯤은 폐백의 하나로 반드시 가지고 가게 한다. 그 술의 본명 '화조(花雕)'는 그러한 연유에서 온 것으로 단지 장식의 화려한 '꽃 모양'을 의미한다.

중국인은 술의 종류가 적은 결점을 음주의 적당한 때와 환경을 특히 엄하게 주장하는 것으로 보충하고 있다. 술을 탐내는 마음은 본질적으로는 올바른 생각이다. 술과 차와의 차이점은 "차는 은자에 비할 수 있고, 술은 기사에 비할 수 있다. 술은 좋은 친구를 위하여 있고 차는 조용한 유덕자를 위하여 있다"라는 식으로 표현할 수 있다. 어떤 중국의 문인은 술을 마시기에 적당한 심경과 장소를 분류하여 다음과 같이 쓰고 있다.

- 공식 석상에서 마시는 술은 조용히 한가하게 마실 것
- 마음 놓고 마실 수 있는 술은 품위를 갖추면서 통쾌하게 마실 것
- 병자의 술은 소량이어야 하며
- 마음이 슬픈 사람은 취하기 위하여 마실 것
- 봄 술은 뜰 앞에서
- 여름 술은 들에서
- 가을 술은 조각배 위에서
- 겨울 술은 집안에서 마실 것이며

386 음주의 유혹 금주의 미혹

- 밤 술은 달을 벗삼아 마실 것
- 취하는 데에는 때와 장소가 있다. 꽃의 빛깔이나 향기와 서로 동화하려면 낮에 꽃을 대하고서는 술을 마실 것
- 생각을 가다듬으려면 밤에 설경을 대하고서는 마실 것
- 성공을 기뻐하며 술을 마시는 사람은 그 기분에 조화하도록 노래를 부를 것
- 송별연에서 술을 마시는 사람은 이별의 정에 붙여서 곡의 악을 연주할 것
- 선비가 취하면 수치를 면하기 위하여 행실을 삼가야 할 것이며
- 武人이 취하면 武勇을 높이도록 크게 술을 명하여 旗數를 늘릴 것
- 樓上之宴은 청량의 덕을 볼 수 있도록 여름이 좋겠고
- 江上之宴은 의기양양한 자유의 감회를 더 한층 북돋우기 위하여 가을을 택할 것

이것이야말로 기분과 경치에 알맞는 음주의 올바른 방법이며, 이 법칙을 범하면 음주의 즐거움은 그만 깨지고 만다. 중국에서는 얼근히 취하는 사람이 최상의 술꾼이다.

현이 없는 악기를 뜯으며 즐기던 도연명처럼 애주가에 있어서는 정서가 가장 귀중한 것이다. 그러나 술의 정서는 술을 마실 줄 모르는 사람이라도 즐길 수 있다. "일자무식의 사람이라도 시취를 알고, 기도 한 마디할 줄 몰라도 종교심이 있으며, 한 방울 술을 마시지 못해도 주취를 알고 악석론은 전혀 몰라도 화회(畵懷)가 있는 사람도 있다." 이러한 사람들이야 말로 시인·성자·애주가·화가와 자리를 같이할 자격이 있는 사람들이다.

14.12 중국 酒史를 빛낸 주당들

동서고금을 통해 술을 마신 사람은 많지만, 술의 깊은 멋을 달통

한 딱 한 사람만을 꼽으라면 시성 이태백을 떠올리지 않을 수 없다. 세상의 주당들이 주당들만의 명예의 전당을 건립한다면 이태백의 이름을 그곳 제일 높고 좋은 위치에 올리자고 할 것 같다. 술 한말을 마시는 동안 100편의 시를 읊었다고 할 만큼 술을 좋아하였다는 이태백의 시를 읊다 보면 저절로 술 생각이 난다.

야사에 의하면 이태백은 환갑을 맞던 어느 해 가을 추석날 밤 안휘성 채석강어란 곳에서 친구들과 더불어 강물에 배를 띄우고 달구경을 하였단다. 달과 물, 술에 그는 흠뻑 취해 버렸다. 그는 강물에 비친 달을 잡으려고 뱃전에서 물위로 뛰어 들었는데 그대로 가라앉고 말았다한다. 정사에는 이태백이 병으로 늙어 죽었다고, 멋대가리 없이 적고 있다. 그런데 북경원인은 이태백의 대목에 이르기만 하면 "야사가 정사보다 진실되고 의미심장하다"는 생각이 들어 자꾸만 야사 쪽에 편들고 싶어한다.

중국 삼국시대 오나라 사람 정천(鄭泉)은 어찌나 술을 좋아했던지, 그가 죽을 때 친구들에게 유언하기를, "내가 죽거든 자네들 부디 내 시체를 질그릇 만드는 굴 곁에 묻어 주게, 백 년 후에 백골이 삭아서 흙이 되면 누가 아는가? 그 흙을 파다가 술병을 만든다면 나아서 소원은 성취 되겠네"라고 하였다.

역시 삼국시대 위나라 사람이며 후세에 죽림칠현의 한 사람으로 꼽히는 완함(阮咸)은 엄청난 술고래였다. 그는 술잔으로 술을 마시는 것이 귀찮아서 큰 항아리 째 술을 마셨는데, 기분이 특히 좋은 날이면 손수 만든 비파를 타며 돼지와 함께 같은 항아리로 술을 마셨다 한다. 죽림칠현의 또 다른 한 사람 유령(劉伶)은 다른 업적은 없이 철저히 술고래로서는 타의 추종을 불허하는 전문성(?)을 발휘하여 주사에 그 이름을 남겼다. 유령은 그의 유일무이한 작품, 주덕송(酒德頌) 서두에서 이렇게 말했다. "옛날에 대인(大人)이란 사람이 있었다. 그 사람은 천지개벽이래 이후를 하루, 일만 년을 한 순간, 태양과 달을 자기 집 대문, 전세계를 자기 집 뜰로 생각한다. 어디로 출타할 때는 수레 바퀴자국 흔적이나 발자국을 남기지 않는다.

일정한 주거조차 없는 떠돌이다. 멈출 때는 술잔을 손에 들고 움직일 때는 술잔과 호리병을 매달고 간다. 오로지 술을 마시는 데만 정신을 쓰고 그 밖의 일에는 일체 관심을 갖지 않는다." 유령의 삶은 '술에 젖은 것'이라는 한 마디로 요약할 수밖에 없다.

후세 이하(李賀)라는 유명한 주당파 시인이 유령에게 보내는 『將進酒』를 남겼다. 다소 황당한 유령의 주덕송보다 음미 할수록 온몸이 얼큰해져오는 시다.

> 유리잔에 가득히 오박 빛 액체를 따르라,
> 홍옥보다 붉은 물 알갱이, 술통에서 철철철 넘쳐흐르고
> 용을 삶고 봉황을 구우면 기름이 우는데
> 병풍치고 장막 드리우니 우리들 마실 자리,
> 용울음처럼 피리를 불고 악어가죽 북을 치자.
> 둥둥 두둥둥 여인은 흰 이빨 드러내어 노래하고
> 여인은 가는 허리 하늘하늘 춤을 추라,
> 봄도 어느덧 기울려 하느니 보라,
> 붉은 비처럼 붉은 빗방울처럼 지는 복사꽃!
> 종일토록 마시고마시고 취하자,
> 劉伶에겐들 죽은 다음에야 누가 술을 권하리

진(晉)나라 때 필탁(畢卓)이 이부랑이 되었을 때의 일이다. 이 때 이부청에는 양조장이 있었다. 어느 땐가 술이 달게 익었다. 필탁이 밤에 그 양조장에 들어가 술을 훔쳐 먹다가 술을 지키고 있던 관리에게 붙들려 옥에 갇히게 되었다. 아침에 보니 그 관리의 상관이 필탁이었다. 이부에서는 벌을 내리지 않고 그 술독 곁에 술자리를 벌여 실컷 마시게 했던 것이다. 그는 일찍이 이런 말을 남겼다. "곡식 수백 섬을 실을 만 한 배에 술을 가득 싣고 계절마다 생기는 감미를 고루 구하여 왼손에는 게 발을 들고 오른손에는 술잔을 들며 물위에 떠서 인생을 보냈으면..."

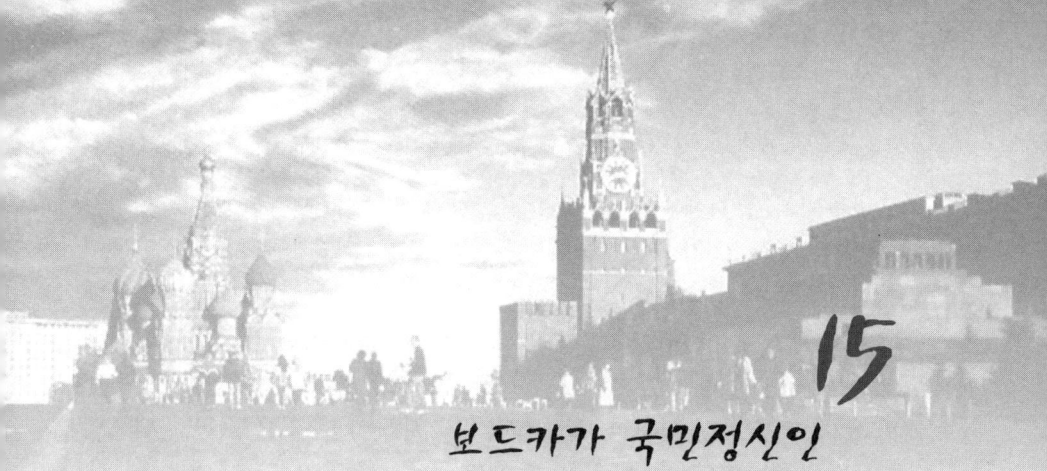

15. 보드카가 국민정신인 러시아의 음주문화

　러시아를 잘 아는 사람이면 러시아의 3대 명품은 '보드카와 빵과 여자'이고, 3대 졸작은 '날씨와 루블(돈)과 남자'라는 데에 별 이의를 제기하지 않을 것이다. 그런데 이 보드카가 남자를 졸작으로 만들기도 하고, 여자를 명품답게 만드는데 일조하면서, 때론 가치하락으로 졸작이 된 루블을 대신하고 있다는 것도 동의할 것이다. 러시아 여성들은 남자들이 보드카만 마시다 보니 정치가 엉망이 되고, 집안일은 물론 부부생활에도 시원찮은 쓸모없는 졸작이 된데 반해 자신들은 주부이면서 동시에 직장인으로 가정경제를 떠맡는 실질적인 가장이라는 자부심을 갖고 있다.
　사실 러시아 남성들의 문제는 '아내보다 더 소중한 보드카' 때문에 종종 발생한다. 겨울철 동사자 대부분은 술에 취한 상태에서 얼어 죽는다는 속설까지 생겨났을 정도이다. 또 전체 이혼의 절반, 각종 범죄의 3/2 이상, 주요 사고의 60%가 술 때문이라는 연구결과도 발표되었다. 따라서 보드카는 러시아를 가장 잘 상징할 수 있는 러시아의 국민주임과 동시에 망국주의 야누스적인 성격을 지니고 있다.

러시아인들은 감기에 걸리면 후추와 함께 보드카를 마시는 전통이 있다. 이러한 유사한 처방전이 우리나라에서도 독감엔 소주 한 잔에 고춧가루를 섞어 마셔라는 민방 치료적 처방전이 있기도 하다. 러시아인들은 심지어 배가 아파도 보드카에 소금을 타서 마신다. 화장실 변기가 고장나고 이사할 일이 생겨도 보드카만 있으면 만사형통이다. 돈을 갖고 안 되는 일은 있어도 술을 갖고 안 되는 일은 없다. 손님으로 갈 때 반드시 선물은 보드카다. 무엇이든 보드카만 있으면 만사형통이다.

1995년 10월 뉴욕에서 열린 보드카 판매사무소 개업식에서 당시 러시아 외무장관은 보드카로 건배하지 않는 한 어떤 사업상 거래도 성사되지 않을 것이며, 어떤 외교적 합의도 소용이 없다고 언급했다. 그는 "러시아에서 보드카는 수세기 동안 존경과 나눔의 상징으로 여겨져 왔다"고 강조했다. 그도 그럴 것이 서기 988년 키예프의 대공 블라디미르가 새로운 신앙을 수용하는 과정에서 회교가 안되는 이유를 "술 마시는 것은 러시아의 즐거움이다. 술 마시는 기쁨이 없으면 우리는 살 수 없다"며 그리스 정교를 유일 신앙으로 받아들인 것에서도 엿볼 수 있다.

한 때 경제위기가 지속되면서 러시아에서 물물교환이 성행하였다. 노동자들이 급료로 제품을 받아 필요한 물건으로 바꿔 살아가고 있다. 루블 대신 지급받는 물건으로 단연 보드카가 높은 인기를 끈다. 보드카를 현금이나 다른 물건과 교환할 때 어떤 제품보다 유리한 값을 받을 수 있기 때문이다. 사용가치를 넘어 교환가치를 지님으로써 돈으로 사용되었던 보드카가 20세기를 마감하는 시점에서 다시 화폐로 기능하게 된 것이다.

러시아인은 보드카를 미치도록 좋아한다. 국가를 사랑한 만큼 아니 그보다 더 사랑하는지도 모른다. 그러하기에 보드카가 러시아의 사회에서 일어나는 모든 문제에 대해 속죄양의 역할을 떠맡고 있는 면도 있다. 특히 서구인들은 자신들이 예상치 못한 일이 러시아에서 발생하면 그것의 원인을 러시아 사회의 문화 또는 자기들의 러시아 문화에 대한 몰이해에서 찾기보다는 손쉽게 보드카에서 찾는 경향이 있다.

러시아인들은 고대로부터 알코올 도수가 낮은 크바스를 일상적인 음료로 마셨으며 종교적·개인적 축일에는 도수가 높은 벌꿀 술(Miod)을 마셨다. 그리스 정교를 수용한 988년을 전후해서 비잔틴과 소아시아에서 온 포도주가 종교행사와 의식에서 중요한 자리를 차지하게 된다. 그리스 정교가 수용된 후에도 러시아인의 음주문화는 크게 변화하지 않았다. 러시아인들은 음주행위를 죄악과는 거리가 먼 삶의 일부로 보았으며 천국은 술과는 상관없이 하나님을 찬양하기만 하면 간다고 생각했다. 탄생, 세례, 결혼, 죽음, 추수 감사절, 토지의 임차 계약을 맺었을 때 목동을 고용해 술을 마셨으며, 종교적 축일은 술을 실컷 마실 수 있는 음주 일이었다.

보드카는 러시아의 정신을 잘 담고 있다. 보드카는 러시아인의 순수한 정신을 나타내주고 이 정신을 마심으로써 사람들은 진짜 러시아인으로 다시 태어난다. 러시아인들이 보드카를 마시는 것은 자기 정체성을 확인하는 하나의 예식이다. 또한 보드카는 사람과 사람간의 관계를 자연스럽게 맺어주고 관계를 깊게 해주는 역할을 하고 있다. 러시아인들은 보드카의 신비한 힘 또는 효능을 믿고 있다. 열악한 의료시설밖에 없었던 시기에 보드카는 마취제의 역할을 하였으며, 약으로도 쓰였다.

러시아에서 과다한 음주로 인한 문제는 지구상의 모든 사회와 같은 양상을 보인다. 정신적·육체적인 피폐와 이로 인한 가족폭력문제, 과도한 술값 지출로 인한 경제적 몰락, 범죄율 급증 등 이런 이유로 해서 러시아에서도 정치적 대변혁 후에 음주문화를 개선하려는 시도가 여러 차례 있었다. 볼셰비키들은 소련 정권의 초창기인 1917~23년 사이에 보드카 생산을 완전히 금지하는 조치를 내렸다. 이 조치는 밀조 보드카의 대량유통을 유발했고, 이것이 초래한 사회적 부작용은 컸다.

소련의 개혁을 추진하던 고르바초프 역시 1986년에 금주법을 관철

시키려고 하였는데, 이 노력은 대다수의 민중들이 페레스트로이카에 대해서도 등을 돌리게 하였고, 자신의 정치적 생명을 단축시켰다. 1994년 옐친은 부족한 국가 예산을 충당하기 위해 보드카에 대한 주세를 인상하려고 하였다. 이 조치에 노동자뿐만 아니라 언론마저 격분을 하자 백지화 시켰다.

15.1 보드카라는 명칭의 유래

보드카(Vodka)는 15세기 중엽에 한 수도원에서 발견하였다. 당시는 요즘의 보드카의 원료인 신대륙의 옥수수, 밀, 보리, 감자 등의 곡류가 러시아에서 생산되지 않았던 것으로 미루어서 호밀을 사용한 맥주와 벌꿀에서 얻어낸 술을 증류해서 만들었을 것이라고 추정하고 있다. 그러니까 지금의 보드카와는 전혀 다른 맛이었다.

현재 사용되는 '보드카'라는 이름의 기원은 두 가지 설이 있다. 첫째는 보드카가 처음 개발되었을 당시에는 루스코예비노(러시아의 와인)로 불리었는데 이것을 19세기 양조자들이 곡물을 보드(러시아 고어체로 '물'이라는 뜻이다)로 증류시켜 대량 생산을 시작하면서 애칭적으로 보드카라고 불리게 되었다 것이 그 첫 번째의 유래이며, 또 다른 하나는 러시아의 이반 황제가 통치하던 16세기경으로써 이전에는 '지즈네냐보다'의 '보다(vod)'가 '보드카'로 변했다는 것이다. 이 설 중 두 번째의 것이 정설로 굳어지고 있다.

'보드카'라는 이름은 러시아 말의 '물'이라는 단어에서 유래되었다. '지즈네냐보다'의 '보다 voda'는 물이라는 말인데 16세기경부터 '보드카 Vodka'란 단어로 정착이 되었다. 보드카의 태동은 12세기경 러시아 농민들에 의해서 시작되어 14세기경에 점차적으로 전역에 보급이 되었다. 처음에는 주로 벌꿀과 호밀이 원료로 사용되었으나 콜럼버스가 신대륙을 발견한 뒤부터 미국이 원산인 감자와 옥수수가 전해져 사용하게 되었다. 그러던 것이 18세기경 제조법에 변화를 가져오기 시작했다. 색이 없고 냄새가 없는 자작나무 활성탄으로 증류 여과하여 보드카를 생산하다가 19세기경 연속식 증류기가 도입되어 현재에 이른다.

보드카가 소련에서 해외로 알려지지 시작한 것은 모스크바에서 보드카를 만들던 스미노프 회사 사장 우라지 백작이 러시아 혁명 후 추방되면서이고, 미국에 급속히 전파되기는 러시아 태생인 미국인 크넷트가 스미노프로부터 미국과 캐나다에서의 보드카 생산, 판매권을 양도받으면서 미국이 보드카의 대량 생산국이 되었다. 무색, 단미의 보드카뿐만 아니라, 레몬, 생강, 고추 등으로 풍미와 색을 곁들인 보드카도 나와 시장에 선을 보인다. 그러자, 뒤늦게 소련에서도 자극을 받아 대량 생산하여 세계적으로 공급하기 시작하였다.

보드카는 소련 같은 추운 지방에서는 주로 스트레이트로 마신다. 보드카의 원료로 소련은 감자만 사용하고, 네덜란드는 감자와 곡식, 영국과 미국은 곡식만으로 만든다. 보드카는 무색투명하고 어떤 종류의 음료와도 잘 혼합되는 특성이 있다. 그래서 칵테일로 흔하게 사용되기도 한다. 러시아의 옛 전설에 러시아 사람이 죽으면 저승에 가서 이승에 있을 때의 죄의 대가를 받는데 이때 보드카를 뇌물로 바치면 죄를 탕감 받는다는 이야기가 있다고 할 정도로 러시아인들은 보드카를 소중히 여긴다.

15.2 보드카를 사랑하는 나라 러시아

러시아인은 유난스럽게도 보드카를 좋아한다. 영하 20도를 웃도는 겨울 길거리에서 술에 취해 자다가 객사한 사람에 대한 신문기사는 겨울철 해외 토픽의 단골 메뉴거리이다. 러시아인들이 보드카를 좋아함으로써 생기는 문제는 이외에도 수없이 꼽을 수 있다. 그러나 보드카가 러시아의 사회에서 일어나는 모든 문제에 대해 속죄양의 역할을 떠맡고 있는 면도 있다. 특히 서구인들은 자신들이 예상치 못한 일이 러시아에서 발생하면, 그것의 원인을 러시아 사회의 문화 또는 자기들의 러시아 문화에 대한 몰이해에서 찾기보다는 손쉽게 보드카에서 찾는 경향이 있다.

최근의 예를 몇몇 살펴보면 특히 그러하다. 알코올이 면죄부 역할을 할 때도 있다. 소련 사회의 개혁을 부르짖던 고르바초프는 개혁 초기부터 기득권층을 중심으로 하는 보수적인 세력의 조직적인 저항을 받았으며, 이는 쿠데타로 귀결되었다. 이 쿠데타는 소련 사회의 개혁이라는 대세를 거스르지 못하고 실패로 돌아가서 보수파는 몰락했다. 서구에서 높은 지지를 받던 고르바초프도 이 과정에서 몰락했는데, 이는 고르바초프가 개혁 추진 과정에서 민심을 잃었고, 쿠데타 당시 우유부단한 행동을 취했기 때문이다.

이에 반해 옐친은 모스크바 시장 재직시부터 민심을 잘 읽었고 이에 따라 처신을 잘했다. 또한 쿠데타라는 국가적 위기 상황하에서 국회의사당을 떠나지 않았고, 자신의 목숨이 위태로운 상황에서도 불굴의 투지로 '탱크처럼' 버텨서 쿠데타를 무산시켰다. 이런 사실에 대해 몇몇 서방 언론들은 보수파의 쿠데타가 실패로 돌아간 이유를 다음과 같이 설명하고 있다.

몇몇 고위 책임자들이 모여서 술을 마시다가 의기투합해서 즉흥적으로 쿠데타를 모의했고, 철저한 준비 없이 술김에 이를 실행하는 바람에 실패했다. 옐친이 의사당 앞에서 '탱크처럼' 맞서서 쿠데타를 무산시킨 것 또한 보드카를 잔뜩 먹고 취했기 때문에, 즉 제정신이 아니었기 때문이라는 것이다. 옐친도 보드카를 짝사랑했다는 점에서 예외가 아니다. 독일 통일 후 정상회담 차 독일에 온 그는 정상회담이 끝난 후 마신 술에서 미처 깨어나지 못한 채 다음날 베를린 시의 야외 광장에서 열린 환영 연주회에 참석했다. 연주회가 무르익어 갈 즈음, 그는 예정에도 없이 단상으로 올라가 지휘자의 지휘봉을 넘겨받아 음악과는 상관없이 자기 흥에 취해 지휘하였으며, 이 모습은 독일 텔레비전을 통해 생방송 되었다.

러시아인에게 보드카는 무엇이기에 그 중요한 국빈 방문에서도 마시지 않으면 안 되었을까? 언제부터 사람들은 보드카를 짝사랑하게 되었을까? 그러나 보드카는 러시아인들만 애음하는 특산의 술은 아니다. 이와 같은 종류의 술은 폴란드, 몽골, 스웨덴, 핀란드 등지에서 애음되고 있으며, 이들 각각의 나라에는 이와 관련된 나름대로의 음주문화가 형성되어 있다. 보드카가 러시아인의 술로 정착한 시기는 오래되지 않았다.

시골의 주정뱅이가 죽어서 천당 문을 들어서려고 하는데 사도 베드로가 그를 막고 돌려보내려고 하였다. 그러자 이 주정뱅이는 베드로에게 "나는 한 모금의 술을 마실 때마다 하나님을 찬양했는데 당신은 세 번이나 그리스도를 부인하고서도 천국에 있지 않습니까?"라고 면박을 주었고, 결국 주정뱅이는 천국으로 들어갈 수가 있었다고 한다. 러시아인들은 음주 행위를 좌악시하는 것과는 거리가 먼 일부로 보았으며, 천국은 술과는 상관없이 하나님을 찬양하기만 하면 간다고 생각했다. 보드카라는 단어는 14세기부터 나오지만, 상표로 처음 등록된 것은 18~19세기 사이였다. 당시 국가가 보드카의 생산을 엄격히 통제하였는데, 황제가 인가한 선술집에서만 제조·판매되었다.

여제 엘리자베스 1세 때부터 알코올 독점법이 실시되었는데, 이는 황가가 안정적인 수입을 확보하기 위해서였다. 이후 역대 차르들은 독점권을 통해 막대한 수입을 올렸으며, 이 수입은 근위병과 사업을 유지하는데, 그리고 통치자금으로 사용되었다. 무색(無色), 무취(無臭), 무미(無味)의 보드카는 러시아인에게 자연스러움과 깨끗함을 의미한다. 보드카는 곡물을 발효, 증류시킨 순도 40도의 술인데, 40도로 정착시킨 사람은 황제의 적극적인 지원을 받고 보드카의 개량에 큰 기여를 한 러시아의 유명한 화학자 드미뜨리 멘델레프였다. 19세기 후반 그는 여러번의 실험을 통해 순도 40도의 술이 인간의 입맛에 가장 적합하고, 또한 이 도수에서 숙취를 일으키는 주범인 퓨젤유 등과 같은 불순물이 가장 잘 걸러진다는 것을 발견했다.

그러나 그는 보드카 제조과정을 현대화하는 것, 그리고 인공적인 첨가물을 가미한 희석식 주조 방식에 대해서는 반대했다. 전통적인 방법을 고수하면서 만들어진 보드카만이 러시아 정신을 잘 담고 있다고 생각했다. 이 개량 작업 후 러시아 보드카는 새로운 의미를 갖게 되었다. 보드카는 전통적이면서도 과학적인 술이 되고, 불순물이 거의 없는 자연스러움과 깨끗함의 상징으로 등장한다.

보드카는 러시아인의 순수한 정신을 나타내 주고, 이 정신을 마심으로써 사람들은 진짜 러시아인으로 다시 태어난다고 인식하고 있다. 러시아인들이 보드카를 마시는 것은 자기 정체성을 확인하는 하나의 예식이다. 또한 이 술은 사람과 사람간의 관계를 자연스럽게 맺어 주고, 이 관계를 깊게 해주는 역할을 하고 있는 것으로 생각하고 있다. 어떤 독일인이 1870년, 러시아 농촌 마을에서 - 자기 농장으로 이어지는 다리를 고치기 위해 - 임금노동자 몇 명을 고용하고자 했지만, 아무리 많은 돈을 제시해도 이에 응하는 마을 사람이 없었다. 독일인의 토지 관리인인 러시아인은 돈으로 사람들을 살 생각 말고 도와줄 사람을 초대하라고 했다. 그러면 사람들은 기꺼이 다리 고치는 일을 도와줄 것이고, 이들의 호의에 대해서는 보드카 한 잔씩을 대접하면 된다고 충고하였다. 보드카 한 잔 대접받는 것보다는 임금으로 받는 것이 더 현명한 선택이었을 텐데, 왜 러시아 농부들은 이런 바보 같은 짓을 하였을까?

이런 현상은 시장경제체제가 농촌까지 확산되기 전의 독일 농촌 지역이나 현재 한국의 특정 지역에서도 드물지만 발견할 수 있다. 러시아 사회에서 다른 사람에 대한 인간적 호의는 돈으로 환산될 수 있는 성질의 것이 아니며, 이것은 보드카로 갚아져야 한다는 점에서 보드카의 사회적 지위를 추측할 수가 있다.

보드카가 사랑 받는 또 다른 이유는 러시아인들이 이 술의 신비한 힘, 또는 효능을 믿고 있기 때문이다. 열악한 의료시설밖에 없었던 시기에 보드카는 마취제의 역할을 하였으며, 약으로도 쓰였다. 배가 아프면 보드카에 소금을 타서 마시고, 감기에 걸리면 후추를 타서 마시고, 신체적 컨디션이 좋지 않으면 보드카를 마시고 마늘이나 양파를 먹고 증기목욕을 하러 갔다.

또한 보드카는 척박한 환경에서 생존해야 하는 사람들에게 배고픔과 추위 그리고 삶의 질곡을 잊게 해주는 좋은 친구였던 것이다. 러시아인들이 언제부터 보드카를 많이 마실 수 있게 되었는지를 밝히는 것은 어렵다. 이는 상업적인 양조장이 언제부터 확산되었는가, 항상 술을 사 마실 수 있는 술집이 언제부터 확산되었는가, 항상 술을 사 마실 수 있는 술집이 언제부터 확산되었는가, 전체 인구의 절대 다수를 형성하던 농노가 1861년 공식적으로 해방되지만 본격적으로 실효를 거두는 것은 언제부터인가, 언제부터 이들 사이의 위세 경쟁이 - 특히 결혼식을 중심으로 - 본격화되었가, 언제부터 도시 임금 노동자가 대량으로 등장하는가와 관련이 있다.

이외에도 1874년부터 시작된 징병제도와 19세기 후반의 멘델레프의 보드카 개량도 영향을 미치고 있다. 이 모든 사실을 종합해 볼 때 보드카가 국민적인 술로 인식되고, 대량 소비되기 시작하는 것은 19세기 후반으로 추정된다. 러시아에서의 과다한 음주로 인한 문제는 지구상의 거의 모든 사회와 같은 양상을 보이고 있다. 정신적·육체적인 피폐와 이로 인한 가족 폭력 문제, 과도한 술값 지출로 인한 경제적 몰락, 범죄율의 급증 등등, 이런 이유에서 러시아에서도 정치적 대변혁 후에 음주문화를 개선하려는 시도가 여러 차례 있었다.

러시아 신화에는 술과 관계된 것이 많다. 한 신화에 의하면 악마는 종종 떠돌이 방랑자의 모습으로 농부에게 나타나고, 농부가 이 방랑자에게 온정을 베풀면 악마는 이에 대한 보답으로 술 만드는 법을 가르쳐 준다. 악마는 자기에게 온정을 베푼 농부와 협력해서 선 술집을 열었는데, 이들은 여기서 보드카를 만들어 팔아 부자가 된다는 줄거리이다. 이 신화에서 보듯 러시아인들은 술의 악마적이고 천사적인 두 가지 속성을 알고 있었고, 자신을 위해 보드카를 활용하는 법을 알고 있었다.

보드카의 역사에 대해 연구해온 작가 빅토르 에로페예프는 보드카를 '러시아의 신'이라고 부른다. "다른 나라 사람들도 보드카를 마신다. 하지만, 러시아에서 보드카는 마시는 게 아니다. 러시아인들은 보드카를 마시는 게 아니라 자신의 영혼을 마시고 있는 거다." 그는 러시아에 보드카가 없었더라면, 러시아 역사는 지금과는 아주 딴 판이 됐을 것이라고 말했다. 그러나 현재 러시아의 음주문화는 이 신화와는 거리가 멀다. 술을 만들어 팔기보다는 마시는데 탐닉하고 있으며, 이의 부작용으로 자원이 풍부한 러시아가 지불유예(모라토리움)를 맞게 된 것은 아닐까?

러시아 보드카, 정확히 말해서 모스크바 공화국 보드카는 우크라이나의 '고릴까' 술이나, 폴란드의 '고르잘까' 술보다 거의 100년이나 앞선 것이고, 게다가 1919~1921년 사이에 생산을 시작한 미국 보드카보다도 앞서 있다. 이것은 B. B. 뽀흘렙낀에 의해 행해진 세심한 과학적 연구 작업의 결과로 증명되었다. 1918년 국제 조정위원회의 결정에 의해 러시아 고유의 알코올 음료인 보드카의 종주국으로서의 소련의 우선권과 보드카란 명칭으로 세계시장에 광고할 수 있는 독점권이 의심할 여지없이 확인되었고, 다음과 같은 소련의 기본적인 수출 광고 카피가 인정되었다.

"Only vodka from Russia is genuine Russian vodka"
"러시아에서 생산된 보드카만이 진짜 러시아 보드카입니다."

15.3 러시아인의 삶 보드카

'러시아' 하면 자연스럽게 떠오르는 단어들 중에 '보드카'가 있다. 보드카는 러시아 전통의 술로, 현재 전 세계 애주가들로부터 가장 사랑받은 술 중의 하나이다. 여기서는 러시아를 이해하는데 빠질 수 없는 보드카에 대해 여러 가지 이야기를 하고자 한다.

러시아는 세계적으로도 유명한 최대의 술 소비 국가이다. 러시아인들은 코냑, 포도주, 맥주 같은 술도 많이 마시지만 러시아의 술 소비량에 크게 일조 하는 것은 제일 값이 싸고 서민적인 보드카이다. 러시아에서 제일 손쉽게 구할 수 있고, 마실 때 격식을 차리지 않아도 되고 술자리에서 서로간의 우의를 끈끈히 다져주는 술은 대개 보드카이다. 러시아인에게 보드카란 수많은 술 중의 하나가 아니라 러시아의 역사와 기후, 그리고 민중의 애환이 서린 러시아 그 자체이다.

앙드레 지드는 러시아의 소설에서 술 마시는 장면을 빼 버리면, "관절 빠진 손과 손목과 손가락 같다"고 비유하였다. 러시아의 춥고 어두운 일기와 음산하고 우울한 사회 분위기는 보드카라는 독한 술과 분위기와 어쩐지 어울린다는 느낌을 준다. 러시아인들이 보드카를 마시는 방법은 우리나라의 소주잔 같은 조그만 컵에 따른 보드카를 단숨에 목안에 털어 넣는 것이다. 한입에 꿀꺽 삼키지 않고 보드카를 입안에 오래 물고 있으면 입천장이 데어 버린다고 한다. 하여튼 이렇게만 마실 수 있다면 보드카는 그에게 만병통치약이다.

러시아 주당들은 감기에 걸리면 후추와 함께 보드카를 마신다. 배가 아플 때도 보드카에 소금을 타서 마신다. 진정한 보드카 술꾼은 보드카를 위스키나 코냑처럼 마시는 사람이다. 위스키나 코냑은 안주 없이 마실 수 있는 술이다. 그러나 보드카는 육질의 고기안주가 가장 어울리는 술이다. 보드카 자체가 순수 알코올이기 때문에 고기 맛을 더욱 진하게 느낄 수 있다. 물론 좋은 요리를 먹을 때 포도주만큼 좋은 술은 없다. 하지만 우리가 '삼겹살에 소주 한 잔'을 선호하듯이 보드카를 맛들이게 되면 당연히 소주 대신 보드카를 찾게 된다.

그런데 이 단계를 지나 보드카가 식후에 간단하게 한 잔 하거나 추위가 몰아닥칠 때 몸을 데우기 위하여 한 잔 한다면 마침내 보드카 애주가라는 평을 들을 수 있을 것이다. 결국 보드카 음주의 최후의 단계는 어느 정도 알코올 중독에 접어드는 단계이다. 보드카의 사회병리학적 문제점으로 알코올 중독은 러시아에서 심각하다. 하기야 옐친 대통령까지 알코올 중독자이니 일반 민초들의 알코올 중독은 큰 문제가 아닐 수도 있다. 보드카에 얽힌 옐친의 기행은 해외토픽 기사에서 심심찮게 찾아 볼 수 있을 뿐만 아니라 크렘린 관찰자들의 주요한 관측 기준이 되고 있다.

보드카 음주광인 옐친은 아일랜드를 방문중, 기내에서 과음하여 정상회담을 연기한 적도 있으며, 한 겨울에 보드카를 마시다가 마음에 안든 보좌관을 모스크바 강에 빠뜨리라고 지시한 적도 있다. 물론 명령에 충실한 경호원들이 이 보좌관을 모스크바 강에 당연히 집어넣었다. 지난 대통령 선거 직후 옐친이 언론에 거의 나타나지 않고 며칠 뒤에 비실비실한 모습으로 엘 고어 미국 부통령과 회담을 하였을 때, 선거 직후 긴장을 풀고 마신 보드카 때문이 아닌가 하는 추측이 무성하였다.

옐친 이외에도 보드카는 러시아 정치의 중요한 역할을 한다. 1991년 8월 쿠데타로 대통령 대행을 했던 야나예프 부통령은 쿠데타 성공을 방송에 발표하면서 전날 불안 때문에 퍼마신 보드카로 긴장감을 노출하였기 때문에 쿠데타가 실패할 것이라는 조짐을 대중들에게 노출하였다. 심하게 말하자면 러시아는 술 때문에 쿠데타가 실패한 유일한 나라이다. 대통령부터 시작된 러시아인들의 보드카 중독은 통계적으로도 분명히 나타난다. 러시아 남자들은 연평균 0.5 짜리 보드카 170병을 마시고 있으며, 이에 따라 러시아 남자들의 평균 수명은 지난 1987년 64.9세에서 1993년에는 59세로 떨어졌다. 그래서 러시아는 남자인구가 여자인구보다 적은 유일한 나라이다. 인구 10만 명 당 알코올에 의한 사망자는 1986년 9.3명에서 1990년 10.8명으로, 이어 1994년에는 37.8명으로 무려 3.5배로 늘어났다고 한다.

물론 평균 수명이 줄어든 것은 단순한 알코올 중독수치를 보다 이해하기 쉽게 360ℓ 의 25도 진로 소주 한 병으로 환산한다면, 거의 하루에 한 병씩 러시아 남자들은 소주를 마신 셈이다. 따라서 보드카 때문에 노동 생산성이 떨어지고 가정이 파탄에 빠지게 되었다는 고르바초프의 주장도 틀린 것은 아니다. 보드카가 러시아의 일상생활은 물론 사회 전반에 끼치는 영향은 이처럼 대단하다.

모든 술에 대한 평가가 그러하듯 보드카도 순기능보다 사회에 역기능이 더 많이 강조된다. 그래도 러시아 사람들은 보드카를 버리지 못할 것이다. 러시아 사람들 자신도 보드카로 인한 해로움을 알고 있다. 보드카를 많이 마시면 오래 살지 못한다는 것도 잘 알고 있고 술을 끊어야겠다는 생각을 안 하는 사람이 없다. 하지만 술이란게 어찌 끊겠다고 끊을 수 있는 것인가? 게다가 러시아 사람들은 순수한 원조 러시아 술인 보드카가 세계의 모든 나라 사람들이 즐기는 술이 됐다는 사실에 자부심을 느끼고 있고 보드카를 무척 사랑한다. 보드카가 탄생했을 때부터 민중들의 열렬한 사랑을 받으며 발전된 러시아 보드카 문화는 러시아 민중의 삶에 녹아들어 어엿한 러시아의 전통이 되었다. 그래서 고르바초프가 실시한 금주령도 러시아의 음주 풍토를 꺾지 못했던 것이다.

15.4 보드카의 품질을 결정짓는 요소

보드카의 품질을 가름하는 결정적 요소는 원료, 알코올, 물의 합성물을 정제하고 난 주정이 결정한다. 보드카에 들어가는 주 원료로는 에틸알코올, 물, 부드러운 맛을 내는 첨가제가 있고, 보조 원료로는 향료와 향초(fragnan grass), 신선하게 말린 열매, 딸기, 채소, 그리고 안료가 들어가기도 한다. 기본적으로 보드카 맛의 차이는 정제 알코올의 종류와 품질, 수질, 첨가물 그리고 알코올 혼합물을 정제하고 난 주정에서 비롯된다. 보드카에는 고급 정제 알코올과 에스트라, 고급 정제된 주정이 사용되는데 이 때 보드카를 제대로 만든다면 이들을 3중 알코올 증류법을 사용하여 걸러낸다. 예를 들어 '끄레믈리브스키' 보드카는 보통 보드카와는 달리 부드러운 맛이 있고 실제로 휴젤유(fusel 油 : 알코올이 발효될 때 틸 알코올에 따라 생기는 고급 알코올의 혼합물로 음주 뒤의 두통, 현기증의 원인이 된다)를 함유하고 있지 않은데 이는 3중 증류의 신기술 덕분이라 하겠다.

15.4.1 물

보드카에 쓰이는 물은 투명하고 무색이어야 한다. 또한 무미, 무취

여야 한다. 물은 침전과정을 통해 염화 칼슘과 염화 나트륨(농도 0.36mg. 당량/ℓ 이하)을 제거하여 맛이 부드러워진다. 만약 이 침전과정이 없다면 물은 경(센물)의 성질을 띠어, 술병의 내부 표면과 접촉했을 때 염화마그네슘이나 염화칼슘이 하얗게 가라앉아 상품의 미관을 해친다. 보드카에는 고유한 특질을 함유한 생수가 들어간다. 예를 들면 보드카에는 은 이온이 다량으로 함유되는데 이때 은이 함유된 샘물을 원료로 쓴다. 한편 보드카의 원료로 쓰이는 물을 정제하는 방법에는 여러 가지가 있는데 그 중에 자기장을 이용하는 것도 있다.

15.4.2 첨가제

보드카에는 맛을 돋구기 위해 여러 첨가제가 쓰인다. 모스크바 고유의 보드카에는 중탄산염과 질산나트륨, '스톨리치나야'에는 설탕, '니키트', '표트르1', '예카쩨리나', '가스파진 벨리키 노브고로드' 등과 같이 새로 나온 제품들에는 딸기와 향초가 첨가물로 사용된다. 그러나 보드카의 본질적인 부드러운 맛과 강렬한 맛과 향은 고유의 에틸알코올 증류법에 의해 좌우된다.

15.4.3 물-알코올을 합성하고 난 주정

다음으로 석영 알갱이(깨끗이 씻어서 더러운 석회 성분이 제거된 석영 알갱이)로 만들어진 여과층으로 걸러낸다. 이 과정에서 광성분이 가라앉아 분리된다. 그리고 다시 한번 석영필터로 정제하기 전에 자작나무 숯으로 된 활성탄으로 여과과정을 거친다. 여기서 중요한 점은 여과속도, 특히 보드카가 활성탄을 통과할 때의 속도가 보드카의 품질에 상당한 영향을 미친다는 것이다. 이는 보드카가 활성탄과 접촉하면서 퓨젤유는 평균 25~40%, 질산 알데히드가 10~17%, 그리고 에틸알코올이 흡착되기 때문이다. 이 과정에서 에틸알코올과 활성탄 사이에서 산화작용이 일어나 유기산과 함께 복합 에테르와 아세트산이 생성된다. 이때 보드카의 알코올 도수는 0.1~0.2% 내려가고 맛과 향은 한층 더 새로워진다. 여기서 보드카의 여과속도가 느릴수록, 그리고 활성탄과의 접촉시간이 길수록 보드카의 품질은 높아진다. 정제가 끝난 보드카는 마지막으로 알코올 도수와 안전성 실험검사를 거친다. 그리고 정해진 농도를 채울 때까지 주입된다.

15.5 보드카, 그 이름 영혼까지 '카~'

대표적인 러시아 보드카로 손꼽히는 '스톨리치나야'. '스톨리치나야'는 러시아어로 '수도'라는 뜻이다. 러시아에서 보드카는 민족이 넘이나 다름없다. 많은 지지자와 반대자가 있다. 이는 러시아 속담이다. 이처럼 대단한 술 보드카가 탄생 500주년을 맞았다. 그 기원을 놓고 약간의 논쟁이 있기는 하지만 대부분의 역사학자들은 '보드카'라는 이름의 술이 러시아 수도원에서 제조되기 시작하고 문헌에 등장한 기원을 대개 1503년으로 본다.

보드카라는 말은 이미 설명한 것처럼 러시아어의 '물(바다)'에서 나왔다. '~카'라는 말이 붙으면 대개 애칭으로 쓰인다. 그렇다면 보드카는 '사랑스런 물'이라고 해석이 가능할 것이다. 실제로 보드카는 물처럼 투명하다. 검은 보드카도 있고 레몬이나 고추 향을 내는 보드카도 등장했지만 원래 보드카의 특징은 무색, 무취, 무미이다.

보드카는 독한 술의 대명사로 알려져 있다. 러시아에는 이런 속담도 있다. '러시아에서 4,000km는 거리도 아니고(그만큼 가깝다는 뜻), 영하 40도는 추위도 아니고, 40도 이하는 술도 아니다.' 보드카의 알코올 성분은 대개 40%다. 물론 더 독한 보드카도 있다. 러시아 가게에서는 98도짜리 보드카를 판매하기도 한다. 술이라기보다는 알코올 원액에 가까운 액체다. 급하면 휘발유 대신 자동차에 연료로 넣어도 되겠다고 농담을 할 정도의 높은 도수이다.

15.6 알코올 도수가 '표심 바로미터'

러시아의 정치와 술은 역사적으로 밀접한 관계가 있다. 우선 보드카를 즐긴 것은 러시아의 민중들이었지만 보드카로 생기는 수입은 황제와 통치자들의 몫이었다. 보드카를 제외한 나머지 술은 밀주가 대부분이었고 국가 주세의 관리에서 빠져 있었다. 특히 보드카는 황제의 허가를 얻은 곳에서만 제조·판매가 가능했다.

따라서 보드카의 제조와 판매를 철저히 관리한 황제들은 황실 근위대의 수를 늘리고 귀족들을 억압했으며, 풍부한 재원을 무기로 정치를 좌우했다. 그렇지 못했던 황제들은 귀족들의 손아귀에서 놀아났다. 최근 2~3년사이 러시아 맥주시장이 연 20% 이상씩 성장하고 있다. 개혁 만개의 분위기였던 95년 총선 때는 맥주 애호당이 탄생했다. 당시 러시아 정치가 전반적으로 온건주의적 경향이었던 덕분에 급조된 친옐친 정당 우리집-러시아당도 2등을 차지했다. 최근 러시아의 맥주소비가 연 20%씩 증가하는 가운데 실시된 지난해 총선에서도 온건파로 급조된 친크렘린 정당 에딘스트보(단합)당이 2위로 약진했다. 독주의 나라 러시아에서 이처럼 맥주 소비가 늘 때는 온건한 정치세력이 출현해왔다. 반면 보드카가 많이 소비되면 극단주의적 경향의 정치인들이 득세했다.

1991년 무명의 극우 민족주의자이던 블라디미르 지리노프스키는 대통령선거에 출마하여 당선되면 유권자들에게 보드카 한 병씩을 선물하겠다고 해 일약 3위를 차지했다. 93년 12월 국가 두마 선거 때는 보드카를 당시 시세의 절반에도 못 미치는 4루블에 판매하겠다고 선언해 그가 이끌었던 자유민주당 돌풍을 일으켰다.

반대로 고르바초프는 보드카를 잘못 다뤄 소련을 해체시키고 권좌를 내놓은 인물로 알려져 있다. 고르바초프가 개혁을 시작했을 때 제일 먼저 시도했던 것은 금주법이었다. 업무 중 술을 마시지 못하게 하여, 보드카 소비를 줄인 것이다. 하지만 그의 이러한 정책은 보드카 민심이란 러시아의 독특한 생활을 무시한 처사였다. '영하 40도의

 406 음주의 유혹 금주의 미혹

시베리아 혹한에서는 마누라 없이도 살 수 있으나, 흑빵 한 덩어리와 보드카만 있으면 일할 수 있다'는 러시아 노동자들의 속담이 있다. 그래서 보드카가 위무하는 러시아의 민심조차 읽지 못했으니 고르바초프의 개혁이 실패할 수밖에 없었다는 분석이 나왔다.

91년 12월 모스크바 교외 '노보 오가례브'에선 소련이 해체되고 독립국가연합 결성을 위한 회원국 정상들의 모임이 있었다. 당시 세계 각국의 기자들은 회담장 밖에서 꽁꽁 얼어붙고 있었다. 그러나 회담장 안에서는 독한 보드카가 각국 정상들을 녹이고 있었다. 난마처럼 얽힌 의제들로 회담이 진척을 보이지 않자 보리스 옐친을 비롯한 정상들이 보드카를 주문한 것이다. 보드카가 들어간 후 회담속도가 빨라진 것은 두말할 필요도 없다. 그러나 독립국가연합 건설이라는 역사적 선언문 낭독은 대취한 옐친이나 레오니드 크라프추크(당시 우크라이나 대통령)가 아닌 비교적 덜 취한 나자르바예프(현 카자흐스탄 대통령)가 대독하는 해프닝이 벌어졌다.

16. 카니발의 나라 브라질의 음주문화

　브라질은 남미 대륙의 거의 절반을 차지하는 나라로 그 광활한 국토만큼이나 다양한 인종과 문화를 갖고 있다. 라틴아메리카는 어느 나라나 온 세계에서 모인 민족들이 모여 살지만 브라질은 복잡한 혼혈과정을 거쳐 새 인종을 만들었다고 할 만큼 그 융화에 성공했다. 브라질에는 유럽과 아프리카, 남아메리카 인디오의 옛 문화가 어우러져 있는데 그 역사적 배경을 살펴보면 인디오의 땅이었던 브라질이 1500년 포르투갈인에 의해 발견되고 그 후 포르투갈인들은 대규모 사탕수수 재배를 위해 아프리카로부터 다수의 흑인들을 노예로 데려옴으로써 그 각각의 문화가 이어지며 혼합된 것이다.
　현재 브라질은 경제권에 있어서는 유럽계의 백인들이 잡고 있지만, 문화의 측면에 있어서는 흑인중심의 것이 대부분이다. 이러한 배경으로 인해 브라질의 음식은 흑인 노예들로부터 유래된 것이 많다. 또한 광대한 영토는 열대, 온대, 아열대 등 여러 기후대가 펼쳐짐으로써 과일과 야채, 특산물이 풍부한 것도 각 주마다 다양한 요리들이 발달하게 된 근간이 되었다고 할 수 있다. 브라질의 식사는 짜고 또 올리브유를 많이 섞어 조리하는데 이것은 열대국인 관계로 해서 땀으로 빠져나간 염분의 보충과 식물성 지방의 섭취를 위해서이다.

브라질은 카니발이 유명한데 라틴어로 '금육(고기를 안 먹는 것)'이라는 뜻이다. 본래 카톨릭 축제로 닥쳐올 부활제와 사순절에 앞서 영양을 보충하기 위해 많이 먹고 마시자는 취지에서 출발했다고 한다. 거기에 아프리카 흑인 노예들의 춤 삼바가 보태져 삼바 카니발이 탄생되었다.

그런데 브라질에 색다른 금주법이 생겨났다. 레이세카(Lei Seca) 라는 것인데 레이는 법이고 세카는 물기가 없다는 뜻이다. 즉 술을 마시지 못한다는 의미이다. 그러나 이것은 평소가 아니고 특별한 경우에 적용되는 법이다. 이 법에 따르면 투표일에는 당일 아침 6시부터 오후 6시까지 어떤 업소도 주류를 팔지 못하게 되어있다. 술집뿐 아니라 일반 식당이나 모든 공공장소에서 어떠한 알코올성 음료도 판매할 수 없게 금지하고 있다.

투표일에 술을 팔지 못하게 하는 이유는 일반 공휴일이라 생각하고 투표는 하지 않고 술 마시고 노는 풍조를 없애기 위한 것과, 음주로 인한 사고를 미연에 방지하자는 뜻에서 제정된 법이다. 브라질의 술로는 맥주가 서구에서는 가장 좋을 질로 손꼽히고 있으며, 또 대표적인 술로 익지 않은 럼주가 있다. 이를 카차카라고 부르는데 사탕수수를 발효시킨 알코올로 만든 것으로 강하고 맑은 것이 특징이며 카차카를 잘게 부순 라임, 설탕, 얼음과 같이 낸 것이 카이피링야로 매우 인기가 높다. 또 브라질의 독특한 음료 구아라나는 아마존에서 나는 과일로 만든 것으로 이것 또한 많이 찾는다.

브라질 사람들은 하루에 적어도 두 끼 점심과 저녁은 아주 풍성하고 여유있는 식사를 즐긴다. 아침을 간단하게 때우는 브라질 사람들이라 점심시간은 좀 이른 보통 11시부터 오후 2시 정도까지 계속된다. 평소의 저녁시간은 대개 7~8시 정도에 시작해서 10시 정도에나 끝나는데, 손님을 초대한 경우나 파티를 열 때면 7~8시간은 기본이다. 어쨌든, 브라질 사람들의 저녁식사에 초대받아 갈 경우에는 자정 이전에 나오는 것은 아주 큰 실례이고, 보통 새벽 2, 3시를 넘기면서 춤을 추거나 게임 또는 열띤 토론을 한다는 점을 기억해 두자. 또한 비즈니스 모임을 제외하고는 모두 부부 동반으로 모임이 이루어진다. 반면에, 모임의 장소가 음식점일 때는 사람들을 초대한 사람이 모든 음식값을 지불하는 동양적인 모습도 있다.

브라질인들은 식사 전에 가볍게 술을 한 잔씩 하면서 인사말 등 20~30분 정도 수다를 떠는 것부터 시작된다. 이때 주로 마시는 술은 브라질 판 소주라는 '카샤(Cachaca)'에 레몬, 설탕, 얼음을 넣어 만든 칵테일이다. 식사는 수프를 시작으로 그날 준비한 요리가 한 가지씩 나온다. 기본적으로 고기가 주 음식이지만 흰 쌀밥도 나오며 그 차림이 다양하다. 쌀밥은 마늘과 쌀을 기름에 볶은 후 소금을 듬뿍 쳐서는 물을 붓고 한 30분 정도 끓인 것이다.

16.1 노예와 맞바꾼 브라질의 술 삥가

브라질의 춤 하면 삼바, 음악 하면 보사노바이듯이 술 하면 삥가(Pingar)다. 사탕수수로 만든 대중적인 민속주인 이 삥가는 작고 두터운 유리잔에 투명하게 담겨 나오는데 외양은 우리 나라에 소주와 닮았다. 하지만 이렇게 투명한 스트레이트로 마시는 것은 상당한 애주가이거나 매우 특별한 경우이고, 대부분은 라임과 설탕을 넣어 달콤한 칵테일을 만들어 마신다. 이 칵테일의 이름은 까이삐리냐(Caipirinha) 이다. 이것을 응용하여 사탕수수 대신 보드카를 넣은 것이 까이뻬로스카(Caipirosca), 바카디처럼 럼을 넣은 것은 까이삐리시마(Caipirissima) 다. 드라이한 맛의 삥가는 냄새만 맡아도 강한 알코올이 느껴지지만 일명 '까이' 시리즈처럼 예술적으로 섞은 칵테일은 달콤하고 부드러워 마시기 쉽다. 이 매혹적인 맛에 속아 과음을 하게 되는 사람들이 많다.

삥가는 브라질의 노예만큼 나이를 먹은 술이다. 삥가가 만들어질 수 있었던 것은 사탕수수 농장이 생기면서부터이고 농장이 생긴 것은 흑인 노예가 유입되면서부터이다. 사탕수수 농장에서 일할 노동력이 필요했기에 아프리카로 가서 흑인 노예들을 잡아왔던 까닭이다. 따지고 보면 흑인 노예와 사탕수수 농장, 삥가는 모두 나이가 같은 동갑내기인 셈이다.

처음에는 브라질 사람들만 마셨지만 한 번 이 술을 맛본 당시의 외국 노예 상인들이 그 맛에 홀딱 빠지게 되자 자연스럽게 거래가 성립되기에 이르렀다. 노예상인들은 사탕수수 농장주들에게 노예를 주고 그 대가로 삥가를 받아 마셨던 것이다. 아프리카에서 잡혀온 흑인들의 몸값은 삥가 한 잔, 술뿐이 아니다. 브라질의 가장 대표적인 요리중의 하나인 '페이조와다'도 흑인 노예에서 비롯된 것이다. '페이조'는 콩, '와다'는 섞어서 찌다라는 뜻의 포르투갈어로 이 요리의 주재료는 콩이다. 옛날 흑인 노예들에게는 주인이 먹다 남은 것 외엔 별 다른 먹을 것이 주어지지 않았다.

예를 들면 오늘 저녁 주인의 저녁이 돼지고기 요리였으면 주인이 먹지 않고 잘라내는 돼지 코, 발끝, 귀 같은 부위를 주위 콩과 섞어 찌어 먹었다. 흑인 노예들의 먹거리이기에 처음에는 경시했던 주인들도 우연히 한 번 맛을 본 후부터는 의외의 맛에 놀라며 애용하게 되었다는 것이 바로 페이조와다이다.

브라질의 일반 가정에서는 이것을 일요일 오찬으로 요리해 먹는 경우가 많은데 이때 삥가와 까이삐리냐는 필수로 여겨진다. 그들의 조상인 흑인 노예들과 맞바꾼 삥가 한잔, 그리고 역시 버려진 음식물로 만든 노예들의 요리 페이조와다를 먹고 마시고 즐긴다. 게다가 일년 중 가장 큰 행사인 카니발 기간 동안에는 아프리카를 그리워하며 스트레스를 풀던 선조들의 춤 삼바를 추며 광란의 축제를 벌인다. 이것이 요즘 브라질 사람들의 삶의 방식이다. 그러나 요즘 인디오들의 입맛이 바뀌면서 알코올 농도가 짙은 핑가보다 알코올 도수가 낮은 일본 소주가 인기라고 한다. 한국 소주는 일본에서도 맛이 좋다고 소문이 났고 현재 판매하고 있기 때문에 국내 주류회사들이 진출을 한다면 충분히 승산이 있다고 생각된다.

브라질에 흑인 노예가 처음 들어온 것은 1532년이다. 노예 수입이 금지될 때까지 근 3백 년 동안 5백만의 흑인이 들어왔다. 물론 그들과 함께 흑인 문화도 유입되었다. 저절로 흥이 나는 음악과 춤이 바로 그것이다. 노예로 이 땅을 디딘 아프리카 흑인들이 외로움을 달래고 한을 삭일 시간은 고된 하루 일과를 끝내고 모여 그들의 춤, 삼바를 추며 감정을 공유하는 때밖에 없었다. 카니발은 라틴어로 '금육'이라는 뜻이다. 이것은 본래 카톨릭의 축제로, 닥쳐올 금육 기간(부활절과 사순절)에 앞서 영양을 보충하기 위해 맘껏 먹고 마시자는 취지에서 출발한 것이다.

브라질의 카니발 행사는 포르투갈의 리스본에서 있었던 광란의 축제에서 연유되었다. 포르투갈의 축제는 과격, 무질서, 과다 노출, 과다방종의 대명사였다. 서로에게 오물, 유리 조각을 뒤집어씌우는 정도는 일반적인 행사였고 성적으로 문란한 정도나 범죄의 발생율로 봤을 때 그 정도가 지나쳐 1854년 이 행사의 금지령이 제정되기도 했다. 어쨌든 브라질에서는 17세기 포르투갈의 식민자들에 의해 이 이베리아적 전통이 도입되고 여기에 아프리카 흑인 노예들의 춤, 삼바가 보태져 삼바 카니발이 탄생되었다.

중요한 역사적 의미가 담긴 축제지만 정작 브라질 사람들은 이런 기원 같은 것은 신경쓰지 않는 눈치다. 그저 열기와 환희로 가득찬 나흘간의 축제를 먹고 마시고 춤추며 무아지경 속에 보내는 것만이 중요할 뿐, 열정적이고 낙천적인 남미 사람들이 가장 술을 많이 마시는 기간이 물론 이 카니발 기간인 것은 쉽게 짐작할 수 있을 정도다.

매년 40만 명이 넘는 관광객이 찾아오고 그들에게서 8백만 달러가 넘는 외화를 뿌리게 하는 이 대단한 축제는 그 광란의 정도가 지나쳐 올해에도 3백명이나 되는 사망자가 발생했다. 아프리카의 검은 피와 이베리아의 전통이 씨실과 날실이 되어 가장 남미스러운 모습으로 화려하게 혼돈스런 광대한 융단인 '삼바 카니발'을 연출해 내고 있는 것이다.

　브라질은 술과 춤과 음악의 나라이다. 이 삼박자가 강렬하게 맞물려 돌아가는 것이 삼바 카니발이고, 술이든 춤이든 음악이든 간에 이 카니발 이야기를 빼놓고는 결코 설명할 수도 없는 것이 브라질이다.

　보통 술은 취하지 않을 정도로 마신다. 이야기를 하면서 목이 마를 때 한 모금씩 마시는 정도, 또한 상대에게 술을 권하거나 억지로 마시게 하는 것은 결례다. 자신이 먹고 싶은 술을 먹고 싶은 만큼 시켜서 마시는 것이 일반적이다. 따라서 브라질에서는 술에 취해 비틀거리는 사람을 보면 알코올 중독자로 생각하기 쉬우니 브라질에서 술을 마시게 된다면 각별히 주의해야 한다.

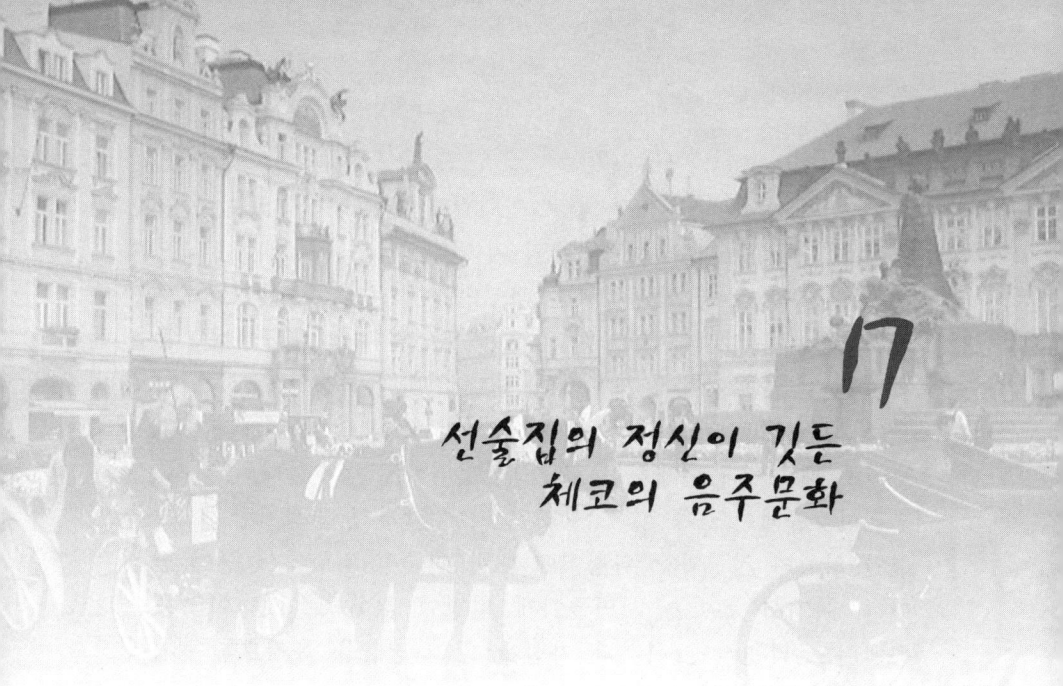

17. 선술집의 정신이 깃든 체코의 음주문화

　1인당 맥주소비량 세계 1위, 최초의 맥주 양조법에 관한 기록, 세계 최초의 맥주 박물관 개관, 세계 최초의 플젠식 맥주 생산, 맥주공장 종업원이 대통령이 된 나라… 이상은 맥주의 천국으로 불리는 체코를 수식하는 말들이다. 영원한 보헤미안들의 안식처이며 중세 예술의 보고인 프라하를 중심으로 전국에 흩어져 있는 수많은 맥주 양조장과 선술집은 누구든 환영받고, 누구든 마음껏 마실 수 있는 세계 최고 품질의 맥주가 기다린다. 왁자지껄하고 담배연기 자욱한 선술집에서는 남녀노소, 인종, 종교적인 차이도 금새 허물어진다.

　체코인들은 집에서 맥주를 마시기보다는 선술집에서 마시는 것을 더 좋아한다. 맥주 마시는 행위가 바로 친구를 사귀고 토론을 할 수 있는 그 자체를 의미하기 때문이다. 체코에는 수많은 선술집이 제각기 다른 맛과 분위기를 자랑하며 술꾼들을 유혹한다. '어떤 맥주가 가장 우수한가'라는 질문이 체코인들에게 낯설게 느껴지는 것처럼, 어떤 선술집이 가장 훌륭한가도 우스운 질문일 뿐이다. 퇴근 후 들르는 곳이 세상에서 가장 좋고 안락한 선술집! 전통있는 유명한 선술집은 외국인들이나 관광객들의 차지다.

'선술집 정신'을 이해하려면 체코민족 특유의 유머를 이해해야 한다. 불확실한 미래와 역사로 인해 체코인들의 의식 속에는 말을 절제해야 한다는 생각에 사로잡혀 있다. 맥주 마시는 행위가 바로 친구를 사귀고 토론을 할 수 있는 그 자체를 의미하기 때문이다. 대화 주제는 태양아래 존재하는 그 어떤 것이라도 상관없다.

흔히 '슈베이크 주의'로 알려진 가벼운 자기 빈정거림은 수세기에 걸친 외세의 점령과 상위정치에 대한 민족적 저항에서 영향 받은 것이다. 여기서 유머는 서민들에게 희망이 없어 보이는 어려운 상황 속에서도 낙관적인 시각과 자신에 대한 믿음을 유지토록 해주었고, 사람들은 정치, 경제상황에 대한 실망감과 좌절을 유머 한마디와 선술집에서의 쓸데없는 말로 보상받을 수 있었다.

따라서 체코의 선술집은 오랜 동안의 역사와 위기상황에서 유래되어 '친분을 넓히려는 경향', '시끌벅적함', '열린 공간' 그리고 체코인의 민주적 성격과 사회성을 대변해 주는 '수다스러움'이라고 정의할 수 있다. 선술집에서의 모임은 불안한 역사 속에서 살아남아 위안 받을 수 있었던 유일한 보상이었다. 맥주 한잔이면 온 세상이 그들 것이었다. 왁짜지껄한 분위기, 구수하고 쌉싸름한 호프 냄새 가득한 선술집 풍경, 그 안에서 벌어지는 사건들은 고스란히 체코의 예술에 드러나 있다. 체코 삶의 모습은 곧 맥주의 모습이자 선술집의 모습이 되는 것이다.

체코에서는 각각의 맥주가 최고의 맥주라는 표현으로 소비자를 유혹하고 있다. 맥주의 황제라고 부르는 부드바르 맥주는 16세기 초에 왕실에서 마셨던 맥주이다. 라데가스트 맥주는 3년 연속 올해의 체코 맥주로 선정된 명주이고, 벨코포포비츠키 코젤은 1995~96년 세계 맥주대회에서 맥주 금메달을 수상하였다.

반면 체코에서 필즈너(Pilsner)가 가장 많이 팔리는 맥주이다. 맑은 황금빛을 내는 스베틀레 맥주는 호프 특유의 감칠맛과 마시고 난 후 약간 씁쓰름한 맛이 나며, 흑맥주는 좀 달콤하고 걸죽하다. 10%와 12% 맥주가 가장 일반적인데, 최근에는 맥주값 인상 등의 이유로 약간 값이 싼 10% 맥주를 많이 마시는 경향이 있다(10%니 12%니 하는 수치는 양조 때 설탕량이 발효전 전체무게의 10% 또는 12%에 해당된다는 의미이다). 또 각 지방마다 지역에서 생산되는 맥주가 따로 있어 어떤 맥주가 가장 훌륭하고 맛있는 맥주인지 판단하기란 거의 불가능하다.

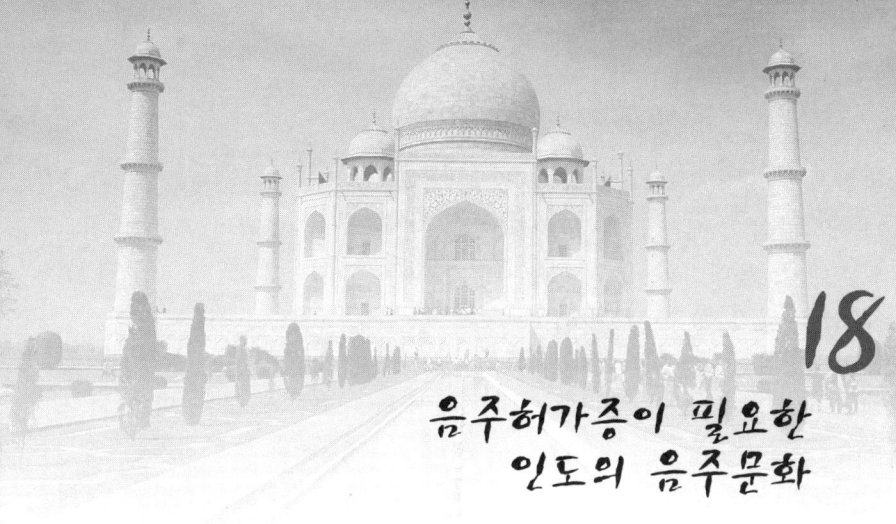

18

음주허가증이 필요한 인도의 음주문화

　인도를 기점으로 서쪽으로 갈수록 술 마실 기회가 적은데, 인도 역시 술 마시기가 어려운 나라이다. 인도는 전면 금주국은 아니므로 술을 마실 수는 있지만, 단순히 기분을 내기 위해서 술을 마시는 사람은 드물다. 우선 술을 먹기 좋은 지역은 엄청난 양의 주세가 붙지 않는 델리, 고아, 폰티체리, 시킴, 듀 등의 지역이다. 이 지역에서는 사다가 먹으면 맥주 25루피부터 위스키 50ml 짜리는 200루피 전후해서부터 시작할 수 있다. 그 외의 지역은 지역마다 주세가 다른데, 아그라와 바라나시가 있는 우타르프라데쉬는 주세가 비싸기로 인도 내에서도 소문난 곳이다.

　남인도에서 자주 볼 수 있는 Bar라는 간판은 거의가 위법이므로 주의하는 것이 좋다. 현재 금주법이 실시되고 있는 주는 구자라트 주뿐이지만, 구자라트주에서도 일부 호텔에서는 마실 수 있다. 그런 경우에도 음주허가증(Liquor Permit)을 보이지 않고는 마실 수 없다. 이 지역에서 술을 마시기 위하여 음주허가증을 발부하려면 비자가 있는 여권을 가지고, 현지의 4대 도시 관광국에 가면 간단하게 발부해 준다. 그 밖의 주에서도 금주일(Dry Day)이 있는데, 델리의 경우 매월 1일과 7일, 봄베이의 경우 매월 1일과 10일이 금주일로 이 기간엔 일체 술을 팔지 않는 게 보통이다.

 인도인들은 술이 마음을 탁하게 해서 인간 속에 있는 신(神)을 잠재워 버린다고 생각하기 때문에 취해서 소란스럽게 구는 일은 없다. 이슬람교는 술을 금지하며, 힌두교도 그다지 술을 좋아하지는 않는다. 그러나 최근의 경우 특히 도시에서는 술에 대해서 관용을 보이는 경향으로 외국인 관광객은 호텔이나 바에서 얼마든지 마실 수 있다. 그러나 이런 곳에서 비싼 술을 마신다고 해서 꼭 즐거워지는 것만은 아니므로 인도에서는 여행 자체와 전통 문화에 도취하면서, 목을 축이기 위해서는 현지인들과 인도 전통 챠이를 한 잔 마시는 것이 여행자의 여독을 풀 수 있는 좋은 방안이 될 것이다.

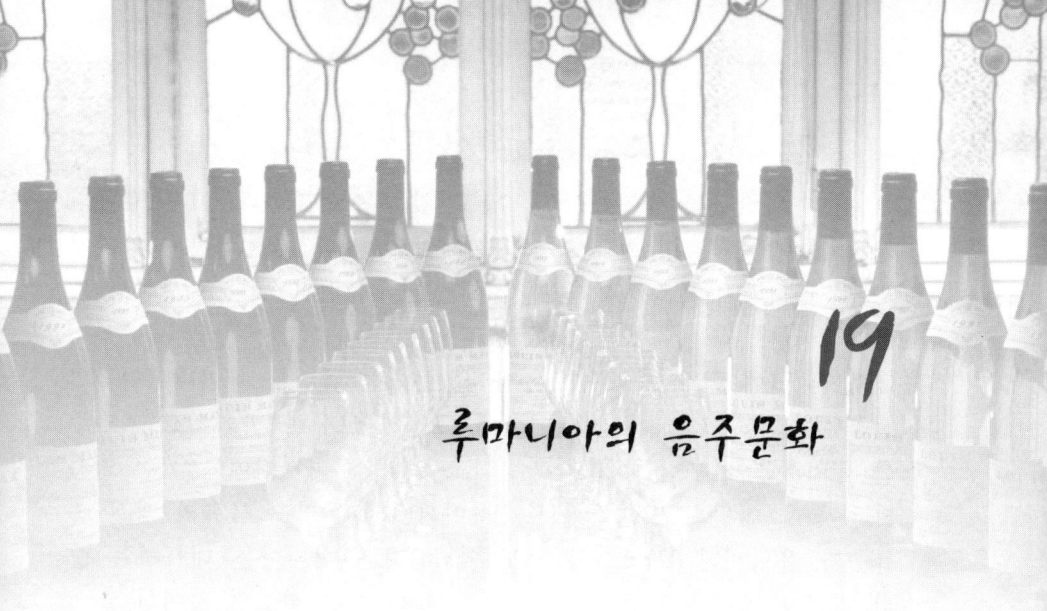

19

루마니아의 음주문화

구름을 가뿐히 밟고 가는 사람이 있는가 하면, 가을 구름을 머리 위에 이고 사는 사람도 있다. 세상 근심을 머리 위에 이고 해가 지도록 하루를 보내는 이도 있다. 술병을 머리 위에 이고 가는 사람이 있는가 하면, 사람을 술잔 위에 올려놓고 곡예를 타는 술병도 있다. 우리들 인생에 빠지지 않고 수없이 회자되는 이야기의 으뜸은 술이라 믿어 의심치 않는다. 요즘은 그 좋은 술을 입으로 마시지 않고, X구멍으로 마시는 비문명화된 이들이 있어 간혹 눈살을 찌푸리게 만들기도 한다. 좋거나 기뻐서 한잔, 또는 슬프고 화가 나서 한잔, 그런게 술이다.

이 달콤한 향과 특이한 맛을 지닌 액체(보다 정확하게 얘기 하자면 포도주)를 처음 만든 사람은 누구일까? 불문의 여지없이 우리는 바쿠스(Bacus) 신을 꼽을 것이다. 포도를 갈아 마시던 거리의 걸인이었던 바쿠스는 며칠이 지난 포도즙을 우연히 마시게 되었다. 향과 맛이 조금은 이상했지만, 그 후로 바쿠스는 이 신비한 묘약의 영원한 팬이 되었다는 얘기는 모두 알고 있는 이야기이다. 이후 로마의 라틴인들에 의해 이 포도주는 찬미되었으며, 그들의 피정복 지역에 포도 재배를 적극 장려하여 이것이 오늘날 유럽의 포도주 생산의 기반이 되었다.

루마니아에 언제 포도주가 전래되었는지는 몰라도 루마니아인들의 선조인 다치아(Dacia) 인들은 이미 그들의 고유한 방식으로 포도주를 음미했음이 문헌을 통해 확인되고 있다. 루마니아에는 이런 역사와 전통을 지닌 포도주 외에도 '쭈이꺼(Tuica)'라는 특유의 과실 증류주가 유명하다. 쭈이꺼와 포도주(Vin)가 루마니아를 대표하는 술의 대명사라는 것은 웬만한 술꾼들이면 다 아는 사실일 것이다.

오늘날의 루마니아에서는 이 쭈이꺼(이 술을 몇번 더 증류하면 빨린꺼(Palinca)라는 술이 된다)와 포도주 이외에도 보드카, 위스키, 럼, 각종 리큐르, 다양한 맥주 등이 생산되며 많은 사랑을 받고 있다. 현재 루마니아 국내에서 생산되는 술은 비교적 저렴하며, 특히 포도주는 아주 저렴한 가격과 뛰어난 품질로 이미 서구에서 크게 사랑받고 있다.

루마니아의 각 가정에서 상비약처럼 저장해 오며 마시는 대중주의 하나인 '쭈이꺼'는 통상 자두(Pruna)를 원료로 하는데, 지방에 따라 포도, 살구, 사과 등을 원료로 하기도 한다. 가을에 딴 자두 등을 큰 그릇에 담은 후 설탕을 함께 넣고 삭을 때까지 내버려둔다. 이렇게 일주일이 지나고 나면, 약 90도 이상의 순수한 알코올을 부은 후 증류하기 시작한다. 증류와 거르는 일을 많이 반복할수록 더욱 강한 쭈이꺼를 맛볼 수 있게 된다.

우리나라의 소주에 해당하는 이 쭈이꺼는 감히 소주와 비교할 수 없을 정도로 깨끗하고 독특한 향을 지닌 술이지만, 대부분 시골의 각 가정에서 직접 만들기 때문에 일반 소매점에서는 쉽게 접할 수 없다는 단점도 있다. 하지만 그 어떤 나그네라도 한적한 루마니아의 시골길을 가다보면 어렵지 않게 한잔 얻어 마시고 갈 수 있는 술이기에 그들의 삶을 이해하고 반영하는 하나의 척도가 되고 있다.

거절할 수 없는 술이라면 마시고 취하는 게 인간미이고 풍류라고 위안하면서 입안으로 털어 넣은 쭈이꺼는 그 다음날 결코 취객을 배신하지 않는다. 누구나 독하고 깨끗한 술을 마셔본 사람이라면 의외로 그 다음날의 가뿐함을 알리라.

쭈이꺼와 더불어 루마니아 주류계의 양대 산맥을 형성하는 포도주는 그 품질과 가격으로 이미 유럽의 수많은 팬을 확보하고 있다. 한때(양차대전 기간) 세계 4위의 포도주 생산국이었던 루마니아는 현재 포도재배 면적으로는 세계에서 9위, 포도주 생산으로는 세계에서 12위에 위치하고 있다. 루마니아 포도 산업은 전 유럽을 휩쓸었던 1884년 포도나무 뿌리 진디병(또는 포도나무 뿌리 흑벌레)에 의해, 그리고 1945년 사회주의와 함께 도래한 농업개혁의 회오리 속에 큰 타격을 입었다. 맥주가 없는 독일인을 상상할 수 없듯이 포도주가 없는 루마니아를 상상하는 것은 있을 수가 없는 일이다.

흔히 포도주는 눈과 코 그리고 입으로 마신다고 한다. 즉, 먼저 눈으로 포도주의 색(포도주의 질을 반영)을 감상하고, 다음 코로 그 향을 음미하며, 마지막으로 입을 통해 그 맛을 느끼는 것이다. 이렇게 엄격함을 강요하는 포도주는 색조에 따라, 단맛과 쌉쌀한 맛에 따라, 발포성과 비 발포성에 따라, 주정 강화에 따라 그리고 식사 코스별에 따라 분류한다. 포도주의 제조는 쭈이꺼와 거의 유사하나, 증류과정을 거치지 않고 참나무통에 담아 숙성의 과정을 거친다. 참나무통을 옮겨가며 1~2년간 숙성시킨 후 병에 담아 또 일정기간 더 숙성시킨 후 출하한다.

여기서는 우리들이 자주 접하는 포도주를 4종류로 구분해 보고자 한다. 일반적으로 적포도주(vinul rosu), 백포도주(vinul alb), 발포성 포도주(vinul spumant), 향포도주(vinul aromatizat)가 있으며, 그 외에 홍포도주(vinul rose) 등이 있다. 통상 백포도주는 차게 해서(8~12℃) 마시며, 다리가 긴 튤립 잔에 따라 마신다. 이때 주의할 점은 손으로 잡을 때 컵 부분을 건드리지 않고 다리부분만 잡고 시음하는 것이다. 찬 포도주 액이 담긴 컵 부분을 만지면, 체온에 의해 색과 맛이 변질된 가능성이 크기 때문이다.

적포도주는 통상의 실온(17~20°C)에 보관하며, 절대 차게 해서 마시지 않는다. 발포성 포도주는 샴페인과 매우 유사하며, 흔들어 개봉하면 샴페인처럼 거품이 쏟아져 나오기 때문에 얌전히 개봉해야 한다.

마지막으로 향포도주는 후식으로 마시는 포도주로 딸기 향처럼 기타 주정이 가미된 포도주이다. 따라서 정상적으로 만찬을 준비하는 주인은 손님을 위해 최소한 4종류 이상의 포도주를 준비하는 것이 예의이며, 시음의 순서는 일반적으로 약한 포도주부터 강한 포도주로, 신(sec) 포도주로부터 단(dulce) 포도주로 그리고 백포도주로부터 적포도주로 시음하는 것이 관례이다.

그럴듯하게 꾸민 레스토랑에 들어가 포도주를 주문하게 되면, 웨이터가 상세하게 취향(색, 맛 등)을 묻는다. 포도주를 가져온 웨이터가 손님에게 병의 모양과 색을 보여준 다음, 개봉하여 시음용으로 한사람에게 조금 부어준다. 이때 남녀 한 쌍일 경우 남자에게, 여러 명일 경우 연장자에게 시음을 권하며, 맛을 본 후 손님이 좋다는 싸인을 해주면 그때서야 나머지 손님들에게 차례로 서비스한다. 만약 맛이 좋지 않을 때(주문한 포도주 원래의 향이나 맛이 아닐때)는 진짜 좋은 포도주가 나올 때까지 계속해서 다른 포도주를 요구할 수 있으며, 이때 시음용으로 개봉한 포도주에 대해서는 별도 요금을 부과하지 않는 것이 관례이다.

풍부한 토양의 풍성한 포도들로 생산되는 루마니아 포도주의 특화를 위한 일련의 노력들이 조직적으로 행해지고 있다. 루마니아내의 모든 종류의 박람회를 기획 주관하는 롬엑스포(ROMEXPO S. A) 회사에 의해서 '루마니아 포도주 박람회(VIN-EXPO)'가 11월 2일부터 6일 까지 부쿠레쉬티에서 열린다. 비단 포도주뿐만 아니라 기타 알코올 주류 및 비알콜 주류를 총 망라하는 이번 박람회에는 이탈리아, 포르투갈 등 몇몇 외국회사들과 39개의 루마니아 회사들이 참여했다. 잘 알려진 루마니아의 대표적인 포도주 회사로 Pietroasa, Tarnave, Murfatlar, Cotnari, Dealu Mare, Bohotin, Stefanesti, Alba Iulia, Valea Calugareasca, Odobesti, Merei, Medgidia 등 이루 그 수를 헤아릴 수 없을 정도로 많다.

루마니아의 포도주 회사들은 연간 수 백 종이 넘는 다양한 포도주를 생산하고 있다.

어떠한 메이커(포도주 병의 레벨에는 회사명과 아울러 포도주의 종류를 표기해놓고 있음)의 포도주를 고르더라도 자기의 입맛에 맞지 않는 포도주는 공짜라도 대책이 없다. 포도주의 초보자나 단맛의 포도주를 좋아하는 이들에게는 Chardonay, Tamaioasa Romaneasa, Muscat Ottonel 등을, 조금 단맛이 나는 백포도주로는 Feteasca Alba, Sauvignon Blanc Doc를. 신맛의 백포도주로는 Sauvignon Blanc 등, 단맛의 분홍(rose) 포도주로는 Busuioasca 등, 단맛 계통(dulce, semidulce)의 적포도주로는 Feteasca Neagra, Merlot 등을 그리고 신맛 계통(sec, demisec)의 적포도주로는 Cabernet Sauvignon, Pinot Noir 등을 권유하고 싶다.

그리고 겨울에 마시는 한 가지 재미있는 루마니아 포도주의 시음법을 보면 매우 인상적인 것이 있다. 추운 겨울날 데워서 마시는 정종처럼, 루마니아에서도 겨울 추위나 감기 등을 이기기 위해서 적포도주를 뜨겁게 데워 마시는 예가 있다. 신맛의 적포도주에 기호에 따라 설탕이나 계피가루를 넣어 뜨겁게. 한번 끓인 후, 투박한 컵에 따라 마시는 그 맛은 마셔보지 않은 사람들은 이해를 못하리라. 특히 겨울 여행을 가거나 산에 스키 타러 가서 친구들과 어울려 마시는 그 신비한 뜨거운 포도주(Vin Fiert)는 상상 할수록 입안에 침이 고인다.

20

데낄라 전설과
멕시코의 음주문화

    데낄라는 멕시코산 용설란주이다. 멕시코 올림픽으로 유명해진 멕시코의 심볼마크에 '태양의 돌'이 있다. 멕시코에 있어서 태양은 우주의 원리, 생명의 원리이며, 또한 죽음의 원리이기도 하다. 그 뜨거운 햇볕 속에서 무럭무럭 자라는 식물이 있으니 바로 멕시코 원산인 용설란이다. 멕시코 원주민들은 옛날부터 이 용설란에서 나오는 수액을 발효시켜 술을 만드는 방법을 알고 있었다. 이 태양의 아들 같은 용설란을 발효시켜 증류한 술이 바로 '풀께(pulque)'이다. 실제 250년의 것으로 추정되는 벽화에는 발효된 풀께를 나누어 마시는 장면이 그려져 있다. 이후 14세기에 이르러 풀께는 찬란한 고대문명을 꽃피웠던 아스텍 인디언들로부터 사랑받게 됐다. 이들은 풀께를 '생명의 물'이라 부르며 성스러운 음료로 여겼던 것이다.

    멕시코의 토속주라고 할 수 있는 풀께가 국경을 넘을 수 있었던 것은 바로 14세기 말엽의 일이다. 콜럼버스가 신대륙을 발견하기 전 이미 남미를 정복한 그는 스페인의 꼬르떼스는 아스텍 인디언들이 마시는 신비로운 술을 발견하고 그 풍취에 빠져들고 말았다. 그는 스페인의 왕에게 풀께를 상납했고 그 향과 맛에 반한 스페인 왕실은 자신들만을 위한 최고급 떼낄라를 원했다. 그래서 1758년 호세 꾸에르보(Jose Cuervo)라는 이에게 땅을 하사했고 그는 이 땅에서 왕실만을 위한 풀께를 생산했다. 이것이 자급자족의 형태를 띠던 떼낄라 제조가 기업적 형태로 바뀌게 된 계기이다.

멕시코가 스페인으로부터 독립하기 전인 1795년 호세 꾸에르보의 아들인 안또니오 꾸에르보는 스페인의 왕 까를로스 4세로부터 떼낄라를 상업용으로 생산해도 좋다는 허가를 받았다. 이후 데낄라는 세계적인 술로 자리를 굳혀 200여년이 지난 지금에도 여러 나라에서 사랑을 받고 있다.

데낄라는 고지대 사막에서 자생하는 아가베(Agave: 멕시코산 용설란의 일종)로 만든다. 아가베는 가시와 넓은 잎을 가졌기 때문에 언뜻 보면 선인장으로 착각하기 쉬우나 사실은 백합과 식물이다. 데낄라 제조에 사용되는 것은 8년에서 10년 동안 재배돼 숙성된 '라삐냐(La Pina)'라는 아가베의 뿌리다. 무게가 20~30kg정도 되는 녹말이 풍부한 삐냐를 우선 36시간 동안 증기로 찐 후 12시간 정도 식힌 다음 짓이겨 '아구아 미엘(Agua Miel 꿀물이라는 뜻)'이라고 하는 설탕물을 추출한다. 이를 이스트로 충분히 발효시키고 증류 과정을 거치면 데낄라가 탄생되는 것이다.

다음으로 '데낄라'라는 말의 어원을 살펴보면 16C 스페인이 멕시코를 점령했을 당시에 멕시코의 중앙고원에 위치한 멕시코의 도시인 과달라하라(Guadalajara) 교외에 데낄라라는 작은 마을이 있는데 '데낄라(Tequila)'라는 이름은 여기서부터 유래되었다.

데낄라는 멕시코의 특산주로 18세기 중반 경 하리스코주 데낄라 마을 근교에서 일어난 산불에 의해 우연히 만들어진 알코올이다. 이 산불의 열에 의해 마게이(Maguey, 용설란)가 단맛이 나게 되고 이것을 발효, 증류시켜 무색투명한 증류주를 만들게 된 것이 그 시초이다. 데낄라의 원료는 '용설란'이라는 식물이며, 이 식물은 멕시코 및 세계 각지에서 부색 종류가 재배되고 있지만 멕시코 특정지역에서 재배되는 독특한 품종을 사용한다.

많은 품종 중에서도 멕시코에서 술의 원료로 사용되는 것은 아가베 아메리카나(Agave Americana), 아가베 아트로비렌스(Agave Atrovirens), 아가베 아즐 데낄라나(Agave Azul Tequilana)의 3가지 품종으로 나누어진다. 이 중에서도 아가베 아메리카나와 아가베 아트로비랜스는 풀께를 만드는 원료로 사용되어지며, 이것을 증류하여 만든 것이 메스칼(Mescal)이다.

풀께는 옛날 토착민들 사이에 마셔지던 것으로 지금도 멕시코시 주변에서는 많이 마시고 있는 양조주이다. 멕시코가 증류기술이 전해진 것은 16세기에 이곳으로 이주해온 스페인 사람들에 의해서이며 지금의 근대적인 증류 방법으로 데낄라가 만들어지기 시작한 것은 18세기 후반부터이다. 어떤 종류의 용설란으로도 만들 수 있는 메스칼과는 달리 데낄라는 데낄라 마을에서 재배되는 아가베 아즐 데낄라나의 품종으로만 만들어진다. 이 지역에서 재배되고 있는 품종이 다른 지역과는 달리 품질에 특징이 있는 것으로 알려져 이것이 정부의 인정으로 이 아가베 아즐 데낄라나로 만든 메스칼은 이 지역 이름인 데낄라란 단어를 사용하게 되었다. 그리고 한 지역의 특산주인 데낄라가 전 세계적으로 알려지게 된 것은 1968년 멕시코 올림픽 이후부터이다. 지금은 많은 제품이 생산, 판매되고 있으며 수출용이 아닌 멕시코 국내에서 판매되는 메스칼 중에는 종종 그 속에 판매 전략으로 넣어 놓은 용설란에 있는 벌레가 들어 있는 경우도 있다.

20.1 칵테일로 즐기는 음주방법

태양과 선인장의 나라 멕시코는 고대부터 마야, 아즈텍, 자포텍 등의 화려한 문화를 꽃피워오다가 중간에 1521년부터 300년간 스페인의 지배를 받았다. 이때 토착의 인디오 문화에 스페인의 문화가 융합하여 고유의 문화를 만들어 냈으며, 국민의 절반 정도가 멕시코 인디오와 스페인인의 혼혈인 메스티조이다. 국민성은 정열적이면서도 낙천적이며, 선조가 동양인이라고 믿고 있기 때문에 동양인들에게 상당히 호의적이기도 하다. 국토 면적은 우리나라의 9배로 세계 13위이며, 국민의 90%가 카톨릭교도인 것도 특이하다. 멕시코 요리는 90년대 초 국내에 미국계 패밀리 레스토랑이 들어오면서 알려지게 되었는데, 매콤한 맛이 우리나라 사람들 입맛에 맞아 즐겨 찾는 외식메뉴가 되고 있다.

멕시코 요리의 3대 재료는 옥수수와 콩, 수 십 가지의 고추이다. 옥수수는 고대 마야인들이 자신들이 옥수수에서 생겨났다고 믿었을 정도로 기본적이고 역사가 오래된 작물에 속한다. 그냥 구워서 먹기도 하지만, 물에 불린 후에 으깨서 얇고 넙적하게 편 다음 구워, 우리가 잘 알고 있는 또르띠야를 만든다. 집에서 주부들이 직접 만들기도 하지만 최근에는 또르띠야만 구워서 파는 가게에서 사다 먹는데, 오후가 되면 또르띠야를 사기 위해 길게 줄을 선 것을 볼 수 있다.

또르띠야는 멕시코인의 주식으로 이 위에 다진 고기와 야채를 얹고 소스를 얹어 먹는데, 이것을 타코라고 한다. 또르띠야의 응용범위는 상당히 넓어서 수많은 요리를 만들 수 있다. 몇 가지만 열거하자면, 또르띠야를 그대로 기름에 바삭하게 튀긴 후 팥이나 구아카몰 소스를 바르고, 여러 가지 볶은 야채와 문어, 쇠고기 등을 얹어 먹는 것을 토스타다, 또르띠야 사이에 닭고기와 살사소스, 치즈 등을 넣고 오믈렛처럼 반 접은 것을 엔칠라다, 또르띠야 사이에 치즈, 소시지, 감자, 콩, 호박을 넣고 반달모양으로 접은 후 구운 것을 꿰사디야라고 한다.

또르띠야 요리에 빠지지 않는 매콤한 살사 소스, 살사는 스페인어로 '소스'라는 뜻이며, 멕시칸 살사 소스는 잘게 썬 토마토에 양파, 고추에 실란트로, 오레가노 등 향신료를 넣고 만다. 또한 멕시코인들이 좋아하는 과일인 아보카도를 갈아서 만드는 녹색의 과카몰 소스도 빠지지 않고 들어간다. 여기에 생크림(또는 사우어 크림)이 추가되기도 한다. 많이 사용하는 향신료로는 베트남처럼 실란트로가 있다.

 430 음주의 유혹 금주의 미혹

멕시코인들은 우리나라 사람들처럼 고추를 좋아하는데, 그 가지수가 무려 60여 가지나 된다. 용도도 고추가루를 내는 것에서 고추피클을 만드는 것 등 맛과 향도 다양하다. 세계 3대 매운 요리라고 하면 우리나라, 태국과 멕시코를 꼽는다. 고추가 대부분의 요리에 들어가는데, 심지어는 구운 옥수수에도 뿌려먹는다.

이외 많이 사용하는 재료로는 토마토, 라임(레몬과 비슷하나 약간 작고, 연두색) 등이 있으며, 자연에서 나는 많은 재료를 최대한 이용한다. 예를 들어 놋빨이라는 요리는 멕시코에서 흔히 볼 수 있는 손바닥만한 둥근 선인장의 가시를 모두 긁어내고 껍질을 벗긴 후, 양파 등과 함께 볶아먹는 것이며, 타말은 또르띠야에 고기, 야채 등 여러 가지 소를 넣고 모양을 만든 후, 옥수수 잎에 싸서 쪄내는 요리이다.

고유의 요리로 삶은 닭고기나 칠면조 위에 달콤한 소스를 얹어 내는 몰레라는 것이 있다. 이 음식에 대해서는 재미있는 유래가 있는데, 옛날 시골의 작은 수녀원에 추기경이 방문을 하게 되었다. 작은 수녀원인지라 특별히 대접할 음식이 없었는데, 궁리하다가 부엌에 있는 온갖 재료를 모두 넣고 갈아서 소스를 만든 후, 닭고기 위에 얹어서 내었다.

그런데 의외로 맛이 좋아서 추기경이 요리의 이름을 묻자, 몰레 (mole: 스페인어로 '갈다')라고 대답한데에서 이름이 정해져 버렸다. 또 멕시코 하면 빼놓을 수 없는 것이 데킬라이다. 알코올 도수가 38~40도로 독한 데킬라는 사막에서 나는 식물인 용설란의 줄기즙을 발효시켜서 만드는데, 마시는 방법이 특이해서 많이 알려져 있다. 소금과 라임이 필요한데, 소금은 잔의 입부분에 묻혀서 마신 다음, 라임을 물고 즙을 빨아들인다. 이것은 짠맛과 신맛과 데킬라의 쓴맛을 중화시킨다거나, 또는 소금이 염분을, 라임이 비타민 씨를 보충한다는 민간요법에서 내려온 것일 수도 있다.

그리고 유명한 멕시코산 맥주 코로나, 역시 라임을 병 안에 빠뜨린 후, 새콤함으로 마시는 맥주이다. 그리고 멕시코가 원산인 칵테일 마르가리타는 데킬라에 라임즙을 넣고 만든 칵테일로 따르기 전에 잔의 입 부분을 라임주스에 담근 후 굵은 소금을 묻힌다. 새콤한 맛으로 여성들의 인기를 끌고 있는 칵테일 마르가리타는 소금과 라임 또는 레몬과 데낄라의 결합은 멕시코인의 전통적인 데낄라 마시는 법과도 통한다. 새콤하면서도 산뜻한 맛 때문에 여성에게 인기 있는 칵테일이다.

마르가리타의 탄생설에는 어떤 술이든지 소금을 곁들여 마시는 걸프렌드인 마르가리타를 위해 멕시코의 호텔 바텐더가 1936년에 고안했다는 설과 로스엔젤레스의 바텐더가 전국 칵테일 컴페티션에 출품하기 위해 1949년에 고안하여 죽은 애인인 마르가리타의 이름을 붙였다는 설이 있다. 또한 롤링 스톤즈가 멕시코 공연 때에 이 칵테일에 반해서 그 후로는 세계 각지 가는 곳마다 퍼뜨렸다는 일화가 있다. 한 여성의 이름에서 딴 것으로 1920년대 경 어떤 바텐더가 연인인 멕시코인 마르가리타와 사냥여행을 갔는데, 그녀가 다른 사람이 쏜 총알에 맞아 죽고 말았다. 상심한 이 바텐더가 나중에 자신이 만든 칵테일에 이 연인의 이름을 붙인데서 기원한다.

20.2 데낄라의 유래 및 특징

남미 정열의 상징 데낄라의 이름은 멕시코의 자리스코 주에 위치한 마을 '데낄라(Tequila)'로부터 유래됐다. 예로부터 인디언들은 사막에서 자라는 용설란이란 식물을 발효시켜 데낄라를 빚었다고 전해지고 있다. 이들은 데낄라를 '생명의 물'이라 부르며 성스러운 음료로 여겼다. 14세기 말엽 남미를 정복한 콜테즈는 인디언들이 마시는 신비로운 술을 발견했고, 스페인 왕에게 상납했다. 데낄라의 향과 맛에 반한 스페인 왕실은 자신들만을 위한 최고급 데낄라를 원하게 되었다. 이에 1758년 당시 스페인 왕인 찰스 4세는 돈 호세 쿠엘보(Jose Curevo)에게 멕시코의 땅을 하사했고, 그는 이 땅에서 아가베를 기르고, 왕실만을 위한 데낄라를 생산했다.

1795년 호세 쿠엘보의 아들인 안토니오 쿠엘보는 스페인 왕 크롤로스 4세로부터 데낄라를 상업용으로 생산해도 좋다는 허가를 받았고, 멕시코가 독립된 이후부터 200여 년이 지난 오늘까지 '호세 쿠엘보'는 최고의 데낄라 브랜드로 자리를 굳혀 90여 개국 세계인의 사랑을 받고 있다. 국내에 친근하게 알려진 제품은 호세 쿠엘보 Especial은 2세기에 걸쳐 완벽하게 다듬어진 품질과 부드러우며 섬세한 달콤함이 느껴지는 맛으로 세계에서 가장 많이 팔리는 제품이며, 프랑스산 오크통에서 숙성된 1800 Anejol는 아몬드와 바닐라의 진한 향과 풍부하면서도 부드러운 맛이 특징이다.

　이후 데낄라는 세계적인 술로 자리를 굳혀 200여년이 지난 지금에도 여러 나라에서 사랑을 받고 있다. 데낄라는 고지대 사막에서 자생하는 아가베(멕시코산 용설란의 일종)로 만든다. 아가베는 가시와 넓은 잎을 가졌기 때문에 언뜻 보면 선인장으로 착각하기 쉬우나 사실은 백합과 식물이다. 데낄라 제조에 사용되는 것은 8년에서 10년 동안 재배돼 숙성된 '피냐'라는 아가베의 뿌리이다. 데낄라는 선인장류(Mescal Plant)의 식물인 용설란(Agave)의 수액을 발효하여 양조주를 만들고 이 풀께주를 85도 이하로 증류하여 만든다. 이 풀께라고 알려진 용설란주는 스페인 사람들이 멕시코를 정복하기 이전부터 애용되어 오는 멕시코의 국민주이다.

　숙성하지 않은 투명한 데낄라를 실버라고 하는데 주로 칵테일을 만들 때 사용되고, 숙성이 된 데낄라는 골드라고 부른다. 이름처럼 황금색을 띠고 있는 골드 데낄라는 오크통에서 3년간 숙성시키기 때문에 스트레이트로 마시기에 적당하며 실버에 비해 부드럽고 향이 좋다. 하지만 아무래도 피냐에서 나오는 향이 섞이기 때문에 향에 부담을 느끼는 사람도 없지 않다. 그 때문인지 멕시코인들은 이상한 음주 습관을 갖고 있다.

　주먹을 쥔 뒤 손에 레몬즙을 문지르고 그 자리에 소금을 뿌린다. 소금을 혀로 핥아 그 맛이 입에서 퍼지는 동시에 데낄라를 '원샷'으로 마시는 것이다. 그리고 술을 마신 즉시 레몬이나 라임조각을 깨문다. 그보다 더 희한한 풍습은 누에 같이 생긴 벌레 한 마리를 데 낄라 술통에 넣는 것이다. 대개 그 벌레는 병 바닥에 가라앉는데 마지막 잔을 부을 때 그 벌레 역시 따라 나오게 마련이다. 멕시코 사람들은 그 벌레를 먹으면 행운이 온다 하여 반드시 술을 바닥낸다.

데낄라는 30년 전까지만 해도 원산지인 멕시코에서의 소비가 대부분이었다고 한다. 향토적인 증류주 정도에 불과하였던 것이다. 그런데 데낄라를 베이스로 하는 칵테일 '마르가리타'가 등장하면서, 일약 주목의 대상이 되어 멕시코의 지방주에 불과하던 것이 세계적인 인기 음료로 격상 된 것이다. 칵테일 바의 선반 한쪽에는 으레 없어서는 안 될 술로 된 것이다.

'마르가리타'가 전 미국 칵테일 콩쿠르에 출품된 것은 1949년이며, 그리고 약 20년 후 1968년에 멕시코 올림픽이 개최되면서 멕시코를 방문한 세계 각국 사람들에게 데낄라의 맛을 결정적으로 인상 깊게 만들었다. 멕시코는 강렬한 태양 아래서 선인장이 자라고 경쾌한 리듬의 말리아치가 연주되는 나라이다.

데낄라는 선인장이 원료라는 오해가 있으나 정확하게는 용설란이다. 용설란의 상록초로 아가베 '데낄라나'라는 용설란의 일종인데 구경(球莖)을 원료로 한다. 사용되는 것은 8~10년생의 구경으로 직경 70~80cm 무게가 30~40kg이나 된다. 이 큰 덩어리를 잘라 증기로 쪄서 다시 잘 게 부수어 즙을 짜낸다. 지금은 기계화 되었지만, 옛날에는 석실(石室)에 증기찜을 하여 당나귀를 이용해 맷돌을 돌려 갈아서 당즙을 짜낸 것이라 한다.

이 당즙을 발효 시켜서 단식 증류기로 2회 정도 증류하여 만든 것이 데낄라이다. 다른 증류주 같으면 증류 후에 반드시 통에 넣어서 숙성기간을 잡는데, 데낄라의 경우는 그러한 것과 그렇지 않은 두 종류로 나누어진다. 칵테일에 잘 쓰이는 무색투명한 화이트 데낄라는 통에서 숙성하지 않은 것으로 증류 후 스테인리스 탱크로 단기간 저장한 것만으로 병에 담아낸다. 데낄라의 대부분은 이 화이트 데낄라로 이에 반해 오크통에 넣어 2개월 이상 숙성시킨 것을 데낄라 레

포사드, 1년 이상의 것을 데낄라 아네호라고 부른다. 통의 향기가 데낄라의 옮겨져서 약간 노랑색을 띠며 짙은 맛이 있으나, 데낄라 본래의 날카로운 향기를 맛보려면 '화이트 데낄라에서'라고 까지 할 정도이다.

데낄라의 또 하나의 특징은 프랑스의 코냑처럼 데낄라라고 불리는 술의 산지가 정부에 의하여 규정되고 있다는 점이다. 멕시코 시티 서북의 데낄라 촌을 중심으로 하리스코 주 전역, 미쵸아칸, 나야리트 주의 한 지역에서 제조된 아가베 데낄라나를 원료로 한 것이 본래의 데낄라이다.

그 이외의 지역에서 만든 술은 메스카르라고 부른다. 이 메스카르의 근원은 용설란에서 만들어진 술의 총칭으로서 멕시코 정부가 정한 특정 지역에서 '아가베 데낄라나'라고 하는 용설란 중에서 특정의 한 종을 원료로 한 것뿐이다. '데낄라'라고 바꾸어 말해도 좋을 것이다.

영화 속에서 가끔 만나는 전통 데낄라 음용법 '슈터(shooter)'는 남성적이고 매력적인 음주법의 으뜸으로 알려져 있다. 슈터를 응용한 방법으로 '바디샷(body shot)'이 있는데, 오른손 손등 대신 연인의 신체 일부에 소금을 뿌린후 안주로 삼는 낭만적이며 에로틱한 이 음용법은 알코올로 40도의 독주, 데낄라를 '연인의 술'로 만들었다.

① 데낄라는 가끔 풀께(Pulque)나 메스칼(Mezcal = the Maxican Spelling)과 혼동되는 일이 있다. 세 가지는 멕시코에서 어게이브 프랜트(Agave Plant)로부터 만들어지는 알코올성 음료이나 각기 차이가 있다.

② 풀께는 6종 이상의 어게이브 프랜트로부터 얻어지는 수액을 발효시킨 양조주로서 대체로 낮은 알코올도수이며 병입하여 수출하기에는 변질되기 쉬워 멕시코 국내에서 모두 소모되는 국민주이다.

③ 메스칼은 비교적 높은 도수의 알코올을 함유하는 증류주로서

20. 데낄라 전설과 멕시코의 음주문화 435

멕시코내의 지정된 몇 군데의 장소에서 나오는 수종의 어게이브 프랜트로부터 채취된 수액을 증류한 것이다.

④ 데낄라는 매스칼과는 두 가지의 차이점을 갖는다. 그 하나는 어게이브 데낄라나라고 하는 단 한 종의 어게이브만을 이용한 것과 또다른 하나는 Jalisco의 작은 마을인 Tequila에서 생산된 매스칼만을 일컫게 된다. 따라서 모든 데낄라는 매스칼이나 모든 Mescal은 Tequla가 아니다라는 말이 성립된다.

20.3 풀께의 신화

풀께(pulque)란 선인장의 일종인 용설란(maguey)에서 채취한 신선한 수액을 발효시켜 만들며(증류되지 않음) 우유 빛에 약간의 거품도 나며, 점착성이 있어 다소 끈적거리기도 하는 음료이다. 마야우엘(Mayahuel)여신이 처음 발견했으며, 풀께는 물과 비의 신들과 농경문화와 관계가 있다. 새로운 해석에 의하면 이 신들은 술에 취한 상태에서 일어나는 각각의 특성과 습성의 무한한 형태들을 대표하는 것이다.

오메또치뜰리(Ometochtli) 혹은 두 마리의 토끼라고 불리는 신은 일반적으로 풀께의 최고신으로 알려져 있다. 그리고 또 다른 400마리의 토끼 중에 알려진 신은 떼뽀스떼까뜰(Tepoztecatl)이라는 지역신으로 꾸에르나바까(Cuernavaca)근처에 있는 사원은 이 신의 이름을 따서 떼뽀스뜰란(Tepoztlan)이라 불렸다.

풀께는 사회적, 경제적으로도 매우 중요하며 풀께에 얽힌 신화, 전설, 제식으로 인해 종교적으로도 매우 중요하다. 중앙 고원지대의 고대 원주민 문명시대에서 풀께는 제사장들에게는 그들의 합일을 증진시키는 제식용 마취제로, 희생자에게는 고통의 경감제로 그리고 약으로 사용되었다. 풀께는 또한 '용자와 현자'를 뽑는 축제의 흥을 돋는 술로 사용되었다. 그리고 어떤 제식에서는 사람의 피를 대신하는 것으로 풀께를 사용하기도 했다. 이 밖에 풀께는 최음제, 진정제, 강장제 그리고 식용 촉진제로도 훌륭한 효과를 발휘한다.

또한 멕시코 맥주와 관련된 신화가 전해지고 있는데 다음과 같다. 12세기부터 16세기까지 정확히 표현해서 1532년 스페인의 Francisco Pizarro에 의해 정복당할 때까지 남미의 안데스에 찬란한 황금향(黃金鄉) 엘도라도(El Dorado)를 건설했던 잉카 제국에는 태양의 처녀 궁전이 있었다. 순찰자가 지방을 돌아다니다 10살 전후의 소녀 중에서 특히 미모가 빼어나고 건강한 소녀를 뽑아 지방이 처녀궁전으로 보냈다. 그곳에서 소녀들(아쿠야쿠나라고 부름)은 피륙짜기, 요리, 예의범절, 종교 그리고 옥수수 맥주 치차(Chicha) 만드는 법 등을 배웠다.

그녀들의 교육은 4년이 걸렸으며 중간에 2번의 시험 과정을 거쳐 최종 선발된 성녀(聖女)들은 수도 구스꼬에 있는 태양의 궁전으로 보내어졌다. 이곳에서 아쿠야쿠나들은 태양신에게 바칠 성녀치차(聖酒)를 만들고 예식용 피륙을 짰다. 또한 태양신에게 봉사하는 일이 있었는데 그것은 다름 아닌 태양신의 아들인 황제에게 몸과 마음을 바치는 일이었다. 따라서 궁전에는 황제 한 사람의 남성뿐이었다.

잉카제국의 태양제 인티라이미(Intiraymi)를 조금 더 소개하면 이 의식은 잉카족이 매년 6월 실시하는 자연 숭배 의식이다. 잉카인들은 태양이 없어지면 세상이 끝난다고 굳게 믿었다. 따라서 6월에 있는 일식을 기하여 태양이 다시 떠오르는 것을 하나의 신비로 믿었다. 태양제 행사가 있기 사흘전부터 왕을 비롯하여 모든 인디언들은 금욕을 하고 음식으로는 옥수수만을 먹고 카칸잎을 씹으며 부인과는 동침하지 않았다.

당일 새벽 광장에서 태양이 떠오르기를 기다리는 왕과 귀족들은 동쪽을 바라보며 자신들의 희망과 기대를 빌기도 하였다. 왕이 태양을 향해 염원하는 행동으로 무릎을 꿇고 양팔을 높이 들면 모든 사람들이 그를 따라 무릎을 꿇고 양팔을 높이 쳐들고 태양이 떠오르기를 기다린다. 태양이 떠오르면 조용하고 신비스러운 합창과 왕의 굵직한 노래 소리가 들리기 시작하며 그 소리와 함께 그 곳에 모인 사람들이 악기의 반주에 맞추어 노래를 부르고 태양을 찬양하는 노래로 승화된다. 추장들은 예식이 거행되는 제단이 있는 광장에 모여 사제인 잉카왕이 내려주는 성스러운 술을 받는데 이 술은 평생 동정녀로 왕과의 접촉만이 허락되는 여인들이 빚은 치차이다.

그런데 일본의 문헌에서 이를 설명한 대목을 소개하면 다음과 같다.

"옥수수 알맹이를 꺼내 슬쩍 대친 후, 이빨로 살짝 깨물어 침이 알맹이 안으로 스며들게 한 후 알맹이들을 물과 함께 그릇에 담아 따뜻하게 데웁니다. 그러면 발효가 일어납니다. 옥수수 맥주를 만드는 일은 아쿠야쿠나가 해야 하는 중요한 일이었으며 동시에 일반 가정에서도 여자들의 역할이었다. 어느 날 우연한 기회에 인디오의 집에 들어간 적이 있었는데, 껌껌한 부뚜막에서 여인네들이 옥수수 알맹이를 물었다 뱉는 모습을 본 적이 있어 기묘한 느낌을 받은 적이 있었는데 그 것이 바로 치차를 만드는 일이었다."

치차는 한마디로 표현해서 씹어 만든 술인데 일본에서도 옛날부터 유사한 술이 있었다고 하며 남태평양의 여러 섬에도 비슷한 양태로 카바(kava)라는 술을 만든다. 섬에 따라 만드는 방법은 약간씩 차이가 있는데 후추나무의 뿌리를 원료로 하고 이를 씹어서 발효시키는데 이 곳에서도 젊은 처녀나 젊은이가 뽑힌다고 한다.

20.4 마시는 법이 특이한 데낄라

데낄라는 마시는 방법이 특이하기로도 유명하다. 우선 주먹을 쥔 뒤 손에 레몬즙을 문지르고 그 자리에 소금을 뿌린다. 소금을 혀로 핥아 그 맛이 입에서 퍼지는 동시에 데낄라를 '원샷'으로 마시는 것이다. 그리고 술을 마신 즉시 레몬이나 라임 조각을 깨문다. 그 보다 더 희한한 풍습은 누에같이 생긴 벌레 한 마리를 데낄라 술통에 넣는 것이다. 대개 그 벌레는 병 바닥에 가라앉는데 마지막 잔을 부을 때 그 벌레 역시 따라 나오게 마련이다. 멕시코 사람들은 그 벌레를

 438 음주의 유혹 금주의 미혹

먹으면 행운이 온다 하여 반드시 술을 바닥낸다.

또 슬래머, 보디샷이라는 방법이 있다. 슬래머는 양주잔에 술을 반 정도 따른 후에 소다수나 사이다를 채우고 냅킨 등으로 잔을 덮은 뒤 테이블 위에 내리쳐서 기포가 일어날 때 한번에 들이키는 방법이고 보디샷은 파트너의 몸에 묻힌 레몬즙과 소금을 혀로 훑고 데낄라를 마신 후에 파트너의 입에 물고 있는 레몬즙을 자신이 입으로 받아먹는 좀 더러운 방법이지만 개인적으로 호감이 가는 방법이다.

데낄라 마시는 법에 대해서는 이론이 많다. 정리해보면 다음과 같다.

1) **Slammer**: 락잔에 데낄라를 반쯤 붓고 소다수나 사이다로 채운 후, 냅킨이나 손수건으로 잔을 덮은 뒤 테이블을 쾅 한번 쳐서 기포를 발생시킨 후 단숨에 원샷한다.
2) **Shooter**: 레몬즙을 손등에 바르고, 소금을 뿌린 뒤, 혀로 훑고 술을 마신다.
3) **Bodyshot**: 파트너의 손등에 바른 레몬즙과 소금을 훑은 후, 데낄라를 마시고, 파트너의 입에 물린 레몬조각을 받아먹으면 된다.

8~10년 동안 성숙된 아가베 데낄라나의 밑 부분을 여러 개로 쪼개서 증기솥에 넣고 가열한다. 이때 전분질이 당분으로 바뀌어 발효가 된다. 발효가 끝나면 5~7% 알코올을 함유한다. 이것을 단식 증류기로 두 번 증류하여 알코올 함량이 40~50%가 되게 하여 병에 담는다. 이때는 무색이므로 화이트 데낄라(White Tequila), 또는 실버 데낄라(Silver Tequila)라고 부른다. 데낄라는 칵테일에서 주로 베이스로 사용된다.

20.5 안데스 산속 인디오들의 술집 '쿠코스'

눈부시게 새하얀 눈을 인 안데스 연봉들은 검푸른 하늘을 찌르고 태양은 높이 솟아 찬란하게 타오른다. 안데스 독수리 '콘도르

(condor)' 한마리가 유유히 창공을 미끄러진다. 멀리서 구슬픈 인디오들의 노래 가락이 명주실마냥 가늘게 바람에 실려 정처없이 골짜기를 헤맨다. '엘 콘도 파사'(El condor Pasa), 콘도르는 날아간다. 콘도르는 무주공산을 헤매는 인디오의 원혼(冤魂)이다. 그 험준한 안데스 산속에서 인디오들은 계단식 밭을 일궈 옥수수를 심고 감자를 심어 계단식 밭을 일궈 옥수수로 술을 빚고 날을 잡아 태양신에게 바치며 대를 이어 평화롭게 살아왔다.

대 잉카제국의 백성 인디오들의 조용한 삶은 대서양을 건너온 스페인 군대의 말발굽에 짓밟히기 시작한다. 순박한 잉카 군대는 악랄한 스페인 군대의 적수가 될 수 없었다. 남미 일원을 거의 통일하고 과학적인 계단식 밭농사, 카푸라는 매듭에 의한 통계관리, 고산준령을 사통오달하는 도로망, 바늘 틈 하나 없는 석조건축, 두개골을 절개한 외과수술, 금은동의 화려한 제련술... 그 눈부신 잉카문명은 스페인 정복자들에 의해 속절없이 허물어진다.

1532년 9월 스페인 침략자 피사로는 잉카왕을 사로잡고 왕이 유폐된 방을 금으로 가득 채우는 조건으로 왕을 석방한다. 이듬해 교활한 피사로는 다시 잉카왕을 사로잡아 처형함으로써 태양의 제국 잉카는 비극적으로 막을 내린다. 그러나 잉카제국은 완전히 사라진 것이 아니었다. 몇몇 왕족과 도저히 스페인에게 고개를 숙일 수 없는 한 무리 잉카인들은 우루밤바 강따라 계곡속으로 사라진다.

바람이 불고 비가 오고 계절이 바뀌고 안데스 하늘에는 콘도르가 날고 비극의 종언을 고한 잉카왕국은 세월 속에 잊혀갔다. 그리고 400여년이 흘렀다. 1911년 모험심으로 가득 찬 미국 청년 하이럼 빙검은 안데스 산속을 헤매다 도저히 믿을 수 없는 공중도시 마추픽추를 발견하게 된 것이다. 깎아지른 산봉우리들 사이로 우루밤바 강은 지축을 흔들며 급류를 이룬다. 강에서 400m나 수직으로 오른 산봉우리 마추픽추(케츄아어로 '늙은 봉우리'란 뜻이다) 꼭대기에 오른 하이럼 빙검은 털썩 주저앉고 만다.

왕이 죽고 우루밤바 강따라 홀연히 사라졌던 한무리 잉카인들은 스페인 눈을 피해 이 험준한 산꼭대기에 마지막 왕국을 세웠던 것이다. 계단식 밭을 만들고 화려한 석조건축술로 태양신전을 짓고, 왕궁을 짓고, 집을 짓고, 광장을 만들고, 수로를 잇고... 만여 명의 인디오들이 가느다랗게 잉카제국을 이어온 것이다. 그러나 하이럼 빙검이 올라왔을 땐 세월의 풍상에 삭아 지붕은 폭싹 내려앉았고 한사람의 인디오도 살지 않는 폐허가 되어 있었다.

인디오들은 먼 옛날 베링해협이 육지로 연결되었을 때 시베리아에서 북미로 다시 남미로 내려온 나와 한 조상, 몽골리안이 아닌가. 「치차」라는 인디오들의 전통적인 옥수수술이 나온다. 시큼하면서도 감미가 도는 치차는 우리 막걸리와 흡사하다.

21
해적의 술
럼주로 유명한 쿠바

   쿠바는 사탕수수 생산국으로 시가와 설탕, 커피 등이 주요 기본 수출품이다. 쿠바의 럼(Ron, Rum)주가 세계인들의 입맛을 사로잡을 수 있는 것은 지리적 조건과 가공 과정에서 그 해법을 찾을 수 있다. 카리브해의 강렬한 햇빛과 연평균 1천 3백mm 정도의 적당한 강우량, 비옥한 토질을 꼽을 수 있다. 또한 다른 나라와 달리 화학 성분을 사용하지 않는 수공적인 생산 과정이다.

   럼주와 시가를 즐기는 쿠바인들은 춤과 노래를 좋아하는 순박한 사람들이다. 다양한 인종이 모여 사는 이곳 사람들에게는 인종 때문에 불편하거나 사회적으로 문제 될 것이 없다. 한 시절 세계인을 감동시켰던 세계적 문호 헤밍웨이는 아바나에 19년간 머물며 럼주와 시가를 즐기며 『노인과 바다』를 완성했으며 남미의 전설적 혁명가 체게바라와 피델 카스트로 곁에도 언제나 시가와 럼주가 쥐어져 있었다. 격정과 감동, 그리고 혼란의 역사와 함께 해왔기 때문에 쿠바의 럼주는 더욱 유명해졌는지도 모른다.

하바나 럼주를 마시고, 전설적인 칵테일 다이퀴리에 취하게 만드는 쿠바는 칵테일의 천국이다. 해적들이 즐겨 마셨다는 정열적인 술인 사탕수수로 만든 럼주 '하바나 클럽'을 섞어 쿠바의 바텐더들이 제조할 수 있는 칵테일만도 무려 100여 가지나 된다. 헤밍웨이가 즐겨 찾았다던 '엘 플로리디타'라는 바를 찾으면 럼주와 쿠베이라는 앵두술, 그리고 레몬 주스, 거기다 잘게 부순 얼음을 넣고 흔들어 '다이퀴리'를 만들어 준다. 한 잔만 마셔도 취기가 오르고 약간 몽롱해진다는 이 칵테일을, 헤밍웨이는 앉은 자리에서 무려 열다섯 잔이나 마실 만큼 즐겼다고 한다. 쿠바의 엘 플로리디타 레스토랑은 헤밍웨이가 20년 가까이 즐겨 찾았던 곳으로 유명하다. 그가 주로 앉았던 자리에 실물크기의 헤밍웨이 동상이 세워져있다. 바텐더들은 진짜 헤밍웨이를 대하듯 매일 같이 그가 즐겨 마시던 칵테일을 내놓는다. 헤밍웨이의 노인과 바다를 기억하는 관광객들의 발길이 끊이지 않는다. 쿠바에 가면 이 환상적인 카리브 해의 정열에 마음껏 취할 수 있다.

21.1 해적의 술, 태양의 술 럼

럼이란 단어는 650년경에 쓰여진 역사책인 『바베이도스』 문헌에 처음 등장했다. 당시 '킬데블', '럼블리언'으로 불리다 1667년 '럼'이라고 간단히 부르게 되었다. 럼주는 미국과 중남미 식민지 시대의 노예무역을 상징한다. 수백만 명의 아프리카 흑인들은 노예로서 서인도 제도에 끌려 왔고 이들이 재배한 당밀로 뉴잉글랜드에서는 럼주를 만들기도 했다. 당시 럼주 생산으로 벌어들인 수익금은 더 많은 노예를 살 수 있도록 아프리카로 보내졌다.

18C초부터 20C후반까지 영국에서는 선원들에게 일정한 양의 럼주를 나누어 주기도 했다. 한편 미국의 서부시대에 개척민들에게 중요한 술이었으며 당밀과 섞인 블랙스트립, 사과와 섞어 만든 스톤월

 444 음주의 유혹 금주의 미혹

같은 럼주가 선풍적인 인기를 끌기도 했다

서인도제도가 원산지인 럼은 사탕수수의 생성물을 발효, 증류, 저장시킨 술로서 독특하고 강렬한 방향이 있고 남국적인 야성미를 갖추고 있으며 해적의 술이라고도 한다. 그것을 서인도제도의 토착민들은 럼 불리온(Rumbullion)이라 부르면서 흥분과 소동이란 의미로 알고 있다"라고 기술되어 있다. 이것이 현재의 럼으로 불리어졌다고 하는 설이 있다. 다른 한편으로는 럼의 원료로 쓰이는 사탕수수의 라틴어인 사카룸(Saccharum)의 어미인 'rum'으로부터 생겨난 말이라는 것이 가장 유력하다. 럼의 원료는 사탕수수인데 설탕 공업에 쓰이는 당밀과 착즙안에 생기는 거품(skimming)이 쓰이고 있다.

21.2 넬슨의 피 럼의 역사

럼의 역사는 서인도제도의 역사를 보는 데서 시작된다. 1492년 콜럼버스에 의해 발견된 이후 사탕수수를 심어 재배하였다. 이후 유럽과 미국을 연결하는 중요 지점으로서 유럽 여러 나라의 식민지가 되고 사탕의 공급지로 번영했다. 17세기가 되어 Barbados 섬에서 사탕의 제당 공정에서 생기는 폐액에서 럼이 만들어진 것이 시작이다. 이러한 럼은 18세기로 접어들자 카리브해를 무대로 빈번하게 활약했던 대영제국의 해적들에 의해 점점 보급되었다.

또한 서인도제도를 통치하는 유럽의 열강들은 식민정책을 전개하기 위한 노동력은 아프리카의 흑인에 의존했다. 노예 수송선은 카리브해에 도착하면 빈 배가 되는데 여기에 당밀을 싣고 미국으로 가서 증류하여 럼으로 만든다. 그 배는 아프리카로 돌아가서 노예의 몸 값을 럼으로 준다. 이 같은 '삼각무역'에 의해 럼 산업은 성장해온 것이다.

만화영화 『보물섬』에서 애꾸눈 선장과 그의 부하들이 함께 호탕하게 마시고, 춤을 추고, 노래 불렀던 술이 바로 럼주이다. 일명 '해적의 술, 태양의 술'이라고도 하는 럼은 적도 부근의 열대지방인 서인도제도에서 풍부하게 생산되는 사탕수수에서 설탕의 결정을 분리해 낸 찌꺼기, 즉 당밀을 가지고 만드는 술이다.

럼의 기원에 대해서는 두 가지 설이 있다. 하나는 16세기에 서인도제도 푸에르토리코에 건너간 스페인의 '포세이 레온' 탐험대 대원 중 증류기술을 가진 자가 사탕수수로 증류주를 만든 것이 최초라는 설이고, 다른 하나는 17세기 초에 카리브해의 알바도스섬에 이주한 증류기술을 가진 영국인이 최초로 만들기 시작했다는 설이다.

푸에르토리코는 세계에서 가장 많은 양의 럼을 생산해내고 있다. 대표적인 상표는 바카르디, 플랜터스 펀치, 카르타 블랑카, 카르타오로 등이 있다. 럼은 골드와 실버로 나뉘는데 골드는 일년 정도 포도주를 담았던 오크통 속에 럼을 저장, 포도주 향은 물론 오크 특유의 냄새가 배어 스트레이트로 적합하다. 실버 럼은 무색으로 칵테일에 주로 사용한다. 럼을 이용한 대표적인 칵테일은 바카리와 데이큐리를 들을 수 있다.

럼은 세계적으로 80프루프(40도)가 가장 보편적이나 어떤 것은 75도(150프루프)나 되는 것도 있고 35도인 것도 있는 등 각양각색이다. 현재 우리나라에서는 생산되어지지 않고 있으며, 전량 수입에 의존한다.

1740년경 괴혈병을 예방하기 위해 '에드워드 바논'이라는 영국 해군 제독은 럼에 물을 탄 것을 군함 안에서 지급했다는 기록이 있다. 럼하면 역시 빼놓을 수 없는 사람이 있는데 넬슨(1758~1805)제독이다. 1805년 트라팔가(Trafalgar) 해전에서 넬슨 제독은 나폴레옹 1세의 함대를 대파하여 승리로 이끌었으나 결국 전사하였다. 육체의 부패를 막기 위해 럼주 술통 속에 넣어 런던으로 옮겨졌다. 전사한 넬슨 제독이 럼주 통에 담겨져 소리 없는 개선을 했을 때 배가 항구에 닿자 영국 사람들은 앞을 다투어 이 시체가 담긴 럼을 마셨다고 한다. 넬슨의 위대함을 기리기 위해 그것을 넬슨의 피(Blood of Nelson)라고 믿었던 것이다. 이에 기인하여 영국 사람들은 넬슨의 충성심을 찬양하기 위해 Dark Rum을 Nelson's Blood(넬슨의 피)라고도 불렀다 한다.

21.3 태양과 정열의 술 럼

럼(Rum)이란 말의 어원을 살펴보면 이 술의 특성을 금방 짐작할 수 있다. 지금은 영연방내의 독립국인 카리브 해 연안의 바베이도스에서 살았던 영국계 이주민들은 사탕수수에서 나는 이 술을 'rumbullon'이라고 불렀는데 이는 '격동' 또는 '엄청난 흥분'이란 뜻이다. 일단 마시기만 하면 이런 상태에 빠질 정도로 위력이 대단해서 붙여진 이름으로 이의 단축형이 바로 'RUM'인 것이다.

럼은 사탕수수가 나는 열대 지방에서는 거의 예외 없이 생산되고 있다. 하지만 그 중에서도 가장 뛰어난 것이 바로 서인도제도의 제품이다. 단일 브랜드의 증류주로서 세계에서 가장 많이 팔리는 술은 단연 바카르디(Bacardi) 럼주이다.

미국의 뉴욕 주에서는 일요일에는 소매점에서 술을 팔 수 없도록 되어 있다. 따라서 사람들은 토요일이면 주말에 마실 술을 미리 사 두기 위하여 리커 스토어에 수십 미터씩 줄을 서는데 이 때 절반 이상이 사람들이 손에 바카르디 병을 들고 기다린다고 한다. 19세기 말 돈 파쿤트 바카르디라는 스페인계 쿠바인에 의해 설립된 바카르디사는 100년 동안 단일 가족 경영을 하면서 거친 맛을 내는 불순물을 상당 부분 제거하여 부드럽고 무색 투명한 라이트 계열의 바카르디 럼을 생산하여 전세계로 보급시켰다. 쿠바 사태가 일어난 후 바카르디사는 본사를 버뮤다로, 그리고 공장을 푸에르토리코 등지로 옮겨갔는데 그것에서도 성장을 계속했다.

그러나 럼은 전반적으로 향이 비교적 약하며 약간은 거친 맛을 지니고 있기 때문에 스트레이트로 마시는 것보다는 다른 음료와 섞어서 마시는 경우가 대부분이다. 이 점에 착안한 바카르디사는 콜라와 바카르디를 칵테일해서 마시는 럼앤콕(Rum and Cock)을 유행시키기 시작했는데 이 작전이 대 성공을 거두었다.

정열적인 성격의 스페인계 중남미인들은 자나 깨나 공산 독재 치하의 쿠바를 걱정했다. 그들은 럼앤콕의 잔을 부딪치면서도 '쿠바리브르(쿠바의 자유를 위하여)'를 외쳤다고 한다. 미국에서도 많은 사람들이 럼앤콕을 마실 때는 이 구호를 외친다고 한다. 80년대 중반부터 미국에서는 증류주의 소비량이 서서히 감소하기 시작했으나 바카르디사는 처음부터 열대 과일 주스와 럼을 섞은 럼펀치(rum punch)를 개발하여 오히려 대 히트를 쳤다. 애주가들이 각종 열대 과일 맛과 향, 그리고 럼의 정열을 한꺼번에 즐길 수 있도록 만든 바카르디사의 작전이 불황을 이기도록 만든 요인이 된 것이다. 바카르디로 만든 럼앤콕 한 잔에는 열대의 정열과 함께 자유를 향한 카리브해 사람들의 열망이 이글이글 타오르고 있다.

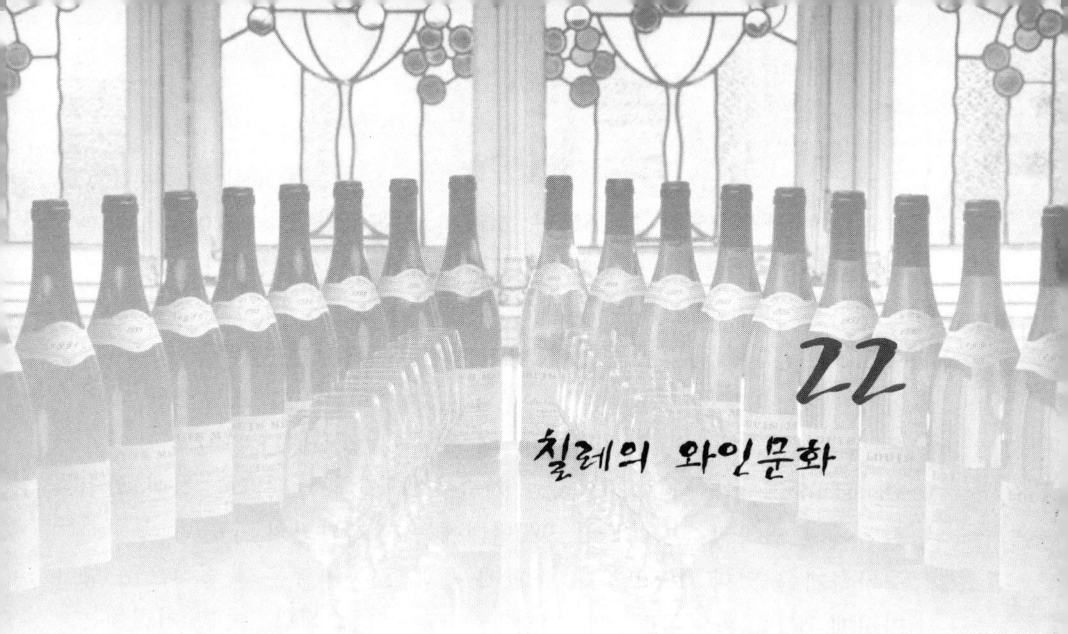

22 칠레의 와인문화

이미 전 세계적으로 품질을 인정받은 칠레산 포도주는 칠레 특유의 지리 및 기후조건, 5세기에 걸친 포도주 제조 전통, 제조 기술 및 기업화 등이 낳은 산물이다. 남미 대륙의 남서쪽에서 남북방향으로 길게 뻗어 있는 칠레는 이른바 '신세계 국가들' 중 가장 오래된 포도주 생산국이라고 볼 수 있다. 이상적인 기후조건으로 포도재배에 알맞은 토양, 적당한 광도 및 뚜렷하게 구분되는 계절 등이 완벽한 조화를 이루고 있으며 바로 이러한 조건과 함께 태양광선과 함께 수분이 자연적으로 조합되면서 해를 거듭할수록 보다 나은 포도품종들을 생산하고 있다. 한편 우루과이 역시 특산 포도주를 집중 육성하고 있어, 중남미 특산 포도주는 세계시장에 부상하고 있다.

22.1 칠레 와인의 역사

16세기 중반에 스페인, 포루투갈에서 페루를 거쳐 포도를 들여와

재배하기 시작하였는데, 1551년 스페인 정복자인 Francisco de Aguirre 가 칠레에 포도를 들여온 것이 그 기원이다. 16~17세기 사이에는 스페인들이 자국의 와인을 팔기 위해 포도 경작을 금지했으며. Mapuche 인디언들이 스페인에 항거하여 포도원들을 파괴하는 등 와인 산업이 퇴보하였다. 하지만 부유한 지주계급들이 프랑스산 와인을 수입하기 시작한 1850년대에 제 모습을 갖추었다. 1979년대에는 Miguel Torres사가 새로운 설비와 기술, 스테인레스 탱크를 칠레 와인 산업에 도입하였다. 그래서 1980년대에는 칠레와인의 수출이 꾸준히 증가하게 되었다. 1980년 대 초반에 칠레와인 수출은 폭발적으로 증가하게 되며, 와이너리들에 대한 투자도 본격화된다. 이후 최근에는 유럽과 미국의 자본을 적극 유치하였으며, 고급와인의 생산에도 힘을 기울이는 한편 포도원에 대한 투자도 증가하고 있는 추세다. 오늘날에는 와인산업이 가장 각광을 받은 국가라고 할 수 있다.

22.2 칠레의 와인맛과 피노체트 논쟁

칠레의 와인은 순수한 혈통을 보존하고 있다. 칠레인들은 접붙이지 않은 포도로 만든 순수한 와인은 칠레산 뿐이라고 자랑한다. 다른 나라의 포도나무는 진드기에 대한 면역성을 얻기 위해 다른 종끼리 접붙이기를 한다. 칠레는 연간 5억병의 포도주를 만들고 3억병을 수출한다.

19세기말 유럽은 포도나무의 뿌리를 갉아먹는 '포도 진드기'의 출현으로 최악의 농업재해를 겪었다. 일자리를 잃은 와인 종사자들은 대거 남미로 이주했다. 이들이 각자 가져온 포도나무 뿌리가 지금 칠레 와인 산업의 근간이자 시조가 된 셈이다. 기후 조건과 전 국토에 걸쳐 발달된 구릉성 산지도 포도 농사에 적합하다. 전 세계를 휩쓸던 '포도 진드기'가 칠레에는 왜 범접하지 못했을까. 동쪽으로는 해발 6천m가 넘은 27개의 고봉이 우뚝 선 안데스산맥이 있다. 북쪽

 450 음주의 유혹 금주의 미혹

으로는 과거 남미의 인디언들도 자리잡지 못할 정도로 척박한 아타카마사막이 펼쳐진다. 이와 함께 남쪽의 남극의 빙하, 서쪽의 태평양이 칠레를 둘러싸고 방패막이를 한다. 그래서 칠레는 '천연의 요새 국가,' '남미의 섬'으로 불린다.

요즘 칠레인들은 어디서나 햇 포도로 담근 와인을 마시면서 피노체트 전 대통령이 영국에서 체포된 사건을 화제로 삼는다. 98년 10월 피노체트가 요양차 영국을 방문했을 때 스페인의 가르손 판사가 살인 및 고문 등의 죄목으로 영국정부에 범인인도 요청을 하면서 늙은 독재자의 시련이 시작되었다.

그는 1973년부터 1989년까지 대통령을 지내면서 비밀경찰 조직과 정보기관 등을 이용해 많은 사람들을 고문하고 죽였다. 유엔 통계에 따르면 집권 16년간 약 2천 4백명이 실종됐다. 영국 대법원의 판결에 따라 피노체트는 스페인에서 재판을 받게 됐다. 물론 재판에서 유죄를 받더라도 고령(83세)으로 수감생활이 힘들겠지만 국제 인권위원회에 남는 기념비적 사건이 될 것이다.

칠레인들의 심정은 착잡하다. 70년 세계 최초로 '진정한 선거를 통한 사회주의 정권의 탄생'으로 기뻐했던 것도 잠시, 아옌데 정부의 실정으로 칠레 경제가 피폐해지자 피노체트가 쿠데타를 일으켜 집권했다. 돈이 있어도 빵을 살 수 없었던 사람들은 피노체트 개발독재를 필요악으로 평가했다. 피노체트는 공포의 독재정치를 하면서도 국제기구 보고서에서 늘 한국보다 국제 경쟁력이 높게 나올 정도로 경제발전을 이룩했다.

또 중남미에서 유일하게 공무원 부정이 없는 나라를 만들었다. 이 때문에 보수계층은 국가적 자존심을 건드린 스페인과 영국에 상당한 반감을 가지고 있다. 최근 스페인 전력회사인 엔데사가 칠레 최대의 전력회사에 80%이상의 지분을 투자하는 15억 달러 규모의 계약이 체결됐다. 그러나 스페인 자본에 대한 칠레 주주들의 보이콧이나 반대 여론은 거의 없다. 한국과 비슷한 정치역정을 겪었으면서도 '경제는 경제'라는 자세를 유지하는 칠레인들에게서 성숙한 시민의식을 느낄 수 있다.

적절한 일조량으로 올해 칠레의 포도 농사는 풍년을 기록했다. 달콤하게 숙성되고 있는 칠레의 와인, 객지에서 말년의 풍상을 겪고 있는 피노체트에게 가장 그리운 것 중 하나일 것이다.

19세기말 프랑스에서 수입해 온 '따나 메르로' 품종은 우루과이 기후에 잘 적응해 이제 그 생산량은 프랑스의 생산량을 초과하게 되었다. 우루과이 포도주 제조업자들은 기존의 남미 산 포도주와는 확실하게 구별되며 독특하고 개성있는 포도주를 소비자들에게 경험하게 하겠다고 자신하고 있다.

최근 수년 동안의 국가 경제 발전을 바탕으로 칠레 포도주 제조업자들은 관련 선진기술에 대한 투자를 집중 시킬 수 있었다. 현대적인 제조시설과 포도주 전문가들의 지식, 그리고 오랜 포도주 제조전통에 힘입어 칠레 포도주는 그 품질과 독자성에서 단연 최상의 위치를 차지해 왔고 이제는 세계적으로 고품질 포도주로서의 위상을 인정받고 있다. 한편 우루과이산 포도주는 칠레산 포도주와의 차별화를 통해 생산이 증가되고 있다. 향후 중남미산 포도주는 세계시장에 판도변화를 예고하고 있다.

23

거리의 중독자들-헬싱키

  오랫동안 러시아의 지배를 받으면서 핀란드 국민들은 러시아산 보드카에 익숙해졌다. 하지만 러시아산 보드카의 품질은 전반적으로 그리 좋은 게 아니어서 국민 건강을 해치는 주범으로 지목돼 왔고, 마침내 이왕 마실려면 좋은 술을 마시자는 공감대에서 탄생한 것이 핀란드산 고급 보드카 '핀라디아'라는 것이다.

  헬싱키 시 당국이 파악하고 있는 알코올 중독자 수는 헬싱키 전체 인구 50만 명 가운데 헤비 드렁커가 7천에서 9천명이고, 다음으로 비교적 헤비 드렁커가 3만에서 3만 5천명, 그리고 스스로 자제하는데 어려움이 있는 드렁커는 5만에서 6만명으로 분류돼 있다. 15세부터 64세까지의 성인층만 놓고 보면 서너 명에 한 명꼴이 술의 노예로 살아가는 셈이다.

  이 나라가 그처럼 술 권하는 사회가 된 이유는 무얼까? 물론, 상식적으로도 답을 찾을 수 있다. 아침부터 종일 헤드라이트를 켜고 달려야 하는 북구 특유의 날씨(이 곳의 차는 시동을 켜는 순간 자동으로 미등이 켜진다), 40%에 이른다는 이혼율에서 짐작할 수 있는 고독한 인간관계…게다가 17%의 실업률이 빚어내는 사회현상도 심각한 요인의 하나일 것이다.

핀란드는 사회 복지 선진국답게 알코올 중독자들의 치료와 갱생을 지원하는 복지시설에도 막대한 재정을 쏟아 넣고 있다. 단순 보호소, 치료병원, 갱생원 등으로 나뉘어져 있는 시설들은 수준이 상당히 높아서 공동 사우나탕 쯤은 대부분 갖추고 있다. 그들은 핀란드의 역사와 민족성에서 알코올 중독의 이유를 찾기도 했다. 스웨덴과 러시아 틈에 끼어 끊임없이 외침을 받았던 핀란드 국민들은 열등의식에 사로잡혀 쉽게 자기만족을 이루지 못할 뿐 아니라, 대인관계도 폐쇄적이기 때문에 술의 힘을 빌리려는 습성이 강해졌다는 것이다.

개인의 중독현상에 따라 한 달에서 두 달 사이의 격리, 치료기간을 거친 뒤 재활 센터로 옮겨 온 환자들은 일주일에 3시간 정도 전문의사로부터 알코올 중독의 폐해와 자가 진단방법 등을 듣는 시간 외에는 주로 그림을 그리거나 간단한 도자기를 만들며 정신 집중력을 살리는 훈련을 받는다. 그들이 그린 자화상 스케치는 술에 찌든 자기 얼굴에 대한 저주가 배어 있는 듯 하다. 핀란드 하늘을 뒤덮은 비구름을 굽어보면서, 알코올 중독이 기후적인 요건이나 개인적인 문제뿐만 아니라 역사와 민족성까지 결부된 것이라면 알코올 중독으로 인한 엄청난 사회비용을 줄이는 일이 결코 쉽지 않을 것이다.